中华医学百科全书

临床医学

精神病学

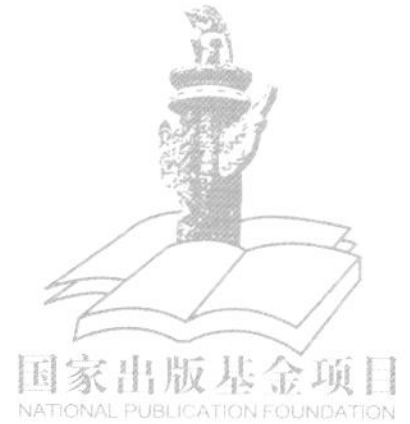

中国协和医科大学出版社

北京

图书在版编目（CIP）数据

中华医学百科全书·精神病学 / 陆林主编．—北京：中国协和医科大学出版社，2022.10
ISBN 978-7-5679-2030-9

Ⅰ．①精… Ⅱ．①陆… Ⅲ．①精神病学 Ⅳ．① R749

中国版本图书馆 CIP 数据核字（2022）第 173434 号

中华医学百科全书·精神病学

主　　编：陆　林
编　　审：陈永生
责任编辑：王　霞

出版发行：中国协和医科大学出版社
（北京市东城区东单三条 9 号　邮编 100730　电话 010-6526 0431）
网　　址：www.pumcp.com
经　　销：新华书店总店北京发行所
印　　刷：北京广达印刷有限公司

开　　本：889×1230　1/16
印　　张：20.5
字　　数：600 千字
版　　次：2022 年 10 月第 1 版
印　　次：2022 年 10 月第 1 次印刷
定　　价：320.00 元

ISBN 978-7-5679-2030-9

（凡购本书，如有缺页、倒页、脱页及其他质量问题，由本社发行部调换）

《中华医学百科全书》编纂委员会

刘伏友	刘华平	刘华生	刘志刚	刘克良	刘迎龙	刘建勋
刘胡波	刘树民	刘昭纯	刘俊涛	刘洪涛	刘桂荣	刘献祥
刘嘉瀛	刘德培	闫永平	米　玛	米光明	安　锐	祁建城
许　媛	许腊英	那彦群	阮长耿	阮时宝	孙　宁	孙　光
孙　皎	孙　锟	孙少宣	孙长颢	孙立忠	孙则禹	孙秀梅
孙建中	孙建方	孙建宁	孙贵范	孙洪强	孙晓波	孙海晨
孙景工	孙颖浩	孙慕义	纪志刚	严世芸	苏　川	苏　旭
苏荣扎布	杜元灏	杜文东	杜治政	杜惠兰	李　飞	李　方
李　龙	李　东	李　宁	李　刚	李　丽	李　波	李　剑
李　勇	李　桦	李　鲁	李　磊	李　燕	李　冀	李大魁
李云庆	李太生	李曰庆	李玉珍	李世荣	李立明	李汉忠
李永哲	李志平	李连达	李灿东	李君文	李劲松	李其忠
李若瑜	李泽坚	李宝馨	李建兴	李建初	李建勇	李映兰
李思进	李莹辉	李晓明	李凌江	李继承	李董男	李森恺
李曙光	杨　凯	杨　恬	杨　勇	杨　健	杨　硕	杨化新
杨文英	杨世民	杨世林	杨伟文	杨克敌	杨甫德	杨国山
杨宝峰	杨炳友	杨晓明	杨跃进	杨腊虎	杨瑞馥	杨慧霞
励建安	连建伟	肖　波	肖　南	肖永庆	肖培根	肖鲁伟
吴　东	吴　江	吴　明	吴　信	吴令英	吴立玲	吴欣娟
吴勉华	吴爱勤	吴群红	吴德沛	邱建华	邱贵兴	邱海波
邱蔚六	何　维	何　勤	何方方	何志嵩	何绍衡	何春涤
何裕民	余争平	余新忠	狄　文	冷希圣	汪　海	汪　静
汪受传	沈　岩	沈　岳	沈　敏	沈　铿	沈卫峰	沈心亮
沈华浩	沈俊良	宋国维	张　泓	张　学	张　亮	张　强
张　霆	张　澍	张大庆	张为远	张玉石	张世民	张永学
张华敏	张宇鹏	张志愿	张丽霞	张伯礼	张宏誉	张劲松
张奉春	张宝仁	张建中	张建宁	张承芬	张琴明	张富强
张新庆	张潍平	张德芹	张燕生	陆　华	陆　林	陆　翔
陆小左	陆付耳	陆伟跃	陆静波	阿不都热依木·卡地尔		陈　文
陈　杰	陈　实	陈　洪	陈　琪	陈　楠	陈　薇	陈　曦
陈士林	陈大为	陈文祥	陈玉文	陈代杰	陈尧忠	陈红风
陈志南	陈志强	陈规化	陈国良	陈佩仪	陈家旭	陈智轩
陈锦秀	陈誉华	邵　蓉	邵荣光	邵瑞琪	武志昂	
其仁旺其格	范　明	范炳华	茅宁莹	林三仁	林久祥	林子强
林天歆	林江涛	林曙光	杭太俊	郁　琦	欧阳靖宇	尚　红

果德安　　明根巴雅尔　易定华　　易著文　　罗　力　　罗　毅　　罗小平
罗长坤　　罗颂平　　帕尔哈提·克力木　　帕塔尔·买合木提·吐尔根
图门巴雅尔　岳伟华　　岳建民　　金　玉　　金　奇　　金少鸿　　金伯泉
金季玲　　金征宇　　金银龙　　金惠铭　　周　兵　　周永学　　周光炎
周利群　　周灿全　　周良辅　　周纯武　　周学东　　周宗灿　　周定标
周宜开　　周建平　　周建新　　周春燕　　周荣斌　　周辉霞　　周福成
郑一宁　　郑志忠　　郑金福　　郑法雷　　郑建全　　郑洪新　　郑家伟
郎景和　　房　敏　　孟　群　　孟庆跃　　孟静岩　　赵　平　　赵　艳
赵　群　　赵子琴　　赵中振　　赵文海　　赵玉沛　　赵正言　　赵永强
赵志河　　赵彤言　　赵明杰　　赵明辉　　赵耐青　　赵临襄　　赵继宗
赵铱民　　赵靖平　　郝　模　　郝小江　　郝传明　　郝晓柯　　胡　志
胡　明　　胡大一　　胡文东　　胡向军　　胡国华　　胡昌勤　　胡盛寿
胡德瑜　　柯　杨　　查　干　　柏树令　　钟翠平　　钟赣生
香多·李先加　　　　段　涛　　段金廒　　段俊国　　侯一平　　侯金林
侯春林　　俞光岩　　俞梦孙　　俞景茂　　饶克勤　　施慎逊　　姜小鹰
姜玉新　　姜廷良　　姜国华　　姜柏生　　姜德友　　洪　两　　洪　震
洪秀华　　洪建国　　祝庆余　　祝蕴晨　　姚永杰　　姚克纯　　姚祝军
秦　川　　秦卫军　　袁文俊　　袁永贵　　都晓伟　　晋红中　　栗占国
贾　波　　贾建平　　贾继东　　夏术阶　　夏照帆　　夏慧敏　　柴光军
柴家科　　钱传云　　钱忠直　　钱家鸣　　钱焕文　　倪　健　　倪　鑫
徐　军　　徐　晨　　徐云根　　徐永健　　徐志云　　徐志凯　　徐克前
徐金华　　徐建国　　徐勇勇　　徐桂华　　凌文华　　高　妍　　高　晞
高志贤　　高志强　　高金明　　高学敏　　高树中　　高健生　　高思华
高润霖　　郭　岩　　郭小朝　　郭长江　　郭巧生　　郭宝林　　郭海英
唐　强　　唐向东　　唐朝枢　　唐德才　　诸欣平　　谈　勇　　谈献和
陶永华　　陶芳标　　陶·苏和　　陶建生　　陶晓华　　黄　钢　　黄　峻
黄　烽　　黄人健　　黄叶莉　　黄宇光　　黄国宁　　黄国英　　黄跃生
黄璐琦　　萧树东　　梅　亮　　梅长林　　曹　佳　　曹广文　　曹务春
曹建平　　曹洪欣　　曹济民　　曹雪涛　　曹德英　　龚千锋　　龚守良
龚非力　　袭著革　　常耀明　　崔　蒙　　崔丽英　　庾石山　　康　健
康廷国　　康宏向　　章友康　　章锦才　　章静波　　梁　萍　　梁显泉
梁铭会　　梁繁荣　　谌贻璞　　屠鹏飞　　隆　云　　绳　宇　　巢永烈
彭　成　　彭　勇　　彭明婷　　彭晓忠　　彭瑞云　　彭毅志
斯拉甫·艾白　　　　葛　坚　　葛立宏　　董方田　　蒋力生　　蒋建东
蒋建利　　蒋澄宇　　韩晶岩　　韩德民　　惠延年　　粟晓黎　　程天民

程仕萍	程训佳	焦德友	储全根	童培建	曾　苏	曾　渝
曾小峰	曾正陪	曾国华	曾学思	曾益新	谢　宁	谢立信
蒲传强	赖西南	赖新生	詹启敏	詹思延	鲍春德	窦科峰
窦德强	褚淑贞	赫　捷	蔡　威	裴国献	裴晓方	裴晓华
廖品正	谭仁祥	谭先杰	翟所迪	熊大经	熊鸿燕	樊　旭
樊飞跃	樊巧玲	樊代明	樊立华	樊明文	樊瑜波	黎源倩
颜　虹	潘国宗	潘柏申	潘桂娟	薛社普	薛博瑜	魏光辉
魏丽惠	藤光生	B・吉格木德				

《中华医学百科全书》学术委员会

顾景范	徐文严	翁心植	栾文明	郭　定	郭子光	郭天文
郭宗儒	唐由之	唐福林	涂永强	黄秉仁	黄洁夫	黄璐琦
曹仁发	曹采方	曹谊林	龚幼龙	龚锦涵	盛志勇	康广盛
章魁华	梁文权	梁德荣	彭小忠	彭名炜	董　怡	程天民
程元荣	程书钧	程伯基	傅民魁	曾长青	曾宪英	温　海
强伯勤	裘雪友	甄永苏	褚新奇	蔡年生	廖万清	樊明文
黎介寿	薛　森	戴行锷	戴宝珍	戴尅戎		

《中华医学百科全书》工作委员会

临床医学

总主编

高润霖　　中国医学科学院阜外医院

本卷编委会

主　编

陆　林　　北京大学第六医院

副主编（以姓氏笔画为序）

王高华　　武汉大学人民医院

冉茂盛　　香港大学

孙洪强　　北京大学第六医院

李凌江　　中南大学湘雅二医院

杨甫德　　北京回龙观医院

岳伟华　　北京大学第六医院

赵靖平　　中南大学湘雅二医院

施慎逊　　复旦大学附属华山医院

唐向东　　四川大学华西医院

编　委（以姓氏笔画为序）

于鲁璐　　河北医科大学第一医院

马　辛　　首都医科大学附属北京安定医院

王　丰　　北京大学第六医院

王小平　　中南大学湘雅二医院

王文强　　厦门市精神卫生中心

王育梅　　河北医科大学第一医院

王学义　　河北医科大学第一医院

王高华　　武汉大学人民医院

王惠玲　　武汉大学人民医院

邓佳慧　　北京大学第六医院
石　川　　北京大学第六医院
冉茂盛　　香港大学
丛　中　　北京大学第六医院
师　乐　　北京大学第六医院
刘　靖　　北京大学第六医院
刘铁榜　　深圳市精神卫生中心
闫　俊　　北京大学第六医院
闫　薇　　北京大学第六医院
许　毅　　浙江大学医学院附属第一医院
孙　伟　　北京大学第六医院
孙　黎　　北京大学第六医院
孙洪强　　北京大学第六医院
孙艳坤　　北京大学第六医院
孙新宇　　北京大学第六医院
李　明　　北京林业大学
李占江　　首都医科大学附属北京安定医院
李晓驷　　合肥市精神病医院
李凌江　　中南大学湘雅二医院
李雪霓　　北京大学第六医院
杨　眉　　首都经济贸易大学
杨　莉　　北京大学第六医院
杨甫德　　北京回龙观医院
时　杰　　北京大学
汪卫东　　中国中医科学院广安门医院
张　宁　　南京医科大学附属脑科医院
张亚林　　中南大学湘雅二医院

张坚学　北京大学第六医院
张海音　上海市精神卫生中心
陆　林　北京大学第六医院
陆　峥　上海市精神卫生中心
范滕滕　北京大学第六医院
岳伟华　北京大学第六医院
宓为峰　北京大学第六医院
赵旭东　上海东方医院
赵靖平　中南大学湘雅二医院
施琪嘉　武汉市精神卫生中心
施慎逊　复旦大学附属华山医院
祝卓宏　中国科学院心理研究所
骆　宏　浙江理工大学
袁　凯　北京大学第六医院
贾晓明　北京大学第六医院
钱秋谨　北京大学第六医院
郭延庆　北京大学第六医院
唐向东　四川大学华西医院
唐登华　北京大学第六医院
陶勑恒　南京晓庄学院
黄悦勤　北京大学第六医院
董问天　北京大学第六医院
潘成英　北京大学第六医院
魏　镜　北京协和医院

前　言

《中华医学百科全书》终于和读者朋友们见面了！

古往今来，凡政通人和、国泰民安之时代，国之重器皆为科技、文化领域的鸿篇巨制。唐代《艺文类聚》、宋代《太平御览》、明代《永乐大典》、清代《古今图书集成》等，无不彰显盛世之辉煌。新中国成立后，国家先后组织编纂了《中国大百科全书》第一版、第二版，成为我国科学文化事业繁荣发达的重要标志。医学的发展，从大医学、大卫生、大健康角度，集自然科学、人文社会科学和艺术之大成，是人类社会文明与进步的集中体现。随着经济社会快速发展，医药卫生领域科技日新月异，知识大幅更新。广大读者对医药卫生领域的知识文化需求日益增长，因此，编纂一部医药卫生领域的专业性百科全书，进一步规范医学基本概念，整理医学核心体系，传播精准医学知识，促进医学发展和人类健康的任务迫在眉睫。在党中央、国务院的亲切关怀以及国家各有关部门的大力支持下，《中华医学百科全书》应运而生。

作为当代中华民族“盛世修典”的重要工程之一，《中华医学百科全书》肩负着全面总结国内外医药卫生领域经典理论、先进知识，回顾展现我国卫生事业取得的辉煌成就，弘扬中华文明传统医药璀璨历史文化的使命。《中华医学百科全书》将成为我国科技文化发展水平的重要标志、医药卫生领域知识技术的最高“检阅”、服务千家万户的国家健康数据库和医药卫生各学科领域走向整合的平台。

肩此重任，《中华医学百科全书》的编纂力求做到两个符合。一是符合社会发展趋势：全面贯彻以人为本的科学发展观指导思想，通过普及医学知识，增强人民群众健康意识，提高人民群众健康水平，促进社会主义和谐社会构建。二是符合医学发展趋势：遵循先进的国际医学理念，以“战略前移、重心下移、模式转变、系统整合”的人口与健康科技发展战略为指导。同时，《中华医学百科全书》的编纂力求做到两个体现：一是体现科学思维模式的深刻变革，即学科交叉渗透/知识系统整合；二是体现继承发展与时俱进的精神，准确把握学科现有基础理论、基本知识、基本技能以及经典理论知识与科学思维精髓，深刻领悟学科当前面临的交叉渗透与整合转化，敏锐洞察学科未来的发展趋势与突破方向。

作为未来权威著作的“基准点”和“金标准”，《中华医学百科全书》编纂过程中，制定了严格的主编、编者遴选原则，聘请了一批在学界有相当威望、具有较高学术造诣和较强组织协调能力的专家教授（包括多位两院院士）担任大类主编和学科卷主编，确保全书的科学性与权威性。另外，还借鉴了已有百科全书的编写经验。鉴于《中华医学百科全书》的编纂过程本身带有科学研究性质，还聘请了若干科研院所的科研管理专家作为特约编审，站在科研管理的高度为全书的顺利编纂保驾护航。除了编者、编审队伍外，还制订了详尽的质量保证计划。编纂委员会和工作委员会秉持质量源于设计的理念，共同制订了一系列配套的质量控制规范性文件，建立了一套切实可行、行之有效、效率最优的编纂质量管理方案和各种情况下的处理原则及预案。

《中华医学百科全书》的编纂实行主编负责制，在统一思想下进行系统规划，保证良好的全程质量策划、质量控制、质量保证。在编写过程中，统筹协调学科内各编委、卷内条目以及学科间编委、卷间条目，努力做到科学布局、合理分工、层次分明、逻辑严谨、详略有方。在内容编排上，务求做到“全准精新”。形式“全”：学科“全”，册内条目“全”，全面展现学科面貌；内涵“全”：知识结构“全”，多方位进行条目阐释；联系整合“全”：多角度编制知识网。数据“准”：基于权威文献，引用准确数据，表述权威观点；把握“准”：审慎洞察知识内涵，准确把握取舍详略。内容“精”：“一语天然万古新，豪华落尽见真淳。”内容丰富而精练，文字简洁而规范；逻辑“精”：“片言可以明百意，坐驰可以役万里。”严密说理，科学分析。知识“新”：以最新的知识积累体现时代气息；见解“新”：体现出学术水平，具有科学性、启发性和先进性。

《中华医学百科全书》之“中华”二字，意在中华之文明、中华之血脉、中华之视角，而不仅限于中华之地域。在文明交织的国际化浪潮下，中华医学汲取人类文明成果，正不断开拓视野，敞开胸怀，海纳百川般融入，润物无声状拓展。《中华医学百科全书》秉承了这样的胸襟怀抱，广泛吸收国内外华裔专家加入，力求以中华文明为纽带，牵系起所有华人专家的力量，展现出现今时代下中华医学文明之全貌。《中华医学百科全书》作为由中国政府主导，参与编纂学者多、分卷学科设置全、未来受益人口广的国家重点出版工程，得到了联合国教科文等组织的高度关注，对于中华医学的全球共享和人类的健康保健，都具有深远意义。

《中华医学百科全书》分基础医学、临床医学、中医药学、公共卫生学、军事与特种医学和药学六大类，共计 144 卷。由中国医学科学院/北京协和医学院牵头，联合军事医学科学院、中国中医科学院和中国疾病预防控制中心，带动全国知名院校、科研单位和医院，有多位院士和海内外数千位优秀专家参加。国内知名的医学和百科编审汇集中国协和医科大学出版社，并培养了一批热爱百科事业的中青年编辑。

回览编纂历程，犹然历历在目。几年来，《中华医学百科全书》编纂团队呕心沥血，孜孜矻矻。组织协调坚定有力，条目撰写字斟句酌，学术审查一丝不苟，手书长卷撼人心魂……在此，谨向全国医学各学科、各领域、各部门的专家、学者的积极参与以及国家各有关部门、医药卫生领域相关单位的大力支持致以崇高的敬意和衷心的感谢！

《中华医学百科全书》的编纂是一项泽被后世的创举，其牵涉医学科学众多学科及学科间交叉，有着一定的复杂性；需要体现在当前医学整合转型的新形式，有着相当的创新性；作为一项国家出版工程，有着毋庸置疑的严肃性。《中华医学百科全书》开创性和挑战性都非常强。由于编纂工作浩繁，难免存在差错与疏漏，敬请广大读者给予批评指正，以便在今后的编纂工作中不断改进和完善。

刘德培

凡 例

一、《中华医学百科全书》（以下简称《全书》）按基础医学类、临床医学类、中医药学类、公共卫生类、军事与特种医学类、药学类的不同学科分卷出版。一学科辑成一卷或数卷。

二、《全书》基本结构单元为条目，主要供读者查检，亦可系统阅读。条目标题有些是一个词，例如“炎症”；有些是词组，例如“弥散性血管内凝血”。

三、由于学科内容有交叉，会在不同卷设有少量同名条目。例如《肿瘤学》《病理生理学》都设有“肿瘤”条目。其释文会根据不同学科的视角不同各有侧重。

四、条目标题上方加注汉语拼音，条目标题后附相应的外文。例如：

jīngshén bìngxué
精神病学（psychiatry）

五、本卷条目按学科知识体系顺序排列。为便于读者了解学科概貌，卷首条目分类目录中条目标题按阶梯式排列，例如：

六、各学科都有一篇介绍本学科的概观性条目，一般作为本学科卷的首条。介绍学科大类的概观性条目，列在本大类中基础性学科卷的学科概观性条目之前。

七、条目之中设立参见系统，体现相关条目内容的联系。一个条目的内容涉及其他条目，需要其他条目的释文作为补充的，设为“参见”。所参见的本卷条目的标题在本条目释文中出现的，用蓝色楷体字印刷；所参见的本卷条目的标题未在本条目释文中出现的，在括号内用蓝色楷体字印刷该标题，另加“见”字；参见其他卷条目的，注明参见条所属学科卷名，如“参见□□□卷”或“参见□□□卷□□□□”。

八、《全书》医学名词以全国科学技术名词审定委员会审定公布的为标准。同一概念或疾病在不同学科有不同命名的，以主科所定名词为准。字数较多，释文中拟用简称的名词，每个条目中第一次出现时使用全称，并括注简称，例如：甲型病毒性肝炎（简称甲肝）。个别众所周知的名词直接使用简称、缩写，例如：B 超。药物名称参照《中华人民共和国药典》2020 年版和《国家基本药物目录》2018 年版。

九、《全书》量和单位的使用以国家标准 GB 3100—1993《国际单位制及其应用》、GB/T 3101—1993《有关量、单位和符号的一般原则》及 GB/T 3102 系列国家标准为准。援引古籍或外文时维持原有单位不变。必要时括注与法定计量单位的换算。

十、《全书》数字用法以国家标准 GB/T 15835—2011《出版物上数字用法》为准。

十一、正文之后设有内容索引和条目标题索引。内容索引供读者按照汉语拼音字母顺序查检条目和条目之中隐含的知识主题。条目标题索引分为条目标题汉字笔画索引和条目外文标题索引，条目标题汉字笔画索引供读者按照汉字笔画顺序查检条目，条目外文标题索引供读者按照外文字母顺序查检条目。

十二、部分学科卷根据需要设有附录，列载本学科有关的重要文献资料。

目 录

jīngshénbìngxué

精神病学（psychiatry） 研究精神疾病的病因、发病机制、临床表现、发展规律、治疗、预防及康复的学科。精神病学主要研究对象是精神疾病，又称精神障碍，是对所有病理性精神活动的总称。精神障碍是指个体受到人际交往、工作、学习、生活或其他重要活动的影响，大脑发生病理生理变化，功能受损，导致其认知、情感、行为等精神活动出现异常的总称。需要注意的是由于压力或丧失亲人而产生的大家都可以理解的反应，不属于精神疾病；个体与社会之间的冲突（如宗教、政治、性等），也不属于精神疾病。中国2019年精神卫生流行病学调查结果显示，成人任何一种精神疾病（不含老年期痴呆）终身患病率为16.57%，12个月患病率为9.32%。焦虑障碍患病率最高，终身患病率为7.57%；心境障碍其次，终身患病率为7.37%；酒精与药物使用障碍排名第三，终身患病率为4.67%。现代精神病学的概念已经远远超过传统精神病学的范畴，其服务与研究对象也大大拓宽，不仅包括重性精神疾病如精神分裂症、双相情感障碍等，还包括神经症、适应不良等轻性精神疾病。服务模式也由原先的封闭式管理向开放式或半开放式模式转变。因此精神病学的主要任务有两个方面：其一，是研究各类精神疾病的病因、发病机制、临床表现、治疗和预防；其二，是研究心理社会因素在人体健康和疾病中所起的作用。

简史 此部分内容分别论述国外与中国的精神病学发展史。

国外精神病学发展简史 公元前4000年苏美尔人（Sumerians）的记录中描述了罂粟类植物的欣快作用。公元前约1700年首次出现有关神经系统的文字记录。在古代欧洲，希腊是精神病学发展较快的国家。公元前5世纪起，古希腊最伟大的医学家希波克拉底（Hippocrates，前460—前377年）认为人体由痰液、黄胆汁、黑胆汁、血液4种体液组成，其中一些物质增多会引发一些症状如痰液过多会引发痴呆，黄胆汁过多会引发癫狂，黑胆汁过多会引发忧郁。他将各种病态的精神兴奋归于一类，称为躁狂症，而将相反的情况归为抑郁症，这是精神病理现象最早的概括和分类。希波克拉底主张不要对疾病进行过多干预，要等待疾病的自然康复。更重要的是，他在当时就认为精神现象是人脑的产物而非鬼神作祟。在古罗马时代，古罗马人认为情欲是导致癫狂的主要原因，最好的办法是通过各种方法使心神恢复平静。与希波克拉底同时代的著名哲学家柏拉图（Plato）也主张应该在家很好的照顾精神疾病患者，而非让他们四处游荡，这一理念至今仍然是世界各国对精神疾病患者的最高人性关怀目标。

中世纪（公元5世纪到15世纪）是宗教与封建统治时代。公元8世纪，阿拉伯帝国曾有治疗精神疾病患者的机构。但由于中世纪的欧洲，宗教神权是真正的统治者，在整个文化领域，神学、迷信、巫术和占星术等反科学势力占绝对优势，医学几乎完全由教会及巫师所把持，精神病学陷入一种悲惨的境地。特别不幸的是中世纪后期，精神疾病患者遭到非人的虐待。当时流行着这样的观点，躯体疾病由自然因素引起，而灵魂的疾病必然是罪恶和魔鬼所致。无数精神疾病患者由于被认为是“魔鬼附身”而遭到严刑拷打，甚至被活活烧死或溺死。因此，这一时期的精神病学发展十分艰难，整个领域几乎停滞。在文艺复兴时期，精神疾病患者的境遇稍微有所改善，驱逐和禁闭是最常使用的对待精神疾病患者的方式。

18世纪法国大革命后，菲利普·皮内尔（Philippe Pinel，1754—1826年）被认为是现代精神病学的奠基人。1793年皮内尔被任命到比塞特（Bicetre）收容院，提出并指导解除患者枷锁及以人道主义态度对待精神疾病患者的行动，被认为是精神疾病患者的解放者。治疗方面，皮内尔提出医师要理解患者，要组织患者参加医院内各项活动。此外，皮内尔还建立了定时巡视和记录病情制度，并试图归纳和分析精神疾病的症状，对患者实施人道主义治疗，被认为是精神病学的首次革新运动。

19世纪，现代精神病学的许多重大事件都发生在法国。法国精神科医师一向重视对患者临床表现的描述，他们还强调精神病学与神经病学的紧密联系，重视精神病学的司法问题，力图改善精神病院的住院条件。当时突出人物除皮内尔外，还有皮内尔的得意门生让-艾蒂安·多米尼克·埃斯基罗尔（Jean-étienne Dominique Esquirol，1772—1840年）。埃斯基罗尔1837年撰写的教科书《精神病学》，以叙述清晰见长，很快成为一部著名的精神科教科书。他给幻觉和单狂（相当于现在的偏执妄想）下了明确的定义，强调了情绪因素在疾病发生发展中的作用，在治疗中主张用积极情绪取代病态情绪，强调环境治疗和集体活动。1838年，他在推动法国精神疾病法案通过中起到了重要作用。在美国，本杰明·拉什（Benjamin Ruch，1745—1813年）也受到皮内尔的影响，他结合自己的工作实践，创立了一套新的精神疾病理念体系，并于1812年撰写了《心灵疾病的医学询问和观察》一书，此书成为19世纪末美国唯一的精神病学教科书。拉什在理论上认为精神疾病是脑器质性疾病，但在实践上他非常重视社会心理因素在疾病发生发展中的作用。拉什被认为是“美国精神病学之父”，他的肖像至今一直印在美国精神病学协会的会徽上。1854年，埃斯基罗尔的学生福尔雷特（Farlret，1794—1870年）与贝勒奇（Bailarger，1806—1891年）首先描述了躁狂和抑郁都可在同一个患者身上交替出现的现象，奠定了后来埃米尔·克雷珀林（Emil Kraepelin，1856—1926年）所描述的躁狂抑郁症的临床基础。1856年贝内迪克特·莫雷尔（Bénédict Morel，1809—1873年）描述了“早发痴呆”的病例和名称，认为这是一种退行性疾病，因此对疾病持消极态度。19世纪下半叶，催眠术开始盛行，法国神经病学家让-马丁·沙尔科（Jean-Martin Charcot，1825—1893年）对歇斯底里（癔症）和催眠产生了兴趣，并对二者的关系进行了研究。在沙尔科的影响下，许多人对歇斯底里产生了兴趣，其中包括西格蒙德·弗洛伊德（Sigmund Freud，1856—1939年）。皮埃尔·珍妮特（Pierre Janet，1859—1947年）、约瑟夫·巴宾斯基（Joseph Babinski，1857—1932年）等也对歇斯底里进行了研究。珍妮特认为歇斯底里是人格分离造成的，他还首先提出了精神衰弱的概念。巴宾斯基对歇斯底里的鉴别诊断也做了很多研究，提出了歇斯底里性瘫痪与器质性瘫痪的鉴别诊断要点。

19世纪上半叶，德国的精神病学带有浓烈的哲学色彩，临床上没有突出的成就。这一时期值得提出的人物是约翰·克里斯蒂安·奥古斯特·海因罗特（Johann Christian August Heinroth，1773—1843年），他强调精神活动的统一性及心理冲突在精神疾病病因中的作用，并首先提出了“心身的”（psychosomatic）一词。19世纪末20年代初，德国精神病学的发展取代了法国的地位，在当时欧洲起主导作用。这一时期的重要人物有威廉·格里辛格（Wilhelm Griesinger，1817—1868年），1845年他出版的《精神疾病的病理和治疗》被认为是当时最具有权威性的精神病学教科书。他十分强调精神疾病的器质性基础，他的观点在当时欧洲精神病学界产生了很大反响，推动了对器质性精神病的研究。卡尔·路德维格·卡尔鲍姆（Karl Ludwig Kahlbaum，1828—1899年）和埃瓦尔德·黑克尔（Ewald Hecker，1843—1909年）分别描述了紧张症（1868年）和青春期痴呆（1870年），成为精神分裂症发展史上的重要人物。德国最杰出的精神病学家克雷珀林在整理归纳前人工作的基础上，提出了精神疾病的分类系统，得到许多学者的广泛认可，成为当今世界精神疾病的分类基础。他提出了躁狂抑郁性精神病，并与之前提出的早发性痴呆进行了区分。克雷丕林是一个杰出的临床学家，非常强调临床观察和随访研究，他提出对于病因未明的精神疾病，关于预后的研究对明确诊断有重大价值，这一观点至今仍被人们所沿用。

英国的约翰·康诺利（John Conolly，1794—1866年）提出了不约束患者的观点，并在他主管的精神病院实施。虽然完全废除约束在临床操作中有很多困难和阻力，但后来还是被许多精神病院所接受。丹尼尔·哈克·图克（Daniel Hack Tuke，1827—1895年）也是英国精神病学史上的一个重要人物，他对精神病院的管理改革也做出了重大贡献。

瑞士的欧根·布洛伊勒（Eugen Bleuler，1857—1939年）是19世纪末20世纪初的著名精神病学家，1911年他出版了教科书《早发痴呆还是精神分裂症》，用“精神分裂症”取代了克雷丕林的“早发痴呆”，并为世界精神病学界所接受。除此之外，他还提出了精神分裂症的4A症状，即联想障碍（association disturbances）、矛盾意向（ambivalence）、情感淡漠（apathy）、内向性（autism）。瑞士出生的阿道夫·梅耶尔（Adolph Meyer，1866—1950年），1892年移居美国，在美国期间提出了“精神生物学”观点，该观点在20世纪上半叶曾风靡英国，他本人也成为美国精神病学界的领袖人物。

奥地利的弗洛伊德是精神分析学派的创始人，他利用自由联想和梦的解析去了解人类精神世界的心理症结，并奠定了动力精神医学的基础。1895年弗洛伊德和约瑟夫·布罗伊尔（Joseph Breuer，1842—1925年）发表了“对歇斯底里的研究”。1899年弗洛伊德出版了《梦的解析》。弗洛伊德的成就突破了器质性病因论研究的瓶颈，将精神医学带入“心因性病因论”的研究范畴，被认为是精神病学的第二次革新运动。

19世纪俄国最著名的精神病学家是谢尔盖·谢尔盖耶维奇·科尔萨科夫（Sergei Sergeievich Korsakoff，1854—1900年），他对俄国精神病学有很多贡献，以他的名字命名的科尔萨科夫综合征（遗忘综合征），至今仍被各国文献所采用。俄国著名的生物学家伊万·彼得罗维奇·巴甫洛夫（Ivan Petrovich Pavlov，1849—1936年），主要从事高级神经活动生理学研究，提出了条件反射学说，对精神病学有很大贡献。

精神病学的第三次革新是社区精神卫生运动的开展。生物化学、心理学、社会学、人类学的进步及流行病学的调查，使一般大众了解到社区精神卫生重要性，要求改变对精神疾病患者的治疗方式。精神疾病的治疗经历了漫长的过程，直到20世纪才有了较大的发展。20世纪30年代出现了“躯体治疗”，包括胰岛素治疗、电休克治疗等。1933年，奥地利的曼弗雷德·约书亚·扎克尔（Manfred Joshua Sakel，1900—1957年）引入“胰岛素昏迷治疗”治疗精神分裂症。多年实践表明，这种疗法效果显著，但是缺点也较多，如操作技术复杂，治疗过程中可能会出现严重的并发症甚至危及生命等，已很少使用。电休克治疗是以一定强度电流通过大脑引起全身抽搐来治疗精神疾病的方法，其操作简便，见效快，使精神疾病患者自杀数量大为减少，加快了精神病院的床位周转速度，病房的面貌随之大为改观。随着电休克技术的改进，20世纪50年代又出现了改良电休克治疗，目前已广泛用于临床。20世纪50年代以后，精神药物广泛应用于精神病学领域，促进了当代精神病学的快速发展。第一个抗精神病药物氯丙嗪于20世纪50年代开始用于精神疾病的治疗。1950年，法国化学家保罗·沙尔庞捷（Paul Charpentier）合成的吩噻嗪类药物氯丙嗪作为一种麻醉增效剂被发现具有很好的镇静作用，后来试用于兴奋躁动的精神分裂症患者时出现了意想不到的效果，药物不仅减轻了患者的兴奋躁动症状，而且重复使用后患者的精神病性症状如幻觉、妄想也得到缓解。氯丙嗪的临床使用预示了精神分裂症治疗学的革命性突破。大概同一历史时期，临床医师观察到异烟肼在治疗结核时会提高患者的情绪，从而开发出结构类似的抗抑郁药物，一方面具有抗抑郁效应，另一方面规避了严重的不良反应。

随着大量新型抗抑郁药不断问世，精神药物开发逐渐针对精神疾病发病机制中的各个环节，精神药物治疗的可接受性、总体预后也有很大改观。1960年，阿米替林上市。1961年世界精神病学学会成立。1961年，美国精神病学家托马斯·萨斯（Thomas Szasz，1920—2012年）出版了《精神疾病的秘密》。1962年，美国最高法院宣布成瘾是一种疾病而不是犯罪。1963年，美国学者阿龙·贝克（Aaron T. Beck）提出了“认知行为治疗”。1966年，澳大利亚精神病学家格罗斯（Gross）和兰纳（Langner）证实了氯氮平对精神分裂症有效。1968年，斯特罗姆伦（Strongren）描述了“短暂的反应性精神病”。1970年，英国拉特（Rutter）发表了里程碑式的对儿童精神卫生的怀特（Wight）岛研究。1975年，氯氮平因出现致命粒细胞缺乏症退出市场。1980年，英国学者克罗（Crow）发表了他的Ⅰ型和Ⅱ型精神分裂症假说。1984年，美国学者安德烈亚森（Andreasen）开发了评估精神分裂症阳性和阴性症状的量表。1988年，美国学者凯恩（Kane）证实氯氮平在治疗难治性精神分裂症上的疗效。20世纪90年代，选择性5-羟色胺再摄取抑制剂类抗抑郁药舍曲林、帕罗西汀、西酞普兰及选择性5-羟色胺和去甲肾上腺素再摄取抑制剂类抗抑郁药文拉法辛相继问世。

21世纪以来，当代精神病学取得了飞跃式的发展。随着众多基础学科如遗传学、神经生理学、神经生化学、精神药理学、神经免疫学的迅速发展，分子生物学理论与应用上的长足进步，电生理学、脑影像学、心理测量等新技术在精神疾病的诊治和研究中的广泛应用，社会学、社会心理学及人类学的理论在精神疾病以及心理行为问题的病因、治疗、预防与康复等诸多领域越来越受到重视，彰显了人类对于精神疾病的本质认识已发生了质的变化。人们不仅能深入到分子水平去探索精神疾病的发病机制，而且还十分重视社会心理应激因素对精神疾病和各种心理和行为问题的影响。以生物、心理和社会三位一体的整体概念，结合现代高水平的基础理论和技术去探究精神疾病的本质和重视患者的权益是当代生物-心理-社会医学模式的理论核心，这种理念是当代精神病学迅速发展的里程碑。

中国精神病学简史　在中国，最早关于精神障碍现象的文字记载见于《尚书·微子》，“我其发出狂”，表明在殷末（约公元前11世纪）已有对“狂”这一现象

的描述。到春秋战国时期，学术昌盛，名医辈出，通过长期的大量医学实践，中国传统医学逐渐形成了较为系统的理论，在最古老的医典《黄帝内经》中，就把人的精神活动归于“心神”的功能，并认为剧烈的情绪波动可引起躯体功能异常，如“百病生于气”“怒伤肝，喜伤心，思伤脾，忧伤肺，恐伤肾”的七情内伤论。这对精神和躯体功能的关系有十分精辟的论述。到了秦汉，历代医学家又先后编撰成了几部辉煌的古典医学著作，流传至今的有《难经》《伤寒论》和《金匮要略》，在这些著作中，对诸多精神症状都做了详细的描述，并宏观地描述了这类疾病的病因、发病机制及症状。此后1500余年，中国精神病学基本上是沿着这条道路缓慢的向前发展。精神障碍的治疗在中国一直是针灸和方剂并用，唐代孙思邈所著《备急千金要方》中记载了用针灸治疗癫痫和狂症的穴位，还引证了一个病案：给精神失常患者服用酒，调朱砂酸枣仁乳香散，患者连睡两昼夜，醒后恢复常态。这是用药物进行疾病治疗最早的记录。

19世纪末开始，国外一些教会在中国相继成立了精神病院与收容所，如广州（1898年）、北京（1906年），其后大连（1932年）、长沙（1934年）、上海（1935年）、成都（1944年）、南京（1947年）等相继成立了精神病医疗或教学机构，西方的精神病学理论逐渐传入中国。中华人民共和国成立前夕，全国从事精神科的医师仅50～60人，全国精神病床总数为1000张左右。

中华人民共和国成立初期，精神障碍的防治工作主要致力于建立新的精神病院和部队复员精神障碍患者康复，收容和治疗无家可归或影响社会治安的精神障碍患者。为加强学术交流，在有条件的城市和精神病院，开展精神障碍专科医师培训班。1954年，中华医学会成立中华医学会神经精神病学分会，并于同年创立了《中华神经精神科杂志》。1956年，全国制定的《十二年科学技术发展规划》中，将常见的精神分裂症和神经衰弱列为国家重点科研项目，推动了全国精神病专业研究工作的开展。1958年6月，卫生部在南京召开第一次全国精神病防治工作会议，制定了防治工作的方针，“积极防治，就地管理，重点收容，开放管理”，提出了“药物、劳动、文娱体育和教育”四结合的治疗方针。这次会议对于中国精神卫生事业的发展起到非常重要的推动作用。

20世纪60～70年代，全国各地开展了一些城乡的精神病防治工作，开始重视精神病学高级人才的培养，出版了一系列精神病学教材，1974年创办了精神病学专科杂志《国外医学精神病学分册》，其中1961年人民卫生出版社出版的《精神病学》（刘昌永主编）为中国正式出版的第一部高级医学院校精神病学教材。1966～1976年，精神病学事业由于历史原因遭到破坏，陷于停顿。自1977年以来，在全国正确路线方针政策指引下，精神病学学科建设取得较快进展，卫生部委托全国7所有条件的精神病学教学和科研单位成立精神病学继续教育中心。

20世纪80年代以来，中国社会经济及医药卫生事业有了飞速的发展，精神病学的临床、教学、科研工作也开始繁荣起来，与国际精神病学界也有了较多的交流，逐步走向世界。1982年，北京、上海两地建立了世界卫生组织精神卫生研究和培训中心，同年第一次在全国范围内使用统一的国际通用筛选工具和诊断标准，进行了12个地区精神障碍流行病学协作调查，取得国内精神障碍流行病学较全面的资料。为了加强国际学术交流，提高临床和实验室研究水平，中国先后制定了《中国精神障碍分类方案与诊断标准》（*Chinese Classification and Diagnosis of Mental Diseases*，CCMD），如CCMD-1（1986年）、CCMD-2（1989年）和CCMD-3（2001年），这些均为临床医师不可缺少的诊断工具。为了更好解决心理健康问题，1985年中国心理卫生协会成立。1993年2月中华医学会分别成立了神经病学分会和精神病学分会，1994年5月在福建省泉州市召开中华医学会精神病学分会第一次全国学术年会，选举张明园教授为首任主任委员。精神病学分会建会以来在加快学科建设，促进科学研究、推进临床工作和加大国际、国内交流方面取得了令人瞩目的发展。

2001年，世界卫生组织（World Health Organization，WHO）将世界卫生日主题定义为“精神卫生”，提出“消除偏见，勇于关爱”这一令人振奋的口号。时任国家主席的江泽民同志致信给WHO总干事，承诺中国政府将继续加强精神卫生事业工作。同年，全国第三次精神卫生工作会议召开。2002年，《中国精神卫生工作规划（2002—2010年）》颁布。2005年7月，中国医师协会精神科医师分会成立，于欣教授为首任会长。协会成立以来，在精神科医师教育和精神卫生知识的社会宣传方面都有了长足的发展。

21世纪以来，国家在精神病学的基础建设、临床研究以及人才培养方面，跨越式的加大投入，尤其是2013年5月1日《中华人民共和国精神卫生法》的实施，不但为广大的精神障碍患者提供了重要的法律保护，更为精神病学的临床研究与医学服务提供了有利的法律保证，揭开了精神病学科依法开展的重要一页。2014年10月，国家精神心理疾病临床医学研究中心成立，此项战略举措把中国精神卫生事业再次推上高速发展的新平台。

研究范围 精神病学最初是与神经病学合并在一起的，随着学科的成熟与发展，20世纪中期逐步与神经病学分离。根据研究对象、研究领域及研究方法等存在的差异，精神病学又产生一些分支学科和特殊的研究领域。其中包括临床精神病学（主要研究精神疾病的临床诊断和治疗的学科）、生物精神病学（利用分子生物学等手段研究精神疾病病因、发病机制、诊断、治疗及预后的学科）、老年精神病学（研究老年期精神疾病特殊表现、精神疾病及精神卫生问题的学科）、儿童精神病学（研究儿童期精神疾病的病因、发病机制的学科）、会诊联络精神病学（探讨心理、社会因素、躯体疾病及精神疾病之间关系的学科）、司法精神病学（研究和解决存在各种精神疾病的人在刑事诉讼和民事诉讼中地位与法律责任的学科）、社会精神病学（研究个体所处的社会文化环境对精神疾病的发生、发展、转归及预后影响以及个体行为问题的学科）、精神药理学（研究药物与机体，特别是中枢神经系统相互作用的学科）及循证精神病学（根据结构化模式提出临床问题，以最有效的方式找到最佳证据，并对证据的可靠性进行评估，最终将这些不同等级的证据应用于患者的过程）、跨文化精神病学（研究不同国家、不同民族、不同文化在相同疾病表现上的差异，以及不同文化对精神疾病的临床表现、治疗及预后影响差异的学科）等。

研究方法 精神病学的研究主要采用与借鉴分子遗传学、相关基因功能、多模态磁共振成像及脑网络组学的研究方法。

分子遗传学研究方法 ①候选基因研究：既往双生子研究发现不同的精神疾病有不同的遗传度，如重性抑郁和广泛性焦虑的遗传度为40%；双相情感障碍与精神分裂症的遗传度为60%～90%。这些遗传度的发现使得不少学者认为精神疾病的遗传风险仅由为数不多的基因来决定，这就是候选基因研究的理论基础。②常见变异研究：研究者采用全基因组关联分析发现多种精神疾病包括精神分裂症、双相情感障碍等相当比例的遗传度来自于多个位点的常见单核苷酸多态性的共同贡献。③罕见变异研究：该理论以孟德尔遗传模式为理论基础，认为世代传递的突变通常对生物学功能必不可少而且突变带来的后果足以出现临床表现。

相关基因功能研究方法 包括基因修饰、光遗传学及声遗传学。基因修饰主要是通过基因打靶技术，将目的基因敲入小鼠的相应基因位点，或将目的基因特定序列从基因组中删除，研究该基因位点引起相应生物学效应的内在生物学机制，进而获取该基因位点在疾病发生机制中的生物学功能，从而判断该靶点药物的开发价值及潜在的临床应用前景。基因敲除方法应用较多，根据发展历程可以分为传统和新兴两种方法。传统方法包括全基因敲除、条件性基因敲除、诱导性基因敲除。新兴方法包括锌指核酸酶打靶技术、转录激活样效应物核酸酶技术、CRISPR/Cas9基因敲除技术。光遗传学是通过神经环路控制动物行为，特别适用于在体或者清醒动物行为学实验，是一种结合光学技术和遗传技术实现控制单个细胞行为的方法学。声遗传学是通过超声技术来调控基因表达进而改变动物行为学的方法学。超声是一种安全、经济、便携、快速的成像方法，在临床和科学研究的各个领域都得到了广泛应用。它穿透力特别强，可以深入大脑深部组织。

多模态磁共振成像研究方法 包括结构磁共振成像（magnetic resonance imaging，MRI）、弥散张量成像（diffusive tensor imaging，DTI）及功能磁共振成像（functional magnetic resonance imaging，fMRI）。MRI研究使得在体准确评价精神疾病患者的脑结构成为可能，成为当前分析脑结构的主要方式。常用的指标包括脑灰质、白质体积、皮质厚度、皮质表面积等。研究发现，不同精神疾病患者的脑结构异常虽各有不同，但也有重叠。DTI通过衡量水分子的扩散运动提供关于细胞完整性及其病理改变的信息，多种精神疾病存在脑白质完整性异常。fMRI是最常用的一种非损伤性的活体脑功能检测技术，狭义上是指应用血氧水平依赖进行脑功能研究。fMRI包括静息态和任务态fMRI，所谓静息状态是指在数据扫描时参与者不需要执行复杂的认知任务，只需要保持全身放松，不需要任何系统的思考即可。任

务态是指将实验任务和功能磁共振有机结合，研究精神疾病患者在执行认知、情绪任务时的脑激活模式。

脑网络组学研究　大脑的不同区域具有不同的功能，大脑执行任务时需要不同的功能区域相互作用、相互协调，共同构成一个网络来发挥作用，因此从脑网络角度来研究大脑的功能是非常有必要的。精神疾病的影像遗传学研究是将影像学与遗传学的信息相结合，试图发现特定遗传学标记对脑结构、功能和脑网络组的调控机制，从而解析脑功能及脑疾病的神经机制和内在遗传机制。精神疾病研究的重大突破需要多学科的交叉研究，未来最具前景的领域包括发展各种新的神经成像技术，绘制更精细的脑图谱，建立规范统一的精神疾病大样本影像学和生物样本库，并在此基础上发现疾病特异性的脑网络异常表征及生物标志物。

同邻近学科的关系　精神病学与多个学科有交叉。神经科学，是与精神病学关系最密切的基础学科。深入研究人类精神活动和探索精神疾病的本质和物质基础，有赖于神经科学的发展，神经科学与精神病学的发展相辅相成。医学心理学，主要研究疾病的诊断、治疗、护理、预防中的心理学问题，为人的保健事业服务。它包括病理心理学、临床心理学、药理心理学、护理心理学、心理治疗学等分支。在精神科诊断、治疗过程中，应用医学心理学的知识、技能及工具，对患者开展各种心理治疗等，都与精神病学密切相关。行为医学，主要研究与健康、疾病有关的人类行为以及应用行为科学技术来预防和治疗与人类自身行为有关的疾病和健康问题。在精神卫生领域，行为医学的理念和技术应用非常广泛。例如，应用行为治疗或者危机干预技术来矫正某些行为问题或者精神疾病。医学社会学，是研究患者、医务人员和医疗保健机构的社会关系、社会功能及其与整个社会相互关系的一门社会学分支学科。在精神卫生领域，医学社会学是研究与精神疾病有关的心理社会因素。医学伦理学，是运用一般伦理学原则解决医疗卫生实践和医学发展过程中的医学道德问题和医学道德现象的学科，它是医学的一个重要组成部分，又是伦理学的一个分支。在精神卫生领域，医学伦理学更应侧重精神疾病患者权利保护方面的问题。医学人类学，是人类学的一个分支，以患者对疾病的社会心理反应为重心，而不是以疾病本身为重心，主要关注生病行为，即患者对疾病的社会心理反应。在精神卫生领域，它是研究特定的文化背景与人类精神活动和行为的关系。

精神病学与多个学科之间相互影响、相互促进。如果说神经科学是研究人类精神、心理活动的微观基础，医学心理学和行为医学则从不同方面探究心理社会因素与个体行为之间的关系，那么医学伦理学就是从另一方面提醒人们治疗和研究固然重要，但更重要的是要尊重患者，坚持不伤害原则。医学社会学和医学人类学则是从社会这个角度来研究人类，研究文化、社会大环境对人类精神活动的影响。

（陆　林　施慎逊　白丽娟）

línchuáng jīngshénbìngxué

临床精神病学（clinical psychiatry）　研究精神疾病的病因、临床表现、疾病的发展规律、治疗、预防及康复的临床医学。重点在于探索精神疾病的诊断标准以及临床治疗技能，将临床问题用科学方法进行系统研究后，再将研究成果服务于临床。临床精神病学最初与其他精神病学亚科合并在一起，随着学科的发展，临床精神病学日益完善，其研究范畴不再只包括重症精神疾病，也开始关注轻症的精神心理问题，从防治重性精神疾病到保障人群的精神心理健康，强调临床精神病学服务的对象是完整的人，是生活在一定的生活环境中、具有复杂心理活动的人，要关注个体的精神和身体的完好状态，而不再仅仅满足于改善个体的身体健康。

简史　临床精神病学史上最重要的事件是1953年氯丙嗪抗精神病作用的发现和应用，自此人们开始关注精神药物的作用机制，并试图寻找更为有效且副作用更小的治疗手段。与此同时，精神障碍的诊断技术也有了快速发展，在传统的精神科访谈和量表测评的基础上，脑电图、脑电地形图、脑诱发电位、CT、MRI等新技术手段在精神疾病的诊断和治疗中的作用日益显现。临床精神病学的概念和内涵也得到了延伸。

研究范围　临床精神病学的研究范围广泛，从精神症状到精神疾病的病因、临床表现、发展转归和治疗手段等，都属于临床精神病学研究的范畴。常见的精神症状有感知和感觉障碍、思维障碍、注意障碍、记忆障碍、智能障碍、情感障碍、意志障碍、意识障碍、人格障碍等，以及精神疾病综合征如急/慢性器质性综合征、遗忘综合征、甘瑟（Ganser）综合征、幻觉症、妄想综合征、幻觉-妄想综合征、紧张综合征等。涉及的精神疾病包括但不局限于精神、行为及发育障碍以及睡眠-觉醒障碍等。

研究方法 临床精神病学的研究方法与其他精神病学的分支没有明显差异，在精神疾病的发病机制研究方面主要使用神经生物学技术、遗传学手段、神经电生理、神经影像等方法，但是相比于其他分支学科，临床精神病学更注重研究与临床相结合，研究服务于临床。在临床精神病学研究中，依据现有的研究发现，完善精神障碍分类、提高量表的筛查信效度、制定合理全面的精神疾病诊断标准、研发新型干预手段并实现个体化治疗更为重要。

同邻近学科的关系 临床精神病学作为精神病学的一个重要分支，与生物精神病学、儿童精神病学、老年精神病学、司法精神病学等关系密切、相辅相成，相互共同形成了精神病学的整体，将精神病学的内涵和外延充分展示。其与儿童精神病学、老年精神病学相互补充，关注全生命周期的精神障碍，是生物精神病学、司法精神病学等的重要支撑。此外，临床精神病学还涉及医学心理学、心身医学、行为医学等学科内容。例如，心理因素在精神疾病的发生和转归过程中的作用需要医学心理学和临床精神病学共同研究；鉴于心理因素在疾病发生中的关键作用，以及心理因素的改变与生理功能密切相关，临床精神病学可为心身疾病的诊疗提供指导；部分精神疾病患者常伴行为改变，行为医学可为临床精神病学进行补充，可帮助医师全面了解精神疾病的行为问题并予以矫正。

（师 乐 陆 林）

jīngshén zhàng'ài fēnlèi yǔ zhěnduàn biāozhǔn

精神障碍分类与诊断标准

（classification and diagnosis of mental disorder） 大多数精神障碍的病因与发病机制尚不明确，精神障碍主要依靠临床症状进行分。精神障碍诊断标准是指将精神障碍的症状按照不同的组合，以条理化形式列出包括症状学、严重程度、功能损害、病程、特定亚型、排除标准等指标在内的标准化条目。建立统一的诊断分类系统和诊断标准，为临床实践中正确诊断和鉴别诊断、有效治疗及预测疾病结果提供参考依据，有利于针对某一类特定精神障碍的病因、临床表现、治疗手段等进行有效的教学和科研，制定治疗指南以及进行医疗卫生资源的合理配置和规划。绝大多数精神障碍的病因与发病机制尚不明确，现行的诊断标准和分类主要依据症状学指标，并非是疾病病因学分类。临床医师通过面谈、观察和检查，将患者各种精神症状按照性质进行综合征归类，与通用的精神障碍诊断标准中相应的诊断条目进行比较，做出临床诊断和鉴别诊断，选择合适的治疗方法。

目前，国际上广泛使用的精神障碍分类与诊断标准主要包括《国际疾病分类》（*International Statistical Classification of Diseases and Related Health Problems*，ICD）、《精神障碍诊断与统计手册》（*Diagnostic and Statistical Manual of Mental Disorders*，DSM）、结合了中国社会文化特点的《中国精神障碍分类方案与诊断标准》（*Chinese Classification and Diagnosis of Mental Diseases*，CCMD）和针对睡眠及相关疾病的《睡眠障碍国际分类》（*International Classification of Sleep Disorders*，ICSD）。现行的分类将随着学科的发展、医学研究和临床实践的进步而不断补充和修订。

ICD 系统 世界卫生组织（WHO）依据疾病的某些特征，按照一定规则将疾病分门别类，并用编码的方法来表示的系统。最新版本为ICD-11，由31个国家和地区参与了现场试验，于2019年在世界卫生大会上审议通过，将于2022年在全球范围使用。从2002年开始，中国正式使用ICD系统进行疾病分类和统计上报。与ICD-10相比，ICD-11提高了临床实用性和跨文化适用性，其中精神、行为及神经发育障碍分为13类疾病，按照发育特点对诊断分组进行排序，对其中的精神障碍均有定义及较详细的描述。按照使用对象的不同，分为3个版本：临床诊断用版本、研究专用诊断标准、基层医师用版本。为方便检索，ICD-11采用了全电子版本和新编码系统，精神、行为及神经发育障碍的编码范围为6A00.1～6D0Z。ICD-11与DSM-5在诊断上基本保持一致，但ICD系统更加关注疾病的分类，不包含躯体和实验室检查、病程、家族史等疾病的全面评估和治疗手段等。

DSM 系统 美国精神病学会（APA）出版的精神障碍分类诊断标准，最新版本为DSM-5，于2013年发布，由13个国家的专家参与修订。DSM-5详细介绍了各类精神障碍的定义和临床特征，有明确具体的诊断标准，还提供了全面的量化评估工具和神经、基因等相关的生物学备用诊断模型。适用对象不仅限于精神科医师，还兼顾不同医疗场所、不同治疗取向和不同岗位的非精神科医师和专业人员，相比前一版本，DSM-5 放宽了诊断标准，降低了诊断敏感性，提高了诊断特异性。DSM-5 与 ICD-11 在疾病分类结构上保持一致，按照“发育及生命周期”进行排序，包含 22 类，157 种疾病，324 个疾病诊断编码，取消了以往版本的多轴诊断系统和精神分裂症分型。

CCMD 系统 最新版本为 CCMD3，是由中华医学会精神病学分会于 1996 成立的工作组组织编写的，并于 2001 年出版。CCMD-3 的编写原则包括遵循为患者服务的原则，满足患者和社会的需要；具有中国特色，符合中国国情；继承以往 CCMD 两个版本的优点；与国际接轨；简明，便于操作。该分类主要向 ICD-10 靠拢，兼顾病因学和症状学分类，大类和小类保持内容的主从逻辑关系。在编制的过程中，沿用了 ICD-10 的名词解释，仅在必要时作了修改和补充。CCMD-3 在参考和吸收了 ICD-10 的内容和分类原则的同时，保留中国的社会文化特色，保留对癔症等的诊断。从 2002 年起，中国已正式采用 ICD-10 系统进行疾病分类统计和上报，相比 ICD 和 DSM 系统，CCMD-3 使用较少。

ICSD 系统 美国睡眠医学会发布的睡眠障碍国际分类系统，最新版本为 ICSD-3，于 2014 年发布。该系统将睡眠障碍分为七大类：失眠、睡眠相关呼吸障碍、中枢嗜睡性疾病、睡眠-清醒昼夜节律障碍、异态睡眠、睡眠相关运动障碍、其他睡眠障碍。ICSD-3 的编码与 ICD-10 和 DSM-5 不完全一致，但相比 ICD-10 和 DSM-5 中睡眠障碍的分类，ICSD-3 系统阐述了睡眠及其相关疾病的临床分类、定义、诊断标准、基本临床特征、病理生理亚型、流行病学和遗传特点、易感和诱发因素、起病、病程、并发症和客观检查等，对疾病的描述更加详细，使用中必须满足所有的诊断标准才能确定临床诊断，较之前两版特异性和准确性有提升。

（闫　薇　陆　林）

jīngshén bìnglǐxué

精神病理学（psychopathology）

从临床描述的角度理解精神病理现象，即精神症状的表现（静力学理解）和其发生、发展以及转归（发生学理解）的临床基础学科。精神症状涉及人的精神和认知活动的方方面面，从描述的角度，传统上一般把精神活动划分为感觉、知觉、思维、情感以及意志行为等几个领域。但人的精神活动是整体的、统一的、彼此相关而不能被机械分割的，因此，区分描述只是为了学习和理解的方便而言。

（郭延庆　江开达）

gǎnjué zhàng'ài

感觉障碍（sensation disturbance）

人脑对客观刺激作用于感觉器官所产生的对事物个别属性脱离一般常识体验的心理现象。感觉是人脑对客观刺激作用于感觉器官所产生的对事物个别属性的认知体验，如形状、颜色、大小、重量和气味等。感觉障碍包括但不限于以下内容。

感觉过敏：对外界一般强度的刺激感受性增高的现象。例如，感到阳光特别刺眼，声音特别刺耳，轻微的触摸皮肤感到疼痛难忍等。多见于神经症、更年期综合征等。

感觉减退：对外界一般刺激的感受性减低的现象。见于抑郁状态、木僵状态和意识障碍。

感觉缺失：感觉阈值增高，患者对强烈的刺激感觉轻微或完全不能感知。见于癔症，可出现转换症状，如失明、失聪等。

内感性不适：躯体内部产生各种不适和/或难以忍受的异样感觉的现象，又称体感异常，如牵拉、挤压、游走、蚁爬等感觉。通常难以定位，难以描述，可继发疑病观念。此种不适多见于神经症、精神分裂症、抑郁状态和分离障碍。

感觉倒错：对外界刺激产生与正常人不同性质或相反性质的异常感觉。例如，对冷的刺激感到灼热；用棉球轻触皮肤，产生麻木或疼痛感。多见于癔症。

（郭延庆　江开达）

zhījué zhàng'ài

知觉障碍（perceptual disturbance）

人脑对客观事物整体属性在其存在性、归属以及属性上脱离常识体验的歪曲的认知体验。正常情况下感知觉与外界客观事物相一致。知觉障碍包括但不限于以下内容。

错觉：对客观事物歪曲的知觉。正常人在光线暗淡、恐惧、紧张和期待等心理状态下可产生错觉，经验证后可以认识纠正。临床上多见错听和错视。病理性错觉常在意识障碍时出现，带有恐怖色彩，多见于器质性精神障碍的谵妄状态。

幻觉：没有现实刺激作用于感觉器官时出现的知觉体验，是一种类似于知觉的表象，常与妄想合并存在。根据体验的感官不同，可以分为听幻觉、嗅幻觉、味幻觉、视幻觉、触幻觉以及本体幻觉等。

感知综合障碍：患者通常能够对客观事物的整体有正确认知，但对其个别属性如大小、形状、颜色、距离、空间位置等感知却发生错误，多见于癫痫。

（郭延庆　江开达）

sīwéi zhàng'ài

思维障碍（thought disorder）

在思维活动中目的性、连贯性、逻辑性以及实践性等方面脱离一般常识体验或表现在语言和言语等表达形式上的各种障碍。思维是人脑对客观事物间接而概括的反映，是人类认识活动的最高形式。思维以概念为载体，以言语为表达形式以及最终结果，一般具有如下特征：①目的性，思维常指向一定的目的，解决某一问题。②连贯性，思维过程中的概念是前后衔接，相互联系的。③逻辑性，指思维尤其是其最终的言语产品符合普遍的逻辑规律，具有一定的可理解性。④实践性，正确的思维是能通过客观实践检验的。常见的思维障碍包括但不限于以下内容。

思维奔逸　思维联想速度加快、数量增多、内容丰富生动。又称观念飘忽。患者表现为健谈，说话滔滔不绝、口若悬河、出口成章，诉述脑子反应快，思维敏捷，概念一个接一个地不断涌现出来。说话增多，语速加快，说话的主题极易随环境而改变（随境转移），也可有音韵联想（音联）或字意联想（意联）。多见于轻躁狂发作。

思维迟缓　思维联想速度减慢、数量减少和转换困难。又称联想抑制。患者表现言语缓慢、语量减少，声调减弱，反应迟缓。患者自觉脑子变笨，反应慢，思考问题困难。多见于抑郁状态。

思维贫乏　思维联想数量减少，概念与词汇贫乏。患者体验到脑子空洞无物，没有什么东西可想。见于精神分裂症衰退状态、脑器质性精神障碍及重度精神发育迟滞。

思维松弛　思维的目的性、连贯性和逻辑性障碍。患者思维活动表现为联想松弛，内容散漫，缺乏主题，或者主题之间缺乏联系。对问话的回答常不切题，常使人感到不知所云。

思维破裂　概念之间的联想断裂，概念之间缺乏内在联系。表现为语词或者句子堆积，不能理解其意。严重时，言语支离破碎，个别词句之间也缺乏联系，此时称为语词杂拌。多见于精神分裂症。

思维不连贯　在意识障碍的背景下出现的思维破裂或语词杂拌。从形式上，思维不连贯和思维破裂无法彼此鉴别。

思维中断　患者无意识障碍，又无外界干扰等原因，思维过程突然出现中断。又称思维阻滞。表现为患者说话时突然停顿，片刻之后又重新说话，但所说内容不是原来的话题。此为思维的被动体验之一，是精神分裂症特征性症状之一。

思维被夺　患者感到自己思想被某种外力突然抽走的现象。也是思维的被动体验之一，是精神分裂症特征性症状之一。

思维插入　患者感到有某种不属于自己的思想，不受其意志支配，强行插入其脑中。症状往往突然出现，迅速消失，也是思维的被动体验之一。

思维云集　患者头脑中出现大量不属于自己的思维，这些思维不受患者意愿的支配，强制性地在大脑中涌现。内容多杂乱无序，有时甚至是患者所厌恶的。

强制性思维　患者体验到强制性地涌现大量无现实意义联想的现象。患者对此常体验为不能自主，但通常不伴有异己体验；与强迫体验也不同，因其发生突然，患者也没有明显对抗该观念的企图。该症状通常见于脑器质性精神障碍患者，也可见于精神分裂症。

强迫性思维　在患者脑中反复出现某一概念或相同内容的思维，明知没有必要，但又无法摆脱。有3个特征：①主观上不能摆脱的体验。②主观上感到必须加以意识抵抗。③多数患者有自知力。强迫性思维具体可表现为某些想法反复回忆（强迫性回忆），反复思索无意义的问题（强迫性穷思竭虑），脑中总是出现一些对立的思想（强迫性对立思维），总是怀疑自己的行动是否正确（强迫性怀疑）。强迫性思维常伴有强迫动作。

病理性赘述　思维活动停滞不前，迂回曲折，联想枝节过多，常做不必要的、过分详尽的累赘描述。见于癫痫、脑器质性精神障碍及老年性精神障碍。

思维化声　患者思考时体验到自己的思想同时变成了言语声，自己和他人均能听到。多见于精神分裂症。

语词新作　概念的融合、浓缩以及无关概念的拼凑。患者自创一些新的符号、图形、文字或语言并赋予特殊的概念。多见于精神分裂症。

病理性象征性思维　患者用普通概念和个人化的行为或动作来表达具有象征意义的抽象概念。其动作和行为与所表达的抽象概念之间没有可理解的意义联系。例如，患者用脑袋撞汽车轮子表示自己要投胎；反穿衣服表示自己表里一致；抱着暖气片睡觉而不上床，表示要与工人农民紧密结合在一起。常见于精神分裂症。

逻辑倒错性思维 主要特点为推理缺乏逻辑性，任设前提，或因果倒置。推理常离奇古怪，不可理解。例如，某患者在田间吃草、吃树叶，其解释为“我属牛，牛吃草，所以我应该吃草”。多见于精神分裂症。

刻板言语 患者机械而刻板地重复某一无意义的词句。例如，某患者经常大声重复一句话：“抓起来枪毙”，与周围情境毫无瓜葛，经月不减。

模仿言语 刻板地模仿周围其他人的言语。

内向性思维 患者离群独处，沉思少语，对周围事情不闻不问，也不与人交流，整天沉溺于自己的内心世界中，整个精神活动与外界现实环境完全隔绝，是瑞士精神病学家布洛伊勒（E. Bleuler）描述的4A症状之一（其余3个分别为情感淡漠、矛盾意向、联想松弛）。

妄想 病理性的歪曲信念，是病态推理和判断，有以下特征：①信念的内容与事实不符，没有客观现实基础，但患者坚信不疑。②妄想内容均涉及患者本人，总是与个人利害有关。③妄想具有个人独特性且不能与其他人分享，不能用患者信仰或者亚文化群体的流行观念来解释，因而常不可理解。

超价观念 在意识中占主导地位的错误观念，其发生一般有一定的事实根据。此种观念片面而偏激，带有强烈的情感色彩，明显地影响患者的行为及其他心理活动，它的形成有一定的性格基础和现实基础，没有逻辑推理错误。超价观念与妄想的区别在于其形成有一定的性格基础与现实基础，内容比较符合客观实际，伴有强烈的情绪体验。多见于人格障碍和分离障碍。

强迫观念 见强迫性思维。

（郭延庆 江开达）

zhùyì zhàng'ài

注意障碍（attention deficit disorder）

注意活动在注意的保持、注意的选择、注意的范围以及注意的转移四个方面脱离一般常识体验的心理现象。注意是指个体的精神活动集中地指向于一定对象的心理现象。注意障碍一般包括但不限于以下内容。

注意增强：为主动注意的增强。例如，有妄想观念的患者，对环境保持高度的警惕，过分地注意别人的一举一动是针对自己的；有疑病观念的患者注意增强，指向身体的各种细微变化，过分地注意自己的健康状态。见于神经症、精神分裂症、更年期抑郁症等。

注意减弱：主动及被动注意兴奋性减弱。注意的广度缩小，注意的稳定性也显著下降。多见于神经衰弱、脑器质性精神障碍及伴有意识障碍时。

注意狭窄：注意范围的显著缩小，当注意集中于某一事物时，不能再注意与之有关的其他事物。见于意识障碍或智能障碍患者。

随境转移：主动注意不能持久，注意稳定性降低，很容易受外界环境的影响而导致注意的对象不断转换。可见于躁狂状态。

（郭延庆 江开达）

jìyì zhàng'ài

记忆障碍（memory deficit）

在记忆的识记、保持、回忆和再认等过程或其综合体验上有异于普通感受的心理现象。记忆为既往事物经验在头脑中重现的心理现象，包括识记、保持、回忆和再认4个基本过程。记忆障碍包括但不限于以下内容。

记忆增强：病态的记忆增强，对病前不能够且不重要的事都能回忆起来。主要见于躁狂状态或偏执状态患者。

记忆减退：记忆的四个基本过程普遍减退，临床上较多见。轻者表现为回忆的减弱，如记不住刚见过面的人、刚吃过的饭。严重时远记忆力也减退，如回忆不起个人经历等。可见于较严重的痴呆患者；神经衰弱患者记忆减退都较轻，只是记忆困难；也可见于正常老年人。

遗忘：部分或全部的不能回忆以往的经验。一段时间的全部经历的丧失称作完全性遗忘，仅仅是对部分经历或事件不能回忆称作部分性遗忘。顺行性遗忘指紧接着疾病发生以后一段时间的经历不能回忆，遗忘的产生是意识障碍而导致识记障碍，不能感知外界事物和经历，如脑震荡、脑挫伤的患者回忆不起受伤后一段时间内的事。逆行性遗忘指回忆不起疾病发生之前某一阶段的事件，多见于脑外伤、脑卒中发作后，遗忘经历的长短与外伤的严重程度及意识障碍的持续时间长短有关。界限性遗忘指对生活中某一特定阶段的经历完全遗忘，又称选择性遗忘。通常与这一阶段发生的不愉快事件有关。见于癔症，又称为癔症性遗忘。

错构：记忆的错误，对过去曾经历过的事件，在发生的地点、情节、特别是在时间上出现错误回忆，并坚信不疑。多见于老年性痴呆、动脉硬化性痴呆、脑外伤性痴呆和酒精中毒性精神障碍。

虚构：由于遗忘，患者以想象的、未曾亲身经历过的事件来填补自身经历的记忆缺损。由于虚构患者常有严重的记忆障碍，因而虚构的内容自己也不能再记住，所以其叙述的内容常常变化，且容易受暗示的影响。多见于各种原因引起的痴呆。

妄想性回忆：患者将过去（产生妄想以前）的经历与当前的妄想内容联系起来，剔除了回忆中与妄想内容相抵触的部分，夸大了回忆中与妄想内容可以联系的部分。常见于有妄想的患者。

（郭延庆　江开达）

zhìlì zhàng'ài

智力障碍（disturbance of intelligence）

分析、综合、抽象、概括、计算和识记等心理活动能力上存在缺陷或不足，以致影响学习新技能或利用经验解决问题的心理现象。又称智能障碍。智力又称智能，是一种反映个体在认知活动方面差异的个性心理特征（现象）。一般认为，智力是对既往获得的知识、经验的运用，用以解决新问题、形成新概念的能力，其中抽象思维能力是其核心成分。智力障碍通常根据生长发育是否成熟分属在精神发育迟滞和痴呆两个类别之下。

精神发育迟滞：先天或围生期或在生长发育成熟以前（18岁以前），受各种致病因素如遗传、感染、中毒、头部外伤、内分泌异常或缺氧等因素的影响，使大脑发育不良或受阻，因而使其智力落后于同龄儿童的病理现象。

痴呆：在缺乏意识障碍背景下，后天获得的智力、记忆和人格全面受损的病理现象。其发生通常具有脑器质性病变基础。临床主要表现为创造性思维受损，抽象、理解、判断推理能力下降，记忆力、计算力下降，后天获得的知识丧失，工作和学习能力下降或丧失，甚至生活不能自理，并伴有精神行为症状，如情感淡漠、行为幼稚及本能意向亢进等。

（郭延庆　江开达）

qínggǎn zhàng'ài

情感障碍（affective disorder）

个体对客观事物的态度和因之而产生的内心体验在性质、强度和持续时间上具有病理性质的异常体验状态。又称心境障碍。情感和心境在精神医学中常作为同义词，指个体对客观事物的态度和因之而产生的相应内心体验。情感障碍一般包括如下内容。

情感高涨　情感活动明显增强，表现为不同程度的病态喜悦，自我感觉良好，有与环境不相符的过分愉快、欢乐。语音高昂，眉飞色舞，喜笑颜开，表情丰富。表现可理解的、带有感染性的情绪高涨，且易引起周围人的共鸣，常见于躁狂症。

情感低落　患者表情忧愁、唉声叹气、心境苦闷，觉得自己前途灰暗，严重时悲观绝望而出现自杀观念及企图。常伴有思维迟缓、动作减少及某些生理功能的抑制，如食欲不振、闭经等，为抑郁症的主要症状之一。

欣快　伴有全身身体极度舒适感的高度心满意足的体验状态。一般来说，欣快是一个器质性症状。具有以下几个特征：①患者主要是被动而无为地体验着，心理是封闭自足的，对外界事物的注意和兴趣明显削弱。②患者观念、言语和行动的量和内容的丰富性下降，动机减少，始动性和进取性削弱。③知识和智力的利用下降，患者缺乏机智，没有创造性，没有自知力，易耽于不切实际的幻想或妄想。

焦虑　在缺乏相应的客观因素下，患者表现为顾虑重重、紧张恐惧，以至搓手顿足似有大祸临头，惶惶不可终日，伴有心悸、出汗、手抖、尿频等自主神经功能紊乱症状。严重的急性焦虑发作，称为惊恐发作，常体验到濒死感、失控感，伴有呼吸困难、心跳加快等自主神经功能紊乱症状，一般发作持续数分钟至十数分钟。多见于焦虑症、恐惧症及更年期精神障碍。

恐惧　面临不利的或危险处境时出现的情绪反应。表现为紧张、害怕、提心吊胆，伴有明显的自主神经功能紊乱症状，如心悸、气急、出汗、四肢发抖，甚至尿便失禁等。恐惧常导致逃避。病理性的恐惧，往往表现在恐惧的临床表现与实际的处境和事物的威胁不相称、不一致上，患者对此一般有充分的认知，但却不能控制这种紧张恐惧的反应。对特定事物的恐惧是恐惧症的主要症状。恐惧可见于恐惧症及惊恐障碍。

情感脆弱　轻微的甚至是中性的外界刺激即引起患者明显的伤心体验。表现为极易伤感，伤心哭泣，泪流满面，无法克制。多见于脑器质性精神障碍。

情感不稳　表现为情感反应（喜、怒、哀、愁等）极易变化，从一个极端波动至另一个极端，显得喜怒无常，变幻莫测。与外界环境有关的轻度的情感不稳可以是一种性格的表现；与外界环境无相应关系的情感不稳则是精神疾病的表现，常见于脑器质性精神障碍。

易激惹性增高　表现为极易因小事而引起较强烈的情感反应，持续时间一般较短暂。常见于疲劳状态、人格障碍、神经症或双相躁狂发作患者。

情感迟钝　对平时能引起鲜明情感反应的刺激缺乏与之相应的内心体验，表现平淡，属于情感反应的降低。可发展为情感淡漠。见于精神分裂症早期。

情感淡漠 对外界任何刺激缺乏相应的情感反应，内心体验缺乏。程度较情感迟钝重。注意与情感低落相区别。见于精神分裂症，是其核心症状之一。

病理性激情 患者骤然发生的强烈而短暂的情感暴发状态，常常伴有冲动和破坏行为，事后不能完全回忆。见于脑器质性精神障碍、躯体疾病伴发的精神障碍、癫痫、酒精中毒、分离性障碍、精神分裂症等。

情感倒错 情感表现与其内心体验或处境不相协调。例如，听到令人高兴的事时，反而表现伤感；或在描述他自己遭受迫害时，却表现为愉快的表情。多见于精神分裂症。

情感矛盾 在同一时间内体验到两种完全相反的情感。患者既不感到两种情感的对立和矛盾，也不为此苦恼和不安，而将此相互矛盾的情感体验同时流露于外表或付诸行动，使人不可理解。常见于精神分裂症。

（郭延庆 江开达）

yìzhì zhàng'ài

意志障碍（dysbulia）

围绕目标的选择和确定、实现目标过程中的行为表现、控制和调节等心理活动脱离常态的病理现象。意志是指人们自觉地选择和确定目标，并采取行动实现以及自主调整目标和行动的心理活动。意志与认识活动、情感活动及行为紧密相连而又相互影响。意志障碍包括但不限于以下内容。

意志增强：意志活动增多。在病态情感或妄想的支配下，患者可以持续坚持某些行为，表现出极大的顽固性。例如，有嫉妒妄想的患者坚信配偶有外遇，而长期对配偶进行跟踪、监视、检查；有疑病妄想的患者到处求医；在夸大妄想的支配下，患者夜以继日地从事无数的发明创造等。

意志缺乏：意志活动缺乏。表现为对任何活动都缺乏动机、要求，生活处于被动状态，处处需要别人督促和管理。严重时连本能的要求也没有，行为孤僻、退缩，且常伴有情感淡漠和思维贫乏。多见于精神分裂症晚期精神衰退时及痴呆。

意向倒错：患者的意向要求与一般常情相违背，以致患者的某些活动或行为使人感到难以理解。见于精神分裂症。

矛盾意向：表现为对同一事物同时出现两种完全相反的意向和情感。例如，碰到朋友时，一面想去握手，一面却把手马上缩回来。多见于精神分裂症。

（郭延庆 江开达）

dòngzuò xíngwéi zhàng'ài

动作行为障碍（psychomotor disorder）

躯体的或精神的病理因素所致的动作及行为异常表现形式。又称精神运动性障碍。简单的随意和不随意运动称为动作。有动机、有目的而进行的复杂随意运动称为行为。通常动作行为障碍包括但不限于以下内容。

精神运动性兴奋 动作和行为增加。可分为协调性和不协调性精神运动性兴奋两类。①协调性精神运动性兴奋：动作和行为的增加与思维、情感活动协调一致时称作协调性精神运动性兴奋状态，并和环境密切配合。患者的行为是有目的的，可理解的，整个精神活动是协调的，多见于躁狂症。②不协调性精神运动兴奋：主要是指患者的言语动作增多与思维及情感不相协调。患者动作单调杂乱，无动机及目的性，使人难以理解，所以精神活动是不协调的，与外界环境也是不配合的。例如，紧张性兴奋、青春性兴奋的带有愚蠢、幼稚特征的行为和装相、鬼脸等。谵妄时也可出现明显的不协调性兴奋的行为。

精神运动性抑制 行为动作和言语活动的显著减少。临床上包括木僵、蜡样屈曲、缄默症和违拗症。

木僵 动作行为和言语活动的完全抑制或减少，并经常保持一种固定姿势。严重的木僵称为僵住，患者不言、不动、不食、面部表情固定，尿便潴留，对刺激缺乏反应，如不予治疗，可维持很长时间。轻度木僵称作亚木僵状态，表现为问之不答、唤之不动、表情呆滞，但在无人时能自动进食，能自动排尿便。严重的木僵见于精神分裂症，称为紧张性木僵。较轻的木僵可见于严重抑郁症、反应性精神障碍及脑器质性精神障碍。

违拗症 患者对于要求他做的动作，不但不执行，而且表现抗拒及相反的行为。若患者的行为反应与医生的要求完全相反称作主动违拗，如要求患者张开口他反而紧闭口。若患者对医生的要求都加以拒绝而不做出行为反应，称作被动违拗。多见于精神分裂症。

模仿动作 患者无目的地模仿别人的动作，常与模仿言语同时存在，见于精神分裂症。

刻板动作 患者机械刻板地反复重复某一单调的动作，常与刻板言语同时出现。多见于精神分裂症。

持续动作 患者在新的要求提出后，仍然持续重复刚做过的动作。例如，医生要求患者平举双手，患者平举双手；当医生要求其指鼻子时，他仍持续平举双手。常见于脑器质性精神障碍。

强迫动作 违反患者意愿且难以自控的反复进行的动作。常在强迫思维的影响下出现，如反复清洗（如洗手）、反复检查以防范潜在的危险或保证有序和整洁。

怪异行为 患者表现为离奇古怪、不可理解的行为。

作态 患者行为举止矫揉造作、装腔作势，给人以装相做作之感，但并不离奇。例如，尖着声音说话，踮着脚尖走路，着怪异服装等。多见于精神分裂症。

（郭延庆 江开达）

yìshí zhàng'ài

意识障碍（consciousness disorder） 对周围环境及自身处境的觉察能力出现紊乱乃至完全丧失觉察能力的精神病理状态。意识是反映患者对周围环境及自身的觉察和反应能力的一种心理现象。该状态以一般性的感知觉削弱为基本特征，伴有注意障碍以及记忆障碍，尤其是定向力（对所处的时间、地点及相关人物、事物、环境所在与关系的判断）的异常。按意识清晰程度由轻到重可分为嗜睡（能唤醒）、意识混浊、昏睡（不能唤醒）和昏迷等；按内容异常可分为梦样状态、蒙眬状态和谵妄等。

谵妄是其中最常见的意识障碍表现形式。在意识清晰度降低的同时，患者会出现大量的错觉、幻觉，以幻视多见，视幻觉及视错觉的内容多为生动而鲜明的形象性的情境，如见到昆虫、猛兽等。有的内容具有恐惧性，患者常产生紧张、恐惧情绪反应，出现不协调性精神运动性兴奋。思维不连贯，理解困难，有时出现片断妄想。患者的定向力全部或部分丧失，多数患者表现自我定向力保存而周围环境定向力丧失。谵妄状态往往夜间加重，昼轻夜重。持续数小时至数日，意识恢复后可有部分遗忘或全部遗忘。以躯体疾病所致精神障碍及中毒所致精神障碍较多见。

（郭延庆 江开达）

jīngshén jíbìng zōnghézhēng

精神疾病综合征（syndrome of mental disorder） 临床上经常同时或相继出现的精神障碍症状群组合。由于精神科缺乏较为公认的生物学指标作为诊断依据，症状的认识尤其是综合征的认识对精神障碍的分类诊断有着非常重要的临床意义。因此，精神科医师需要熟悉若干常见的精神疾病综合征的临床表现。

急性器质性综合征 在意识障碍的基础上同时出现感知、注意、记忆、思维、情绪与行为障碍及睡眠-觉醒节律紊乱等症状的综合征。又称谵妄或急性脑病综合征。该综合征具有以下特点：①症状在1天之内可有较大波动。②病程较短，多为数小时或数天，大多在1个月内恢复。③症状表现常有昼轻夜重的变化规律。多见于颅内感染和急性颅脑损伤、各种严重躯体感染、中毒性疾病。

慢性器质性综合征 脑发育成熟后由于各种原因所导致的不同程度的认知功能障碍综合征。又称痴呆或慢性脑病综合征。表现为涉及记忆、思维、定向、理解、计算、学习能力、语言和判断等多种高级皮质功能的异常。常见的有阿尔茨海默病、血管性痴呆、颅脑损伤后遗痴呆、各种中毒所致痴呆、颅内肿瘤所致痴呆等。

遗忘综合征 由近事遗忘、错构、虚构和严重的定向障碍构成的综合征。又称科尔萨科夫综合征（Korsakoff syndrome）。主要见于慢性酒精中毒性精神障碍，也可见于脑外伤、感染、脑血管疾病、脑肿瘤等所致精神障碍。患者主要表现为严重的记忆缺失，顺行性和逆行性遗忘，常虚构一些事实来填补缺失的记忆，并信以为真。其谈话内容贫乏，对周围新发生的变化缺乏兴趣。常由于维生素 B_1 缺乏导致丘脑内侧和乳突体损害以及普遍性脑萎缩所致。见遗忘综合征。

甘瑟综合征（Ganser syndrome） 患者对简单问题给予近似的、不确切回答的精神综合征。1898年由甘瑟（Ganser）首次报道。主要表现为患者对提出的各种问题都给予近似回答。例如，问他“猪有几条腿?”，答“5条”。又问“2+3=?”，答“4”。表明患者对问题能够正确理解，但对简单的问题却给予近似却不正确的回答，给人一种故意做作的印象。这是一种特殊的精神病理状态。起病前常有明显的精神诱因，如被拘禁。患者常处于蒙眬状态，可出现幻觉、抑郁或转换症状，如共济失调。通常心理因素去除后可突然恢复，恢复后对发病经过不能全部回忆。

幻觉症 受检者在意识清晰时出现大量幻觉为主要临床表现的综合征。主要表现为言语性幻听，其次为幻视，其他形式的幻觉少见。可伴有少量妄想。幻觉可引起患者焦虑、恐惧、不安或某些行为障碍。患者意识清晰，智力正常，其他心理活动多无异常。持续时间可数天至数月不等。多见于中毒、脑外伤、慢性酒依赖及精神分裂症。

妄想综合征 以妄想为主要和突出临床表现的综合征。妄想具有系统性和一定的现实性，一般不伴幻觉，情感与行为受妄想支配，人格保持正常，智力无缺损，病程迁延发展，多于中年以后发病。主要见于妄想性障碍，也可见于精神分裂症。

幻觉-妄想综合征 以幻觉和妄想为主要表现的综合征。一般是先出现幻听，也可以是其他幻觉，然后相继出现如被害妄想、影响妄想等。妄想多不系统，与幻觉之间相互联系、相互影响。幻觉和妄想是各种精神病性障碍的常见症状，并无特异性，但持久存在的幻觉和妄想的组合多见于精神分裂症。

紧张综合征 由以下紧张症状组成：①动作抑制，表现为木僵或蜡样屈曲。②活动过多，出现毫无目的，且不受外界影响的兴奋激越行为。③违拗，对任何指令都抗拒不动，试图使他活动则坚持一种僵直的姿势或缄默不语。④怪异的随意动作，表现为刻板姿势（任意摆出不恰当或奇怪的姿势）、刻板动作、明显的作态或做鬼脸。⑤模仿言语或模仿动作，患者一般意识清晰，紧张性木僵与紧张性兴奋可交替出现，多数患者木僵持续时间较长，而兴奋状态持续时间较短。主要见于紧张症。

精神自动症综合征 在意识清晰的情况下，出现假性幻觉、被动体验和各种妄想共同组成的复杂的临床综合征。又称康-克综合征（Kandinski-Clérambault syndrome）。以患者体验到强烈的不自主感、被动感和异己感为特征。假性幻觉包括幻听、幻视和思维化声，被动体验包括强制性思维、被洞悉感、被控制感、思维被夺、思维插入等，妄想包括被害妄想、影响妄想，也可以出现夸大妄想。这些症状交织在一起，相互联系和影响。主要见于精神分裂症。

阳性综合征 主要以幻觉、妄想（包括原发性和继发性）、瓦解症状（包括思维破裂、新造词语之类；各种无目的指向、无意义、不连贯、不可理解、怪异的思维；情感倒错、傻笑之类不可理解的情感反应和蓬头垢面、夏着冬衣、当众裸体、无目的造访他人、做鬼脸、自语之类的古怪行为）、异己体验（包括思维被扩散、插入、抽取及被动体验等）和紧张症状为主要表现的综合征。主要见于以阳性症状为主的精神分裂症。

阴性综合征 以原发的缺损症状为主要表现的综合征。包括思维贫乏、情感淡漠、意志缺乏、动作迟缓和社会性退缩。不包括继发的精神运动性抑制症状、紧张症状、抑郁症状和药物不良反应。这一综合征主要见于以阴性症状为主的精神分裂症。

躁狂综合征 以情感高涨、思维奔逸和动作增多为主要临床表现的综合征。患者整个精神活动表现活跃与增多，症状之间、症状与环境之间基本协调一致。多见于双相躁狂发作，也可见于某些中毒性精神病。

抑郁综合征 以情绪低落、思维迟钝和动作减少为主要临床表现的综合征。患者表现为整个精神活动的抑制与减少，精神活动之间相互协调。主要见于双相抑郁发作和抑郁症。

科塔尔综合征（Cotard syndrome） 以虚无妄想为主要临床表现的综合征。患者否认自身及周围环境中人和物的存在。患者认为自己的内脏已腐烂，躯体只剩下空壳；或认为自己什么都没有了，家庭已经毁灭，甚至整个世界都已不复存在；有的认为自己罪孽深沉，不该活在世上或应受处罚，出现自杀行为。可伴有感觉迟钝、人格解体、体感异常和疑病妄想等。主要见于严重的抑郁症，尤其是老年抑郁症。

强迫状态 以强迫观念、强迫情绪、强迫意向和强迫动作为主要表现的综合征。症状相对固定，彼此相互影响，伴随存在。患者大多知道症状没有意义，有摆脱的愿望，但不能控制，因而常继发焦虑痛苦情绪。主要见于强迫障碍。精神分裂症患者也可出现强迫症状，但其症状比较泛化，内容多变，性质荒谬，无强烈摆脱的愿望及明显的痛苦不安情绪体验。

戒断综合征 长期或大剂量反复使用精神活性物质致成瘾后，突然减量、停止使用或使用拮抗剂后出现的一组临床表现。主要表现为失眠、烦躁、焦虑、抑郁、情绪不稳等精神症状，同时伴有恶心呕吐、流泪流涕、腹痛腹泻、全身疼痛、震颤、抽搐等躯体症状。严重者可出现意识障碍和谵妄发作，表现大汗淋漓，体温升高。一般持续 3～10 天后恢复正常，部分可衰竭死亡。主要见于酒精、海洛因及各种精神活性物质成瘾者。

克莱恩-莱文综合征（Kleine-Levin syndrome） 表现为周期性发作的嗜睡、贪食和精神异常的综合征。发作时有不可抗拒的嗜睡、饥饿、贪食、性欲亢进、易激惹、反应迟钝、轻度意识障碍等，恢复后对发作经历出现完全或部分遗忘。每次发作持续数天，发作前可有渐进性加剧的头痛、血压下降、肌张力和腱反射降低。多发生于年轻男性。此综合征病因不明，可能与下丘脑功能紊乱有关。

孟乔森综合征（Münchhausen

syndrome） 患者故意制造疾病症状，躯体的、精神的或二者兼有，而前往医院门诊或住院就医，常骗过医生并多次住院，甚至多次动手术。其动机既非为了经济利益，也非为了逃避法律责任；其唯一目的只是为了扮演疾病角色。与诈病的区别在于此类患者缺乏现实动机。此综合征被认为是做作性障碍的一种典型类别。

（郭延庆 江开达）

jīngshén xíngwéi jí shénjīng fāyù zhàng'ài

精神、行为及神经发育障碍

（mental，behavioral or neurodevelopmental disorder，MBD） 大脑功能活动发生紊乱导致不同程度的认知、情感、行为和意志等精神行为及神经发育障碍的总称。由 ICD-10 中“精神与行为障碍”改名而来。随着经济飞速发展，工作压力增加，公众出现心境、认知、行为障碍及相关问题逐渐增多。流行病学调查显示，2010 年精神疾病导致全球 23.2 万人死亡，是导致死亡和疾病的第五大原因，是导致非致命性疾病的首要原因。2019 年，中国精神卫生调查显示，除老年期痴呆外，6 类精神障碍的终身加权患病率为 16.6%，即 1/7 的民众一生中至少发生一种精神障碍。其中焦虑障碍是加权终身患病率最高的精神障碍类别（7.6%），其次分别为心境障碍（7.4%）、物质使用障碍（4.7%）、冲动控制障碍（1.5%）、精神分裂症及相关精神病性障碍（0.7%）及进食障碍（0.1%）。相比 1990 年，世界精神障碍负担显著增加，预计 2010～2030 年精神健康问题会给全球经济造成高达 16 万亿美元的损失。精神、行为及神经发育障碍已成为 21 世纪人类最大的健康挑战，日益严重的精神健康问题给公众、社会，以及全球经济带来持久的危害。

精神、行为及神经发育障碍位于 ICD-11 第 6 章，包括 22 节，共 163 个分类单元，编码 6A00.1～6D0Z。包含神经发育障碍、精神分裂症与其他原发性精神病性障碍、紧张症、心境障碍、焦虑及恐惧相关障碍、强迫及相关障碍、应激相关障碍、分离障碍、喂食及进食障碍、排泄障碍、躯体不适或躯体体验障碍、物质使用所致障碍、冲动控制障碍、破坏性行为或社交紊乱型障碍、人格障碍及相关人格特质、性欲倒错障碍、做作性障碍、神经认知障碍、妊娠分娩及产褥期伴发精神及行为障碍、与其他障碍或疾病相关的继发性精神或者行为综合征等。

（邓佳慧 陆林）

shénjīng fāyù zhàng'ài

神经发育障碍

（neurodevelopmental disorder） 起病于儿童青少年期以行为和认知障碍为主要特点，主要表现在获得和执行特定的智力、运动或社交功能方面存在显著困难的一类疾病。尽管各种精神行为障碍均可以在儿童青少年期起病，并出现行为、认知的缺损（如精神分裂症、双相障碍等），但只有以神经发育为核心特点的障碍被归入此类。神经发育障碍的病因及发病机制复杂，与遗传和环境因素相关，但尚欠明晰。

临床类型 在 ICD-11 中，神经发育障碍主要包含 11 种独立的疾病单元，具体为智力发育障碍、发育性语言障碍、孤独症谱系障碍、发育性学习障碍、发育性运动共济障碍、注意缺陷多动障碍、刻板运动障碍、原发性抽动或抽动障碍、继发性神经发育综合征、其他特定的神经发育障碍、未特定的神经发育障碍。

上述各种神经发育障碍的患病率有所不同，如注意缺陷多动障碍的患病率为 5.29%～7.2%，孤独症谱系障碍患病率为 1/44。男性更为多见。

临床特点 ①起病年龄：神经发育障碍起病于儿童青少年时期，但是各种神经发育障碍的起病年龄有所不同，如孤独症谱系障碍起病于婴幼儿阶段，抽动障碍则多于学龄期起病。②临床表现：各种神经发育障碍的主要临床表现各不相同，如孤独症谱系障碍以社交互动与社交交流障碍、局限的兴趣与刻板重复的行为模式为主要临床表现；注意缺陷多动障碍以注意障碍、过度活动及冲动为核心临床特征。③病程：神经发育障碍多呈长期慢性病程，部分神经发育障碍常呈终身性病程，如孤独症谱系障碍。④功能损害：神经发育障碍对患者社会功能产生不同程度的损害，部分神经发育障碍如智力发育障碍、孤独症谱系障碍损害严重，可导致精神残疾。

诊断 基于详细可靠的病史、全面完整的精神检查、必要的评估（如智力评估）、必要的躯体及辅助检查，结合 ICD-11 神经发育障碍的诊断标准而做出。在诊断过程中，因神经发育障碍的症状与其他精神障碍的症状存在相似之处，并可能伴发或导致其他精神活动异常或障碍，故需做好鉴别诊断。对于共患的精神疾病，也应予以诊断。

治疗管理 治疗原则是早发现、早诊断、早干预，采用有循证依据的科学有效的方法进行综合、系统的治疗和干预。不同类型的神经发育障碍，其治疗干预方法有所不同。康复训练、教育干预、神经认知训练、心理行为治疗、药物治疗、健康教育、家庭支持与指导等是神经发育障碍的重要治疗方式。

预后 不同类型的神经发育障碍预后有所不同，其中，智力发育障碍和孤独症谱系障碍对患者社会功能损害最大，可导致精神残疾。其他神经发育障碍虽然一般不导致精神残疾，但对患者社会功能也会产生不同程度的影响，并有可能影响患者自尊，使患者产生焦虑抑郁情绪，增加患者发生共患病的风险，并对患者成年后的教育、职业水平、人际关系及生活质量产生持久影响。

（刘 靖 苏思贞）

zhìlì fāyù zhàng'ài

智力发育障碍（disorder of intellectual development） 儿童从胎儿期到中枢神经系统发育成熟前（即18岁前），由于各种因素所造成的智力发展和社会适应出现不同程度缺陷的精神障碍。ICD-10中称精神发育迟滞，又称精神发育迟缓。2013年出版的美国《精神障碍诊断与统计手册》第五版（DSM-5）已将此病名称更改为智力障碍（智力发育障碍），其描述的核心的特征也是在发育阶段发生的智力和适应功能两方面的缺陷。美国智力和发育障碍协会推荐使用智力残疾。2018年世界卫生组织（WHO）《国际疾病分类》第11版（ICD-11）使用的名称是智力发育障碍。这些智能障碍包括认知、情感、语言、学习、行为、运动和社会技能等。

智力发育障碍最突出的特征就是智力低下与社会适应困难，此病可单独出现也可以伴发其他精神障碍和/或躯体疾病。在这类患病人群中，并发行为问题或其他精神症状者是普通人群的4~6倍，其并发率与并发症状的严重程度与智力发育障碍的严重程度平行，其并发症状的愈后也较差。由于智力障碍和社会适应困难，这类儿童或人群常常也是被剥削、被欺侮、被躯体虐待或性虐待的弱势人群。因此，依法保护和保障其合法权益也显得日益重要。近30多年来中国没有进行过全国范围内的此病流行病学调查，根据1987年全国29个省市智力残疾调查显示智力残疾患病率为1.268%，其中男性1.315%，女性1.220%。

病因及发病机制 从理论上讲，在人类从胎儿到生长发育成熟的过程中，任何影响中枢神经系统发育的因素都可能导致智力发育障碍，包括生物学因素和社会文化因素（环境因素）。多数患者以生物学因素为主，以社会文化因素（环境因素）为主或二者兼有者为极少数。其中，能够发现明确的生物学病因者占50%左右，且多是重度以上智力损害者。在轻度患者中绝大多数虽然以生物学病因为主，但采用已有的医学检查方法难以发现明确病因。临界（边缘）智力水平即智商（intelligence quotient，IQ）为70~85的儿童中，有75%左右难以发现确切的病因。已明确的病因主要有以下几个方面。

遗传及先天性因素 主要有染色体异常、基因异常与先天性颅脑畸形。

染色体异常 包括常染色体和性染色体的单体型、三体型、多倍体等染色体数目异常；染色体的倒位、缺失、易位、重复、环形染色体和等臂染色体结构异常。导致智力发育障碍的常见原因：唐氏综合征（Down syndrome），又称21-三体综合征，是G组第21对染色体三体型；特纳综合征（Turner syndrome），又称先天性卵巢发育不全，为女性缺少1条X染色体；克兰费尔特综合征（Klinefelter syndrome），又称先天性睾丸发育不全，是男性X染色体数目增多；脆性X染色体综合征（fragile X syndrome），患者X染色体长臂末端Xq27和Xq28上有脆性位点。

基因异常 DNA分子结构异常使机体代谢所需酶的活性不足或缺乏，导致遗传代谢性疾病，有智力发育障碍临床表现。其中苯丙酮尿症、半乳糖血症、戈谢病（Gaucher syndrome，俗称高雪病）、家族性黑矇性痴呆、脂沉积症、黏多糖贮积症、脑白质营养不良等常见。少数智力发育障碍是在多个基因的累积效应基础上，加上环境因素的影响所致。结节性硬化症、神经纤维瘤、斯德奇-韦伯综合征（Sturge-Weber syndrome）、萎缩性肌强直、先天性甲状腺功能减退症、着色性干皮病等疾病均导致智力发育障碍，病因与遗传有关。

先天性颅脑畸形 如家族性小脑畸形、先天性脑积水、神经管缺陷等疾病都可能导致智力发育障碍。

围生期有害因素 ①感染：母亲妊娠期各种病毒、细菌、螺旋体、寄生虫等感染，如巨细胞病毒、风疹病毒、流感病毒、肝炎病毒、HIV病毒、弓形虫、梅毒螺旋体等。②药物：很多药物可导致智力发育障碍，特别是作用于中枢神经系统、内分泌和代谢系统的药物，以及抗肿瘤和水杨酸类药物。③重金属及有毒物质：环境、食物和水被有害物质

污染，如铅、汞等。④放射线和电磁波：长期暴露于放射线与电磁波环境。⑤妊娠期疾病和并发症：孕妇患各种疾病，如糖尿病、严重贫血/严重营养不良、肾脏病、甲状腺疾病等，先兆流产、妊娠高血压、先兆子痫、多胎妊娠等。⑥分娩期并发症：前置胎盘、胎盘早剥、胎儿生长受限、脐带绕颈、产程过长、产伤、早产等导致胎儿颅脑损伤或缺氧。⑦母亲妊娠年龄偏大、营养不良、抽烟、饮酒、吸毒或使用成瘾物质，遭受强烈或长期的心理应激产生持续的情绪抑郁、焦虑等都可能与智力发育障碍有关。⑧新生儿疾病：如早产儿、低体重儿、母婴血型不合所致胆红素脑病、新生儿肝炎、新生儿败血症、颅缝早闭等。

出生后因素 大脑发育成熟之前各种影响大脑发育的疾病以及早期缺乏文化教育，都可能导致智力发育障碍。①脑损伤：脑炎、脑膜炎等中枢神经系统感染，颅内出血，颅脑外伤，脑缺氧（溺水、窒息、癫痫、一氧化碳中毒、长时间呼吸困难等），甲状腺功能减退，重度营养不良等。②环境因素：听觉或视觉障碍、贫困、与社会隔离等因素使儿童缺乏接受文化教育或人际交往机会，也会影响儿童智力发育。

临床表现 智力发育障碍主要是高级精神功能发育不全或受阻，以在发育阶段所表现的技能损害为主要特征。这些技能如认知、语言和社会能力等，构成了智力的总体水平。WHO 根据 IQ 将智力发育障碍分为 4 个等级。

轻度 此类患者在语言学习上有些延迟，但大多数人的言语能力足以应付一般日常生活，如交谈，配合临床检查。尽管大多数患者的发育速度要比正常人慢，但在生活自理（进食、洗漱、穿衣、尿便控制）及实用技术和家务劳动上可达到完全的独立。主要困难通常见于专科学校的学业中，许多人在读与写上有特殊的问题。然而，轻度智力发育障碍者可通过专门的教育，发展其技能、弥补其缺陷，获得极大改善。大多数处于上限的轻度智力发育障碍者可完全胜任需要实际能力而不是专业能力的工作，如非技术性或半技术性体力劳动。在不需要专业成就的社会文化环境中，某种程度的轻度智力发育障碍本身并不会成为问题。但是，如果患者伴有情绪及社交能力的不成熟，那么这一缺陷的后果就很明显，例如不能满足结婚或养育孩子的要求，或难以适应文化教育与期望等。

轻度智力发育障碍者在行为、情绪、社交方面的困难，以及所需要的治疗与支持，相较中度及重度智力发育障碍者中的特异性问题，更接近于正常智力群体中所碰到的类似情况。在越来越多的患者中，发现了器质性病因，然而大多数患者仍是病因不明。此类患者约占全部智力发育障碍者的 85%。

中度 此类患者的语言理解及使用能力发育迟缓，而且在这一方面最终所达到的水平有限。在生活自理和运动技能的发展上也出现阻滞，一些人终身需要监护。在学业上的进展有限，但一部分人可学会读、写、计算的基本技能。教育规划可使此类患者有机会发展其有限的能力，掌握一些基本技能，适合于学习缓慢的人达到低指标的成绩。如果是成年患者，只要加以精心地组织和技术监督，通常能够完成简单的实际操作。患者在成年后做到生活上完全独立是很罕见的。此类人好动且体力充沛，大多数人在其能力范围内都在社会交往上有所进展，能与他人建立联系，进行交流，并参与简单的社会活动。此类患者约占全部智力发育障碍的 10%。

重度 此类患者与中度智力发育障碍患者在临床表现、存在器质性病因及伴发疾病方面有相似之处。此组患者中能力水平低的情况最为常见。大多数人都表现出显著的运动损害或其他相关的缺陷，提示存在中枢神经系统明显的临床损害体征或发育异常。此类患者约占全部智力发育障碍的 3%~4%。

极重度 此类患者，IQ 值估计在 20 以下，表现为在理解或遵从要求或指令的能力上受到严重限制。大多数患者无法活动或活动严重受限，尿便失禁，最多只能以很简单的非言语方式交流。此类患者没有或几乎没有能力照管自己的基本需求，必须有人长期帮助和监护他们。这类患者约占全部智力发育障碍的 1%~2%。

上述四级患者的智力与行为表现见表 1。

有的患者同时存在一些躯体疾病的症状和体征，如先天性卵巢发育不全、先天性睾丸发育不全患者有第二性征发育障碍的症状和体征，结节性硬化患者有皮脂腺瘤、白斑、甲周纤维瘤和颗粒状斑等皮损，80%~90% 患者可伴有癫痫发作。

其他智力发育障碍 属一过性智力发育障碍。此类型属于因文化环境的剥夺，使儿童失去或极少有机会发展心智功能而导致的智力发育障碍或智力发育障碍，一般在脱离原环境进入正常社会

表 1　智力发育障碍四级患者的智力与行为表现

程度	学前（0~5 岁）	学龄（6~20 岁）	成人（21 岁及以上）
轻度（IQ 50~69）（能教育）	能发展社会和交往技能，在感觉运动方面有轻微的迟滞，不到更大一些年龄时，很难与正常儿童区别	能接受六年级以下的学校教育，可在指导下适应社会生活	有平常的社会和职业的技能，以达到低等的自给，但如果处于非常的社会经济压力时，需要有指导。成年后可达到 9~12 岁的心理年龄
中度（IQ 35~49）（能训练）	能谈话或学会交往，在自理上因训练而有所改进，能用中等监护来管理	在社会和职业技能上因训练而有所改进，不能超过二年级的教育水平，在熟练环境中可独自行走	在保护的情况下可从事一点非技术性的或半技术性的生活工作，在有社会或经济压力时，需要监护或指导。成年以后可达到 6~8（9）岁的心理年龄
重度（IQ 20~34）（难训练）	运动能力发展得不好，可讲一些话，通常不能在自理上因训练而有所改进，很少或没有交往技能	能谈话或学习交往，能学会基本的卫生习惯，可在系统的训练下有所改善	在完全的监护下，生活半自理，在被控制的环境里，可发展自我保护技能，成年后可达到 3~6 岁的心理年龄
极重度（IQ 20 以下）（智障）	全面迟滞，感觉、运动方面的功能是很差的，需专人护理	某些方面可能得到一点发展，对在自理上的训练，可能有一点点反应	有些运动和言语有发展，在自我照顾上可能有非常有限的改进，需专人护理。成年以后心理年龄在 3 岁以下

环境半年之后智力发展应该有所改善。

未特定智力发育障碍　此类型的智力发育障碍临床描述只限于 5 岁以上个体，因为伴随感觉或躯体障碍，如失明或学语前聋哑，特定运动障碍，或存在严重的问题行为，或同时出现精神障碍，其智力缺陷（智力发育障碍）程度的评估使用只在当地可以采用的程序存在困难或不能进行时才采用此类别。只应在特殊情况下使用，且需要一段时间后的再评估。

诊断　依据 ICD-11 和 DSM-5 的诊断标准诊断。

诊断标准　①系统全面的病史资料以及符合智力发育障碍（智力发育障碍）的临床表现、体征等。②18 岁以前起病。③智力诊断测验，IQ<70。④社会适应能力（行为）检查存在不同程度的缺陷。⑤临床躯体检查排除躯体疾患所致的智力发育障碍。⑥排除其他精神疾病如特定性发育障碍、精神分裂症、儿童孤独症、注意缺陷与多动障碍（多动症）以及暂时性发育迟缓等。⑦病因学诊断，如有条件尽可能找出病因。

轻度　IQ 在 50~69。语言的理解和使用能力有不同程度的延迟，影响独立性发展的执行性语言功能问题可延续至成年。包含有心智虚弱、轻度精神发育不全、愚鲁。

中度　IQ 在 35~49。此类患者中，能力表现的差异很常见，某些人的视觉空间技能比语言技能水平要高，其他人动作很笨拙，却乐于社会交往和简单交谈。语言发展水平各异：有些患者进行简单的会话，而另一些患者的语言水平仅够表达他们的基本需求。一些患者始终不会使用语言，然而却能理解简单的指令，而且会利用手势多少补偿其言语缺陷。在中度患者中大多可发现器质性病因。在少数患者中存在儿童孤独症或其他广泛发育障碍，对临床表现及所需的处理有很大影响。尽管多数中度患者可独自行走，但癫痫、神经系统和躯体障碍仍很常见。有时也可见到其他精神障碍，但语言发育水平有限使诊断困难，此时应向其他熟悉患者的人了解情况。包含有痴愚、中度智力低下、中度精神发育不全。

重度　IQ 在 20~34。通常几乎不能理解书面语言或涉及数字、数量、时间和金钱的概念，个体日常生活的所有活动都需要支持和帮助；照料者或监护人需要为其提供终身支持和帮助。

极重度　IQ 在 20 以下。个体无法理解和掌握概念，日常生活的所有方面都需要全面的照顾和帮助，由于智力损害严重，无法判断危险而常有身体的损伤；需要终身全面监护和保护。

未特定智力发育障碍　此类别的临床诊断只限于 5 岁以上个体，因为伴随感觉或躯体障碍，如失明或学语前聋哑，特定运动障碍或存在严重的问题行为或同时出现精神障碍，其智力缺陷（智力发育障碍）程度的评估只在当地可以采用的程序存在困难或不能进行时才采用该类别，且需要一段时间后的再评估。

注意事项　①选准、选好恰当的智力测验：筛查测验不能用于诊断，未标准化的测验不能用于临床。②注意进行智力诊断的年龄：3 岁以下不做智力测验，3~6 岁慎做智力测验，幼时的 IQ 值与未来没多大关系。③只有 IQ

值与社会适应能力（行为）同时出现异常时方可诊断精神发育迟滞，二者缺一不可，要避免仅以IQ值高低做诊断的“IQ现象”。④注意智力检查的环境和条件是否标准化的。

治疗管理 智力发育障碍一旦发生即难逆转，因此重在预防。监测遗传性疾病、做好围生期保健、避免围生期并发症、防止和尽早治疗中枢神经系统疾病是预防智力发育障碍的重要措施。一些发达国家依据专门的法律对所有新生儿实施一些常见遗传代谢性疾病的血液生化筛查，能有效预防智力发育障碍的发生，也为早期病因学治疗提供了依据。对于病因明确者，若能及时采用病因治疗，可以阻止智能损害程度的进一步加重。智力发育障碍的治疗管理原则是以教育和训练为主，辅以心理治疗，仅少数需要药物对症治疗。

教育和训练 由学校教师、家长、临床心理治疗师以及职业治疗师相互配合进行。教师和家长的任务是使患者能够掌握与其智力水平相当的文化知识、日常生活技能和社会适应技能。临床心理治疗师针对患者的异常情绪和行为采用相应的心理治疗，常用的方法是采用行为治疗来矫正患者的异常行为。在对患者进行教育训练时，要根据患者的智力水平因材施教。轻度智力发育障碍患者一般能够接受小学低年级到中年级的文化教育，最好在普通小学接受教育，但如果患者不能适应普通小学的学习也可以到特殊教育学校就读。教师和家长在教育过程中应采用形象、生动、直观的方法，同一内容反复强化。日常生活能力和社会适应能力的培养和训练包括辨认钱币、购物、打电话、到医院看病、乘坐公共交通工具、基本的劳动技能、回避危险和处理紧急事件的方法等。患者成长到少年期以后开始进行职业训练，使其成年后具有独立生活、自食其力的能力。对中度智力发育障碍患者，着重训练生活自理能力和社会适应能力，如洗漱、换衣，与人交往中的行为举止和礼貌，正确表达自己的要求和愿望等内容，同时给予一定的语言训练。对重度智力发育障碍者，主要训练其与照料者、护理者之间的协调配合以及简单的生活能力和自卫能力，如进餐、定点如厕、简单语言交流以表达饥饱、冷暖、避免受外伤等。可将每一种技能分解成几个步骤，再逐步反复强化训练的方法。对极重度智力发育障碍患者几乎无法实施任何教育和训练。

心理治疗 行为治疗能够使患者建立和巩固正常的行为模式，减少攻击行为或自伤行为。心理教育和家庭治疗使患者的父母了解疾病的相关知识，减轻焦虑情绪，有助于实施对患者的教育和训练。

药物治疗 ①病因治疗：适合于病因明确者。例如，对半乳糖血症和苯丙酮尿症给予相应饮食治疗，对先天性甲状腺功能减退者给予甲状腺激素替代治疗，对先天性脑积水、神经管缺陷等颅脑畸形患者可考虑相应外科治疗。对一些单基因遗传性疾病，可考虑开展基因治疗。②对症治疗：智力发育障碍患者30%～60%伴有精神症状，导致接受教育和训练的困难。因此，可根据不同的精神症状选用相应药物治疗。若患者伴有精神运动性兴奋、攻击行为或自伤行为，可选用氟哌啶醇、氯氮平、奋乃静、利培酮等具有镇静作用的抗精神病药物或心境稳定剂。药物的治疗剂量视患者的年龄和精神症状的严重程度而定。从小剂量开始用药，逐渐增加到有效剂量，当症状消除以后逐渐减量，直到停药。若患者口服药物困难，可短暂使用注射针剂。

预后 智力发育障碍的预后与智力损害的严重程度及对治疗管理的反应效果有关。智力损害严重、治疗反应差、合并其他严重躯体或精神疾病、缺乏治疗管理的环境与条件等，预后不良。一些智力损害严重者，在青春期前开始，可能出现本能行为亢进、严重精神障碍、癫痫大发作等，少数人可能因发生与疾病相关的不当/违法行为而早亡或身体残疾。

（王文强）

fāyùxìng yǔyán zhàng'ài

发育性语言障碍（developmental language disorder） 儿童早期在获取、理解、产生或使用（口语或书面）语言存在持久困难，并导致个体沟通能力明显受限的发育障碍。个体在理解、产生或使用语言的能力上明显低于年龄智力水平预期。语言缺陷不能被其他神经发育障碍、感觉损害、神经科问题、包括脑损伤或感染的影响所解释。

病因及发病机制 仍不清楚，一般认为是由生物学因素引起，包括遗传和围生期损害等。一些证据支持患儿存在脑发育障碍，如家系研究发现*FOXP2*基因突变与言语和语言障碍相关，作为转录因子调节了小脑、下丘脑、尾状核等脑区中发育相关基因的表达。后天语言环境不良、现代电子产品占据儿童语言交流的时间也可能对语言障碍的发展起到部分促进作用。

临床表现 ①语言表达障碍：自幼语言表达落后，包括开口说话延迟，语言表达发展缓慢，词汇量少，语言简短，语言表达逻辑错误，语言叙述能力低下，导致沟通困难。②语言理解障碍：自幼语言理解落后，从最开始的对词汇、短语、句子的理解困难，到后期对交流对话、叙述事件和故事的理解出现困难。③社交实用性交流障碍：在使用语言和非语言进行社会交流方面存在持续的困难，没有局限和重复的兴趣、行为。④伴发的情绪与行为问题：由于语言理解与表达障碍及沟通交流困难，患儿常常伴随焦虑、发脾气及攻击性行为等。

诊断 依据ICD-11的诊断标准来诊断。

诊断要点 各类型发育性语言障碍的诊断要点如下。

发育性语言障碍表达障碍为主型 ①以语言表达障碍为主要临床表现。②语言理解处于正常水平。③智力处于正常水平。④排除孤独症谱系障碍、选择性缄默症、癫痫获得性失语、神经系统疾病、失语症等。

发育性语言障碍混合型 ①以语言表达和理解障碍为主要临床表现。②智力处于正常水平。③排除孤独症谱系障碍、选择性缄默症、癫痫获得性失语。

社交实用性交流障碍 ①在以下4个关键领域使用语言和非语言交流存在持续的困难，须全部满足：出于社交目的的交流，如打招呼或交换信息；改变交流以配合环境或听众的需要；遵守交谈或讲故事的规则，如在交谈中轮流发言；理解未清晰说明、非字面的或语言的模糊含义。②症状从童年期开始，导致有效的社会交流、参与社会活动以及社会关系、学业成就、职业表现受限。③排除孤独症谱系障碍。

鉴别诊断 主要需要鉴别以下两类疾病。①孤独症谱系障碍：社交实用性交流障碍患者的社交和交流功能的缺陷相比孤独症谱系障碍患者轻，较少出现重复刻板的行为和狭窄的兴趣。②选择性缄默：这类患儿自幼语言发育正常，但在特定环境中不语，而在另一些环境中语言交流完全正常。

治疗管理 根据语言评估结果制订个体化的治疗计划，采用语言促进技术来促进儿童语言行为的改变。最佳的管理是以多学科的团队为基础，以家庭为中心。①处于前语言阶段的儿童，利用儿童所具备的非言语沟通技能如手势、姿势等，建立有效的沟通循环，促进其表达性语言的发展。家长/治疗师在儿童采用非言语形式表达的同时用简单的语言“配音”，既帮助儿童沟通成功，又让儿童聆听到想表达的语言。②对已经有语言，但内容少、形式简单的儿童，鼓励其模仿家长/治疗师说话，诱导其自发的表达，并应用在生活中。③对于社交实用性交流障碍的患儿，治疗的目标是提高社会交流的结局，改善社会关系，预防破坏性行为和社交退缩等不良结局。具体的方法是制订个体化的社会交流干预计划，以3个领域的发展为目标：社会理解和社会互动；语言和非语言实用技巧，包括对话；语言加工，包括讲述、推理和词汇的发展。

对于3岁之前的儿童，需要对家长进行养育指导，包括沟通和语言促进指导。3岁以后还需对家长进行行为管理指导。上小学后需要学习辅导和学习技能训练。小学高年级以后，需要发挥优势弥补劣势，促进儿童心理健康成长。

预后 中重度的语言学习损害患儿中，神经和精神科共患病很常见，是否存在共患病对预后的影响很大。有研究报告，77%的儿童在上学第一年发展出阅读困难，54%在随访时仍存在阅读困难。40%离校以后还要上课，29%完成学业并找到相应的工作。随访时35%能够自足，65%接受国家补助。

（杨　莉）

gūdúzhèng pǔxì zhàng'ài

孤独症谱系障碍（autism spectrum disorder，ASD） 起病于婴幼儿时期、以社交互动与社交交流障碍、局限的兴趣与刻板重复的行为模式为主要临床表现的神经发育障碍。男性多见。患病率日益增高，美国疾病预防控制中心报道的患病率2000年为1/149，2018年开展的研究则为1/44。中国2020年报道的患病率为0.7%。约2/3的患儿出生后逐渐起病，约1/3的患儿在经历1～2年的正常发育阶段后退行性起病。该障碍呈长期慢性病程，常造成严重的功能损害，是5岁以下儿童精神残疾的主要原因，在5～14岁儿童精神残疾的致残原因中位居第4位，导致严重的家庭压力和疾病负担，已引起全世界的普遍关注。

病因及发病机制 尚不明晰。既往研究显示，该障碍与遗传因素密切相关，遗传度高达80%～90%，是一种多基因复杂疾病。环境因素如父母生育年龄大、母孕期病毒感染、服用某些药物、吸烟、暴露于环境污染、先兆流产、宫内窘迫、出生窒息、低出生体重等，可增加个体发病风险。在遗传因素和环境因素的复杂相互作用下，个体脑结构和功能发育异常，神经递质系统（如5-羟色胺系统）或神经肽（如催产素）等通路出现异常，可能存在中枢神经系统的免疫炎性反应等，面孔识别、情感认知、心理理论能力、中央统合能力等发展异常，从而导致个体出现ASD相关症状。

临床表现 核心症状有以下几点。①ASD患儿社交互动能力存在持续性缺陷。患儿缺乏社会交往的动机和兴趣，缺少主动交往的愿望和行为，缺乏社会交往的技巧和方法，不关注和难以理解他人的面部表情和情绪，难以理解他人的想法，情感交流互动少，不能根据社交情景和各种线索调整自己的社交行为，难以建立友谊。在幼儿阶段典型表现为孤僻离群、目光回避、对呼唤缺少反应、共同注意（彼此引发和响应对第三者的关注能力）差等。②ASD患儿社交交流能力存在持续性缺陷。在言语交流方面，多数患儿存在语言发育迟缓，言语理解能力落后，言语运用能力受损，并可能存在模仿言语、刻板重复言语及语调、语速、节律等异常，语法结构、人称代词使用错误，难以启动交流、维持交谈。部分患儿言语发展无迟缓，但依然会出现刻板重复言语，言语交流困难，对成语、幽默等难以理解。ASD患儿非言语交流能力发展也受损，常不会使用躯体语言进行交流，言语和非言语交流的整合也存在困难。③ASD患儿兴趣局限。对某些事物或活动非常感兴趣甚至痴迷，行为方式重复刻板，部分患儿存在听觉过敏、痛觉迟钝等感觉异常，或出现刻板重复的奇特怪异行为，如转手等。

除上述核心症状外，部分患儿还会出现情绪不稳定、多动、冲动、自伤等行为；部分患儿认知发展不平衡，计算、记忆等能力超出同龄人；部分患儿共患其他精神疾病或躯体疾病，如智力发育障碍、焦虑障碍、注意缺陷多动障碍、胃肠功能紊乱、癫痫等。

诊断 可运用ASD预警征、ASD疾病线索、改良婴幼儿孤独症量表等对ASD患儿进行早期筛查。对于存在可疑症状或筛查阳性的儿童，应通过采集详细而客观的病史，进行全面的精神检查，选择适当的量表进行发展水平、智力和ASD症状评估，进行必要的躯体检查和辅助检查，结合ICD-11诊断标准进行诊断。诊断要点：①起病于儿童早期。②存在社交互动与社交交流能力的持续性缺陷和局限的兴趣与刻板重复的行为模式。③社会功能受损。④除外其他障碍。

ICD-11根据个体是否伴有智力发育障碍和功能性语言障碍，将ASD分为以下亚型：①孤独症谱系障碍，不伴有智力发育障碍，伴有轻度功能性语言障碍或无功能性语言障碍。②孤独症谱系障碍，伴有智力发育障碍，伴有轻度功能性语言障碍或无功能性语言障碍。③孤独症谱系障碍，不伴有智力发育障碍，伴有功能性语言障碍。④孤独症谱系障碍，伴有智力发育障碍，伴有功能性语言障碍。⑤孤独症谱系障碍，伴有智力发育障碍，伴有功能性语言缺失。⑥其他特定的孤独症谱系障碍。⑦未特定的孤独症谱系障碍。

鉴别诊断 以下疾病各有其核心症状，同时不具有ASD患儿所特有的社交互动与社交交流障碍和局限的兴趣与刻板重复的行为模式。①智力发育障碍：智力发展落后，智商<70，社会适应能力缺陷，社会交往水平、言语水平与其智力水平相一致。②发育性语言障碍：表现为言语理解、表达或使用障碍，但是患儿智力水平正常或接近正常，非言语交流能力发展常常良好。③注意缺陷多动障碍：以注意缺陷、活动过度和易冲动为主要表现。④选择性缄默：言语发展良好，缄默不语局限于特定场合，而在其他场合言语交流良好。⑤反应性依恋障碍：患儿的社会交往障碍和对照料者表现出的持续的抑制性的情感退缩源自于极度不充足的照顾模式，伴有持续的情绪障碍，言语发育及非言语交流能力无异常。

对于ASD患儿伴有的智力发育障碍、注意缺陷多动障碍等，应同时予以诊断。

治疗管理 治疗原则是早诊断、早干预，选用科学有效的方法，对患儿进行长期的治疗干预，从而改善患儿症状，促进患儿各方面能力的发展。主要治疗干预方法包括以下几项。①康复训练：是最为重要的干预方法。应基于患儿发展水平的评估，制订个体化教育训练计划，采用适合于患儿的教育训练方法，设计合理的教育训练活动内容，结合强化、辅助等行为治疗原理，进行长期系统的康复训练，促进患儿交往、交流、认知等能力的发展。②行为治疗：对于患儿存在的情绪行为问题，可采用行为治疗的方法予以改善和矫正。③药物治疗：对于6岁及以上儿童的严重的情绪行为问题或注意缺陷多动障碍等症状，可选用相应的精神药物在医师指导下进行治疗。④家庭支持与指导：帮助家长保持稳定的情绪状态，掌握一定的训练和行为管理技能，在家庭中能够给予孩子随时随地的帮助。

预后 ASD呈长期慢性病程，绝大多数患儿疾病伴随终身。预后好坏与患儿的智力水平、功能性言语水平、共患病等均相关。核心症状的存在往往会影响生活的很多方面，包括就业、生活质量和关系发展等。既往针对ASD患儿的成年期预后研究显示，ASD患儿中预后不良的比例为60%~75%。相比于其他类型的发育障碍患儿或者智力残疾的成人，ASD患儿成年期在经济、教育等方面更居弱势。

（刘 靖 张安易）

fāyùxìng xuéxí zhàng'ài

发育性学习障碍（developmental learning disorder，DLD）

学校学习技能显著而持久困难，包括阅读、计算或书写困难的发育障碍。患者受影响的学习技能表现明显低于同年龄和性别智力的预期水平，并导致学习成绩或职业功能严重受损，起始于学龄早期开始教授学习技能时。在ICD-11发布以前称为特定学习障碍。DLD的患病率受社会文化和教育条件影响，也与采用的诊断方法和标准相关，一般认为患病率在5%~15%，男性与女性患病的比例为2∶1~3∶1。

病因及发病机制 病因是多方面的，包括遗传、认知、神经生物学和环境因素。DLD的遗传度很高，在0.6以上。阅读障碍同卵双生子同病率在68%以上，一级亲属患病率在50%以上。多个基因被发现与DLD的易感性相关，其中大多数都在脑发育早期起作用。早产儿和极低出生体重儿、围生期病理因素、母孕期酒精和烟草暴露可增加患病风险。

DLD患者存在脑的特征性异常。功能MRI检查显示，阅读障碍患者存在左半球阅读系统低激活，以及其他异常的结构和功能特征，如灰质体积减小，阅读相关的fMRI任务导致低激活，阅读关键脑区的功能连接减弱。

临床表现 ①阅读障碍：在字词的编码、拼写、识别上存在困难，影响到阅读的流畅性和理解、词汇量减少、内容相关知识少，以至于总体的学业表现下降。②拼写障碍：拼写准确性差、语法或标点符号使用错误，书面表达的组织和意思不清楚。③计算障碍：对数字的感觉受损，数学定理记忆困难，计算不准确，数学推理不准确。

诊断 依据ICD-11的诊断标准进行诊断。

诊断标准 ①存在某种学习技能障碍的证据，包括字词的识别或言语理解的障碍，拼写或书面表达困难，对数字、运算的理解或数学推理能力存在困难等。②标准化的学习技能/成就测验评分明显低于相应智力的期望水平。③学习障碍在学龄早期发生并持续存在，但可能直到对该项学习技能的要求超过了个体的学习能力时才被发现。④不是由于智力障碍、视力听力障碍或其他精神神经疾病、社会心理不良事件，或缺乏教育机会所致。

鉴别诊断 ①智力发育障碍：韦氏儿童智力测验，智商<70，社会适应能力受损可资鉴别。②其他精神障碍所致学业成绩低下：需排除精神分裂症、双相障碍、抑郁障碍、焦虑障碍、创伤后应激障碍等。③发育性语言障碍：常与阅读障碍共患，但言语和语言障碍的问题常常在学习阅读之前就存在。

治疗管理 针对DLD尚无特殊药物治疗，可进行学习技能特殊教育训练。①阅读障碍的训练：包括个别化阅读、多感觉方法、直观词方法、整体语言经验法等。②计算障碍的训练：帮助孩子建立数学概念，包括大小与长短、运算符号的辅导训练，发展多样化解题能力。③拼写障碍的训练：使用画线的纸张进行书写练习，从口头语言向书面语言过渡，选择合适的主题练习写作，养成日常记事的习惯。

预后 患者若能早期干预，56%~92%能达到平均水平。然而多数患者是在8岁左右才被发现，可能对学业和社会情绪产生不良影响，可能影响患儿的自尊心，并易于产生焦虑和抑郁。

（杨 莉）

fāyùxìng yùndòng gòngjì zhàng'ài

发育性运动共济障碍（developmental motor coordination disorder，DMCD）

起病于儿童时期，以运动动作笨拙、运动技能缓慢和不精确为主要表现，大运动和精细运动技能落后于正常发育水平，同时认知功能和社交技能基本正常的神经发育障碍。又称运动协调性障碍，曾称笨拙儿童综合征、轻微神经系统功能失调、轻微脑功能失调、发育性运动障碍、发育性协调障碍及感觉运动功能失调。DMCD儿童期患病率约为6%，男性多于女性，比例为（2~7）∶1，部分症状会持续到成年早期。

病因及发病机制 病因尚不清楚，通常认为是多种因素所致。①遗传因素：可能与其他神经发育障碍有共同的易感基因。DMCD患者的父母中，有64%患有神经发育障碍。②其他因素：母亲妊娠期大量饮酒、胎儿早产、出生时体重过低及缺氧等因素，可能与该障碍有关；也有学者提出，DMCD 患儿可能与神经生化改变、大脑顶叶损伤或小脑功能失调有关。男性早产儿罹患 DMCD 的风险更高。

DMCD 的发病机制可能与以下几个方面有关。①自动化缺陷假说或者内部模型形成缺陷假说，都与小脑功能有关。大样本研究提示，DMCD 患儿存在运动感觉障碍，以及视觉能力、本体感受能力和触觉能力方面异常。②行为学研究表明，DMCD 存在运动的预期控制、运动学习的基本过程和认知控制方面的广泛缺陷，而这些异常表现可受到任务类型和任务难度的影响。同时存在代偿过程和代偿策略。③与正常发育儿童相比，DMCD 患儿的右内侧眶额部皮质变薄，前额叶、顶叶和小脑区域的功能连接活动出现改变，涉及感觉运动区域的白质组织降低，全脑网络的结构连接出现改变。具体表现为 DMCD 患儿额叶和下顶叶皮质连接增强，运动区域连接减弱，包括左侧初级运动皮质、右侧额下回。有研究者认为，注意网络区域也会影响 DMCD 的运动和模仿过程。DMCD 的运动受损也可能与运动观察网络受损有关。

临床表现 以运动动作笨拙、运动技能缓慢和不准确为主要表现。该病在儿童早期就出现明显的症状，运动技能出现时间延迟，难以学习行走，行走时容易跌倒或者碰撞到物体。动作笨拙，在组合智力玩具、集体游戏、书写等活动中，动作缓慢准确性差。年龄不同，DMCD 的临床表现不同。低年龄患儿，表现为独自坐立、独自行走和餐具使用困难；体育运动表现不佳，如跑步时步态笨拙、传球不准确等。年龄稍大患儿，骑自行车和驾驶模型汽车表现出动作笨拙和协调性差。

上述表现影响其社交能力发展。例如，患儿因不会使用筷子而难以自行进食，因行走跌倒而受伤，因动作笨拙而不能与同伴进行游戏，因体育项目表现差而不能进行体育活动等。

研究发现，DMCD 经常共患注意缺陷多动障碍、交流障碍、学习障碍、孤独谱系障碍和智力发育障碍等。

诊断 依据 ICD-10 或 DSM-5 的诊断标准来诊断。

诊断标准（DSM-5） ①协调的运动技能的获得和使用，显著低于其相应生理年龄、技能学习和使用机会的预期水平，主要表现为动作笨拙、运动技能缓慢和不精确。②运动技能缺陷显著，持续地干扰了其生理年龄阶段相应的日常生活活动，显著影响了其学业成绩和学校表现、就业前教育、职业活动和休闲娱乐。③症状发生于发育早期。④运动技能的缺陷不能用智力障碍或视觉缺损解释，也无法归咎于某种神经系统疾病。需要说明的是，年龄小于 5 岁的幼儿一般不给予该障碍的诊断。

辅助检查 体格检查和神经系统检查。

疾病评估 最常用的两个测试工具是布－奥运动效能测试（Bruininks-Oseretsky Test of Motor Proficiency，BOTMP）和儿童运动量表（Movement Assessment Battery for Children，MABC）。中国有发育性协调障碍问卷中文版。

鉴别诊断 与智力发育障碍、孤独症谱系障碍、注意缺陷多动障碍、其他躯体疾病所致的运动障碍（脑瘫、进行性小脑病变、神经肌肉障碍）等鉴别。

治疗管理 尚无药物应用于该病的治疗，主要以训练为主，训练方式主要为感觉统合训练和改良的体育训练。①感觉统合训练：对患儿有计划和步骤的训练提高其对运动和感觉的感知。例如，对于一个行走时容易碰撞物体的患儿，训练方法为利用滑板车练习平衡能力；书写困难的患儿，训练对于手部的感知能力。②改良的体育训练项目：帮助患儿在没有压力的环境下进行身体锻炼和运动，如练习踢足球、投篮球等。有研究证实，运动训练如神经运动任务训练、任务导向运动训练、运动想象+任务练习训练，可能是最有效的运动干预方式。

预后 欠佳，在疾病过程中会有症状改善，但 50%～70% 协调性运动问题持续到青少年期，甚至有些持续到成年期，主要表现某些症状较明显，如大运动或精细运动方面不协调（包括书写技巧）。该病可由运动领域受损蔓延到情绪、精神健康和行为方面。随着疾病的进展，儿童期中期会从运动功能受损发展到自我照料、学习成绩和同龄人的问题等方面的损害，青春期时则表现为自我认同和情感健康等方面的问题。该病共患注意缺陷多动障碍多见，共患病可能会导致社会功能进一步下降和抑郁情绪的加重。患儿除饱受精神疾病的困扰外，还会表现出肥胖、冠心病等躯体疾病的风险。

（钱秋谨　司飞飞　岳鑫鑫）

zhùyì quēxiàn duōdòng zhàng'ài

注意缺陷多动障碍（attention deficit hyperactivity disorder，ADHD） 儿童期起病，表现为与发育/年龄不相称的注意集中困难、多动/过度活动和冲动、情绪不稳为核心特征，功能损害影响终身的神经发育障碍性疾病。简称多动症，又称多动性障碍，曾称轻微脑损伤综合征、轻微脑功能失调、注意缺陷障碍。ADHD症状往往迁延至成人期。儿童期的患病率约为3.4%（95% CI 2.6～4.5），男女比例为（3～4）∶1；成人期的患病率为2.5%（95% CI 2.1～3.1），男女比例为1∶1。常共患其他儿童期起病的神经发育障碍。ADHD具有高度遗传特点，病因复杂。多个治疗指南建议逐步治疗的方法，即开始进行非药物治疗，之后对症状严重的患者使用药物治疗。随机对照研究中枢兴奋剂和托莫西汀的短期治疗作用，但Meta分析结果表明，尚不能证实这种治疗方法的疗效。ADHD的随访研究表明其成人期有出现多个精神疾病的、社会适应困难和过早死亡的风险。

病因 ADHD的病因复杂，包括遗传因素和环境危险因素。

遗传因素 ADHD的遗传度较高，约为76%，与精神分裂症和孤独症的遗传度相当。有几种不同的遗传变异与ADHD相关，包括常见变异即单核苷酸多态性（single nucleotide polymorphism，SNP）、微小的染色体突变即拷贝数变异（copy number variation，CNV）等。在全基因组研究之前，特定的多巴胺、5-羟色胺和去甲肾上腺素系统候选基因与ADHD相关；而在全基因组研究之后，发现ADHD相关的基因组变异不是疾病特异的；综合遗传风险评分表明，该病和精神分裂症及情感障碍存在高度重叠。ADHD相关联的CNV也和精神分裂症、孤独症及智力低下存在重叠。

环境危险因素 产前和围生期危险因素、环境毒素、社会心理因素都与ADHD相关。①产前和围生期危险因素，有出生低体重、早产、宫内暴露于母亲的压力、营养不良、吸烟、酒精、处方药（如对乙酰氨基酚）和非法物质等。②环境毒素，尤其是宫内或儿童早期暴露于铅、有机磷农药、多氯联苯等。③社会心理因素，包括低收入、家庭不良事件和严厉敌对的养育方式。环境危险因素对临床表型的影响常需要依靠遗传易感性起作用。环境因素的暴露往往会导致生物学改变，包括大脑结构、大脑功能和DNA甲基化（表观遗传学）。

发病机制 可能与以下几个方面有关。

生物学机制 遗传和环境危险因素及其交互作用改变，对ADHD神经发育的机制尚不明确，尚未发现诊断的神经生物学标志物。动物模型研究发现了多巴胺和去甲肾上腺素的神经传递（与ADHD治疗药物的神经化学作用相符）以及5-羟色胺神经传递的证据。

认知功能 ADHD存在一定神经心理学维度的缺陷。对于执行功能，较为一致和较强关联的维度包括反应抑制、警觉、工作记忆和计划能力。对于非执行功能缺陷，包括时间管理、记忆存储、反应时变异和决策制订。

影像学证据 ADHD的功能磁共振成像（fMRI）研究发现，与认知任务相关的神经网络功能异常，包括与注意力和执行功能相关的网络。结构MRI研究表明，基底节和边缘系统出现改变。扩散MRI研究发现，白质微结构的改变区域较为广泛，包括右侧放射状前冠、右侧胼胝体辐射线额部、双侧内囊、左侧小脑等区域。总体灰质体积和基底节体积减小是ADHD家族危险因素。

ADHD的病理机制包括多个异常大脑网络的交互作用。皮质发育轨迹的纵向研究表明大脑出现成熟延迟，ADHD持续存在者出现渐进的偏离正常轨迹。儿童期ADHD的纵向研究发现灰质和白质异常持续至成人期。

临床表现 ADHD的核心症状是注意集中困难、活动过度和冲动，症状常因年龄、所处环境及周围人态度的不同而有所不同。①注意集中困难：表现为注意集中短暂和注意力易分散。患者对来自外界的各种刺激几乎都起反应，不能滤过无关刺激，所以注意力难以集中；患者的注意力很容易受到环境的影响而分散，注意力集中的时间短暂。②多动、活动过度：表现为以跑代走、小动作不停、招惹别人、好插嘴和干扰他人活动等。③冲动、情绪不稳：表现为缺乏克制能力，常对不愉快刺激做出过分反应；情绪不稳，缺乏耐心。

ADHD的共患病率较高，包括其他神经发育障碍，如孤独症谱系障碍、交流障碍和特定的学习障碍或运动障碍（如阅读障碍、发育性运动共济障碍）、智力低下、抽动障碍等。同时，ADHD行为障碍的共患病率也较高，包括对立违抗障碍和品行障碍。

诊断 依据ICD或DSM-5的诊断标准来诊断。

诊断标准（DSM-5） 依据症状与有关背景综合考虑。

症状标准 一个持续的注意缺陷和/或多动-冲动的模式，干扰了功能或发育，以注意障碍或多动和冲动为特征。

注意障碍：6项或更多，下

列症状持续存在至少6个月，且达到了与发育水平不相符的程度，并直接负性地影响了社会和学业/职业活动。这些症状不仅仅是对立行为、违拗、敌意的表现，或不能理解任务或指令。年龄较大（17岁及以上）的青少年和成人，至少需要下列症状中的5项。①经常不能密切关注细节或在作业、工作或其他活动中犯粗心大意的错误。例如，忽视或遗漏细节，工作不精确。②在任务或游戏娱乐活动中经常难以维持注意力。例如，在听课、对话或长时间的阅读中难以维持注意力。③当别人对其直接讲话时，经常看起来没有在听。例如，即使在没有任何明显干扰的情况下，显得心不在焉。④经常不遵循指示以致无法完成作业、家务或工作中的职责。例如，可以开始任务但很快就失去注意力，容易分神。⑤经常难以组织任务和活动。例如，难以管理有条理的任务；难以把材料和物品放得整整齐齐；凌乱、工作没头绪；不良的时间管理；不能遵守截止日期。⑥经常回避、厌恶或不情愿从事那些需要精神上持续努力的任务。例如，学校作业或家庭作业；对年龄较大的青少年和成人，则为准备报告、完成表格或阅读冗长的文章。⑦经常丢失任务或活动所需的物品。例如，学校的资料、铅笔、书、工具、钱包、钥匙、文件、眼镜、手机。⑧经常容易被外界的刺激分神。但对年龄较大的青少年和成人，可包括不相关的想法。⑨经常在日常活动中忘记事情。例如，做家务、外出办事；对年龄较大的青少年和成人，则为回电话，付账单、约会。

多动和冲动：6项（或更多），下列症状持续存在至少6个月，且达到了与发育水平不相符的程度，并直接负性地影响了社会和学业/职业活动。这些症状不仅仅是对立行为、违拗、敌意的表现，或不能理解任务或指令。年龄较大（17岁及以上）的青少年和成人，至少需要下列症状中的5项。①经常手脚动个不停或在座位上扭动。②当被期待坐在座位上时却经常离座。例如，离开他/她在教室、办公室或其他工作的场所，或是在其他情况下需要保持原地的位置。③经常在不适当的场合跑来跑去或爬上爬下。但对于青少年或成人，可以仅限于感到坐立不安。④经常无法安静地玩耍或从事休闲活动；经常“忙个不停”，好像“被发动机驱动着”。例如，在餐厅、会议中无法长时间保持不动或觉得不舒服；可能被他人感受为坐立不安或难以跟上。⑤经常讲话过多。⑥经常在提问还没有讲完之前就把答案吐口而出。例如，接别人的话，不能等待交谈的顺序。⑦经常难以等到轮到他/她。例如，当排队等待时。⑧常常打断或干扰他人。例如，插入别人的对话、游戏或活动；没有询问或未经允许就开始使用他人的东西；对青少年和成人，可能是干扰或接管他人正在做的事情。

病程标准　若干注意障碍或多动-冲动症状在12岁之前就已经存在。

症状出现范围　若干注意障碍或多动-冲动症状存在于2个或更多的场合。例如，在家里、学校或工作中，与朋友或亲属互动中，在其他活动中。

程度标准　有明确的证据显示这些症状干扰或降低了社交、学业或职业功能的质量。根据严重程度分为轻度、中度、重度。

排除标准　这些症状不仅仅出现在精神分裂症或其他精神病性障碍的病程中，也不能用其他精神障碍来更好地解释，如心境障碍、焦虑障碍、分离障碍、人格障碍、物质中毒或戒断。

辅助检查　常规的甲状腺功能、脑电图或头颅CT、MRI。

疾病评估　标准化的ADHD问卷，如注意缺陷多动障碍诊断量表父母版，康氏（Conners）儿童行为量表父母问卷、教师问卷、多动指数问卷等。

鉴别诊断　主要与各种躯体原因（惊厥障碍、中枢神经系统创伤或感染后遗症、睡眠障碍、甲状腺功能亢进等）所致的注意力问题、精神分裂症等鉴别。

治疗管理　ADHD的治疗管理是多模式的综合治疗管理，在药物治疗的同时，需要结合非药物治疗。

药物治疗　中枢兴奋剂是ADHD的一线治疗药物；结合疗效和安全性，哌甲酯是儿童青少年ADHD患者短期治疗的首选药物；苯丙胺是成人ADHD患者的首选药物。去甲肾上腺素再摄取抑制剂托莫西汀是二线治疗药物。

非药物治疗　主要包括行为治疗（如优化的教室管理策略、家长培训和行为管理技术等）、神经反馈治疗、认知训练、认知行为治疗（尤其适用于成人ADHD）等。

预后　因为是神经发育障碍，ADHD的核心症状会随着年龄增加而减少，但是注意力不集中的特点持续存在。因其临床特点的异质性，ADHD的发育轨迹也是高度变化的。至成人期部分患者达到完全缓解；但大约65%的患者在成人期仍然满足诊断标准或只有部分缓解。成人ADHD患者往往出现多个不良结局，包括工作和经济问题（如频繁更换工作、失业、社会经济地位较低）、人际交往问题（如社会适应困难和婚姻问题），以及共患多种精神疾病（如抑郁障碍、焦虑障碍、物质使用障碍等）。ADHD的死亡率较高，女性患者高于男性患者。成人期诊断的ADHD患者的死亡率高于儿童青少年期诊断的患者。共患对立违抗障碍、品行障碍和物质使用障碍会进一步提高死亡率。死因多为非自然原因，尤其是意外事故。

（钱秋谨）

kèbǎnxìng yùndòng zhàng'ài

刻板性运动障碍（stereotyped movement disorder） 童年早期起病，表现为重复的、随意的、无目的、多为节律性的运动行为障碍为核心特征的神经发育障碍性疾病。简单刻板运动，如（但不限于）摇头、挥手、摇摆身体，婴儿期常见，并且可能涉及运动掌握的习得。复杂刻板运动表现为自我伤害性行为，如（但不限于）撞头、抓眼睛、咬自己等，发生于婴儿期或发育后期。刻板运动障碍患病率尚不明确。在正常发育的儿童中，简单刻板运动出现的概率为20%~70%，复杂刻板运动为3%~4%。在发育性障碍儿童中，刻板运动出现概率高达60%，在孤独症谱系障碍儿童中约为88%，伴智力发育障碍的患儿有4%~16%存在刻板和自我伤害，患有重度智力发育障碍的患者出现复杂刻板运动的风险更大。生活在专业寄宿机构的智力发育障碍患者中有10%~15%伴有自我伤害性的刻板运动。存在感官缺陷的儿童（如盲童），由于环境刺激较少，出现刻板行为的概率约为70%。刻板运动障碍的患病率男孩多于女孩，男女比例为3∶2。刻板运动障碍的病因及发病机制不明确。刻板运动障碍治疗主要包括行为治疗和药物治疗或联合治疗。

在大多数正常发育的儿童中，这些运动会随着时间的推移而消退或被抑制。在伴有智力发育障碍的儿童中，即使自我伤害的形式发生改变，刻板性自我伤害行为也可能会持续多年。复杂刻板运动通常开始于3岁前，12月龄达高峰，持续至青春期或成人期。在复杂刻板运动障碍患儿中，约80%在患儿24月龄前出现复杂刻板运动症状，12%在24~35月龄出现，8%在36月龄或更大年龄时出现。复杂刻板运动可分为原发性复杂刻板运动和继发性复杂刻板运动，前者出现在不伴神经发育障碍性疾病且智力正常的儿童，后者继发于其他疾病，包括孤独症谱系障碍、智力发育障碍和基因缺陷性疾病，如脆性X染色体综合征、自毁容貌综合征、雷特综合征（Rett syndrome）、阿姆斯特丹型侏儒征（Cornelia de Lange syndrome）、史密斯-马吉利综合征（Smith-Magenis syndrome）。此外，成人额颞叶痴呆和精神分裂症也会伴有复杂刻板运动。

病因 通常认为是环境因素与遗传因素共同作用的结果。

遗传因素 复杂刻板运动的患儿常有家族史，但是尚未发现与其相关的特定基因。研究重点主要聚焦于与孤独症谱系障碍患儿伴发的复杂刻板运动相关的特定基因。

环境因素 社会隔离是增加自我刺激发展为自我伤害性刻板行为的一个危险因素。环境压力可能促发刻板行为。恐惧可能引起生理改变，从而增加刻板行为出现的频率。

发病机制 尚不明确，可能与以下几个方面相关。①认知功能及生理因素：认知功能差与刻板行为风险增加以及干预效果差相关。刻板运动在有中度到重度/极重度智力发育障碍的个体中更常见，因某种特定的综合征（如雷特综合征）或环境因素（如刺激相对不足的环境）似乎有更高的刻板运动的风险。②中耳炎、牙齿问题及胃食管反流等痛苦的躯体疾病也会导致刻板行为。③生物学因素：刻板行为与前额叶基底神经节环路、皮质-纹状体-丘脑-纹状体通路功能障碍相关，也与多巴胺能神经元过度刺激（多巴胺能药物如安非他明、可卡因、左旋多巴的副作用）相关。因此，损伤纹状体多巴胺能输入神经元能预防兴奋剂诱导的刻板行为。抑制这些脑区的胆碱能中间神经元也能调节和抑制刻板行为。纹状体和前扣带回皮质γ-氨基丁酸水平的降低与儿童出现复杂刻板运动行为有关。④结构影像学研究显示，伴有刻板行为的成年男性的额叶白质、尾状核、壳核体积减小。一项研究发现1例单侧豆状核脑卒中的女性出现帕金森病和刻板行为，可以用匹莫齐特改善。另一项研究也报道了壳核梗死能继发刻板行为和自闭行为。

临床表现 刻板运动障碍的核心症状是重复的、看似被驱使的、无目的的、节律性的、随意的运动行为。这些行为经常是头部、手或身体有节奏的、但没有明显适应性功能的运动。对于正常发育中的儿童，当有人将注意转向他们或他们的注意力被分散时，重复的行为可以停止。对于神经发育障碍的儿童，其行为通常对此努力的反应较少。刻板运动可以一天中出现数次，持续几秒钟到数分钟或更长，频率可以从数周到一天发生数次不等。

根据有无自我伤害分为有自我伤害的刻板运动与无自我伤害的刻板运动。有自我伤害行为常表现为撞头、打耳光、咬唇、咬手、抠眼睛，严重程度因频率、对适应功能的影响和身体伤害的严重程度而表现不同。无自我伤害行为多表现为简单的咬手、握手、摆头运动，严重程度可以从很容易被感觉刺激或分散注意力到明显干扰生活的持续运动。

诊断 依据ICD或DSM的诊断标准来诊断。

诊断标准（DSM-5） ①重复的、看似被驱使的，显然是漫无目的的运动行为，如握手或挥手、摆动身体、撞头、咬自己、打自己的身体。②重复的运动行为干扰了社交、学业或其他活动，可能导致自我伤害。③症状发生于发育早期。④重复的运动行为不能归因于某种物质的生理效应或神经疾病，也不能用其他神经发育或精神障碍来更好地解释，如拔毛症、强迫症。

需要注意的是，诊断后还需要进一步明确患者的刻板运动行为是否具有自我伤害行为，并且判断其严重程度。严重程度判定标准：①轻度，症状容易因外界刺激或分散注意力而被抑制。②中度，症状明显需要防护性措施和行为矫正。③重度，需要持续的监护和防护措施以防止其自我伤害。

辅助检查 常规的甲状腺功能、脑电图或头颅CT、MRI。

疾病评估 首先，评估刻板行为，常用的3个量表包括刻板行为严重程度评定量表、重复行为量表、行为问题量表；其次，评估共患病，包括注意缺陷多动障碍、强迫性障碍、抽动障碍、焦虑障碍、发育性协调障碍。

鉴别诊断 主要与正常发育、孤独症谱系障碍、抽动障碍、强迫性障碍及其他神经系统及躯体疾病（如良性遗传性舞蹈病）等鉴别。

治疗管理 刻板运动障碍治疗主要包括行为治疗和药物治疗或联合治疗。如果刻板行为未引起明显的躯体损害及情绪问题，则无须干预。

行为治疗 对于引起功能损害的刻板行为，习惯逆转治疗（训练），能够减轻其严重程度及频率。

药物治疗 对于继发的刻板的、自我伤害行为，药物治疗是必要的。氯米帕明、利培酮、氟西汀能有效减少孤独症儿童的刻板行为。尚无针对复杂刻板运动的药物干预的双盲对照研究。

预后 主要与刻板行为的频率、持续时间、自我伤害程度有关，共患其他神经发育障碍也会影响患者预后。轻度刻板行为可能会随着年龄逐渐减轻或消失；罹患智力发育障碍、孤独症谱系障碍的患者，刻板行为可能持续存在，预后不佳。

（钱秋谨　董　敏　张　菁）

jīngshén fēnlièzhèng jí qítā yuánfāxìng jīngshénbìngxìng zhàng'ài

精神分裂症及其他原发性精神病性障碍（schizophrenia and other primary psychotic disorder）

以明显的阳性症状、阴性症状、精神运动性障碍及现实检验能力严重受损为特征的一组精神障碍。

疾病范围不包括物质诱发的精神病性障碍和继发性精神病性综合征。主要分类有精神分裂症、分裂情感障碍、分裂型障碍、急性短暂性精神病性障碍、妄想性障碍、其他特定的精神分裂症或其他原发性精神病性障碍、未特定精神分裂症或其他原发性精神病性障碍。

临床特点：主要为现实检验能力的显著损害及行为改变。阳性症状群：持续性的妄想，持续性的幻觉，思维紊乱（通常表现为言语的紊乱），明显紊乱的行为，被动及被控制的体验。阴性症状群：情感迟钝或平淡，意志缺乏；以及精神运动性的紊乱。症状发生的频率和强度偏离预期的文化或亚文化规范。症状不是由于另一种精神行为障碍所致（如情感障碍、谵妄、物质所致障碍）。该组障碍的各类别不适用于受文化制裁的思想、信念或行为的表达。

（岳伟华）

jīngshén fēnlièzhèng

精神分裂症（schizophrenia）

病因未明的、以精神活动的不协调或显著脱离现实为主要临床特征，表现为感知觉、思维、情感和行为等多方面的障碍以及精神活动不协调的一组严重精神障碍。多起病于青壮年，常缓慢或亚急性起病，病程多迁延，部分患者发展至衰退和精神残疾。

病因及发病机制 精神分裂症病因和发病机制尚未完全阐明，一般认为遗传和环境因素在精神分裂症的发病过程中均起重要作用。精神分裂症是一种复杂的多基因遗传疾病，遗传度近80%。人类基因组中100多个遗传位点与该病发生有关，而表观遗传学也起重要调控作用。遗传易感素质及妊娠期环境风险因素（如病毒感染和免疫异常）共同造成了精神分裂症的神经发育障碍素质基础，若叠加社会心理因素如社会阶层、移民、围生期并发症、社会隔离与心理社会应激等因素，则更进一步增加了个体患病风险。表现在神经生化水平，则多巴胺功能亢进、谷氨酸功能紊乱、γ-氨基丁酸和5-羟色胺假说等，即与中枢神经系统神经递质浓度或受体功能异常密切相关。在脑影像学水平则有大量研究提示，精神分裂症患者可能存在侧脑室扩大、大脑皮质萎缩、额叶功能低下、皮质下如基底节灰质密度异常增加等神经发育障碍性基础。

临床表现 精神分裂症的临床症状复杂多样，可涉及感知觉、思维、情感、意志行为及认知功能等方面，个体之间症状差异很大，即使同一患者在不同阶段或病期也可能表现出不同症状。

感知觉障碍 精神分裂症可出现多种感知觉障碍，最突出的感知觉障碍是幻觉，包括幻听、幻视、幻嗅、幻味及幻触等，而幻听最为常见。

思维障碍 精神分裂症的核心症状，主要包括思维形式障碍和思维内容障碍。思维形式障碍是以思维联想过程障碍为主要表现的，包括思维联想活动过程（思维的量、速度和形式）、思维联想连贯性及逻辑性等方面的障碍。妄想是最常见、最重要的思维内容障碍。最常出现的妄想有被害妄想、关系妄想、影响妄想、嫉妒妄想、夸大妄想、非血统妄想等。据估计，高达80%的精神分裂症患者存在被害妄想，被害妄想可以表现为不同程度的不安全感，如被监视、被排斥、担心被投药或被谋杀等，在妄想影响下患者会做出防御或攻击性行为。此外，被动体验在部分患者身上也较为突出，对患者的思维、情感及行为产生影响。

情感障碍 情感淡漠及情感反应不协调是精神分裂症患者最常见的情感症状。此外，不协调性兴奋、易激惹、抑郁及焦虑等情感症状也较常见。

意志和行为障碍 多数患者的意志减退甚至缺乏，表现为活动减少、离群独处，行为被动，缺乏应有的积极性和主动性，对工作和学习兴趣减退，不关心前途，对将来没有明确打算，某些患者可能有一些计划和打算，但很少执行。

认知功能障碍 在精神分裂症患者中认知缺陷的发生率高，约85%患者出现认知功能障碍，如信息处理和选择性注意、工作记忆、短时记忆和学习、执行功能等认知缺陷。认知缺陷症状与其他精神病性症状之间存在一定相关性，如思维形式障碍明显的患者，认知缺陷症状更明显；阴性症状明显的患者，认知缺陷症状更明显。认知缺陷可能与某些阳性症状的产生有关等。认知缺陷可能发生于精神病性症状明朗化之前（如前驱期），或者随着精神病性症状的出现而急剧下降，或者是随着病程延长而逐步衰退，初步认为慢性精神分裂症患者比首发精神分裂症患者的认知缺陷更明显。

诊断 精神分裂症的临床诊断主要依据症状表现和病史情况，缺乏客观诊断指标。国际常用诊断标准包括临床常用ICD-11、科研常用DSM-5以及CCMD-3。

诊断标准（ICD-11） 至少符合以下2项，其中必须符合①~④项中的1项，在1个月或1个月以上时间段大部分时间持续存在。①持续的妄想：如夸大妄想、关系妄想、被害妄想。②持续的幻觉：最常见的是听幻觉，也可能是其他任何知觉形式。③思维紊乱：即思维形式障碍，如词不达意、思维松弛、语词新作、思维破裂等。④被动体验：即被影响或被控制体验，思维插入或思维被播散。⑤阴性症状：如情感反应平淡、思维贫乏或言语贫乏、意志缺乏、社交缺乏或兴趣缺失等。⑥明显的行为紊乱：可以出现在任何形式无目的的活动中，如出乎意料或不恰当的情绪反映，奇怪的无目的行为。⑦精神运动性紊乱：如紧张性不安或激越、作态、蜡样屈曲、违拗、缄默或木僵。

鉴别诊断 精神分裂症通常需要和脑器质性疾病所致精神障碍、药物或精神活性物质所致精神障碍、情感障碍、偏执性精神障碍、强迫障碍等疾病进行鉴别。

治疗管理 精神分裂症的治疗应采取综合治疗措施，临床常用的主要治疗策略包括抗精神病药治疗、改良电休克治疗、重复经颅磁刺激、系统心理治疗、心理社会综合康复等。对于慢性患者，需更加注重社会功能康复训练，促进其早日回归社会。

抗精神病药物治疗是精神分裂症首选的治疗措施，药物治疗应系统而规范，强调早期、足量、足疗程，尽量采用单一用药和个体化用药原则。一般推荐第二代（非典型）抗精神病药物如利培酮、奥氮平、喹硫平、氨磺必利、齐拉西酮、阿立哌唑、布南色林等作为一线药物选用。第一代抗精神病药（如氯丙嗪、氟哌啶醇、奋乃静等）及非典型抗精神病药物氯氮平常作为二线药物使用。部分急性期患者或疗效欠佳患者可以合用电休克治疗。10%～30%精神分裂症患者治疗无效，部分转化为难治性精神分裂症或迁延不愈至功能衰退或精神残疾。

预后 Meta分析提示精神分裂症患者预后良好者占40%，预后一般者35%，预后不良者占27%。该病病程特征异质性大，病程变化在前5年最大，长期结局难以预测。影响预后的因素包括性别、婚姻、首发年龄、起病形式、病前性格、临床特征、人际关系及家庭支持系统等因素，治疗及时、系统，维持服药依从性好是预后良好的因素。

（岳伟华 司天梅）

fēnliè qínggǎnxìng zhàng'ài

分裂情感性障碍（schizoaffective disorder） 在同一次疾病发作期内同时满足精神分裂症和情感障碍诊断要求的发作性疾病。精神分裂症状（幻觉、妄想等精神病性症状）和情感症状（躁狂、抑郁）同时存在或交替发生。又称分裂情感障碍。

病因及发病机制 分裂情感性障碍的病因尚未明确，其本身是否是一类独立的精神疾病尚存争议。来自神经影像学、分子神经病学、遗传流行病学，以及包括激素、神经生化和神经心理学检测研究的资料并没有发现精神分裂症、分裂情感性障碍、情感障碍之间存在明确的界限。相反，趋同的证据支持精神病性障碍与情感障碍在遗传、病理生理上存在重叠。有学者认为，分裂情感性障碍是精神分裂症与情感障碍的共病体；而有的学者则把分裂情感性障碍看作是精神分裂症与情感障碍连续谱系上的一个中点。另有学者认为，分裂情感性障碍实际上是伴有精神病性症状的情感障碍，而并非一类独立的疾病。

临床表现 患者有显著的精神分裂症的症状（如妄想、幻觉、思维形式障碍、被影响体验、被动体验、被控制体验），同时伴有典型的心境发作症状，如抑郁发作（抑郁心境、兴趣缺乏、精力减退等）、躁狂发作（心境高涨、言语增多、躯体和思维活动速度增快等）或混合发作。

在疾病同一次发作中，患者的精神分裂症症状和情感障碍性症状在临床上都很突出，难分主次。明显而确定的精神分裂症症状和情感障碍性症状同时出现或只差几天。

分裂情感性障碍反复发作的患者，尤其是具有典型躁狂发作而非抑郁发作者，通常急性起病，症状鲜明，虽然常伴有广泛的行为紊乱，但一般在数周内即可完全缓解，仅有极少数患者发展为缺损状态。

分裂情感性障碍具有典型抑郁发作者，症状表现通常不如躁狂发作鲜明，但持续时间一般较长；预后较差。大部分患者可完全缓解，少数患者逐渐演变成精神分裂症性缺损。

诊断 分裂情感性障碍的诊断主要依靠完整的病史采集、深入细致的精神检查及严谨的临床诊断思维。

诊断标准（ICD-10） ①在疾病的同一次发作中，明显而确实的分裂性症状和情感性症状同时出现或只差几天，因而该发作既不符合精神分裂症也不符合抑郁发作或躁狂发作的标准。②有些患者出现反复发作的分裂情感性发作，可为躁狂型或抑郁型，也可为两型之混合即混合型，此时应诊断为分裂情感性障碍。③如果在疾病的不同发作中分别表现出分裂性症状和情感性症状，则分别根据当时症状进行诊断，不诊断为分裂情感性障碍。④有些患者可在典型的躁狂发作或抑郁发作之间插入1～2次分裂情感发作，这种偶然出现的分裂情感性发作并不能推翻双相情感障碍或反复发作性抑郁障碍的诊断。⑤不同亚型分裂情感性障碍诊断要点，a. 躁狂型：在疾病的同一次发作中分裂性症状和躁狂症状均突出。b. 抑郁型：在疾病的同一次发作中分裂性症状和抑郁性症状都很突出。c. 混合型：精神分裂症症状与混合型双相情感性障碍同时存在。

鉴别诊断 主要与以下疾病相鉴别。

妄想性障碍 又称偏执性精神障碍，患者的精神病性症状通常为系统妄想，妄想的内容常有一定的现实基础，不怪异。而分裂情感性精神障碍的分裂症症状常伴有其他特征性症状，如持续的幻觉、思维紊乱、怪异行为等，并在疾病的同一次发作中有显著的抑郁或躁狂或混合等情感症状。

精神分裂症 患者思维障碍是最本质的症状，情感活动主要表现为情感迟钝或平淡。部分精神分裂症患者发病期有情绪易激惹或狂躁表现，起病初期或缓解期可出现情绪低落等情感症状，但其不是主要临床相。

情感障碍 患者以情感高涨或低落，伴有相应的认知和行为改变为主要临床表现。一些情感障碍患者可能出现幻觉、妄想等精神病性症状，但精神病性症状常常与患者的心境状态协调，受情绪状态影响。

治疗管理 分裂情感性障碍急性发作期需要快速控制精神病性症状和情感症状，首选药物治疗。但由于其临床表现的复杂性，治疗的目标多是针对目标症状，包括精神病性症状、躁狂症状和抑郁症状，药物治疗会采用抗精神病药、心境稳定剂、抗抑郁剂以及镇静催眠药的联合用药方案。药物治疗方案需要兼顾急性期的疗效和安全性，以及长期维持治疗的安全性。对于分裂情感性障碍躁狂患者来说，第二代抗精神病药单药治疗或联合心境稳定剂均有疗效。分裂情感性障碍抑郁患者，可以采用第二代抗精神病药单药治疗，或合并抗抑郁剂或心境稳定剂。病情严重者如自杀风险高、拒食危及生命、伴有紧张症特征、严重兴奋或难治性患者，可以首选电休克治疗。

预后 介于情感障碍和精神分裂症之间，预后不及情感障碍，但比精神分裂症好。存在与情感不协调的分裂症状、间歇期有残留症状、慢性迁延性病程、家族史阳性，常预示预后较差。分裂情感性障碍需要长期维持治疗，但患者治疗依从性不佳，维持期的治疗应加强心理社会干预，包括健康教育、家庭干预等措施，有利于改善治疗的依从性和长期预后。

（范滕滕 陆 林）

fēnlièxíng zhàng'ài

分裂型障碍（schizotypal disorder）

以持久（通常为数年）表现为语言、外表和行为古怪，伴有感知和认知障碍，不寻常的信念，常使人感到不舒服并导致人际关系不良为特征的疾病。类似于精神分裂症的表现，但症状的强度和持续时间都不足以诊断为精神分裂症、分裂情感性障碍及妄想性障碍。

病因及发病机制 分裂型障碍常在没有任何外界刺激的情况下产生。分裂型障碍在精神分裂症患者的亲属中更为多见，有学者认为是精神分裂症“遗传谱”的一部分，但其确切的病因、病理及发病机制尚不清楚。

临床表现 分裂型障碍以类似于精神分裂症的古怪行为以及异常思维和情感为特征。症状包含阴性分裂型症状和阳性分裂型症状。阴性分裂型症状可包括情感的受限和不协调、愉悦感缺乏、孤僻倾向等。阳性分裂型症状可包括怪异行为、古怪念头、强制性思维、偏执信念、牵连观念等。偶见类似精神病性的思维障碍与知觉障碍短暂性发作，患者可出现明显错觉、听幻觉或其他幻觉。

诊断 分裂型障碍在整个病程中无占优势的和特别典型的症状表现。

诊断标准（ICD-10） ①情感不恰当或受限制（患者显得冷酷和淡漠）。②古怪、离奇或独特的行为或外表。③人际关系差，倾向于社会退缩。④古怪的信念或巫术性思维影响着患者的行为并与亚文化规范不符。⑤猜疑或偏执观念。⑥无内在阻力的强迫性穷思竭虑，常伴畸形恐怖的、性的或攻击性的内容。⑦不寻常的知觉体验，包括躯体（身体）感觉异常或其他错觉，人格解体或现实解体。⑧思维模糊、赘述、隐喻性的、过分琐碎或刻板，表现为离奇的言语，无严重的言语不连贯。⑨偶发的短暂性精神病发作，伴严重的错觉、幻听或其他幻觉，以及妄想观念，起病往往没有外界诱因。患者病程应至少2年，持续性或发作性地存在上述3~4个或4个以上特征。必须从未符合过精神分裂症的标准。患者的社会功能严重受损、自知力不全或缺乏。一级亲属的精神分裂症病史支持此诊断，但并非诊断所必需。

鉴别诊断 ①阿斯佩格综合征（Asperger syndrome）：主要以社会交往困难，局限而异常的兴趣行为模式为特征，发病于童年期，很少有猜疑敏感等精神病性症状。②分裂样人格障碍：为行为模式方面的异常，患者情感淡漠、没有亲密或信任的人际交往，多起病于18岁之前。

治疗管理 一般情况下，药物治疗疗效不显著。患者出现短暂幻觉、错觉或类妄想观念时可予小剂量抗精神病药物治疗。新型抗精神病药物（如奥氮平、喹硫平、利培酮）对阴性症状、情绪症状及认知症状的改善有帮助。焦虑抑郁状态可辅以抗焦虑抑郁药物。可配合心理治疗提高疗效，如支持性心理治疗、认知行为治疗、团体心理治疗等。

预后 分裂型障碍为慢性病程，病情波动，少数可发展成精神分裂症。无明确的起病时间，其病程演化类似于人格障碍。对分裂型障碍患者应有足够的耐心与包容，让其觉得有安全感。与患者接触时需注意患者的接受程度，避免激惹患者。防止出现自伤或伤人行为。可配合心理治疗，改善患者的社会适应能力。

（范滕滕 陆 林）

jíxìng duǎnzànxìng jīngshénbìngxìng zhàng'ài

急性短暂性精神病性障碍（acute and transient psychotic disorder，ATPD）

精神病性症状急性发作，以起病急骤、短时间内迅速发展、鲜明而多变、迅速缓解为特点的精神障碍。又称急性而短暂的精神病性障碍（ICD-10）和短暂精神病性障碍（DSM-5）。1992年被正式引入

ICD-10 诊断系统。该病常发病于成年的早中期，在长期的随访过程中被修正为其精神障碍的比例逐渐增加，多被修正为双相障碍或精神分裂症，而维持 ATPD 诊断的比例则随着随访时间的延长而逐渐下降。

病因及发病机制 ATPD 的病因和发病机制尚未明确。流行病学研究发现，遗传因素、女性、社会经济地位低下、居住于农村、急性应激、产后 3 个月内等因素可能与该病的发生有关。其他因素如病毒感染、自身免疫应答失调、营养不良等，也可能参与该病的发病过程。

临床表现 ATPD 通常在没有前驱症状的情况下急性发病，有些是在急性应激之后出现，常在 2 周内达到最严重状态，症状具有多样性，包括各种幻觉、妄想、思维过程的混乱，以及情感和情绪的紊乱等，也可能出现类似紧张症的精神运动障碍。通常这些症状的性质和强度每天会发生变化，甚至在一天内迅速变化，一般在 2~3 个月完全康复，常持续数天至 1 个月。发病前患者往往具有良好的社会功能，经规范治疗后，预后较好。

疑诊 ATPD 时，尤其对于首发患者，需要进行仔细的评估：①须评估患者的躯体健康状况，完善相关临床实验室检查。②评估物质或药物使用史，以及相关物质或药物对中枢神经系统（如皮质类固醇）的作用，包括戒断反应（如酒精戒断反应）。③全面的精神科评估，主要包括患者的主诉、现病史，如起病时间、主要症状、伴随症状和这些症状的发展变化情况，以及已有的诊治经过。④风险评估。当接诊患者时，安全性评估应当作为所有评估的第一步，贯穿从接诊患者到治疗结束的始终，并做好相应的风险防范措施。⑤既往史（既往躯体疾病和精神疾病病史，尤其与本次疾病可能相关的疾病及诊治经过）、过敏史及药物不良反应史、心理社会因素（尤其与本次疾病发展可能相关的因素）、家族史等评估。

诊断 包括诊断标准及鉴别诊断。

诊断标准 ①急性起病，在 2 周或更短的时间内从非精神病状态转变成明显的精神病状态，病程 1 个月（DSM-5）或 3 个月（ICD-10），最终能完全恢复到发病前的水平。②存在典型的幻觉或妄想综合征，可有言语紊乱，行为紊乱或紧张症的行为。③伴或不伴有急性应激。④排除躯体器质性疾病及药物或酒精中毒等。

鉴别诊断 ①急性应激反应：发病急，可有一过性幻觉妄想体验，预后良好。患者发病时有剧烈或持久的不良社会心理因素存在，但患者的幻觉妄想体检与心理创伤体验密切相关且较少发生变化。在不良的社会心理因素消除后，病情即可得到改善。②分裂情感性障碍：主要以分裂样症状和情感症状为主，两类症状同时存在，同样明显，常急性起病，缓解期精神状态良好，一般无残留症状。③躁狂发作：发病时患者有明显的情感高涨、兴奋话多、思维速度加快、意念飘忽等表现，与环境主动接触，精神状态与环境相协调。④抑郁发作：起病多缓慢，存在明显的心境低落、思维迟缓、言语活动减少、精神活动受到抑制等表现，患者明显感到内心巨大的痛苦。⑤躯体疾病引起的精神病性症状急性发作。

治疗管理 ATPD 的治疗以对症治疗、快速改善患者症状、促进患者康复为原则。在药物治疗方面，以抗精神病药物为主。常用的抗精神病药物，包括第一代抗精神病药物，如氯丙嗪、氟哌啶醇等；第二代抗精神病药物，如利培酮、奥氮平、喹硫平、阿立哌唑、帕利哌酮、齐拉西酮等。值得注意的是，由于各种药物均存在不同程度的不良反应，且在不同个体间存在差异。因此，在使用时应从小剂量起始，逐渐滴定，并密切观察药物不良反应，维持期逐渐减量。

若患者的抑郁或焦虑症状较为明显，可考虑使用抗抑郁或抗焦虑药，治疗剂量不宜过大，使用时间也不宜太长。若患者存在明显的兴奋、激越、冲动等表现，为控制病情，必要时可短期内临时给予保护性约束，并酌情使用具有镇静作用的抗精神病药或苯二氮䓬类药物肌内注射或静脉内给药。若药物治疗不能很好地控制急性症状时，可考虑联合电休克治疗。此外，心理治疗对提高药物治疗效果、预防疾病复发、促进患者更好的康复方面也有积极的作用。

预后 ATPD 病程短，预后较好，常在数日、数周或数月内缓解，如果起病和症状充分发展之间的时间间隔较短，则预后较好。结局在症状和社会功能方面均优于精神分裂症，但由于其病因尚未明确，且存在复发的风险，其死亡率和自杀率均高于一般人群，因此 ATPD 的疾病管理仍需要实施随访管理，即在疾病发作期由精神卫生专业机构对患者进行系统治疗，在疾病缓解间歇期由社区卫生服务机构对患者进行长程的随访观察。

（宓为峰 陆 林）

wàngxiǎngxìng zhàng'ài

妄想性障碍（delusional disorder） 以系统妄想为唯一或突出临床症状的精神障碍。又称偏执性精神障碍、妄想障碍（DSM-5）。妄想往往较为持久，甚至持续终身。妄想的内容多与患者的生活处境相关，常为被害、疑病或夸大性质的，也有与诉讼或嫉妒相关的，或表现为坚信其身体畸形，或确信他人认为自己有异味或是同性恋者等。该病较少见，患病率为 0.01%～0.03%，多在 30 岁以后起病，男女比例相当，起病通常较缓慢，病程迁延，多不被周围人所察觉，常不主动就医。患者往往存在一些不健全人格特征，包括固执偏见、敏感多疑、以自我为中心，人际关系差、易将别人的行为误解为有敌意或轻视的含义。在不涉及妄想内容的情况下，患者常不表现出明显的精神异常，并有一定的工作和社会适应能力，能够正常生活，一般也不出现明显的人格衰退和智力障碍。

病因及发病机制 妄想性障碍的病因和发病机制尚不明确。遗传和环境因素的相互作用，包括不健全的人格特征和一些不良的精神心理应激因素可能参与该病的发病过程。社会孤立、有感觉缺陷（如耳聋）、经济地位较低、移民、高龄、家族史阳性，以及一些器质性因素（如伴有意识丧失的头部创伤、发病前药物滥用）等可能是妄想性障碍发生的危险因素。

临床表现 妄想性障碍以系统的妄想为主要临床表现（以被害妄想居多），常持续存在，但多为非奇怪的妄想。妄想内容与现实生活存在密切联系，似乎事出有因，言谈举止和情感反应与妄想相一致，尽管不可信，但却有一定的现实基础，并不像精神分裂症患者的妄想那么荒谬、离奇和易于泛化。典型病例常缺乏其他精神病性改变，但部分患者可间断出现情绪症状和幻觉，但这些情绪症状和幻觉通常只存在与妄想信念相关的时期，且历时短暂、不突出，患者的一般功能受损通常不明显。

由于妄想性障碍患者常缺乏自知力，评估时患者会采取回避、戒备、猜疑等态度，有时会变得恼怒或充满敌意，患者很少主动就医，因此评估难度很大。在进行评估时应注意：①当讨论触及患者的妄想症状时，检查者应保持理解的态度和对患者所关心事物的兴趣和耐心，这样可以减轻患者的不信任和回避，以便进一步揭示妄想的内容。②需要评估患者对妄想内容涉及的对象可能造成的危险和愤怒程度，并制订相应的防范计划。③由于妄想是多种疾病的临床表现，因此评估时需要非常谨慎。除了精神科常规的症状评估之外，对妄想性障碍的评估还需要注意收集相关的阴性依据，以排除其他可能的精神障碍。

诊断 包括诊断标准及鉴别诊断。

诊断标准 妄想性障碍是以一种或一组相关的妄想为特点，病程持续至少 3 个月（通常更长，ICD-10 标准。DSM-5 病程标准为 1 个月）。不伴有抑郁、躁狂或混合发作等情绪症状，无精神分裂症的其他特征症状（如持续的幻听、思维紊乱、阴性症状），但如果感知障碍（如幻觉）与妄想有关，仍可考虑本诊断。除了与妄想直接相关的行为和态度外，其他言语和行为通常不受影响。这些症状不是另一种精神疾病或综合征的表现，症状不能归因于其他躯体疾病（如脑肿瘤），并且不是物质或药物对中枢神经系统（如皮质类固醇）的影响，以及戒断（如酒精戒断）的作用。

鉴别诊断 需与妄想性障碍进行鉴别的疾病包括以下几种。①精神分裂症：临床症状多以妄想为主，但其内容荒谬、离奇、泛化，且不具有现实性的特点，常伴有幻觉，晚期常有精神衰退。②偏执型人格障碍：以猜疑和偏执为主要特征，但其并未达到妄想的程度，开始于童年、少年或成年早期。③中毒或躯体疾病所致精神障碍：患者可出现偏执，但均为继发于中毒或躯体疾病之后，详细的病史采集、体格检查和实验室检查可有阳性发现。④心因性妄想：因剧烈或长期不良的社会心理因素所致，妄想的内容与不良的社会心理因素密切相关，具有现实性和易暴露的特点。在不良的社会心理因素消除后，症状可很快消失。

治疗管理 妄想性障碍的患者常不主动就诊于精神科，通常因躯体主诉到内科就诊后转诊，治疗的依从性也比较差。因此，治疗时应以提高患者的疾病自知力、促进患者接受系统治疗为首要原则。①对于能够配合治疗的患者，可按照相应的药物和/或心理治疗规范进行系统的治疗，如使用抗精神病药物对症减轻或消除妄想性障碍患者的妄想；对伴有焦虑、抑郁等情绪症状的患者，可酌情使用抗焦虑、抗抑郁药物；对服药依从性较差的患者，则可以考虑使用长效抗精神病药制剂进行对症治疗，具体用药剂量和疗程，需根据患者病情及疗效反应而定。②对有敌意、攻击、自杀隐患等风险的患者，则应酌情进行适当的监管和住院治疗。

对于妄想性障碍的疾病管理，尚缺乏有效的实践经验。但该病病程多呈持续性，甚至有可能终身不愈，因此，仍建议精神卫生专业机构、社区及地方相关职能部门对该类患者尤其是存在潜在社会安全风险的患者，实施长病程管理，进行长期甚至终身的随访观察。

预后 该病起病隐袭或急性起病，病程因治疗情况差异大，有30%～50%的患者症状持续存在。一般急性起病、以嫉妒或被害为主要症状特征的患者预后往往较好，但如果症状持续超过6个月，则患者预后较差。

（宓为峰 陆 林）

jǐnzhāngzhèng

紧张症（catatonia） 以精神运动的随意控制紊乱为突出特征的临床综合征。包括运动的极度缓慢或不动，或出现与外界刺激无关的无目的性的兴奋激越，木僵、肌肉僵硬、蜡样屈曲，缄默症，违拗或被动服从，奇特的姿势、做作、扮鬼脸，刻板动作或行为，模仿言语及模仿动作等。该病不仅可以见于多种精神障碍，而且也可以因躯体疾病和精神活性物质使用引起。

依据DSM-5紧张症的诊断标准，包括3项或更多下列症状即可诊断该病：木僵、僵住、蜡样屈曲、缄默、违拗、作态、装相、刻板运动、不受外界刺激影响的激越、扮鬼脸、模仿言语、模仿动作。

该病常见于精神分裂症，曾经是精神分裂症的一个亚型，也见于情感障碍（如抑郁发作）、分裂情感性障碍、神经发育障碍特别是孤独症谱系障碍、精神活性物质（如苯丙胺类、苯环己哌啶）中毒和急性戒断时，也可以是抗精神病药物引起的运动障碍。紧张症也可发生于一些不属于精神、行为或神经发育障碍的躯体疾病情况，如肝性脑病、叶酸缺乏症。紧张症的精神运动紊乱范围可以从显著的无反应到显著的激越，个别病例可以在运动显著减少（如木僵）到显著增加（如精神运动性激越）之间来回变动，导致诊断复杂。诊断为精神障碍有关的紧张症需排除躯体疾病所致的紧张症，二者虽然产生的原因不同但症状类似。

在患者躯体情况允许的基础上可以优先考虑改良电休克治疗治疗，躯体情况不佳的患者应采用药物治疗。以抗精神病药物为主，不合作的患者可以采用抗精神病药物肌内注射，避免患者的自伤与伤人行为。积极治疗引起紧张症的基础疾病，包括精神障碍与躯体疾病。要注意维持水、电解质的平衡和保证营养，协助做好基本的生活护理。

（范滕滕 陆 林）

shuāngxiàng zhàng'ài

双相障碍（bipolar disorder） 以间歇性心境异常改变为主要临床特征，伴有与心境异常改变相应的生理心理学、认知、意志行为、人际关系、社会及职业功能紊乱或改变的一组精神障碍。

ICD-11将双相及相关障碍归类于“精神、行为或神经发育障碍”中的心境障碍章节，其包括5个亚诊断类型：双相障碍Ⅰ型；双相障碍Ⅱ型；环性心境障碍；其他特定的双相及相关障碍；双相及相关障碍，未特定。DSM-5将双相及相关障碍作为独立章节，其包括7个亚诊断类型：双相障碍Ⅰ型；双相障碍Ⅱ型；环性心境障碍；物质/药物所致双相及相关障碍；其他医学疾病所致双相及相关障碍；其他特定的双相及相关障碍；未特定的双相及相关障碍。

双相障碍的临床特点是发作性的心境障碍，以躁狂、混合或轻躁狂发作或症状为特征，这些发作通常在疾病过程中与抑郁发作或抑郁症状期交替发生。

（刘铁榜 白渊翰）

shuāngxiàng zhàng'ài Ⅰ xíng

双相障碍Ⅰ型（bipolar type Ⅰ disorder，bipolar Ⅰ disorder） 至少1次躁狂发作或间歇性躁狂或混合发作，全病程中出现或不出现轻躁狂或抑郁发作的情感障碍。双相障碍Ⅰ型流行病学数据因地域、人群、诊断评估等因素变化而变化，终身患病率2011年世界卫生组织流行病学调查结果约为0.6%，2013年中国精神障碍流行病学调查结果约为0.4%。2015年一项涉及23个国家的流行病学调查显示，双相障碍Ⅰ型平均发病年龄在19岁左右。双相障碍Ⅰ型常呈间歇性发作，间歇期社会功能相对完整，但易慢性迁延或残留症状，需长期药物和/或心理治疗干预。

病因及发病机制 病因尚不明确。遗传因素、个体生物学素质、社会心理因素等相互作用，对双相障碍Ⅰ型的发生共同产生影响。儿童及青春期的抑郁障碍、精神病性抑郁、产后抑郁障碍、双相障碍家族史等因素与双相障碍Ⅰ型的发生密切相关。

神经递质功能异常，是被公认的发病机制假说。一般认为，5-羟色胺、多巴胺、去甲肾上腺素功能增强与躁狂发作相关；反之，其功能降低与抑郁发作相关。另外，遗传因素、脑结构和脑环路功能异常、神经内分泌功能失调、神经细胞信号转导异常、生物节律的改变等因素也被认为与双相障碍Ⅰ型的发生有关。

临床表现 至少1次躁狂发作为其核心表现，典型表现为间歇性躁狂/轻躁狂、抑郁发作，以及在上述表现基础之上的思维、注意、记忆力、自知力的改变。

躁狂发作时常有如下表现：①情感高涨和/或易激惹。具有一定感染力的主观愉悦体验，但情绪不稳定，易转为易激惹、激动暴怒。有些患者在发作期仅以易激惹为表现。②情绪低落和/或愉悦感下降。抑郁悲观，郁郁寡欢，对生活感到绝望，日常的兴趣爱好无法引起患者的积极响应，患者常有度日如年，生不如死的体验。③精力旺盛或活动增多。睡眠需要量减少，异于常态的精力增加，活动增多，忙碌不知疲倦，做事虎头蛇尾，外向及社交行为增多，行为常不考虑后果，自控能力下降，有时伴有冲动毁物，自伤伤人等行为。④思维障碍。思维联想速度增快、内容增多，言语滔滔不绝，不切实际的自我夸大。⑤注意障碍。不能持久维持对既定目标的注意，过分关注某些无关紧要的细微事物。⑥记忆障碍。常回忆出一些久远的、极为琐碎的、连带许多细节的往事。⑦自知力障碍。常对疾病状态缺乏自我认识和判断。

诊断 依据ICD-11或DSM-5标准诊断，躁狂发作是诊断双相障碍Ⅰ型必有症状。

诊断标准 ①至少符合1次躁狂发作诊断标准。②症状不能用精神分裂症谱系及其他精神障碍解释，不能归因于某种物质的生理效应，或其他躯体疾病。

躁狂发作诊断标准 ①病程标准：症状几乎每天出现，至少持续1周，如果有住院的必要，则病程标准可不满1周。②症状标准：情感高涨或易激惹，和活动增加或精力旺盛。在此基础之上至少满足下列3条标准（如果仅为易激惹，则要至少满足下列4条标准）。a. 自我夸大或自信心膨胀；b. 睡眠需要量减少；c. 思维联想速度增快；d. 言语量明显增多；e. 注意力随境转移，不能维持目标导向的注意；f. 有目标导向的活动增多；g. 过分参与可能导致不良后果的活动。③严重程度标准：重要的社会功能或工作能力受损，需要住院治疗，或伴有精神病性症状。④排除标准：不是由于精神活性物质或其他药物的生理效应，或其他医学疾病导致的。

轻躁狂诊断标准 ①病程标准：症状几乎每天出现，至少持续4天。②症状标准：情感高涨或情感易激惹，和活动增加或精力旺盛。在此基础之上至少满足下列3条标准（如果仅为情感易激惹，则要至少满足下列4条标准）。a. 自我夸大或自信心膨胀；b. 睡眠需要量减少；c. 思维联想速度增快；d. 言语量明显增多；e. 注意力随境转移，不能维持目标导向的注意；f. 有目标导向的活动增多；g. 过分参与可能导致不良后果的活动。③严重程度标准：症状显而易见，能被他人观察到，但不足以造成社会或职业功能的明显损害，不需要住院治疗，不伴有精神病性症状。④排除标准：不是由于精神活性物质或其他药物的生理效应，或其他医学疾病导致的。

抑郁发作诊断标准 ①病程标准：症状每天大部分时间出现，持续2周。②症状标准：至少满足下列标准中的5条，其中1条必须为a或者b。a. 情感低落；b. 兴趣丧失及愉悦感下降；c. 体重或食欲无其他原因的减少或增加；d. 失眠或嗜睡；e. 烦躁不安或反应迟钝；f. 疲乏或精力下降；g. 过度内疚或无价值感；h. 思考或注意力下降，或决断困难；i. 反复出现的自杀想法、意念、企图或计划。③严重程度标准：症状带来明显痛苦，社会、职业或其他主要的功能受损。④排除标准：不是由于精神活性物质或其他药物的生理效应，或其他医学疾病导致的。

混合发作诊断标准 ①躁狂或轻躁狂混合抑郁发作诊断标准：完全满足躁狂或轻躁狂诊断标准，符合以下至少3条症状。a. 烦躁不安或情感低落；b. 兴趣及愉悦感下降；c. 反应迟钝；d. 疲乏或精力下降；e. 过分的内疚或无价值感；f. 反复出现死亡的想法、自杀意念、自杀企图，自杀计划。异于常态表现，明显能被他人观察到。不是由于精神活性物质或其他药物的生理效应，或其他医学疾病导致的。②抑郁混合躁狂发作诊断标准：完全满足抑郁发作诊断标准，符合以下至少3条症状。a. 情感高涨；b. 过分自信或夸大；c. 睡眠需要量减少；d. 言语量明显增多；e. 思维联想速度增加；f. 精力旺盛或目标导向活动增多；g. 过分参与可能导致痛苦后果的活动。异于常态表现，明显能被他人观察到。不是由于精神活性物质或其他药物的生理效应，或其他医学疾病导致的。

疾病评估 临床总体印象量表，用于评估精神状态总体情况；杨氏躁狂状态评定量表，用于评估躁狂严重程度；蒙哥马利-艾森贝格抑郁评定量表、汉密尔顿抑

郁评定量表，用于评估抑郁严重程度；轻躁狂自评量表、心境障碍问卷、双相谱系诊断量表，用于双相的筛查和识别。

鉴别诊断　主要需要与器质性或精神活性物质等因素继发的双相障碍、其他双相障碍、单相抑郁障碍、焦虑谱系障碍、注意缺陷多动障碍、人格障碍等疾病相鉴别。

治疗管理　①药物治疗：常用治疗方案为心境稳定剂联合非典型抗精神病药物，抑郁发作期不推荐联合抗抑郁药物治疗。经典抗精神病药物、非典型抗精神病药物、苯二氮䓬类药物肌肉注射可临时处理兴奋激越症状。②物理治疗：改良电休克治疗可以改善冲动激越、拒食、自伤自杀。③心理治疗：认知行为治疗、家庭关注治疗、人际及社会关系治疗、同伴支持。④健康教育：针对患者和家庭成员的疾病基础知识、疾病管理等教育；给予患者心理支持，减少其病耻感并增加治疗依从性。⑤慢病管理：医院-社区-家庭模式的长期慢病管理，建立治疗康复联盟，减少病情复发，鼓励积极参与活动，恢复正常生活工作，促进社会及职业功能恢复。

预后　与原发病、患者基础健康状态、社会支持系统、教育程度、治疗积极与否等因素相关。多数患者在发作间歇期可以有相对完整的社会及职业功能，但仍有30%左右的患者症状严重而不能维持正常的生活工作。功能的恢复滞后于症状的恢复。双相障碍Ⅰ型对认知功能损害较大，主要影响职业功能和人际交往，这些影响有时在发作间期也十分明显，并且有可能持续终身。

（刘铁榜　白渊翰）

shuāngxiàng zhàng'ài Ⅱ xíng

双相障碍Ⅱ型（bipolar type Ⅱ disorder，bipolar Ⅱ disorder）

1次或间歇性多次轻躁狂发作，并至少1次抑郁发作的情感障碍。双相障碍Ⅱ型流行病学数据因地域、人群、诊断评估等因素变化而变化，其终身患病率据2011年世界卫生组织流行病学调查数据约为0.4%，2013年中国精神障碍流行病学调查数据不到0.1%。双相障碍Ⅱ型好发于青春晚期至成年早期，平均发病年龄为25岁。双相障碍Ⅱ型常呈间歇性发作，间歇期社会功能相对完整，但易慢性迁延或残留症状，需长期药物和/或心理治疗干预。

病因及发病机制　病因尚不明确。遗传因素、个体生物学素质、社会心理因素等相互作用，对双相障碍Ⅱ型的发生共同产生影响。儿童期抑郁障碍、精神病性抑郁、产后抑郁障碍、双相障碍家族史等因素与双相障碍Ⅱ型的发生密切相关。

神经递质功能异常是公认的发病机制假说。5-羟色胺、多巴胺、去甲肾上腺素功能增强与躁狂发作相关；反之，其功能降低与抑郁发作相关。另外，遗传因素、脑结构和脑环路功能异常、神经内分泌功能失调、神经细胞信号转导异常、生物节律的改变等因素均与双相障碍Ⅱ型的发生也有一定关系。

临床表现　1次或间歇性轻躁狂发作并至少1次抑郁发作为其核心表现，典型表现为间歇性轻躁狂、抑郁发作以及在上述表现基础之上的思维、注意、记忆力、自知力的改变。①情感高涨和/或易激惹：具有一定感染力的主观愉悦体验，但情绪不稳定，易转为易激惹、激动暴怒。有些患者在发作期仅以易激惹为表现。②情绪低落和/或愉悦感下降：抑郁悲观，郁郁寡欢，日常的兴趣爱好无法引起患者的积极响应，患者常有度日如年，生不如死的体验。③精力旺盛或活动增多：睡眠需要量减少，异于常态的精力增加，活动增多，忙碌不知疲倦，做事虎头蛇尾，外向及社交行为增多，行为常不考虑后果，自控能力下降，有时伴有冲动毁物，自伤伤人等行为。④思维障碍：思维联想速度增快、内容增多，言语滔滔不绝，不切实际的自我夸大。⑤注意障碍：不能持久维持对既定目标的注意，过分关注某些无关紧要的细微事物。⑥记忆障碍：回忆出一些久远的、极为琐碎的、连带许多细节的往事。⑦自知力障碍：常对疾病状态缺乏认识和判断。

诊断　依据ICD-11或DSM-5标准诊断，双相障碍Ⅱ型诊断要求既往或当前不能出现符合诊断标准的躁狂发作。

诊断标准　①全病程中至少出现符合诊断标准的1次轻躁狂发作和1次抑郁发作。②从不符合躁狂发作诊断标准。③症状不能用精神分裂症谱系及其他精神障碍解释，不能归因于某种物质的生理效应，或其他躯体疾病。④症状引起明显的痛苦，或导致社交、职业或其他重要功能的损害。

轻躁狂诊断标准　①病程标准：症状几乎每天出现，至少持续4天。②症状标准：情感高涨或情感易激惹，和活动增加或精力旺盛。在此基础之上至少满足下列3条标准（如果仅为情感易激惹，则要至少满足下列4条标准）。a. 自我夸大或自信心膨胀；b. 睡眠需要量减少；c. 思维联想速度增快；d. 言语量明显增多；e. 注意力随境转移，不能维持目标导向的注意；f. 有目标导向的活动增多；g. 过分参与可能导致不良后果的活动。③严重程度标准：症状显而易见，能被他人观察到，但不足以造成社会或职业功能的明显损害，不需要住院治疗，不伴有精神病性症状。④排除标准：不是由于精神活性物质或其他药物的生理效应，或其他医学疾病导致的。

与躁狂发作相比，轻躁狂发作诊断标准的特点：①病程标准为4天。②产生的危害并不足以至住院治疗。③不伴有精神病性症状。

抑郁发作诊断标准 ①病程标准：症状每天大部分时间出现，持续2周。②症状标准：至少满足下列标准中的5条，其中1条必须为a或者b。a. 情绪低落；b. 兴趣及愉悦感丧失；c. 体重或食欲无原因的减少或增加；d. 失眠或嗜睡；e. 烦躁不安或反应迟钝；f. 疲乏或精力下降；g. 过度内疚或无价值感；h. 思考或注意力下降，或决断困难；i. 反复出现的自杀想法、意念、企图或计划。③严重程度标准：明显痛苦，社会、职业或其他主要的功能受损。④排除标准：不是由于精神活性物质或其他药物的生理效应，或其他医学疾病导致的。

疾病评估 临床总体印象量表，用于评估精神状态总体情况；杨氏躁狂状态评定量表，用于评估躁狂严重程度；蒙哥马利-艾森贝格抑郁评定量表、汉密尔顿抑郁评定量表，用于评估抑郁严重程度；轻躁狂自评量表、心境障碍问卷、双相谱系诊断量表，用于双相的筛查和识别。

鉴别诊断 主要与器质性或精神活性物质等因素继发的双相障碍、双相障碍Ⅰ型及其他双相障碍、单相抑郁障碍、焦虑谱系障碍、注意缺陷多动障碍、人格障碍等疾病鉴别。

治疗管理 ①药物治疗：常用治疗方案为心境稳定剂联合非典型抗精神病药物，抑郁发作期可根据情况酌情联合抗抑郁药物治疗。②物理治疗：改良电休克治疗可以改善兴奋激越、拒食、自伤自杀。③心理治疗：认知行为治疗、家庭关注治疗、人际及社会关系治疗、同伴支持。④健康教育：针对患者和家庭成员的疾病基础知识、疾病管理等教育；给予心理支持，减少病耻感，增加治疗依从性。⑤慢病管理：医院-社区-家庭模式的长期慢病管理，建立治疗康复联盟，减少病情复发，鼓励积极参与活动，恢复正常生活工作，促进社会及职业功能恢复。

预后 与原发病、患者基础健康状态，社会支持系统、教育程度、治疗积极与否等因素相关。多数患者在发作间歇期可以有相对完整的社会及职业功能，但仍有15%左右的患者症状严重而不能维持正常的生活工作。功能的恢复滞后于症状的恢复。双相障碍Ⅱ型对认知功能损害较大，主要影响职业功能和人际交往，这些影响有时在发作间期也十分明显，并且有可能持续终身。但是，双相障碍Ⅱ型患者在记忆力和言语流畅性等认知功能层面的表现优于双相障碍Ⅰ型患者。

（刘铁榜 白渊翰）

huánxìng xīnjìng zhàng'ài

环性心境障碍 （cyclothymic disorder） 情感不稳定持续至少2年或以上时间（儿童为至少1年），其间包括众多具有轻躁狂或抑郁症状的发作周期，发作从不满足躁狂、轻躁狂或抑郁发作诊断标准的情感障碍。环性心境障碍流行病学数据因地域、人群、诊断评估等因素变化而变化，终身患病率为0.4%~1.0%。青少年及至成年早期好发，男女发病比例大致相当。环性心境障碍间歇性发作，多慢性迁延，有转换成双相障碍Ⅰ型或Ⅱ型的风险，需长期药物/心理治疗。

病因及发病机制 病因尚不明确。遗传因素、个体生物学素质、社会心理因素相互作用，对环性心境障碍的发生产生影响。具有环性气质或边缘性人格特质的人更易罹患环性心境障碍。遗传因素、神经递质功能异常、脑结构和脑环路功能异常、神经内分泌功能失调、神经细胞信号转导异常、生物节律的改变等因素均与环性心境障碍的发生有关。

临床表现 持续性的心境不稳定为其核心表现，包括众多具有轻躁狂或抑郁症状的发作周期，发作期间可伴有思维、注意、记忆力、自知力的改变。①轻躁狂症状：强烈的兴奋或高兴、情绪易激惹、自信心膨胀、精力旺盛、活动增多等。②抑郁症状：情绪低落、兴趣减退、无精打采、反应迟钝、疲乏无力等。③思维联想速度增快或迟缓：可出现与心境改变相应的思维联想速度增快、内容增多，或思维联想速度迟缓、内容减少。④注意障碍：可出现与心境改变相应的注意增强或减退。⑤记忆障碍：可出现与心境改变相应的记忆增强或记忆力下降。⑥自知力障碍：有时可缺乏对疾病状态的认识和判断。

诊断 依据ICD-11或DSM-5标准诊断，环性心境障碍诊断要求既往和当前不能出现符合诊断标准的躁狂、轻躁狂或抑郁发作。

诊断标准　①症状标准：成人至少持续2年，儿童青少年至少持续1年，在上述时间内，轻躁狂症状期和抑郁症状期至少占总病程一半的时间，且个体无症状的时间从未超过2个月。②症状标准：在疾病周期内，有反复出现的轻躁狂或抑郁症状。从不符合躁狂、轻躁狂或抑郁发作诊断标准。③严重程度标准：症状引起明显的痛苦，或导致社交、职业或其他重要功能的损害。④排除标准：症状不能用精神分裂症谱系及其他精神障碍解释，不能归因于某种物质的生理效应，或其他躯体疾病。

疾病评估　临床总体印象量表，用于评估精神状态总体情况；杨氏躁狂状态评定量表，用于评估躁狂严重程度；蒙哥马利-艾森贝格抑郁评定量表、汉密尔顿抑郁评定量表，用于评估抑郁严重程度；轻躁狂自评量表、心境障碍问卷、双相谱系诊断量表，用于症状筛查和识别。

鉴别诊断　主要与器质性的双相障碍和抑郁障碍、精神活性物质/药物所致双相障碍和抑郁障碍、双相障碍Ⅰ型或Ⅱ型障碍伴有快速循环特征、边缘性人格障碍，注意缺陷多动障碍相鉴别。

治疗管理　①药物治疗：常用治疗方案为心境稳定剂联合非典型抗精神病药物。②心理治疗：认知行为治疗、家庭关注治疗、人际及社会关系治疗、同伴支持，尤其针对具有环性特质或边缘性人格特质的患者进行心理治疗。③健康教育：针对患者和家庭成员的疾病基础知识、疾病管理等教育；给予心理支持，减少病耻感，增加治疗依从性。④慢病管理：医院-社区-家庭模式的长期慢病管理，建立治疗康复联盟，减少病情复发，鼓励积极参与活动，恢复正常生活工作，促进社会及职业功能恢复。

预后　总体类似于双相障碍Ⅰ型或Ⅱ型障碍，部分患者对药物治疗反应不佳，病程常慢性迁延。相对较高的共病率使得发作频繁。尽管缺少经典的躁狂、轻躁狂或抑郁发作，环性心境障碍症状发作期仍会造成社会、职业功能和人际关系的损害。

（刘铁榜　白渊翰）

yìyù zhàng'ài

抑郁障碍（depressive disorder）　以显著和持久的抑郁症状群为主要临床特征的一类心境障碍。其发病危险因素涉及生物、心理、社会多方面。儿童期不良经历、不利的社会环境、具有较明显的焦虑、强迫、冲动等人格特质、慢性躯体疾病等都是抑郁障碍发生的重要危险因素。

诊断分类　在ICD-11第6章精神行为和神经发育障碍中，根据疾病发作次数可将抑郁障碍分为单次发作和复发性抑郁障碍，根据严重程度可进一步分为轻度、中度和重度发作，根据疾病恢复情况可标注为部分缓解或完全缓解，根据是否伴有精神病症状可分为伴有或不伴有精神病性症状的抑郁发作。此外，还包括恶劣心境障碍（DSM-5中称为持续性抑郁障碍）、混合性抑郁焦虑障碍。

临床特点　抑郁障碍以情感低落、兴趣下降、快感缺失、精力减退为典型症状，同时可伴有注意力集中困难、自我评价和自信降低、自罪观念和无价值感、认为前途暗淡无望、有自伤或自杀的观念或行为、睡眠障碍、食欲下降或进食过多。有些患者还可以伴有幻觉、妄想等精神病性症状。如果有任何躁狂、轻躁狂或混合发作的情况，则考虑诊断为双相障碍。

预后　抑郁障碍很少单独存在，常与焦虑障碍、精神活性物质使用障碍、人格障碍和冲动控制障碍等共病。自杀企图和自杀死亡是抑郁障碍的最严重后果。一般认为，抑郁患者发生自杀企图或自杀的风险与年龄、性别、社会环境变化以及抑郁严重程度相关。

（于鲁璐　陆　林）

pòhuàixìng xīnjìng shītiáo zhàng'ài

破坏性心境失调障碍（disruptive mood dysregulation disorder，DMDD）　以持续易激惹和频繁发作的极端脾气暴发、行为失控为特征的精神障碍。发病于儿童青少年，学龄前儿童更常见，平均每周至少发作3次，与其发育阶段不一致，可导致患儿的社会功能严重受损。该病是DSM-5增加的一个病种，虽然有极端的脾气暴躁和行为失控，但该病与日后的抑郁障碍有关，不是双相障碍，因此，该病还是归于抑郁障碍诊断类别中。该病的诊断不能与对立违抗障碍、间歇性暴怒障碍或双相障碍并存，但可与重性抑郁障碍、注意缺陷多动障碍、品行障碍和物质使用障碍并存。国外有研究对2～17岁儿童的调查发现，DMDD 3个月的时点患病率为0.8%～3.3%，该病共病的情绪或行为障碍的比例在32%～68%，共病其他精神障碍的比例在60%～90%。国内尚缺乏相关调查数据。由于该病是诊断系统2013年增加的病种，国内外相关研究非常有限，疾病的病因及治疗的相关研究结果还有很大的争议，结论也不一致。

病因及发病机制 病因尚不明确。流行病学研究发现，遗传因素、个性气质特征等可能与疾病的发病相关。部分患儿在符合DMDD诊断之前常已经存在慢性的广泛的易激惹等前驱期症状，部分患儿有注意缺陷、信息识别或整合缺陷或焦虑抑郁的症状，常提示患儿的个性特征可能也是其发病的重要因素。

临床表现 患儿在疾病的前驱期可能会有的广泛的易激惹、焦虑抑郁情绪、注意缺陷多动障碍、信息识别或整合缺陷等症状。患儿急性期发病往往在10岁以前，以慢性的、严重而持续性的易激惹为典型临床特征。这种严重的易激惹有2个显著的临床表现：一是频繁发脾气，表现为言语或行为的攻击性，与其发育阶段不一致；二是存在慢性持续性易激惹或发怒的情感。病程往往在1年以上，发作频率每周3次以上。

疑诊DMDD时，尤其是首发患者，需要进行仔细评估：①须评估患儿的躯体健康状况，完善相关临床实验室检查。②评估物质或药物使用史，以及相关物质或药物对中枢神经系统的作用。③全面的精神科评估，主要包括患儿主诉、现病史，如起病时间、主要症状、伴随症状和这些症状的发展变化情况，以及已有的诊治经过。④风险评估。接诊患者时，安全性评估应当作为所有评估的第一步，贯穿从接诊患者到治疗结束的始终，并做好相应的风险防范措施；在DMDD患儿中，危险行为、自杀观念和企图、严重的攻击性常见，要有充分的风险防范措施。⑤既往史（既往躯体疾病和精神疾病病史，尤其与本次疾病可能相关的疾病及诊治经过）、过敏史及药物不良反应史、心理社会因素（尤其与本次疾病发展可能相关的因素）、家族史等评估。

诊断 包括诊断标准及鉴别诊断。

诊断标准（DSM-5） ①严重的反复的脾气暴发，表现为言语（如言语暴力）和/或行为（如以肢体攻击他人或财物），其强度或持续时间与所处情况或所受的挑衅完全不成比例。②脾气暴发与其发育阶段不一致。③脾气暴发每周3次或3次以上。④几乎每天和每天的大部分时间，脾气暴发之间的情感是持续性的易激惹或发怒，但可被他人（如父母、老师、同伴）观察到。⑤诊断标准①~④的症状已经持续存在12个月或更长时间，在此期间，个体从未有过连续3个月或更长时间诊断标准①~④中的全部症状都没有的情况。⑥诊断标准①和④至少在下列三种（即在家、在学校、与同伴在一起）的两种场景中存在，且至少在其中一种场景中是严重的。⑦首次诊断不能在6岁前或18岁后。⑧根据病史或观察，诊断标准①~⑤的症状出现的年龄在10岁前。⑨从未有超过持续1天的特别时期，在此期间，除了持续时间以外，符合了躁狂或轻躁狂发作的全部诊断标准。与发育阶段相符的情绪高涨，如遇到或预期到一个非常积极的事件发生，则不能被视为躁狂或轻躁狂的症状。⑩这些行为不仅仅出现在重性抑郁障碍的发作期，且不能用其他精神障碍来更好地解释［如孤独症（自闭症）谱系障碍、创伤后应激障碍、分离焦虑障碍、持续性抑郁障碍（心境恶劣）］。此诊断不能与对立违抗障碍、间歇性暴怒障碍或双相障碍并存，但可与其他精神障碍并存，包括重性抑郁障碍、注意缺陷多动障碍、品行障碍和物质使用障碍。若个体的症状同时符合DMDD和对立违抗障碍的诊断标准，则只能诊断为DMDD。如果个体曾有过躁狂或轻躁狂发作，则不能再诊断为DMDD。⑪这些症状不能归因于某种物质的生理效应，或其他躯体疾病或神经疾病。

鉴别诊断 主要与对立违抗性障碍及躁狂发作相鉴别。

对立违抗性障碍 多见于10岁以下儿童，主要表现为明显不服从、对抗、消极抵抗、易激惹或挑衅等令人厌烦的行为特征。这些特征决定了其对家庭、学校、社会所带来的麻烦远较其本人的感受为重。一般对立违抗性障碍没有更严重的违法或冒犯他人权利的社会性紊乱或攻击行为。对立违抗性障碍儿童在童年早期就可能特别容易出现腹痛、烦躁不安、脾气大等，父母或其他照料者百般哄劝和安慰，也常无济于事。有些患儿的对立违抗若表现在学习方面，便会出现对学习无兴趣、难以接受知识、学习成绩差等。

躁狂发作 患者躁狂发作时有明显的情感高涨、兴奋话多、思维速度加快、意念飘忽等表现，与环境主动接触，精神状态与环境相协调，具有明显的发作性。在儿童往往表现出能量增加、注意力分散、压力言语、夸大的自我形象、睡眠减少、需求增加、兴高采烈/兴奋、判断力差等症状，伴有情绪和行为的强烈变化，往往不像成人发作持续几天，有些儿童患者的躁狂症状甚至只持续几个小时。躁狂发作直接会有相对平静的时期。同时患者也可能会出现妄想或幻觉这些症状。一些双相障碍的症状可能与其他儿童期疾病相似，特别是注意缺陷多动障碍和对立违抗性障碍。

治疗管理 临床治疗多为对症治疗为主，一般采用药物结合心理治疗，药物的治疗主要是情感稳定剂，心理治疗一般是行为治疗，主要改善患儿易激惹和冲动行为。

药物治疗：①心静稳定剂，锂盐治疗儿童 DMDD 的疗效尚不确定，但对于存在明显自杀攻击风险的患儿仍可试用。②抗精神病药，美国食品药品监督管理局已批准利培酮用于儿童易激惹的适应证，尤其对孤独症伴有的易激惹症状效果显著。另外，有研究显示，阿立哌唑单药治疗可显著改善 DMDD 患儿的易激惹和攻击行为，而对体重指数及催乳素水平无明显影响，提示低剂量阿立哌唑可能对 DMDD 患儿有良好的疗效和耐受性。③其他，阿片受体阻滞剂纳曲酮可有效改善 DMDD 患儿的行为失控，提示纳曲酮可能对 DMDD 患儿有效。

预后 研究较少，鉴于该病为儿童发展过程中具有过渡特征的疾病，且合并其他精神障碍的比例较高，其预后还要看患儿日后疾病转归特点和合并疾病的特点等情况具体评估。

（宓为峰 陆 林）

chíxùxìng yìyù zhàng'ài

持续性抑郁障碍（persistent depressive disorder） 以慢性心境沮丧为特征的抑郁障碍。包括慢性重性抑郁障碍和心境恶劣障碍以及它们的混合形式。其基本特征，第一是症状学标准入门比较低，如符合持续性抑郁障碍症状学标准的患者可以没有重性抑郁障碍中的兴趣缺乏与精力不足，症状数量也可以偏少，抑郁心境加上另外 3 条其他抑郁相关症状即可。第二是抑郁症状群的持续时间长，要求至少持续 2 年（儿童青少年至少 1 年），在 2 年间（儿童青少年在 1 年间）没有任何症状的间歇期不长于 2 个月。

持续性抑郁障碍的亚类就包括了三种情况：①症状比较轻的心境恶劣障碍。②症状比较重的持续超过 2 年的慢性重性抑郁障碍。③既有心境恶劣障碍又有重性抑郁障碍的患者，这类患者的基本特征是心境恶劣障碍，在此基础上经常发作性的出现重性抑郁发作，既往这类患者临床又称双重抑郁。持续性抑郁障碍的 12 个月患病率美国曾有报道为 0.5%。与重性抑郁障碍个体相比，持续性抑郁障碍个体通常有更高风险发生精神疾病的共病，特别是焦虑障碍和物质使用障碍。早发的持续性抑郁障碍经常伴有人格障碍。

此类患者的治疗与重性抑郁障碍的基本原则是相同的，但因为病程长，治疗效果相对差，因此多数患者需要联合治疗，包括药物的联合治疗，药物与非药物治疗如心理治疗或物理治疗的联合治疗。一般认为持续性抑郁障碍的预后差于重性抑郁障碍，较高水平的神经质（消极情感）、症状更严重、功能受损严重，以及存在焦虑障碍或品行障碍等预示预后不好。

（李凌江 陆 林）

zhòngxìng yìyù zhàng'ài

重性抑郁障碍（major depressive disorder，MDD） 各种原因引起的以显著和持久的发作性抑郁症状群为主要临床特征的心境障碍。抑郁症状群包括抑郁心境、兴趣丧失、精力缺乏、精神运动性迟滞或激越、思考或注意能力减弱或难以做决定、自责或者无价值感、体重与睡眠的变化、自杀意念或行为等，其中核心症状是与处境不相称的心境低落和兴趣丧失。在抑郁症状群的基础上，患者常常伴有焦虑或激越症状，各种与抑郁有关的躯体不适症状，严重者可以出现幻觉、妄想等精神病性症状。这些症状群至少连续存在 2 周以上，对个体的社会功能常常造成严重影响。而且可以确定这种状况不是由于更高级的精神活动损害所致，比如精神分裂症谱系障碍或者双相障碍。根据目前国际上影响力最大的美国 DSM 分类系统和世界卫生组织的 ICD 分类系统，抑郁障碍分为多个亚类，其中重性抑郁障碍、持续性抑郁障碍、抑郁焦虑混合状态最具有临床现象学分类的代表性。MDD 的特点是发作性病程，如果没有得到系统治疗，容易反复发作。单次发作时间持续在 3～12 个月。如果一次发作超过 2 年，应诊断为持续性抑郁障碍；如果既有抑郁发作又有焦虑发作，但都达不到任何一个类型的抑郁障碍诊断或者焦虑障碍诊断，通俗理解就是比较轻的抑郁和焦虑发作，则应诊断为抑郁焦虑混合状态。其他抑郁障碍包括躯体疾病所致的抑郁障碍、精神活性物质所致的抑郁障碍、经前期抑郁障碍以及发生在儿童青少年期的破坏性心境失调等亚类。据流行病学报告，重性抑郁障碍患病率约为 5%，世界卫生组织 2015 年完成的多国多中心的抑郁障碍研究报告，其患病率在 4.4%；中国 2015 年完成的全国流调发现，MDD 患病率为 3.6%。

病因及发病机制 病因多与遗传易感素质、生长环境中有害因素积累如躯体疾病的侵袭、持续超出个体耐受力的精神压力、不良的家庭支持系统等有关。发病机制尚不明确。对遗传素质的研究发现，MDD 患者有别于正常健康对照者的遗传因素有越来越多的不同，且这些差异并不稳定，也缺少特异性。同时，基因对临床表型的影响路径，也无定论。例如，来自神经药理学的神经生化假说，人类发现能提高神经突触间隙 5-羟色胺或儿茶酚胺等神经递质含量的药物可以改善抑郁症状，因此假设抑郁症状的发生发展可能与 5-羟色胺或儿茶酚胺的功能不足或紊乱有关。然而，临床上应用增加突触间隙 5-羟色胺或儿茶酚胺含量的抗抑郁药物，缓解抑郁症状的比例为 40%～60%，并不能解决所有患者的抑郁症状；同时，如果实验控制受试者色氨酸（5-羟色胺前体）或络氨酸羟化酶（降解儿茶酚胺）以减少受试者 5-羟色胺或者儿茶酚胺的合成，并不能使正常受试者产生病理性抑郁，而只能使曾经抗抑郁药治愈的抑郁障碍患者复发抑郁。

临床表现 MDD 的主要临床表现为情绪症状，与抑郁有关的躯体不适症状，严重者可以出现幻觉、妄想等精神病性症状，多数患者还同时存在认知损害的症状。而且这些症状常常相互重叠与互相影响，有时很难简单划一，常常使疾病的临床表现显得比较复杂。

情绪症状 核心是心境低落，包括自我感受到或他人可观察到的显著而持久的情绪低落和悲观。轻度抑郁患者会闷闷不乐，缺乏愉快感，诉说“心里有压抑感”或“高兴不起来”等；重度抑郁患者可感到悲观绝望、度日如年、痛不欲生，常诉说“活着没有意思”或“生活没有乐趣”等。有些患者的抑郁心境会出现晨重夜轻的特点，即其低落情绪早晨较严重、傍晚有所减轻。此特点可帮助诊断。

在心境低落的基础上，患者可以出现对活动的兴趣下降或丧失，心理与生理功能的下降或压抑。例如，性欲、食欲的下降或消失，思维活动的迟滞或精力的缺乏和易疲劳，躯体活动、社会交往活动的减少，生存欲望的下降或消失甚至出现自杀意念与行为；也可以出现心理、生理调控能力的下降而表现为精神运动性激越、注意力减弱或难于做决定或者易激惹。

躯体症状 在许多抑郁障碍患者中并不少见，主诉可能涉及各个器官，主要包括睡眠障碍、乏力、食欲减退、体重下降、便秘、疼痛（身体任何部位）、性欲减退、阳痿、闭经和自主神经功能失调症状等。发病前躯体不适的主诉通常更为严重。患者的睡眠障碍以早醒常见，早醒时间一般为 2～3 小时，且醒后难以再入睡，是抑郁发作的典型表现之一；有些患者出现入睡困难、睡眠浅或多梦；少数患者可能出现睡眠过多。患者的体重下降与食欲减退不一定成比例，部分患者也可表现为食欲增强、体重增加。部分抑郁障碍患者的抑郁症状可能被躯体症状掩盖，称为“隐匿性抑郁症”，此类患者多在综合医院各科就诊。但因为这些躯体不适的症状是精神活动的异常所致，所以患者各项躯体的实验室检查常无阳性发现，容易误诊。有研究报告，通常中重度或严重抑郁发作的患者都存在 4 条或以上的躯体症状。这些躯体症状常常成为患者反复求医的主诉，应注意识别。

认知障碍症状 表现在两个方面。①歪曲的认知图式：特点是负性的、歪曲的认知过程。此过程表现为抑郁症患者对自己、对所处的世界以及对未来都存在负性的认知。患者把自己看成是无价值的、不完善的、没人爱的和有缺点的；将自己所处的环境看成是灾难性的，有着许多无法克服的障碍，对未来是无信心与无望的。基于这一认知过程的特点，抑郁障碍患者常会歪曲自己对事件的解释。例如，非此即彼，极端化或对立思维，如不是成功就意味着失败；灾难化，消极地预测未来而不考虑其他可能性；使不合格或打折扣，贬损积极面，毫无理由的否定自己的积极经历成绩；情绪推理，因为感觉强烈，就认为事件合乎现实，无视相反证据；贴标签，给自己或他人贴上固定的大标签，不顾实际情况下结论，如“我是失败者”；最大化/最小化，在评价自己、他人或事件时，不合理的夸大消极面或缩小积极面；精神过滤，选择性注意负性面，不看整体，仅将注意力集中于消极的细节上；以偏概全，以一件事情概括所有事，一事的结果概括人等。②认知功能的损害：主要表现在注意力、记忆力、执行能力与精神运动的流畅性四个方面。研究发现，大多数的抑郁障碍患者都存在认知功能的障碍，而且与抑郁情绪相关。但认知功能障碍的某些方面并不能随着抑郁情绪的改善而改善，即患者的抑郁情绪达到临床缓解了，而认知功能障碍的某些特征还存在；而且这种特征也可以见于抑郁障碍的非患病的亲属中。因此有学者提出，这种认知

功能的缺陷有可能是抑郁障碍的易感特征。

部分抑郁症患者还伴有焦虑症状，或者幻觉、妄想等精神病性症状，还可出现紧张症状群、人格解体、现实解体、强迫症状、躁狂等症状，但都达不到这些症状群的诊断标准或者严重程度不够。

诊断 临床常用的是ICD-11第6章精神与行为障碍分类，以及DSM-5，后者更多用于临床研究。ICD和DSM这两大诊断系统对抑郁障碍的分类及描述，总体而言非常相近，都将抑郁障碍作为一个系列综合征，根据严重程度轻重、病程长短不一、伴有或不伴有精神病性症状，有无相关病因等而分为不同亚型。

在ICD-11中，MDD的诊断标准分为单次发作的抑郁障碍和复发的抑郁障碍。两者均为在至少1条核心症状（要求至少具备2条情感性核心症状中的1条，即抑郁心境和/或兴趣、愉快感缺失）的基础上，具备两大类症状群中的至少5条。①认知-行为症状群：集中注意和维持注意的能力下降、自我价值感低、不适切的内疚感、无望感，以及想到死亡。②自主神经系统症状群：失眠或睡眠过多、食欲减退或体重改变、精神运动性激越或迟滞以及疲乏。同时，这些症状群的病程持续至少2周；对社会功能有确定的损害。此外，要优先排除更高等级的精神活动损害，如器质性精神障碍（脑和躯体疾病所致的精神障碍）、外源性精神活性物质所致的抑郁障碍、思维障碍如精神分裂症谱系障碍、情感障碍如双相障碍等所致的抑郁，如果不存在这些情况，才能诊断MDD。

MDD按照症状的数量和对功能损害的严重程度可以分为轻度、中度、重度三类。症状数量少（如只有5个症状），功能损害轻（如学习工作能力下降）为轻度；症状数量多（如8~9个症状），功能损害重（如因病无法上学上班或者自杀意念很重或者伴有精神病性症状或者病情需要住院等），则为重度，否则为中度。

MDD的诊断临床上由精神科注册医师根据诊断标准结合自己的临床经验诊断。辅助诊断工具包括临床评估量表和实验室检查。每一个抑郁障碍患者，临床医师都应注意抑郁症状、自杀风险、转躁风险、治疗依从性、治疗不良反应五个方面的临床量表评估，这些评估量表虽然不是诊断量表，但作为症状的识别与程度的评估有很好的信度。临床上尚无信度很好的生物学实验室检查手段，如功能影像、脑电生理、各项血液指标检查来有效帮助做出MDD的诊断。《中华人民共和国精神卫生法》规定，精神疾病包括抑郁障碍的医学诊断应该由精神科执业医师做出。这一规定是为了保护患者权益，避免精神疾病诊断的过度滥用。

治疗管理 抑郁障碍的治疗目标包括控制症状，达到临床痊愈，努力恢复患者的整体功能到病前水平，提高患者的生活质量，最大限度减少病残率和自杀率，防止复燃及复发。抑郁障碍的治疗过程包括建立和维持良好的治疗同盟，确定适宜患者的治疗场所，在规范治疗原则的基础上和患者及家属一起制订个体化治疗方案，全面和定期的评估，给患者和家属提供医学教育等。医患间治疗同盟的建立要引起治疗者特别重视。因为要做出正确的诊断，制订和实施有效的最适合该患者的治疗方案，首先要了解患者的需求和影响诊断治疗的有关因素，如果不能建立一个让患者和家属觉得舒适、轻松、开放的表达内心体验和思想的氛围，来讨论患者恐惧、关切的事物、对治疗计划的看法和偏好等，就很难消除诸如患者的无助、无价值感、对家人的内疚、患病的羞耻感、既往治疗的负性体验、和他人的距离感、医患之间的移情和反移情等等影响诊断和治疗的因素。而要建立这种良好氛围，医患同盟的建立是基础。此外，对患者的临床症状、安全性、功能状态、转躁风险、治疗的副反应、依从性等进行全面的、前瞻性的、定期的评估，然后根据评估结果及时修正治疗方案，以提高疗效，是整个治疗过程中非常重要的环节。

对MDD的治疗主张全病程治疗，包括急性期治疗、巩固期治疗、维持期治疗和停药期的定期随诊。急性期治疗一般为2~3个月，患者抑郁症状缓解后，需要继续4~9个月的巩固期治疗，以防止疾病死灰复燃；对于那些易感患者（如反复发作的、有残留症状的、生活中有很多社会心理因素的、有家族史的）巩固期治疗后，还需要2~3年的维持期治疗。应注意，整个全病程治疗期间，有效治疗方法（如有效的药物治疗的种类与剂量）应该保持不变，直至准备进入停药期，才能在1~2个月内逐步减量直至停药。

药物治疗、心理治疗、物理治疗依然是治疗抑郁障碍的主要方法，其次运动疗法、光照治疗等作为辅助治疗也有一定疗效。药物治疗适合于轻中重各种程度的抑郁障碍患者，建议以新一代抗抑郁药物为一线选择，包括氟西汀、帕罗西汀、舍曲林、氟伏沙明、西酞普兰、艾司西酞普兰、度洛西汀、文拉法辛、米那普伦、米氮平、安非他酮、阿戈美拉汀、伏硫西汀等，一般主张首次单药治疗至少4周左右，无效才考虑调整治疗方案，包括换药或者联合药物治疗。心理治疗研究证据充分的主要是认知行为治疗以及针对个体问题的心理治疗和人际关系治疗等；心理治疗可以单独应用于轻中度的抑郁障碍患者，但不主张单独应用于重度抑郁障碍患者，同时，心理治疗联合药物治疗推荐应用于所有抑郁障碍患者。物理治疗主要有电疗和磁疗，电疗主要是改良电休克治疗，磁疗主要是经颅磁刺激治疗。电疗主要应用于难治性抑郁障碍或者疾病非常严重，自杀意念非常明显或者伴有精神病性症状的患者。经颅磁刺激对各类抑郁症均有一定疗效。

预后 MDD的预后取决于患者的治疗效应以及疾病的个体化特点。早期识别和早期开始有效的全病程治疗，大约2/3的患者可以得到缓解。有研究发现，从首次发作到开始治疗的时间间隔越长，治疗越困难，残留症状越多，社会功能的损害越难恢复，大脑神经影像学异常越明显。而那些有心境障碍家族史、发病年龄早、治疗效果不彻底、伴有精神病性症状或其他精神障碍、社会心理应激因素多、性格有缺陷的患者预后比较差。据多数研究结果来看，当前的治疗方法肯定是有效的，但难治性抑郁障碍的比例至少在30%以上。而且，约10%左右的患者会自杀死亡。MDD患者的平均寿命比健康人群短10~15年，因此其疾病负担居所有慢性疾病之首。

（李凌江　陆　林）

hùnhéxìng jiāolǜ yǔ yìyù zhàng'ài

混合性焦虑与抑郁障碍

（mixed anxiety and depressive disorder）　焦虑和抑郁症状并存，但单独分析均未达到能做出焦虑障碍或抑郁障碍诊断的精神障碍。患者同时存在抑郁症状和焦虑症状的情况在临床上常见，多个大样本流行病学调查发现，这两类症状的共存率为50%~80%。

焦虑与抑郁共存的患者无外乎四种诊断结果：①如果患者符合抑郁障碍的诊断标准，但达不到焦虑障碍的诊断标准，则诊断为抑郁障碍伴有焦虑症状。②如果患者符合焦虑障碍诊断，但达不到抑郁障碍的诊断标准，则诊断为焦虑障碍伴有抑郁症状。③如果同时符合抑郁障碍诊断和焦虑障碍诊断标准，则诊断为焦虑障碍抑郁障碍共病。④如果其症状的严重程度或者持续时间或者对功能损害的程度，既达不到抑郁障碍的诊断标准也达不到焦虑障碍的诊断标准，即此类患者的症状较轻，或者持续时间较短，功能损害不严重，但焦虑抑郁混合存在，则诊断为混合性焦虑与抑郁障碍。

混合性焦虑与抑郁障碍的诊断分类见于ICD诊断分类系统。流行病学调查，此病的患病率为6%~14%，高于重性抑郁障碍的患病率。有关抑郁焦虑共存的状态包括其病理机制并不清楚，但此类患者的治疗与重性抑郁障碍一样，可以应用药物治疗、心理治疗、物理治疗。一般来说，药物治疗主要应用抗抑郁药物为主，可以同时合并抗焦虑药物。同时，调整有规律的生活方式，保持适度运动，学习缓解精神压力对这类患者也是重要的。

（李凌江　陆　林）

chǎnhòu yìyù

产后抑郁

（postpartum depression）　发生在分娩后1个月以内的抑郁障碍。但DSM-5和ICD-11均已经取消这一分类。因为研究发现，此类患者除抑郁发生的时间是产后，临床表现和治疗方式与其他抑郁障碍患者并无区别；而且临床研究也没有证据证明发生在产后的抑郁与患者妊娠分娩期的生理变化有肯定的因果关系。此类患者不仅仅是发生在产后，也发生在妊娠期。因此，诊断分类把发生在妊娠期到产后1个月以内的抑郁障碍均归类为重性抑郁障碍，做伴有围生期特征的临床特征标注。

据流行病学调查报告，首发于围生期的抑郁障碍患病率为6.5%~12.9%，高于普通人群的患病率，表明妊娠与分娩对于一个有抑郁障碍易感素质的人来说是一种疾病发生的危险因素。有研究发现，约20%的患者病情会持续1年以上，13%持续2年以上；40%以上的患者可能复发；同时，在产后1个月以后，依然可能出现抑郁发作，此类患者虽然不符合围生期抑郁发作的诊断标准，但需要处理。

发生于围生期的抑郁发病机制并不清楚，最肯定的危险因素之一是曾有焦虑、抑郁病史，激素水平的突然变化是否有关尚无定论；诊断时，要注意鉴别发生于围生期的双相障碍和精神病。轻度围生期抑郁患者推荐心理咨询、心理疏导、心理支持；中度的推荐心理治疗；重度的、对心理治疗无效的、自愿要求服药的非重度患者可以考虑药物治疗。药物治疗的基本原则是尽可能单药治疗，尽可能选择该患者以前使用有效的药物，选择性5-羟色胺再摄取抑制剂（selective serotonin reuptake inhibitor，SSRI）类抗抑郁药物临床证据比较多，可以考虑在药物的选择时优先考虑，绝大多数SSRI进入乳汁的药物浓度不及10%，可以与哺乳同时进行。如果药物与心理治疗效果不好，可以考虑物理治疗，但需要医师严格评估适应证。发生于围生期的抑郁障碍预后相对较好。

（李凌江 陆 林）

jiāolǜ zhàng'ài

焦虑障碍（anxiety disorder） 过度害怕和焦虑导致相关行为紊乱并有相应社会功能损害为特征的一组精神障碍。焦虑障碍是最常见的精神障碍之一，2012年中国精神卫生调查显示，焦虑障碍是患病率最高的精神障碍，终身患病率为7.57%，12个月患病率为4.98%。焦虑障碍常以躯体症状为首发表现求诊于各级医院，是综合医院就诊患者中的常见精神障碍之一。该类障碍通常病程较长，症状迁延，社会功能保持较好。

病因及发病机制 包括社会心理因素和生物学因素等。社会心理因素包括童年或青少年期的创伤经历，如与父母分开、家庭关系不和睦、儿童期疾病、性或躯体暴力、精神病史等。焦虑障碍有很强的遗传基础，亚型遗传率为30%~40%。5-羟色胺、γ-氨基丁酸等神经递质的表达和脑区连接性改变可能与焦虑障碍发生有关。

临床表现 焦虑障碍以过度焦虑或恐惧的病态焦虑或称焦虑症状为主要临床表现。以焦虑症状为主，并达到一定的时间和限度，就表现为焦虑或恐惧相关障碍。病态焦虑区别于正常焦虑反应有以下4项标准。①自主性：个体的情绪反应源自“本身”，是患者的内心体验。②紧张：指压抑的程度，痛苦水平已超出了患者所能承受的范围，开始寻求解除的办法。③时间：症状是持续的，而非短暂的适应反应。④行为：如果焦虑影响了日常生活的应对，正常社会功能（工作、学习等）被破坏，或有特殊行为，如回避或退缩。

各种焦虑或恐惧相关障碍各亚型之间高度共病，但导致害怕、焦虑或回避行为以及伴随的认知观念的物体或情景类型可彼此区分。根据典型起病年龄和导致焦虑焦虑、回避行为的情景和对象，各亚型特点如下。①分离性焦虑的个体害怕或担心与依恋对象的分离，通常起病于儿童期，表现却可能贯穿成年阶段。②选择性缄默症的特征是经常在被期待发言的场合（如学校）无法发言，但其他情景下能够发言，不受影响。③特定恐惧症对特定的物体、情景有恐惧、紧张和回避行为。这种恐惧观念和回避并非特定认知观念，发生有“扳机”特点。④社交性焦虑障碍（社交恐惧症）中，个体则恐惧、紧张或回避社交互动和那些可能被审视的情景。⑤惊恐障碍中，个体在没有明显环境诱因的情景下，可能反复出现强烈的恐惧和不适感，伴有不能耐受的躯体和/或认知症状。发作不能预期，症状一般在几分钟内达到高峰，通常不超过半小时。⑥有广场恐惧症的个体恐惧或紧张出现在公共交通工具、开放或者密闭空间、拥挤人群等2个或2个以上的情景中。这些情景几乎总能导致害怕或焦虑，个体通常回避，并需要陪伴。⑦广泛性焦虑障碍的特点是对于对常见、普通事件或活动出现持久、过度、难以控制的过度担心，常伴有躯体症状如坐立不安、紧张或疲乏、注意力不集中等。

治疗管理 焦虑或恐惧相关性障碍的治疗一般采用药物治疗和非药物治疗。治疗药物包括抗焦虑药物、具有抗焦虑作用的抗抑郁药，β受体阻断剂、中草药制剂、抗精神病药，亦有一定作用；非药物治疗包括心理治疗、康复治疗、物理治疗、虚拟现实（VR）技术等。

系统治疗包括患者教育、潜在合并症的检查、心理治疗等非药物治疗和有充分监控和疗程的药物治疗。应告知患者关于疾病、治疗选择、预后、缓解和加重因素、复发的线索等情况。

预后 焦虑障碍通常为慢性病程，生活质量下降，社会功能可有一定缺损。

（陆 峥 李清伟）

guǎngfànxìng jiāolǜ zhàng'ài

广泛性焦虑障碍（generalized anxiety disorder，GAD） 个体表现泛化及持续焦虑或担忧，伴明显的自主神经功能紊乱及运动性不安的疾病。又称广泛性焦虑症。焦虑障碍常见的亚型之一。美国学者科默（Comer）等2011年调查发现GAD在普通人群的12个月患病率为1.0%~4.0%，终身患病率在4.1%~6.0%。2019年黄玉勤等中国精神卫生调查的数据显示，GAD年患病率为0.2%，终身患病率为0.3%。一般女性患病率高于男性，城市与乡村没有明显差异。GAD发病年龄差异较大，中位起病年龄31岁，平均起病年龄32.7岁，一部分人群起病于儿童期，大部分起病于成年早期，另一发病高峰为老年时期，并且多伴有慢性躯体疾病。该病为慢性波动性病程，大部分患者在寻求治疗前有数年病史，调查发现 GAD 识别率较低，只有不到 1/3 者得到充分治疗。

病因及发病机制 病因尚不明确，与遗传、病前个性特征、社会心理因素等有关，有一定脑神经心理学改变，但尚无一致的结论。双生子研究提示该病有中度遗传风险，遗传度为 15% ~ 20%。主要危险因素包括女性、低社会经济地位、童年期负性生活事件（如家庭暴力、忽视、照护问题、酒精依赖和药物滥用、躯体虐待或性虐待）。另有研究发现，童年受体罚会增加成年罹患 GAD 的风险。但这些危险因素不具有特异性，同样会增加患其他焦虑障碍及情感障碍的风险。对于 GAD 患者来说其心理模式具有相对特异性，即难以忍受不确定性，患者倾向消极应对不确定的场景。功能神经影像学研究发现，GAD 患者部分边缘系统（如杏仁核）活动增加，前额叶皮质活动减少，且上述区域间的功能性联系减少。

临床表现 患者表现出慢性持续性担忧和焦虑，虽然能认识到这种担忧和焦虑是过度的、不恰当的，但很难控制，常伴自主神经功能紊乱及运动性紧张等。尽管部分患者症状能自行缓解，但多表现为反复发作，呈波动性病程。①担忧和焦虑：患者常表现泛化的焦虑、过分的担心，此种担忧和焦虑可涉及生活中的多个方面，其严重程度、持续时间和发生频率都超过实际情况。此种担忧难以控制，且往往没有明确的原因或特定的对象。成人 GAD 患者担心的常是日常生活中的事情，如工作、个人健康、经济、家人健康和安全，或是一些小事情如约会迟到、家务琐事等。而儿童患者则更担忧自身的能力和在学校及运动方面的表现。②躯体症状：GAD 患者多有明显的躯体表现，涉及呼吸、心血管、消化、泌尿、神经等全身多个系统，主要为交感神经活动增强所致，表现为口干、出汗、头晕、心悸、气急、胃部不适、恶心、腹痛、尿频、尿急、各处疼痛等。有的患者可出现月经紊乱、早泄等性功能障碍。在基层医疗机构，成人患者往往表述头痛或是胃肠不适；而儿童患者往往表现反复的腹部疼痛或是导致无法上学的其他躯体不适。③运动性不安：患者表现为搓手顿足、轻微震颤、坐卧不宁、无目的的小动作增多、肌肉紧张等，甚至有的患者表现为行走困难、语音发颤。

GAD 常伴有其他精神障碍及重度抑郁发作。约 35% 的患者自行使用酒精或药物减轻焦虑，从而增加酒精或药物滥用的风险。除此之外，GAD 也会升高患者获得躯体疾病的风险，常见的是疼痛综合征、高血压病、心血管疾病、胃肠道疾病。GAD 的高共病率加重了患者个人和社会的经济负担，也给治疗带来挑战。

诊断 依据 ICD-10、DSM-5 的诊断标准来诊断 GAD。2018 年 6 月 18 日发布了网上浏览版 ICD-11，其诊断描述与前二者相比有所修改。

诊断要点 显著的焦虑症状伴有以下任何 1 条：①泛化的焦虑，即“自由浮动性焦虑”。②对日常生活多个方面的过分担忧，经常是关于家庭、健康、财务、工作或学校表现方面；泛化的焦虑或担忧伴随有附加症状，如肌肉紧张或坐立不安、交感神经活动亢进、主观感到紧张、注意集中困难、易激惹、睡眠障碍等；上述症状持续至少数月，且大部分时间都存在，给患者带来严重的痛苦或导致个人、家庭、社会、教育、职业或其他重要方面功能的严重损害。

辅助检查 缺少特异性检查手段。

疾病评估 严重程度和疗效评估可采用贝克焦虑量表（Beck Anxiety Inventory，BAI）和汉密尔顿焦虑量表（Hamilton Anxiety Scale，HAMA），也可用流行病学调查。BAI 实践中主要用于成年患者自评，能比较准确地反映主观感受到的焦虑程度。HAMA 是评定焦虑症状最经典、最常用的他评量表，一般以 HAMA 14 项总分 14 分为分界值。

鉴别诊断 ①抑郁发作：二者许多症状重叠，有时鉴别比较困难。但是二者在生物学方面有区别，如食欲的增加与降低、失眠与睡眠过多、动作迟缓与坐立不安等。根据抑郁症状的严重性、症状出现的顺序、绝望自杀等有助于鉴别。②其他类型的焦虑障碍：包括社交焦虑障碍、强迫症、创伤后应激障碍等。③躯体疾病所致焦虑：可见于急性心肌梗死、高血压病、甲状腺功能亢进、更年期综合征等。必须熟悉这些疾病的症状及体征，完善实验室检查等，以资鉴别。

治疗管理 GAD 需要全病程治疗，一般治疗至少需要维持 12 个月。治疗方式包括药物治疗和/或非药物治疗。药物治疗推荐使用选择性 5-羟色胺摄取抑制剂和 5-羟色胺与去甲肾上腺素再摄取抑制剂类药物为一线治疗。中国国家药品监督管理局批准的治疗 GAD 的药物有文拉法辛、度洛西汀、坦度螺酮、丁螺环酮等。非药物治疗主要包括心理治疗、康复治疗、物理治疗、虚拟现实（VR）技术等。心理治疗方面认知行为治疗被视为一线治疗，VR 技术在 GAD 治疗方面有一定应用，但仍需进一步探索。

预后 经积极治疗，约 50% 的 GAD 患者症状可明显缓解。但经 2 年随访发现，有 22% 既往治愈的患者有部分复发，30% 的患者完全复发，故 GAD 为慢性波动性病程，常有迁延，并表现为持续的功能受损。

（陆 峥 李清伟）

jīngkǒng zhàng'ài

惊恐障碍（panic disorder，PD）

个体反复出现突如其来的异乎寻常的恐惧或焦虑，伴强烈的濒死感或失控感以及严重的自主神经功能紊乱症状，发作不局限于特定的情境或某一类环境，个体会担心再次发作或发作后果的疾病。焦虑障碍常见的亚型之一。欧美国家惊恐发作的终身患病率 15%，年患病率 7.3%；惊恐障碍终身患病率和年患病率分别为 4.7% 和 2.7%。2019 年中国精神卫生调查的数据显示，惊恐发作终身患病率为 0.5%，年患病率为 0.3%。一般女性患病率高于男性，城市及农村间无明显差异。尽管惊恐发作（一般不满足惊恐障碍诊断标准）在儿童期很常见，但其经常发展为其他精神障碍，如情感障碍、其他焦虑障碍、物质使用障碍、进食障碍、精神病性障碍及人格障碍。在美国，惊恐障碍发病年龄为 20~24 岁，只有少部分起病于儿童期，随着青春期到来患病率逐渐增加，成年期达到高峰，在 65 岁以后患病率明显下降。中国惊恐障碍的起病呈双峰模式，第一个高峰出现在青春期晚期或成年早期，第二个高峰出现于 45~54 岁，在 65 岁以后发病很少见。对于成年惊恐障碍患者，起病于青春期的惊恐障碍倾向于发展为慢性迁延性病程，经常共病其他精神障碍，社会功能受损明显。

病因及发病机制 病因尚不明确。与遗传、病前个性特征、社会心理因素、环境、神经生物学等有关，但缺乏一致的结论。危险因素包括性别、年龄、寡妇或离异、低收入、吸烟、阳性家族史（父母一方有焦虑、抑郁、双相障碍病史）、近期负性生活事件、童年期躯体虐待及性虐待等。神经解剖学假设基因与环境共同作用导致发病，惊恐障碍患者一级亲属同病率为 15%，而普通人群为 5%。同时神经系统研究愈发重视杏仁核和其相关结构。惊恐障碍患者显示出特异性脑区结构不规则及神经递质传导异常。心理学研究发现，负性情感即神经质（倾向于表现负面情绪表达）和焦虑易感性会影响惊恐发作的风险。认知行为理论认为，惊恐障碍是从特殊环境下获得的条件反射，是一种恐惧反应。

临床表现 患者表现反复出现的、不可预测的惊恐发作。惊恐发作为突然产生的强烈的紧张或强烈的不适感，患者常体会到濒临灾难性结局的害怕和恐惧，在数分钟内达到高峰，起病急骤，终止也迅速，一般不超过 1 小时，但不久可突然再发。发作时伴濒死感或失控感，以及严重的自主神经功能紊乱症状，如胸闷、心动过速、胸痛、心律不齐、呼吸困难或过度换气、头晕头痛、四肢麻木和感觉异常、出汗、肌肉痉挛、全身发抖或全身无力等。发作期间患者始终意识清晰，高度警觉，发作后仍心有余悸。惊恐障碍的诊断要求在首次惊恐发作之后的 1 个月内产生预期性焦虑，担心再次发作，部分患者出现适应不良的行为改变，如设计某些行为以回避惊恐发作（如回避锻炼或回避不熟悉的情况）。约 60% 的患者由于担心发病时得不到帮助而产生回避行为，置身于某些情境或场所会诱发惊恐发作，从而发展为广场恐惧症。故惊恐障碍要求惊恐发作不局限于任何特定的情境或某一类环境，具有不可预测性。

儿童惊恐障碍患者表现与成人有所不同。患者更少表现躯体症状，如胃痛、心悸、头晕、无力、呼吸困难等；更可能会害怕进食时噎食、担心呕吐、夜间发作（被误诊为夜惊）、做噩梦、入睡困难（害怕睡觉）。青少年患者表现与成人类似。

惊恐障碍常伴有其他精神障碍，包括其他焦虑障碍、情感障碍、冲动控制障碍及物质使用障碍。抑郁发作常见，35%~40% 的惊恐障碍共病抑郁发作。同时，惊恐障碍与广场恐惧症也常常共存。

诊断 依据 ICD-10、DSM-5 的诊断标准来诊断。2018 年 6 月 18 日发布了网上浏览版 ICD-11，其诊断描述与前二者相比有所修改。

诊断要点 严重焦虑（惊恐）的反复发作，不局限于特定情境或场合，具有不可预测性；惊恐发作表现为强烈的恐惧或担忧，同时伴数个典型症状，包括但并不仅限于此：心悸或心率加快、出汗、颤抖、呼吸急促、窒息感、胸痛、恶心或腹部不适、眩晕感或头晕、发冷或潮热、刺痛感或四肢缺乏感觉、人格解体或现实解体、失控感、濒死感等。持续的担心惊恐再次发作或其带来的

负面意义（如失控感、心肌梗死类症状等），或采取某些行为避免再次发作，症状导致个人、家庭、社会、教育、职业或其他重要方面功能的严重损害。

辅助检查 缺少特异性检查手段。

疾病评估 严重程度和疗效评估可采用惊恐障碍严重度量表（Panic Disorder Severity Scale，PDSS）和汉密尔顿焦虑量表（Hamilton Anxiety Scale，HAMA），也可用流行病学调查。PDSS有3个版本，一个是医师版本（他评），用于明确诊断者；另有给患者的自评版本和用于筛查的、给未被诊断者的“未诊断者版本”，但后二者使用没有前者普遍。HAMA是评定焦虑症状最经典、最常用的他评量表，一般以14项总分14分为分界值。

鉴别诊断 ①躯体疾病所致焦虑：可见于二尖瓣脱垂、甲状腺功能亢进、甲状旁腺功能亢进、颞叶癫痫、嗜铬细胞瘤、前庭功能神经失调、冠心病等。必须熟悉这些疾病的症状及体征，完善实验室检查，以资鉴别。②物质或药物所致焦虑：许多物质在中毒、戒断或长期应用后可致典型的惊恐发作，如某些中枢性兴奋剂尼古丁、甲基苯丙胺、咖啡因等，中枢系统抑制剂如酒精、镇静催眠药等。医师可根据服药史以鉴别。③其他焦虑障碍：如果惊恐发作的出现完全可以预测，则不能诊断惊恐障碍。发作如有特定的恐惧对象并伴有明显的回避行为，需要考虑恐惧症。

治疗管理 治疗方式包括药物治疗和非药物治疗。惊恐障碍需要全病程治疗，一般药物治疗需要至少维持12个月。药物治疗推荐使用选择性5-羟色胺再摄取抑制剂和5-羟色胺与去甲肾上腺素再摄取抑制剂类药物为一线治疗，中国国家药品监督管理局批准治疗惊恐障碍的药物有帕罗西汀、艾司西酞普兰、氯米帕明等。非药物治疗主要包括心理治疗、康复治疗、物理治疗等，虚拟现实（VR）技术在焦虑障碍治疗方面有一定应用，对于惊恐障碍的治疗也取得较好的疗效。心理治疗为治疗惊恐障碍的主要方法之一，特别是儿童患者的首选治疗，其中认知行为治疗被视为惊恐障碍的一线治疗。对于伴有中重度抑郁发作或惊恐发作频繁、有明显广场恐惧表现的患者不建议首选心理治疗。

预后 惊恐障碍是慢性波动性疾病，伴随社会功能受损，患者生活质量及满意度下降。一般经积极治疗，症状能明显改善，50%以上的患者能显著缓解，但常有迁延，给个人、家庭及社会造成持久的经济负担。

（陆　峥　李清伟）

guǎngchǎng kǒngjùzhèng

广场恐惧症（agoraphobia）

个体真实或预期接触某些特定环境时产生异乎寻常的害怕或焦虑而出现主动回避反应的恐惧症。又称广场恐怖症、场所恐惧症、旷场恐惧症。高发于青少年晚期及成年早期，平均的起病年龄为17岁，女性高于男性，根据2019年中国精神卫生调查报告显示，不伴有惊恐发作的广场恐惧症终身患病率为0.4%，12个月患病率为0.2%。

病因及发病机制 广场恐惧症的病因与遗传因素、心理社会因素相关。双生子研究报道，13对同卵双生子中，有4对同时患有广场恐惧症，显著高于异卵双生子同病率；一级亲属罹患风险增加6倍。提示遗传因素有一定影响，但非决定因素，共同的生活经验、环境因素均起一定的致病作用。从心理层面而言，广场恐惧症被认为是无害的情境与某一恐惧性刺激多次混合重叠，形成条件反射而产生的，当再次置身于同一情境中，即使无恐惧性刺激，仍会引发个体强烈的恐惧体验。不同种族、不同社会文化、家庭结构及父母教养方式都与广场恐惧症的发病存在密切关系。

临床表现 当患者进入某些场所，包括开放空间（广场、集市等）、密闭空间（商店、剧院等）、公共交通工具（飞机、地铁、汽车等）、人群集聚的地方或独自离家时，患者可出现心动加速、心悸、胸痛、出汗、发抖、气促、恶心、头昏、无力、尿便失禁等不适，甚至昏厥。患者预期再次接触相同情境时，会产生显著焦虑，害怕再次出现上述症状，难以逃离或得不到帮助，因此主动回避，改变原计划或行动方式，不再进入该环境，严重者甚至不敢出门，连最基本的需求都需要他人帮助，严重影响日常生活和社会功能。随着病情加重，可伴发抑郁、强迫、社交焦虑、物质或酒精滥用等精神障碍。

诊断 广场恐惧症的临床诊断一般基于ICD-10、DSM-5，均归类于焦虑障碍中。2018年6月18日发布网上浏览版ICD-11，其诊断描述与前二者相比有所修改。

诊断要点 置身于多种难以逃离或难以获得帮助的情境时，会产生显著的、过度恐惧或焦虑，这些情境包括乘坐交通工具、在人群中、独自外出（如在商场、剧院或排队）；患者持续的担心这些情境是因为一种危险感或害怕

某些特定的不良后果（如惊恐发作，或出现失去功能或窘迫的症状）；患者主动回避以上情境，只有特定情况下才会进入，否则就会承受强烈的恐惧或焦虑；症状持续至少数月，给患者带来严重的痛苦或足以导致个人、家庭、社会、教育、职业或其他重要方面功能的严重损害。

鉴别诊断 主要与合理的恐惧情绪以及特定恐惧症、惊恐障碍等疾病鉴别。①合理的恐惧情绪：当个体处于存在一定危险的环境时，所产生的害怕和焦虑与实际可造成的危险相称，不影响正常生活，或无主动回避行为，被认为是合理的恐惧情绪。②特定恐惧症，情境型：当强烈恐惧仅限于广场恐惧情境中的一种（如高楼），或恐惧的理由是害怕被情境本身所伤害（如害怕飞机失事），则更应诊断为特定恐惧症（情境型）。而广场恐惧症的恐惧情境具有两种或以上，恐惧的理由是害怕出现惊恐样或失能窘迫症状，此为二者的鉴别点。③惊恐障碍：强烈的焦虑并非针对某一具体的环境或对象。

治疗管理 广场恐惧症应采取综合治疗，包括药物治疗、心理治疗、物理治疗、康复治疗等。药物治疗中首选选择性5-羟色胺再摄取抑制剂（selective serotonin reuptake inhibitor，SSRI），其中氟西汀、帕罗西汀和舍曲林具有一定疗效。在急性期或急性焦虑发作时，苯二氮䓬类药物与SSRI短期合用可快速缓解恐惧症状。以普萘洛尔为代表的β受体阻断剂可减轻或消除自主神经反应。心理治疗中治疗广场恐惧症疗效最显著的为认知行为治疗，疗效优于药物治疗，通过矫正患者对恐惧情境的错误认知，或采用各种暴露手段达到降低焦虑反应，减少对情境的恐惧情绪的目的。无惊恐发作的广场恐惧症尤其适合使用暴露-反应预防疗法。其他心理治疗还包括支持性心理治疗、精神动力学治疗、放松治疗等，同时也有将虚拟现实（VR）技术整合入传统认知行为治疗中的治疗策略，称为经验认知疗法。物理治疗则包括重复经颅磁刺激等，因疗效尚未明确，较少用于临床治疗。

预后 广场恐惧症的病程多为持续的和慢性的。在无治疗的情况下完全缓解的仅占10%。广场恐惧症越严重、恐惧情境越广泛、共病其他精神障碍均提示预后不佳。

（陆 峥）

tèdìng kǒngjùzhèng

特定恐惧症（specific phobia）

个体对某种特定的物品、场所（如昆虫、鼠、蛇、高空、雷电、针、血液、注射、损伤等），产生的异乎寻常的紧张害怕畏惧状态，伴回避反应，常伴自主神经症状的恐惧症。又称特定恐怖症。个体虽知道，其害怕超出了任何实际的危险，但仍难以控制。患者以女性居多，美国人群患病率为10.0%~11.3%。在有特定恐惧症的个体中，约75%有1种以上害怕的物品或场所（如害怕雷阵雨和害怕飞行）。中国人群的终身患病率为2.6%，年患病率为2.0%。

病因及发病机制 病因包括遗传因素、素质因素、心理社会因素等。①遗传因素：该病有较明显的家族聚集性，同卵双生子比异卵双生子的恐惧同病率高；31%的患者一级亲属中有同样的问题。②素质因素：患者病前性格多为胆小、羞怯、依赖、高度内向等。③心理社会因素：特定恐怖症可发生在一次创伤性事件之后（如几乎窒息或淹死），有近2/3的患者都主动追溯到与其发病有关的某一事件；幼年成长过程中，被过度保护的父母抚养，父母死亡或与父母分离，受到躯体或性虐待，可增加患此障碍的风险。

发病机制尚不清楚。脑神经影像学研究发现恐惧症患者存在前扣带回皮质、杏仁核和海马区域的血流增强。一项脑影像学的研究表明，特定恐惧症患者前额叶脑皮质激活增强，经过认知行为治疗这些脑区激活减弱，提示该病具有神经生物学基础。心理学理论的条件反射学说认为当患者遭遇到某一恐惧性刺激时，当时情景中另一些并非恐惧的刺激（无关刺激）也可能同时作用于患者大脑皮质，二者作为一种混合刺激多次偶合出现形成条件反射，其后重遇此类情景，即便是只有无关刺激，也可引起强烈的恐惧情绪。

临床表现 大多发生于儿童早期，女童多于男童，部分严重患者可持续到成年。特定恐惧症是指对某些情境或客体的非理性恐惧，患者极力回避所恐惧的情境或客体。常见的情境或客体，如动物（如昆虫、鼠、蛇等）、高处、黑暗、雷电、鲜血、外伤、打针、手术，或尖锐锋利物品等。其中，害怕血液-注射-创伤类型的恐惧表现为血管舒张，心跳减慢，甚至晕厥。强烈的恐惧经常令有此障碍的个体改变自身的生活和日常安排，以回避处于害怕的场所或靠近害怕的物品。例如，有飞行恐惧症的个体可能拒绝乘飞机旅行。害怕的物体或情境既可能是实际存在的，也可能发生在对其的预期之中，表现预期的焦虑，预期的惊恐发作。有特定恐惧症的个体，平均害怕3种物体或情景，约75%有特定恐惧症的个体，害怕超过1种物体或情景。大多数患者认识到这些害怕是过分不合理的，但无法控制。

诊断 依据DSM-5的诊断标准来诊断。

诊断标准 ①对有关的对象物品（如针、动物）或环境场所（如飞行、高度），极度的害怕或焦虑。儿童会哭泣、发脾气、惊呆或缠着成人。②几乎总是在出现所害怕的物品或场所时，立即产生害怕或焦虑。③强烈回避所害怕的物品或场所，或是忍受了强烈的害怕或焦虑。④害怕或焦虑超过了实际的危险程度。害怕、焦虑或回避必须至少存在6个月，才能诊断。害怕、焦虑或回避的症状导致严重的痛苦，损害学业、职业或其他重要方面的功能。这些症状不是其他精神障碍如广场恐惧症或分离焦虑、社交焦虑障碍、强迫症、创伤后应激障碍所致。

鉴别诊断 主要与广场恐惧症、社交焦虑障碍、分离焦虑障碍、惊恐障碍、强迫症、与创伤和应激源相关的障碍、进食障碍、精神分裂症谱系与其他精神病性障碍等疾病鉴别。

治疗管理 包括心理治疗和药物治疗。心理治疗更重要。

心理治疗 常用的心理治疗主要为认知行为治疗、系统脱敏治疗、暴露或冲击疗法。基于认知心理生理模型的惊恐控制治疗技术（呼吸控制技术、认知重建技术和焦虑、惊恐教育）和暴露疗法常用于广所恐惧症的治疗。认知行为小组治疗和系统脱敏治疗用于治疗社交恐惧症和特定恐惧症。临床研究显示，认知行为治疗对于恐惧症具有明确疗效。与药物相比，认知行为治疗疗效保持的时间要比药物治疗的疗效更持久。

药物治疗 ①苯二氮䓬类药物：可以在一定程度上减轻患者的焦虑情绪，在临床上被广泛使用，但由于其缓解焦虑情绪的即时性，患者一旦在其他治疗尚未奏效情况下，容易产生对此类药物的心理依赖而习惯性使用，因此不适合单独使用，也不宜长期使用，以免产生药物依赖。②抗抑郁药：有抗焦虑作用的抗抑郁药对恐惧症都有一定疗效。其中选择性5-羟色胺再摄取抑制剂（如帕罗西汀、舍曲林、氟西汀、艾司西酞普兰等）通常作为一线药物使用。此类药物都最长需要6周才能显效，一般需要服药9个月至1年，如果较早停药，近50%的患者会出现复发。如果要减药，则应该缓慢减量。此外，双通道再摄取抑制剂文拉法辛、度洛西丁和米氮平也对恐惧症有效。

预后 发病于儿童期的特定恐惧症随着年龄增长自然消退，若症状持续到成年或较晚发病者会发展为慢性病程。起病急、有明确的发病原因、病前人格健康、有良好的社会支持、病程短、治疗动机较高者，预后较好。

（马 辛）

shèjiāo kǒngjùzhèng

社交恐惧症（social phobia）

个体明显而持久地害怕社交性情境或可能诱发使人感到尴尬的社交行为和活动，一旦面临这种情景立即“手足无措”，不敢与人对视，出现严重焦虑反应的恐惧症。又称社交焦虑障碍。焦虑障碍的一个重要亚型。患者很清楚这种反应是过分和不合理的，但无法控制，患者因害怕在人前出丑或难堪而尽力回避各种社交场合，明显地影响了个人的生活、职业和社会功能。该病起病年龄在13～24岁，患病率为3%～13%，占焦虑障碍患者的10%～20%。中国人群的终身患病率为0.6%，年患病率为0.4%。

病因及发病机制 多种因素可增加患社交焦虑障碍的风险。①遗传因素：一级亲属（父母，兄弟姐妹）中有社交障碍的个体患此障碍的概率增加2～6倍。16号染色体与社交恐惧有密切的联系，其遗传位点在D16S415上。②素质因素：潜在的特质，如行为抑制和对负面评价的害怕，以及胆小、害羞、被动、依赖、焦虑等心理素质使得个体更易罹患社交恐惧症。③社会心理因素：存在显著的家庭因素影响，其中部分是遗传因素，部分是后天习得性影响，如父母有精神病史、父母婚姻冲突、父母过分保护或遗弃、儿童期虐待、儿童期缺乏与成年人的亲近关系、儿童期经常搬迁、学习成绩落后等。

发病机制尚不清楚。精神动力学派强调患者童年的经历，如羞辱或批评性遭遇、父母不和、童年丧失父母或与父母分离等。在以后生活事件的诱发下，通过置换、投射和逃避等防御机制将内在客体关系外在化，从而表现出恐惧和焦虑。行为主义学派强调条件性学习在恐惧症发病中的作用，认为恐惧症是患者通过条件学习和自我强化而固定下来的习惯性行为。神经影像学功能性磁共振成像（fMRI）研究提示，社交恐惧症可能与基底节和纹状体的多巴胺功能障碍有关。已有的研究显示，社交恐惧症患者比正常对照在纹状体内的多巴胺回吸收位点密度减低。另外，杏仁体活性的增强在社交恐惧症的发病机制中起着重要的作用。

临床表现 患者主要表现为对社交场合和人际接触的过分担心、紧张和害怕。多数患者只对少数社会交往情境或当众演讲或表演感到恐惧，一般情况下没有异常，焦虑症状只在担心会遇到害怕的社交场合或进入特定情境时才会出现。患者会有不同程度的紧张、不安和恐惧，常伴有脸红、出汗和口干等自主神经症状；其中尤以害羞脸红为最突出表现。患者在与人相遇时会过度关注自己的表情和行为，不敢对视他人的目光，并对自己的表现评价过低。严重的社交恐惧者，极度紧张时可诱发惊恐发作。严重的患者对任何社交场合都感到紧张，甚至与过去非常熟悉的亲人面对面都会感到焦虑恐慌。此类患者常害怕出门，不敢与人交往，甚至长期脱离社会生活，无法工作。严重者可导致患者完全与社会隔离，病程常常漫长迁延，遇到压力过大或应激时，症状会加重。

诊断 依据DSM-5的诊断标准来诊断社交。

诊断标准 ①个体由于面对可能被他人审视的一种或多种社交情况时而产生显著的害怕或焦虑，如社交互动（对话、会见陌生人）、被观看（吃、喝时），以及在他人面前表演（演讲时）。儿童的这种焦虑必须出现在与同伴交往时，而不仅仅是与成人互动时。②个体害怕自己的言行或呈现的焦虑症状会导致负性的评价，即被羞辱或尴尬，导致被拒绝或冒犯他人。③社交情况几乎总是能够促发害怕或焦虑。儿童的害怕或焦虑也可能表现为哭闹、发脾气、惊呆、依恋他人、畏缩或不敢在社交情况中讲话。④主动回避社交情况，或是带着强烈的害怕或焦虑去忍受。⑤这种害怕或焦虑与社交情况和社会文化环境所造成的实际威胁不相称。⑥害怕、焦虑或回避通常持续至少6个月。⑦害怕、焦虑或回避引起有临床意义的痛苦，或导致社交、职业或其他重要功能方面的损害。⑧害怕、焦虑或回避不能归因于某种物质（例如，滥用的毒品、药物）的生理效应，或其他躯体疾病。⑨害怕、焦虑或回避不能用其他精神障碍的症状来更好地解释，如惊恐障碍、躯体变形障碍或孤独症谱系障碍等。⑩如果其他躯体疾病（如帕金森病、肥胖症、烧伤或外伤造成的畸形）存在，则害怕、焦虑或回避则明确与其不相关或过度。

鉴别诊断 主要与广场恐惧症、惊恐障碍、广泛性焦虑障碍、分离焦虑障碍、特定恐惧症、选择性缄默症、重性抑郁障碍、躯体变形障碍、妄想障碍、孤独谱系障碍、人格障碍、其他精神障碍等疾病鉴别。

治疗管理 治疗目标为减轻社交性警觉性增高和焦虑症状；改善患者对自身社交行为的错误认知；减轻期待性焦虑；减少恐惧性回避行为；改善和提高患者的社会功能，提高患者的生活质量；维持症状的长期缓解和稳定，减少残留症状和复发。药物治疗与心理治疗的结合是最有效的治疗。

心理治疗 常用的心理治疗主要为认知疗法。对他人负性评价的害怕是社交恐怖最基本的认知，认知疗法可以纠正不合理的认知信念，改变患者的认知，从而有助于减轻或缓解患者的焦虑。认知疗法通常联合行为技术会取得更好的效果。包括社交技能训练和团体治疗，社交恐惧症患者常有社交技能缺陷，技能的缺乏常导致负性反馈，使患者容易受挫而进一步对社交回避，社交技能训练可以增强患者社交功能；团体治疗的形式非常有助于社交恐惧症的治疗，团体中患者可以通过组员间的互动验证纠正自己的许多不恰当的认知，团体的环境也可以通过示范、预演、角色扮演等模拟社交场合，使患者的社交得以正常化。认知行为团体治疗是较为流行的针对社交恐惧症的综合性治疗方法，包括团体暴露治疗、认知重建、家庭作业等内容。

药物治疗 美国食品药物管理局（FDA）批准的治疗社交恐惧症的药物包括帕罗西汀、舍曲林、文拉法辛缓释胶囊和阿普唑仑。中国国家药品监督管理局批准治疗社交焦虑障碍的药物有帕罗西汀、丁螺环酮，适用于治疗各种焦虑障碍；曲唑酮治疗伴有抑郁症状的焦虑障碍，传统的三环抗抑郁剂多塞平的适应证为各型焦虑障碍。平衡疗效和风险，新型抗抑郁药物常作为一线治疗药物，优先考虑。

预后 社交恐惧症平均20岁起病，通常呈慢性病程，平均病程为20年，自发缓解的可能性很小，约1/4的患者随年龄的增长而缓解。早期治疗对预后具有重要意义。

（马　辛）

fēnlí jiāolǜ zhàng'ài

分离焦虑障碍（separation anxiety disorder） 个体离开熟悉环境或与依恋对象分离时存在与年龄不匹配的、过度的、损害行为能力的害怕或焦虑的疾病。过分担心亲人的健康或自己发生意外，不愿意或拒绝单独外出，极度害怕独处。预计将离开家或与主要依恋对象分离时，或当这些情况真实发生时，可能反复出现表达个体分离焦虑内容的噩梦（如火灾、谋杀或其他破坏自己家庭的灾难）、躯体症状（如头痛、腹部不适，恶心、呕吐）。在美国成人中，分离焦虑障碍的年患病率为0.9%~1.9%。儿童6~12个月的患病率估计为4.0%。在美国青少年中，年患病率为1.6%。从儿童期到青少年期和成年期，分离焦虑障碍的患病率呈现下降趋势，而且在12岁以下儿童中是最常见的一种焦虑障碍。儿童临床样本中，该障碍不存在性别差异。在社区中，该障碍多发于女性。

病因及发病机制 多种因素可增加患分离焦虑障碍的风险。①生活应激：该病通常发生于遭受生活应激之后，尤其是丧失如亲人或宠物死亡、个体或亲人患病、转学、父母离异、搬到新社区、移民、涉及与依恋对象分离的灾难等。父母的过度保护和侵扰可能与分离焦虑障碍有关。②遗传与生理因素：儿童分离焦虑障碍可能具有遗传性。在6岁双胞胎的社区样本中，遗传性被评估为73%，女孩更高一些。有分离焦虑障碍的儿童对使用富含二氧化碳空气的呼吸刺激尤其敏感。③文化相关的因素：对分离的容忍程度随着文化的不同而变化，因此在一些文化中，父母和儿童之间会避免分离的需求和机会；不同国家和文化中，对于后代应在什么年龄离开父母家，存在巨大的差异。将分离焦虑障碍与一些文化中强调家庭成员间的相互依赖进行区分非常重要。④性别相关的因素：相较男孩，女孩更多地显示出对上学的不情愿或回避。害怕分离的间接表达在男性身上比女性更普遍，如限制自我的独立活动、不愿意独立离家，或当配偶或后代独立做事而无法联系时会感到痛苦。

发病机制尚不清楚。

临床表现 主要症状表现为与依恋对象分离、离家外出或离开熟悉的环境时出现焦虑情绪症状体验，自主神经功能失调、运动性不安等。儿童的主要表现为过分担心与依附对象（多为患儿的母亲，也可以是患儿的父亲、祖父母或其他抚养照管者）分离后，依附对象可能会遇到伤害，或者一去不复返；过分担心依附对象不在身边时自己会走失、被绑架、被杀害或住院，以至再也见不到亲人；非常害怕与依附者分离而不想上学，甚至拒绝上学；非常害怕一个人独处，或没有依附对象陪同绝对不外出活动；夜间没有依附对象在身边即不愿意上床就寝，或反复出现与分离有关的噩梦，以至多次惊醒；与依附对象分离时或分离后出现过度的情绪反应，如烦躁不安、哭喊、发脾气、痛苦、淡漠或社会性退缩，或每次分离时出现头痛、恶心、呕吐等躯体症状。

诊断 依据DSM-5的诊断标准来诊断。

诊断标准 ①涉及与个体依附对象分离时出现的，与发育不协调和过分恐惧或焦虑。有如下至少3条表现：a. 当预期或经历离开家，或与主要依附人物分离时反复出现过分地烦恼。b. 持续或过分地担忧可能失去依附对象，或自身有可能受到伤害，如患病、受伤、灾难或死亡。c. 持续或过分地担忧会经历不幸事件（如走失、被绑架、意外事件、生病），造成与所依附对象分离。d. 由于害怕分离，持续地不愿意或拒绝外出、离家去学校、去上班或者去其他地方。e. 在没有主要依附对象在家或其他地方的时候，持续地、过分地害怕或者不愿意独处。f. 持续地勉强或不愿在家以外的地方睡觉，或在没有主要依附对象的地方入睡。g. 重复出现的以分离为主题的噩梦。h. 当与主要依附对象分离或预期要与其分离时，反复出现躯体不适主诉（如头痛、胃痛、恶心、呕吐）。②在儿童和青少年持续至少4周的恐惧、焦虑或回避。在成人一般要持续6个月以上。③这些症状引起了有临床意义的不适或导致在社会、学习、工作及其他重要方面的功能缺损。④这些症状不能用其他精神障碍解释，如孤独症谱系障碍、精神病性的幻觉及妄想、广场恐惧症、广泛性焦虑障碍或疾病焦虑障碍。

鉴别诊断 主要与广泛性焦虑障碍、惊恐障碍、广场恐惧症、品行障碍、社交恐惧症、创伤后应激障碍、疾病焦虑障碍、双相障碍、对立违抗障碍、精神病性障碍、人格障碍等疾病鉴别。

治疗管理 ①心理治疗：行为治疗是治疗该障碍的重要方法，家长教育是实施系统行为治疗的基础，可选用系统脱敏、正性强化、放松训练等方法治疗该障碍。②药物治疗：对于症状较严重或行为治疗效果较差的患儿，可选用小剂量抗抑郁药或抗焦虑药。

预后 国外报道，该障碍在焦虑障碍中缓解率最高，甚至高达96%。关键是早期诊断，早期治疗。

（马　辛）

xuǎnzéxìng jiānmòzhèng

选择性缄默症（selective mutism） 正常或接近正常言语或语言能力的儿童，在某些特定场合明显由于情绪因素所致言语能力丧失的焦虑障碍。在DSM-5中被列为焦虑障碍的亚型。智力发育通常在正常范围。多在3~5岁起病，女童比较多见。此病相对罕见，尚未包含在儿童障碍的流行病学研究中。与青少年和成人相比，该病似乎更容易发生在儿童。通常起病于5岁前，但是可能到入学后才引起临床关注，因为校园里有更多的社交互动和任务，如大声朗读。

病因及发病机制 多种因素可增加患选择性缄默症的风险。①心理社会因素：受到惊吓或恐惧，生气的精神因素刺激，或者遭遇创伤、父母离异、搬家迁徙等重大生活环境变故。②发育因素：部分患儿语言发育迟缓，或存在特定言语发育异常。③素质因素：多数患儿具有较敏感、胆怯、孤僻、依赖的个性特征。

发病机制尚不清楚。

临床表现 在社交互动中，有选择性缄默症的儿童无法开口讲话，或当别人对其说话时无法给予回应。寡言发生在与其他儿童或成人的社交互动中。有选择性缄默症的儿童在自己的家里，面对一级亲属时能够说话，但通常在亲近的朋友或二级亲属面前却无法开口。该病的标志是高度的社交障碍。有选择性缄默症的儿童经常拒绝在学校发言，造成学业或教育方面的受损，老师们通常很难评估这些个体的技能情况，如阅读技能。寡言可阻碍社交交流，患此病的儿童有时使用无言的、非语言性的方式来交流，在不需要语言的场合（如不使用语言的游戏）可能愿意、渴望或参与社交。

诊断 依据DSM-5的诊断标准来诊断。

诊断标准 ①在被期待讲话的特定社交情况（如学校）中持续地不能讲话，尽管在其他情况中能够讲话。②妨碍了教育或职业成就或社交沟通。③持续时间至少1个月（不能限于入学的第1个月）。④不能讲话不能归因于缺少社交情况下所需的口语有不适感所致。⑤不能更好地用一种交流障碍来解释（如儿童期发生的流畅性障碍），且不能仅仅出现在孤独症谱系障碍、精神分裂症或其他精神病性障碍的病程中。

鉴别诊断 主要与交流障碍、神经发育障碍、精神分裂症与其他精神病性障碍、社交恐惧症等疾病鉴别。

治疗管理 消除精神因素。对患儿的缄默表现不要过分注意，避免逼迫他们讲话而造成情绪紧张。针对具体情况，适当安排生活环境，鼓励参加集体活动和锻炼，也可给予适当的抗焦虑药物。

预后 选择性缄默症持续的时间各不相同，许多个体随着成长疾病逐渐缓解。

（马 辛）

qiǎngpò jí xiāngguān zhàng'ài

强迫及相关障碍（obsessive-compulsive and related disorder） 存在不想要的想法或重复的行为两大核心症状的一组精神障碍。

临床范围包括强迫症、躯体变形障碍、嗅觉牵涉障碍、疑病症、囤积障碍、躯体相关的重复行为障碍（拔毛症、皮肤搔抓症）、其他强迫及相关障碍、未特定强迫及相关障碍，这些共同形成了相互独立又有一定关系的一组疾病。

此类疾病的临床特点是具有较高的家族性、遗传危险因素、潜在的神经环路异常及神经生化异常，通常共病出现，并且对选择性5-羟色胺重摄取抑制剂类药物和心理治疗的有效果。

（闫 俊）

qiǎngpòzhèng

强迫症（obsessive-compulsive disorder，OCD） 以反复持久出现的强迫观念或强迫行为为基本特征的神经症性障碍。又称强迫障碍、强迫性神经症。强迫观念又称强迫思维，是以刻板的形式反复进入患者意识领域的表象或意向；强迫行为又称强迫动作，是反复出现的刻板行为或仪式动作。患者明知这些观念及动作没有现实意义，没有必要，是多余的；有强烈的摆脱欲望，但却无法控制，因而感到十分苦恼。此类疾病在神经症性障碍中以病因复杂、表现形式多样、病程迁延为突出特点。

世界范围内报告的OCD终身患病率为0.8%~3.0%，介于常见精神疾病焦虑和抑郁障碍（5.0%~10.0%）与不常见但严重致残的精神疾病精神病性障碍（将近1.0%）之间。国内报告的OCD患病率总体上低于多数西方国家，时点患病率为0.10%~0.30%，终身患病率为0.26%~0.32%，个别研究的终身患病率高达2.50%。发病年龄19~35岁，56%~83%的患者至少同时患有一种其他精神障碍，如情感障碍（有自杀倾向的抑郁障碍、双相障碍）、焦虑障碍（惊恐障碍、广泛性焦虑障碍、社交恐惧症）、神经性厌食症和贪食症、酒精等物质滥用或依赖、抽动障碍等。

病因及发病机制 该病是一种多维度、多因素疾病，发病具有鲜明的社会-心理-生物模式特征。包含以下几个方面的因素。①遗传因素：是多基因遗传方式。

OCD 患者的一级亲属患病率比一般人群高 5~6 倍，而且在童年确诊的先证者中有更高的患病风险。遗传度可能据原发症状的不同而相异。②心理及社会因素：患者存在追求完美和精神内向性，经常把自己活动的目标拘泥于自身，偏重于自我内省，特别关注躯体和精神方面的不快、异常、疾病等感觉，并为此而忧虑和担心，以自我为中心，被自我内省所束缚。患者存在不良的家庭环境，主要是对于父母控制的给予和需求之间的不恰当，如家庭成员间亲密程度低、缺乏承诺和责任、对立和矛盾冲突较多、家庭规范和约束力不够、自我控制力差。相当一部分患者起病有一定的心理因素，尤其是急性起病的患者。即使在慢性发病的患者也常常可以追溯到来源于日常生活中的各种压力、挫折、躯体疾病等，而且多数在心理压力状态下病情波动。

发病机制与以下几个方面有关。①神经生化：许多中枢神经递质如去甲肾上腺素、多巴胺等在 OCD 患者都可能存在不同程度的异常。特别是各种神经递质的失衡状态可能是 OCD 的重要原因。②神经内分泌：患者基础或刺激状态下丘脑下部-垂体激素水平存在异常。③神经免疫学：感染或免疫中介因素可能至少在某种亚群的 OCD 患者中起一定作用。④神经电生理：OCD 与刺激的过度觉醒和过度专注有关，是额叶皮质的过度兴奋所致。⑤神经影像学：OCD 的发生不是大脑局部脑区结构或功能异常所致，而是由于脑通路功能异常引起的，主要是眶额皮质-纹状体-丘脑环路异常。

临床表现 以强迫思维或强迫行为为主要特征。

强迫思维 反复出现、持续存在、不恰当地闯入头脑中的一些想法、表象和冲动。患者能认识到这些想法是无意义的或攻击性的，但却无法停止或控制它们，因此引起明显的焦虑和痛苦。常见的强迫思维包括怕脏，怕给自己和他人带来伤害，要求对称、精确、有序，对宗教或道德的关注等，具体分类如下。①强迫表象：在头脑里反复出现过去感觉到体验（如一些恐怖的画面、表情、声音等），常具有令患者不愉快甚至厌恶的内容。②强迫联想：反复联想一系列不好的事件会发生，虽明知不必要，却克制不住，并引发情绪紧张和恐惧。③强迫回忆：反复回忆曾经做过的日常琐事，虽明知无任何意义，却无法摆脱、挥之不去。④强迫怀疑：对自己已完成的事情不确定，产生不必要的疑虑，要反复核实。⑤强迫性穷思竭虑：对一些毫无意义的“问题”进行反复思考、刨根问底，明知毫无意义，却不能停止。⑥强迫对立思维：两种对立的词句或概念反复在脑中相继出现，自知毫无意义，却不能释怀，而感到苦恼和紧张。

强迫行为 患者感到不得不反复进行的行为或精神活动，是为了阻止、抵消和控制强迫观念所带来的不适感和焦虑而出现的一些仪式性的反复的行为动作。常见的强迫行为包括清洁（如洗手或沐浴）、计数、重复、检查、祈祷、触摸、寻求保障、仪式化的回避等。①强迫洗涤：为了消除对脏物、毒物或细菌污染的担心，常反复洗手、沐浴或洗衣服。有的患者不仅自己反复清洗，而且要求与他一同生活的人，如配偶、子女、父母等也必须按照他的要求彻底清洗。②强迫检查：通常与强迫疑虑同时出现，对明知已做好的事情不放心，反复检查。③强迫计数：不可控制地数台阶、电线杆、门窗、地板砖数，做一定次数的特定动作，否则感到不安，若怀疑遗漏，要重新数起。④强迫仪式动作：在日常活动之前，先要做一套程序化的动作。⑤强迫性注视：患者注视某种自身认为不该看的物体。

强迫意向 在某种场合下，患者出现一种明知与自己心愿相违背的冲动，却不能控制这种意向的出现，苦恼不堪。

强迫情绪 主要是不必要的担心和恐惧。这种恐惧是对自己的情绪会失去控制的恐惧。

诊断 依据 DSM-5 的诊断标准来诊断。

强迫思维或者是强迫动作，或者两者都存在。①强迫思维：a. 在病程中某一段时间体验的重复性的和持久性的思想、冲动或想象，会很不合适地闯入头脑，以致引起显著的焦虑或痛苦烦恼；b. 患者企图忽视或压制这些思想、冲动意念或想象，或者用其他的思想或行动来中和它们。②强迫动作：a. 患者感到为了被迫作为强迫思维的反应或按照应该僵硬执行的规则而不得不进行的反复行为（如洗手、排次序、核对）或精神活动（如祈祷、计数、默默地重复字词）；b. 目的在于预防或减少痛苦烦恼，或为了预防某些可怕的事件或情景而进行这些行为或精神活动；然而这些行为或精神活动实际上并不能起到所设计的中和或预防作用，或者实际上是明显的过分。儿童可能无法表达这些行为或精神活动的目的。

上述强迫思维或强迫动作产生了明显的痛苦烦恼，有时是费时的（一天花费1小时以上）或明显地干扰了正常的日常活动、职业（或学生）功能，或平常的社交活动或关系。

此障碍并非由于某种药物（如某种滥用药物、治疗药品）或由于一般躯体情况所致之直接生理性效应。

其他精神障碍的症状不能很好地解释这个疾病。例如，广泛性焦虑中的过分担心；躯体变形症之考虑到自己的外貌；囤积症的难以丢弃或难与物品分离；拔毛癖的拔除毛发（拔毛症）；刻板运动障碍的刻板行为；进食障碍之纠结于食物；物质滥用障碍的沉湎于滥用药物；疑病症之沉湎于患有重病；性变态之沉湎于性冲动欲望或性幻想；冲动，如破坏性、冲动控制和行为障碍；重性抑郁障碍之反复地自责自罪；精神分裂症谱系和其他精神疾病之沉湎于思维插入或妄想；孤独症谱系障碍的重复的行为模式。

自知力好或良好的患者认为强迫相关信念明显或可能不是真的；自知力差的患者认为强迫相关信念可能是真的；无自知力/妄想性信念的患者坚称强迫相关信念是真的。抽动相关的患者有现发的或既往的抽动障碍。

治疗管理 主要采取药物治疗、心理治疗，以及药物和心理治疗的结合。认知行为治疗和选择性5-羟色胺重摄取抑制剂（selective serotonin reuptake inhibitor，SSRI）作为安全有效的一线治疗方法。

药物治疗 选择药物应从推荐的一线用药的药物开始，舍曲林、氟西汀、氟伏沙明和帕罗西汀是由美国食品药物管理局（FDA）批准的用以治疗OCD的推荐药物。每次选择治疗药物前均要进行评估，考虑诊断的正确性、病情的特点和严重程度，共病与其他治疗药物相互作用的情况、依从性、存在的应激因素、药物的不良反应、药物的剂量等。SSRI治疗OCD的有效率为65%~70%。一般建议急性期治疗10~12周，效果好可以进入维持期1~2年。

心理治疗 有很多方法可以采用。OCD一线的心理治疗是个人或团体的认知行为疗法，主要包括暴露和反应预防。其他还有支持性心理治疗、精神分析疗法、森田疗法、家庭疗法等。

其他治疗 对于严重、难治或无法消除症状的患者，完成标准治疗后再考虑其他治疗的可能性，如重复经颅磁刺激、深部脑刺激。改良电休克治疗在某些特殊情况下才会考虑。

预后 病程可能是持续的或波动性的。病情可能会在几年内波动，也可能会在稳定数年后出现，也可能会自然消失。及时诊治和使用心理、药物治疗可使预后改善，40%~60%的OCD患者的症状得到改善。

（闫 俊）

qūtǐ biànxíng zhàng'ài

躯体变形障碍（body dysmorphic disorder，BDD） 以自感外表缺陷为核心症状的精神障碍。患者对轻微的或自己想象出的外表缺陷过分关注，这种先占观念给患者造成巨大的痛苦和不同程度的社会功能损害。国外的流行病学资料显示，在普通人群中BDD的患病率为0.7%~2.4%。大多在青春期起病，病程较长，治疗不当时多转为慢性。

病因及发病机制 遗传、心理因素影响发病。①遗传因素：一级亲属的患病率高于普通人群，和强迫症状有共同的遗传学基础。②心理因素：外表的重要性被强化及夸大了；个体外表有关的不良经历，如被嘲笑、虐待或过早进入青春期，更多的童年创伤等。脑影像学研究显示，患者的大脑额叶-纹状体和颞顶枕通路受损。

临床表现 患者主观上认为其外表的某些地方是丑陋的，如认为自己耳朵太低，或发际线太高，或者有青春痘、黑头等，尽管患者外表正常或近似正常。患者常因此苦恼，并花费大量时间进行重复行为，如照镜子检查自己、用化妆品进行伪装修饰等。患者常希望自己能和想象的样子不同或是能对自身的外表满意，为此甚至到皮肤科治疗或进行整容手术，导致患者的生活质量和社会心理功能明显降低。身体任何部位均可能成为患者所关注的“缺陷”部位，但最常见的是颜面（特别是皮肤、鼻子、头发、眼睛、嘴唇、下颌，或者整体面部外观）。关注部位常多个并存，且会随时间推移有所转变。

诊断 依据DSM-5的诊断标准来诊断。

诊断要点 ①具有一个或多个感知到的或他人看起来微小或观察不到的外貌方面的缺陷或瑕疵的先占观念。②在此障碍病程的某些时间段内，作为对关注外貌的反应，个体表现出重复行为（如照镜子、过度修饰、皮肤搔抓、寻求肯定）或精神活动（如对比自己和他人的外貌）。③这种先占观念引起具有临床意义的痛苦，或导致社交、职业或其他重要功能方面的损害。④外貌先占观念不能用符合进食障碍诊断标准的个体对身体脂肪和体重的关注的症状来更好地解释。

鉴别诊断 ①对外表的关注

在正常人群中也是很常见的，尤其是在青少年时期。但正常人对外表不满意或对身材的关注程度、相关重复行为的发生频率以及这些症状对个体造成的痛苦和干扰程度与BDD的患者是不同的。②与广泛性焦虑障碍相鉴别。尽管一些广泛性焦虑障碍患者会过度担心自身的外表，但患者的重复行为或担忧是关于生活中各个方面的，如家庭、财政、职业，且很少伴有妄想，亦没有与BDD相关的重复检查行为。③与进食障碍相鉴别。BDD的患者临床表现为肌肉变形时，常出现一些不正常的摄食行为（如摄入过量的蛋白质）和/或进行过度的锻炼（如举重）。但进食障碍的焦点常局限于对身材或体重的担心，而BDD所关注的范围更广。如果理想化低体重是症状的中心，则更应该考虑诊断为进食障碍。④与情感障碍相鉴别。伴精神病性症状的抑郁发作患者，可能会过分关注自己的缺陷；BDD常因其症状带来痛苦而普遍伴有抑郁症状。而二者的本质区别在于抑郁发作的患者，除情绪暴发之外，其余时间并不存在这些症状。

治疗管理 患者由于自知力不足，通常会拒绝接受精神科的诊治。通常药物与心理治疗有一定疗效，二者联用，效果更理想。①药物治疗：抗抑郁药相较选择性5-羟色胺再摄取抑制剂类药物有效，且耐受性好，但需要高剂量，长疗程服药。②心理治疗：认知行为治疗可以改变患者的特殊观念和假设。

预后 发病初期症状越严重，病程越长。共病人格障碍等情况时康复概率更低。药物治疗和心理治疗均有一定疗效。

（闫 俊）

xiùjué qiānshè zhàng'ài

嗅觉牵涉障碍（olfactory reference disorder） 患者坚信自己有一种令人厌恶的体味即使自己并没有的精神障碍。这种观念给患者造成痛苦，并损害患者的社会功能，如妨碍患者出入公共场合。因为这种先占观念，患者通常反复做一些事情，如过度淋浴、刷牙或嗅自己。

此病的病因及发病机制尚不清楚，研究较少，可能和患者的个性，如敏感、社交焦虑有关。

临床表现：患者对自身感觉到的臭味或冒犯他人的体味或口臭存在持续关注，而这些气味在他人看来微不足道。患者通常认为这些气味来源于口腔、生殖器、肛门、足、腋下、尿、汗等。患者对这种体味或气味的体验是过度的，常伴有牵连观念，如相信其他人正在注意、评判和谈论其的恶臭味。患者常重复检查自己是否还有这种恶臭味及导致这种恶臭味的源头，频繁地寻求无大碍的保证，过度地尝试遮掩、改变、防止或清除这种恶臭味，严重回避可导致或触发有关自己体臭痛苦的社会场景。症状严重者，可致患者很痛苦或其个人、家庭、社会、教育、职业或其他重要领域功能的显著损害。

诊断：不管外界的证据如何，坚信身体的臭味，并且因此而产生回避社交等环境和生活，甚至产生牵连观念。

鉴别诊断：①与精神分裂症相鉴别。精神分裂症有明确妄想，以及更多的其他精神病症状；而嗅觉牵涉障碍是接近关系妄想，但是按照精神分裂症治疗效果不佳。②与社交恐惧症相鉴别。社交恐惧症多在社交场合内出现，表现更多，并不局限于臭味。

治疗管理：药物治疗和心理治疗为主。药物方面，对选择性5-羟色胺再摄取抑制剂类药物有反应。

（闫 俊）

yíbìngzhèng

疑病症（hypochondriasis） 在没有明确医学根据的情况下，患者担心或相信自己患有一种或多种严重躯体疾病的精神障碍性疾病。患者诉躯体症状，反复就医，尽管经反复医学检查显示阴性以及医师给予没有相应疾病的医学解释也不能打消患者的顾虑，常伴有焦虑或抑郁。多在50岁前发病。不同分类诊断系统中，对疑病症的归类不同，DSM-5归于躯体症状及相关障碍。

病因及发病机制 心理因素与社会因素均影响此病的发病。①心理因素：人格特点有孤僻、固执、内向、过分关注自身、敏感、自我中心、自恋、兴趣狭窄、胆怯、脆弱、暗示性强的人格特征。②社会因素：如亲属患病，医生的不恰当言论，过多的医学仪器检查和治疗等。具体发病机制尚不清楚。

临床表现 个体有疾病的先占观念，坚信自己患了某种疾病，从而导致持续的焦虑和痛苦。尽管躯体检查或检验的结果呈阴性，但仍然不能确认自己是健康的或因此感到放松。有些患者虽然有某些躯体疾病的可能，但是围绕疾病的观念存在明显的过度和不适应行为。

诊断 依据DSM-5的诊断标准来诊断。

诊断标准 ①专注于患有或感染了某种严重疾病。②没有躯体症状或即使有，程度也是轻微的。如果没有另外一种躯体情况或者发展为另一种医学情况的危险高（如有某种疾病的强家族史），患者的关注也是明显过分或不恰当的。③存在有关健康的高水平焦虑，患者容易对个人健康状况产生恐慌。④本人健康相关行为过分（如反复检查自己身体是否有患病征象）或出现导致适应不良的回避（如回避就医和住院）。⑤专注于患病至少有6个月了，但所害怕的具体疾病可能随着时期变化。⑥关于患病的专注不能由另一种精神障碍来更好的解释，如躯体症状障碍、惊恐障碍、泛化的焦虑障碍、身体变形障碍、强迫症或涉及躯体的妄想障碍。

需要分型，明确是寻求医疗照顾型（频繁使用医疗照顾，包括到医生那里就诊或解释检查和诊疗操作），还是回避医疗照顾型（绝少使用医疗照顾）。

鉴别诊断　主要与以下疾病相鉴别。①各类躯体疾病：在诊断疑病症前需进行全面检查以排除相关躯体疾病。②抑郁症：抑郁患者经常有一些生物学方面的症状，如早醒、晨重夜轻的昼夜节律改变、体重减轻及精神运动迟滞、自罪自责等症状可资鉴别。经过抗抑郁治疗常能获得显著的疗效，而疑病症比较困难。③躯体化障碍：患者更关注具体的躯体不适症状，且其主诉常常变换，涉及的系统也较多。④焦虑和惊恐障碍：焦虑时的躯体症状有时被患者解释为严重躯体疾病的征象，但此类患者通常能接受医师给出的医学解释并感到放心，也不会确信自己患有某种躯体疾病。⑤精神分裂症：早期有疑病症状，但其内容多为离奇、不固定，常有思维障碍和感知觉障碍，患者并不积极求治。

治疗管理　药物和心理治疗为主。但是此类患者建立关系困难，不信任治疗。药物治疗旨在解决焦虑和抑郁情绪。心理治疗可尝试做认知疗法的调整。

预后　长期预后欠佳。患者情况随着生存处境有波动。

（闫　俊）

túnjī zhàng'ài

囤积障碍（hoarding disorder）

以持续地难以丢弃物品为主要表现的精神障碍。患者不顾物品的实际价值如何而将其积攒在自己居住的地方，造成生活区域杂乱不堪，患者因此感到痛苦，但却无法控制。患病率约为1.5%。

病因及发病机制　一些研究发现遗传因素与该病发病有关，但具体机制不明。有的患者发病与个体经历生活应激事件有关，有的与犹豫不决的个性有关，有的与焦虑有关。

临床表现　主要有3个核心症状：持续地难以丢弃大量看似无用或没有价值的物品；因囤积而感到显著的痛苦并导致社会功能上的损害；居住的地方堆满了物品，以至于不能发挥正常的功用。有80%~90%的患者可同时表现出过度收集。胡乱堆积的物品可能超出了患者的日常活动范围，甚至存在火灾隐患，危及邻里。有约75%的囤积障碍患者同时存在情绪或焦虑障碍。

诊断　依据DSM-5的诊断标准来诊断。

诊断标准　有症状标准、痛苦程度标准与排除标准。

症状标准　①持续地难以丢弃或放弃物品，不管它们的实际价值如何。②这种困难是由于感到积攒物品的需要及与丢弃它们有关的痛苦。③难以丢弃物品导致了物品的堆积，以至使用中的生活区域拥挤和杂乱，且显著地影响了其用途。如果生活区域不杂乱，则只是因为第三方的干预（如家庭成员、清洁工、权威人士）。

痛苦程度标准　这种囤积引起具有临床意义的痛苦，或导致社交、职业或其他重要功能方面的损害（包括为自己和他人保持一个安全的环境）。

排除标准　①这种囤积不能归因于其他躯体疾病，如脑损伤、脑血管疾病、普拉德-威利综合征（Prader-Willi syndrome）。②这种囤积症状不能用其他精神障碍（如强迫症中的强迫思维、重性抑郁障碍中的能量减少、精神分裂症或其他精神病性障碍中的妄想、重度神经认知障碍中的认知缺陷、孤独症谱系障碍中的兴趣受限）来更好地解释。

有以下情况则标注“如果是”：①伴过度收集。如果难以丢弃物品伴随在没有可用空间的情况下过度收集不需要的物品。②伴良好或一般的自知力。个体意识到与囤积相关的信念和行为（与难以丢弃物品、杂乱物或过度收集有关）是有问题的。③伴差的自知力。尽管存在相反的证据，个体仍几乎确信与囤积相关的信念和行为（与难以丢弃物品、杂乱物或过度收集有关）没有问题。④缺乏自知力/妄想信念。尽管存在相反的证据，个体仍完全确信与囤积有关的信念和行为（与难以丢弃物品、杂乱物或过度收集有关）没有问题。

鉴别诊断　主要与以下症状、疾病或行为相鉴别。①继发于躯体疾病的囤积症状：脑外伤、脑肿瘤切除术后、脑血管疾病、中枢神经系统感染等疾病均可能导致囤积症状的产生。囤积症状的发生与躯体疾病间有明确的时间联系。②神经发育障碍。孤独症谱系障碍或智力障碍的患者可因兴趣狭窄或认知功能缺陷表现刻板的囤积行为。孤独症患者同时具有语言发育障碍、社交障碍，智力障碍的患者智能发育全面低下。③精神分裂症谱系及其他精神病性障碍：精神分裂症患者可在妄想支配下发生囤积行为，此外以生活疏懒等阴性症状为主要表现的精神分裂症患者可表现出囤积。但此类患者往往不为囤积症状感到苦恼，没有主动克制的愿望，对症状无自知力。④抑郁障碍：患者可因缺乏动力、疲乏及精神运动型迟缓造成囤积。囤积是抑郁后继发出现，而不是原发出现。⑤正常的收藏：多有集中的主题，如收集钱币、邮票等，这些物品多有收藏或纪念价值，其收藏行为具计划性，摆放及储存均有秩序或按照特定艺术风格保存。此类行为不会造成患者的痛苦及社会功能的下降。

治疗管理　较难治疗，并且缺乏相应临床研究。以心理治疗和药物治疗为主。①心理治疗：认知行为比较有效，包括对患者进行综合心理教育，与之共同设定治疗目标，增强治疗动机，帮助患者更容易地制订决策，采用逐级暴露的方法帮助患者处理分类、丢弃物品所带来的焦虑，以及纠正患者与囤积相关的歪曲认知。②药物治疗：证据有限，选择性5-羟色胺再摄取抑制剂被认为可能有效。

预后　囤积症状多在11~15岁出现，20~30岁时对个人的日常生活产生影响，30~40岁时产生显著的社会功能受损，大多数患者在50多岁时就医。如果不加干预，囤积障碍的病程呈慢性、进行性加重。

（闫　俊）

jùjiāo yú qūtǐ de chóngfù xíngwéi zhàng'ài

聚焦于躯体的重复行为障碍

（body-focused repetitive behavior disorder）　以反复的、习惯性的针对躯体的行为为特点，以拔毛或抠皮肤为特征精神行为障碍。此类行为会导致毛发缺失或皮肤破损，患者存在停止的意图，但是控制困难。此类行为可能与情绪调节，减少紧张有关，行为体验会增加进一步重复行为。患者实施行为后可以缓解焦虑。临床上主要有拔毛症和抓痕障碍。

（闫　俊）

bámáozhèng

拔毛症

（trichotillomania）　以反复拔除自己或他人的毛发为主要表现的精神障碍。患者常因此导致斑秃或脱发，感到焦虑和痛苦，并干扰了正常的社会功能。预计影响1%~2%的青少年和成年早期的人群。

病因及发病机制　①遗传因素：具有家族遗传性，患者一级亲属的终身患病率达5%。②生化因素：5-羟色胺（5-HT）与冲动控制有关，阻滞5-HT回收的药物如选择性5-HT再摄取抑制剂（selective serotonin reuptake inhibitor，SSRI）可改善部分拔毛症状。多巴胺和谷氨酸的一些药物有治疗效果，也推测有相关性。激素可能与有关，但仍需进一步研究。③神经解剖：纹状体、左侧杏仁核、海马、额叶、扣带回皮层和辅助运动皮层等多个皮质区域有变化。④心理学假说：在应对环境压力的自我抚慰；为减轻产生的紧张感而出现拔毛行为，由于拔除毛发后紧张得以缓解，因此拔毛行为被加强；也可能是对潜意识冲突或糟糕的人际关系的象征性表达。拔毛也有攻击和性的主题，包括对失去权力，被阉割，失去吸引力或爱人，以及对自觉有罪的自我惩罚；相比于正常人有更多的童年期创伤性和负性生活事件。

临床表现　大多开始于青春期早期，发病年龄为11~16岁。有的患者是无意识的出现拔毛行为；有的是在内心的冲动、紧张时候出现拔毛的念头有关，并借助工具（如镜子、镊子）完成拔毛行为。拔毛行为可发生于身体任何长毛发的部位。最常见的地方是头皮、眉毛和眼睑，较少见的地方是腋窝、面部、阴部和肛周。男性拔毛区域集中于腹部、背部及胡子所在部位，女性则以拔头发居多；也有部分患者可能会泛化到沙发、地毯、毛绒玩具和宠物的毛。女性多于男性。拔毛过程中常伴随患者情绪状态的改变。拔除毛发后，之前的紧张、焦虑、抑郁、无聊、悲伤、生气、尴尬、沮丧和孤独的情绪都有所减少。患者在拔毛过程中才能体验到快乐的情绪，在拔毛行为结束后，有些患者会出现一系列负面的情绪，如有失控感或羞耻感。

诊断　依据DSM-5的诊断标准来诊断。

诊断要点　①反复拔自己的毛发而导致脱发。②重复性地试图减少或停止拔毛发。③拔毛发引起具有临床意义的痛苦，或导致社交、职业或其他重要功能方面的损害。④拔毛发或脱发不能归因于其他躯体疾病如皮肤病。⑤拔毛发不能用其他精神障碍的症状来更好地解释，如躯体变形障碍中的试图改进感受到的外貌方面的缺陷或瑕疵。

鉴别诊断　①正常状态：通常并不经常，并且痛苦或损害度

不高。②皮炎或其他皮肤病：皮肤活检或皮肤镜检查能够区分。③物质滥用：可能与应用特定的药物（如安非他明）而加剧。④刻板行为：是一种重复的、看似被动地、无功能的运动行为，如撞头、摇摆身体、咬自己。这些行为很少包括拔毛的行为，多半在儿童出现。⑤精神分裂症：多因幻觉或妄想等症状出现。

治疗管理 药物治疗和心理行为训练是主要的治疗方法。①药物方面：SSRI 和其他抗抑郁药能改善部分症状，但其效果并不确切。抗精神病药奥氮平、抗癫痫药托吡酯、心境稳定剂拉莫三嗪可能有效，但均需进一步验证。②心理治疗：认知行为疗法和一些行为训练，比如自我监测、意识训练、刺激控制等方式帮助控制行为。

预后 大部分患者可以获得部分治疗效果，但是容易复发。

（闫 俊）

zhuāhén zhàng'ài

抓痕障碍（excoriation disorder） 反复搔抓皮肤造成皮损，患者因此感到痛苦，并试图停止搔抓的精神障碍。又称皮肤搔抓症、抠皮障碍。患病率为1.25%~5.40%，3/4 以上的患者为女性。

病因及发病机制 ①遗传因素：相关研究发现可能具有家族遗传性。②神经解剖因素：在前额叶—纹状体环路上存在异常。③心理因素：压力及童年创伤均可能有关。焦虑、压力、厌烦、疲惫或愤怒等情绪为易感因素。

临床表现 核心症状为反复的搔抓皮肤造成皮损，常见部位包括面部、手臂及手，搔抓部位原本可能有瑕疵，可能是以前搔抓过的部位，也可以是正常皮肤。搔抓行为可以是无意识的，一般发生在独自一人或只有家人在场的环境下，通常在一天中间断发作，以夜间为重，有时甚至在睡眠时也会发生。部分患者在抠皮后感到焦虑情绪得到缓解，但继而可能产生羞愧、尴尬的情绪。产生家庭、社交及学习、工作问题，患者甚至因羞于暴露自己受损的皮肤而不愿出现在公共场合，而造成逃学、旷工。患者常试图通过化妆或衣物遮蔽受损严重的部位，反复的搔抓可能继发皮肤破损、感染等严重的躯体疾病。在任何年龄均可起病，12~16 岁为高发年龄段，常以诸如痤疮、粉刺在内的皮肤病变作为诱因。

诊断 依据 DSM-5 的诊断标准来诊断。

诊断标准 ①反复搔抓皮肤而导致皮肤病变。②重复性地试图减少或停止搔抓皮肤。③搔抓皮肤引起具有临床意义的痛苦，或导致社交、职业或其他重要功能方面的损害。④搔抓皮肤不能归因于某种物质（如可卡因）的生理效应或其他躯体疾病（如疥疮）。⑤搔抓皮肤不能用其他精神障碍的症状来更好地解释，如精神病性障碍中的妄想或幻触、躯体变形障碍中试图改进外貌方面感受到的缺陷或瑕疵、刻板运动障碍中的刻板行为、非自杀性自我伤害中的自我伤害意图等。

鉴别诊断 ①精神病性障碍：精神分裂症患者可在妄想或幻触支配下发生搔抓行为，但往往不为搔抓症状感到苦恼，没有主动克制的愿望；同时存在显著的妄想、幻觉及情感反应的不协调。②其他强迫及相关障碍：强迫症患者因为怕脏而过度洗手，也可造成皮肤损伤。躯体变形障碍患者因为感觉自身外表有瑕疵而采用抠皮的方式企图消除瑕疵。③神经发育障碍所致的一些刻板行为：此类患者还存在生长发育迟缓、身材矮小、手足小、智力低下、肌张力低下等其他表现。④非自杀性自伤：个体在无自杀意念的情况下采取反复、故意的行为直接伤害自己的身体。患者可能采用割、刮和烫等方式伤害自己，造成皮肤破损。此类患者以伤害自己为最终目的。⑤继发于躯体疾病：皮肤疾病如青春痘可能会引起搔抓，鉴别要点在于患者的搔抓范围及程度能否用所患有的皮肤病解释。

治疗管理 心理治疗和药物治疗是主要治疗方法。心理治疗方面以认知行为治疗为主，让患者接受心理健康教育，进行认知干预，纠正患者的歪曲认知，行为干预，强化自我控制。选择性5-羟色胺再摄取抑制剂类药物疗效仍有待观察。

预后 尚缺乏长期随访研究。未经治疗的患者具有慢性迁延性病程，其严重程度随时间而波动。

（闫 俊）

yìngjī xiāngguān zhàng'ài

应激相关障碍（stress-related disorder） 主要由心理、社会（环境）因素引起异常心理反应所致的精神障碍。又称反应性精神障碍、心因性精神障碍。适度的应激可以使个体的警觉水平提高，有利于个体生存与发挥潜力，但如果精神应激超出个体的承受能力，则容易形成精神创伤性障碍。导致应激相关障碍的事件被称为应激源，常见的应激源包括经历或目击威胁生命安全的创伤事件，以及明显的生活改变或环境变化，大到社会生活中的重大事件如自然灾害或人为的灾难，小到日常生活的困扰，都可以成为应激相关障碍的致病因素。

临床特点：该类障碍存在明确的应激源，是与应激相关障碍发病有先后关系的必要条件。由于应激源的性质、强度和持续时间、个体易感性、认知能力和社会支持存在差异，应激相关障碍的发病、临床表现和病程以及治疗反应和预后也各不相同，症状大多以创伤性焦虑和恐惧为主，也可表现为快感缺失、烦躁、外化的愤怒和攻击性或分离症状。情感忽视、躯体虐待或性虐待等，以及童年期缺乏足够的心理关爱和社会关注，是反应性依恋障碍和脱抑制性社会参与障碍诊断的必要条件。前者以抑郁症状和退缩行为等内化症状为主要表现，后者则表现为明显的脱抑制和外化行为。

临床范围：根据ICD-11第6章精神行为和神经发育障碍，应激相关障碍包括创伤后应激障碍、复杂性创伤后应激障碍、延长哀伤障碍、适应障碍、反应性依恋障碍和脱抑制性社会参与障碍等。在DSM-5创伤及应激相关障碍一章中，还包括急性应激障碍。

（王学义　于鲁璐）

jíxìng yìngjī zhàng'ài

急性应激障碍（acute stress disorder，ASD）　突然且异乎寻常的强烈应激性事件所引起的一过性精神障碍。又称急性应激反应。

病因及发病机制　突如其来且超乎寻常的威胁性生活事件和/或灾难事件是发病的直接因素，应激源对个体来讲是难以承受的创伤性体验或对生命安全具有严重的威胁性事件，如重大交通事故；亲人突然死亡；遭遇歹徒袭击；被虐待强奸等，重大自然灾害（如特大洪水、地震）和战争等。

临床表现　症状有很大变异性。典型表现是最初出现的“茫然”状态，表现为意识范围缩小，注意狭窄，不能觉察外在的刺激，定向障碍。之后是对周围环境的适应性进一步退缩即精神运动性抑制，严重者可达到分离性木僵状态，或激越性活动增加即精神运动性兴奋，如逃跑反应或漫游，甚至出现冲动伤人及毁物行为。常出现惊恐性焦虑的自主神经症状（心动过速、出汗、面赤等）。对发作过程可有部分或完全性遗忘。一般在遭受强烈的精神创伤之后数分钟至数小时之内起病，历时短暂，临床症状可在数天或数周内消失，部分患者病程可达1个月。

有些患者在病情严重阶段可出现思维联想松弛、片断的幻觉、妄想、严重的焦虑抑郁，症状内容与应激源密切相关，如果达到精神病的程度，则称为急性应激性精神病（曾称反应性精神病）。

诊断　ASD的诊断依靠临床特征、实验室及其他辅助检查，多无阳性发现。ICD-11取消了ASD的诊断。

诊断标准（DSM-5）　①直接或亲眼目睹或知道亲密成员发生暴露于实际的或被威胁的死亡、严重的创伤或性暴力，反复经历或极端暴露于创伤事件的令人作呕的细节中。②在属于侵入性、负性心境、分离、回避和唤起这5个类型的任一类，并存在下列9个（或更多）症状。在创伤事件发生后开始或加重：a. 侵入性症状，创伤事件反复的、非自愿的和侵入性的痛苦记忆；反复做内容和/或情感与创伤事件有关的痛苦的梦；闪回，即患者感觉好像创伤事件再次出现；对象征或类似创伤事件的某方面的内在或外在的线索，产生强烈或延长的心理痛苦或者显著的生理反应。b. 负性心境，持续性地无法体验到正性情绪，如无法体验快乐、满足或爱的感觉。c. 分离症状，人格解体或现实解体；无法记住创伤事件的某个重要方面。d. 回避症状，尽量回避关于创伤事件或与其密切相关的痛苦的记忆、想法或感觉，以及能够唤起创伤事件相关的痛苦记忆的外部提示。e. 唤起症状，睡眠紊乱（如难以入睡或持续睡眠或不充分的睡眠）；激惹的行为和愤怒的暴发（很少或没有挑衅的情况下），典型表现为对人或物体的言语或身体攻击；过度警觉；注意力不集中；过分的惊跳反应。③困扰的持续时间（诊断标准②的症状）为创伤暴露后的3天至1个月。④这种困扰引发了临床上明显的痛苦，或导致社会、职业或其他重要方面的功能受损。⑤这种困扰并非某种物质（如药物、酒精）或其他躯体（如轻度的创伤性脑损伤）的生理效应，也不能用“短暂精神病性障碍”解释。

鉴别诊断　①器质性精神障碍：感染、中毒、脑血管疾病等所致，可出现意识障碍、定向力障碍、精神运动性兴奋或抑制等状态，意识障碍往往具有昼轻夜重的波动性，且常常伴有丰富生动的幻觉，以幻视多见，也称为谵妄状态，体格检查的阳性体征和实验室检查异常结果可帮助鉴别。②适应障碍：其应激源可以是任何严重程度或类型，如离婚、被解雇等，并且症状闪回、梦魇、反复闯入性记忆等无典型症状。③惊恐障碍：主要特点是惊恐发作无法预期，预期性焦虑，或恐惧发作的严重后果，导致不良的行为改变。④分离障碍：缺乏ASD的特征性症状，仅表现为现实解体或人格解体，或持续遗忘。⑤创伤后应激障碍：ASD的症状必须在创伤性事件后1个月内出现，并在同1个月内消失，如果症状持续超过1个月，且符合创伤后应激障碍的诊断标准，则应诊断为创伤后应激障碍。⑥强迫症：此症也存在反复侵入性的想法，但符合强迫思维的定义。另外，侵入性想法与所经历的创伤性事件无关，经常伴有强迫行为。

治疗管理 首选心理危机干预。精神创伤性事件发生后，危机干预之前，首先保证患者的衣食住行和安全保障，避免二次创伤。一般心理治疗在24小时后进行。药物治疗的主要目的是减少围创伤期的恐惧、惊恐、失眠等，减少创伤后应激障碍的发生。对急性应激症状在第一周持续存在的患者，推荐使用β受体阻滞剂、苯二氮䓬类药物、心境稳定剂、选择性5-羟色胺再摄取抑制剂等。伴有精神病症状者可使用非典型抗精神病药物。

预后 大多数遭受创伤个体经过自我调节，或危机干预可以缓解应激症状而恢复正常水平。如果治疗或干预不及时，症状持续1个月以上，可能会发展为创伤后应激障碍。

（王学义 王 岚）

chuāngshānghòu yìngjī zhàng'ài

创伤后应激障碍（posttraumatic stress disorder，PTSD） 个体经历、目睹或遭遇到一个或多个涉及自身或他人的实际死亡，或受到死亡的威胁，或严重的受伤，或躯体完整性受到威胁所致个体延迟出现和持续存在的精神障碍。重大创伤性事件是PTSD发生的基本条件，具有极大的不可预期性，包括战争、重大自然灾害、交通和安全生产事故、暴力犯罪事件、亲人丧失、严重躯体疾病等。几乎所有经历这类事件的人都会感到巨大的痛苦，常引起个体极度恐惧、害怕、无助之感。根据个体经历创伤性事件的性质不同，其发病率报道不一，美国老兵中战争相关PTSD的患病率为2.0%～17.0%，终身患病率为6.0%～31.0%。海地大地震30个月后，幸存者PTSD患病率为36.75%。美国世贸大厦“9·11”恐怖袭击后1～2个月，幸存者PTSD患病率在7.5%～11.2%。家庭暴力受害女性的PTSD患病率为19.0%。

病因及发病机制 PTSD与精神创伤密切相关，没有经历强烈的创伤性生活事件，不会发生PTSD。并非所有经历创伤性事件的个体都会发展为PTSD。因此，早期识别PTSD的发病风险因素或高危人群，有针对性的预防非常重要。

PTSD患者的外周血单核细胞糖皮质激素受体数量增加。促肾上腺皮质激素释放激素1型受体基因（*CRHR*1）多态性可预测创伤事件引起的PTSD。*FKBP*5基因多态性会增加成年期应激相关精神障碍。女性经历创伤后发展为PTSD的风险为男性的2倍。恐惧相关惊跳反应，快动眼睡眠期的恐惧消除记忆受到阻碍，导致噩梦频发。既往存在其他精神障碍病史与PTSD发病也有关。

创伤性事件导致PTSD，不仅与事件本身的强度有关，更取决于个体对创伤性事件的主观体验、认知程度以及应对方式。同一创伤性事件对不同人群（如年龄、性别、职业等不同的社会文化背景）的影响及产生的反应也不同。因此，按照创伤性事件发生前后的时间分为创伤前变量、围创伤期变量和创伤事件后变量。

创伤前变量包括性别、病前的认知功能（低智商）、人格特征（神经质、高敌意性、自卑、疑病等）。围创伤期变量除了创伤事件的类型、强度和持续时间外，还包括个体对创伤性事件的态度和评价、应对方式、社会和家庭支持等。同时，创伤性事件与PTSD症状以及歪曲的认知、消极的应对方式、创伤暴露时强烈的主观痛苦体验等均是PTSD发生的高危因素。创伤事件后变量包括临床干预的及时性与有效性，事件后再次遭受其他生活事件等影响。对于儿童和青少年来说，围创伤期变量和创伤事件后变量，是决定个体是否发展为PTSD的主要因素。

临床表现 PTSD存在三维核心症状，即创伤性再体验、回避和麻木、警觉性增高。儿童与成人的临床表现可能不完全相同，儿童有些症状有特定表现。

创伤性再体验 主要表现为患者的思维、记忆或梦中反复、不自主地闯入与创伤有关的情境或内容，也可表现为超出正常的触景生情，或在接触创伤性事件相关的情景、线索时，诱发强烈的心理痛苦和生理反应。例如，“9·11”恐怖袭击的幸存者，不能观看创伤相关的影视、新闻报道，并在周年纪念日时承受巨大的心理负担。还有的患者有时会出现分离症状，持续时间可从数秒到数天不等，称为闪回。此时患者感觉犹如再次亲临创伤性事件发生的现场，当时的景象就如同放电影一样生动、清晰。除此之外，患者还可能频频出现与创伤性事件相关的噩梦。在梦境中，患者也会反复出现与创伤性事件密切相关的场景，产生与当时相似的情感体验，患者常在梦中尖叫，并从噩梦中惊醒，并在醒后继续主动"延续"被中断的场景，并产生强烈的情感体验如恐惧不安等。有的患者还可能突然的冲动行为，或由于认知上的判断，感觉事件有可能再次发作而引发惊恐发作。

回避与麻木　在创伤事件后患者对创伤相关的刺激存在持续的回避。回避对象包括具体的场景与情境、有关的想法、感受及话题。回避可分为有意识回避和无意识回避。有意识回避可表现为极力不去想创伤性经历相关的人与事。患者不愿提及有关事件，避免有关的交谈，在创伤性事件后的媒体访谈或涉及法律程序的取证过程往往给当事人带来极大的痛苦。无意识回避可表现为对创伤性事件的选择性/防御性遗忘、失忆，而与创伤性事件无关的记忆则保存完好。

回避的同时，许多患者还存在"情感麻痹"或"心理麻木"的现象。从整体上看，患者给人以淡漠、木然的感觉。患者对任何事情都无兴趣，很少外出参加有意义的活动，对他人和周围环境产生强烈的非真实感。患者感到自己与外界疏远、隔离，很少与人交谈和亲近，存在罪恶感，失去信任感和安全感，难以与他人建立亲密的关系，不愿与别人发生情感上的交流，得过且过，对任何事情都无动于衷，甚至觉得度日如年，生不如死，以致产生轻生的念头，严重者会有自杀观念或自杀行为。上述症状显著影响患者的社会功能，难以维持正常的生活和工作。

警觉性增高　这一症状在创伤暴露后的第1个月最常见、最严重。在这种状态中，患者可能花费更多的时间和精力去寻找环境中的危险性信息。同时，患者还会出现入睡困难，昼夜不眠，或睡眠浅，在梦中反复体验创伤性事件的情景，甚至从梦中惊醒；情绪激动，烦躁不安，易激惹，注意力不集中，做事不专心等。但内心却警觉性增强。

其他症状　有些患者表现酒精或其他物质滥用、攻击性行为、伤人毁物、自伤或自杀行为等。有些患者伴有人格改变，如性格孤僻、内向，不信任他人。抑郁症状也是PTSD患者常见的问题。

儿童特有的临床表现　儿童创伤应激源多同他们发育过程中遇到的恐惧事件有关，目睹家庭暴力或受到身体虐待，多次暴露于低强度应激性事件（与家人分离、歧视等）的影响。儿童PTSD一般表现为梦魇，反复再扮演创伤性事件，做与创伤有关的主题游戏，面临创伤相关线索时情绪激动或悲伤等；回避症状常表现为分离焦虑，依赖性强，不愿意离开父母；高度警觉症状常表现惊跳反应，高度的警惕性，注意力不集中，易激惹或暴怒，不能入睡等。

儿童PTSD还有一些特异性表现，如攻击行为，抢夺，寻衅滋事；强烈的生理反应，如头晕、头痛、腹痛、呕吐、大汗等；强烈的心理痛苦和烦恼及反复闯入的痛苦回忆，经常从噩梦中惊醒。情感表述困难与回避行为少见。

诊断　依据ICD-11的诊断标准来诊断。

诊断要点　①患者经历过极度危险的对生命造成威胁的创伤性事件，而且这样的创伤性事件足以引起任何人的焦虑和紧张。②以生动的闯入性记忆、闪回或噩梦的形式，重新体验当前的创伤性事件或情境。这些通常伴随着强烈或压倒性情绪，特别是恐惧或恐怖以及强烈的身体感觉。③回避对事件的思考和记忆，或回避与事件相关的活动、情境或回忆的人。④对当前威胁加剧的持续感知，如高度警惕，对外界刺激，如意想不到的噪声产生剧烈的惊吓反应。症状持续至少数月或数年，对个体、家庭、社会、教育、职业或其他重要功能领域造成严重损害。

鉴别诊断　应与其他应激相关障碍如急性应激障碍、适应障碍、抑郁症、焦虑障碍等鉴别。①急性应激障碍：在创伤性事件发生后紧接发生，最长不超过1个月。②适应障碍：应激源主要是生活环境或社会地位的改变，而且这些改变是长期存在的，患者的人格基础在适应障碍的发生、发展过程中起了重要作用。而PTSD的应激源几乎对每一个人来说都是严重且异乎寻常的。③抑郁症：主要症状为"三低"症状，即情绪低落、思维迟缓、活动减少，区别于与PTSD的"三维症状"表现，且一般无重大创伤性事件的经历。④焦虑障碍：往往对自身健康过分忧虑，躯体主诉较多，以整日担心害怕、惶惶不安为主，而无明显重大精神创伤因素。

治疗管理　主要包括以下几方面。

预防和健康教育　包括开展健康教育，树立健康观念，主要包括大众健康教育，灾难发生后健康教育，患者及家属健康教育，危机干预人员的培训教育等。心理危机干预是帮助应激者处理急性应激反应的一套治疗方法。具体的心理干预方法包括消除应激源，保持与应激者密切接触；支持性心理治疗，调动一切可利用的社会支持系统。采用认知疗法帮助应激者正确认识所面临的事件；鼓励应激者构建新的生活。

非药物治疗　包括生物反馈治疗、电针百会印堂治疗、眼动脱敏再加工、冥想-放松疗法、游戏疗法、艺术疗法、内观疗法、暴露-反应-阻止疗法（包括想象暴露或现场暴露）、气功和太极疗法、瑜伽疗法。对 PTSD 和抑郁障碍共病患者，可采用重复经颅磁刺激治疗，伴严重消极自杀观念或行为者，推荐无抽搐电休克治疗。

药物治疗　用于 PTSD 治疗的主要是苯二氮䓬类药物、抗抑郁药物、抗焦虑药物、抗惊厥药物、非典型抗精神病药物等。选择性 5-羟色胺再摄取抑制剂类药物帕罗西汀、氟西汀、舍曲林等有疗效及安全性。如果患者有严重的睡眠障碍或噩梦，可选用苯二氮䓬类药物如氯硝西泮、劳拉西泮、阿普唑仑等。新型抗惊厥药物如加巴喷丁等常可用于加速睡眠，治疗后大部分患者的睡眠持续时间有中度改善，噩梦频率明显降低。其他药物还包括普萘洛尔、糖皮质激素或哌唑嗪（降压药），可有效缓解 PTSD 症状。普萘洛尔可在创伤暴露急性期用于预防 PTSD。

预后　经过早期干预，大多数患者预后较好，基本上能够获得临床上的痊愈。部分患者留有残余症状，影响社会功能。如果遇到类似的应激源，某些患者有可能复发，或许导致症状的加重。

（王学义　宋　美）

fùzáxìng chuàngshānghòu yīngjī zhàng'ài

复杂性创伤后应激障碍

（complex posttraumatic stress disorder，C-PTSD）　暴露于一件或多种极端威胁性或恐怖性事件后发生的应激障碍。C-PTSD 的表现与创伤后应激障碍（PTSD）的症状有相似之处，但前者表现的症状更复杂、顽固，常伴有暴力攻击倾向和人格改变。

病因及发病机制　C-PTSD 患者经历的创伤性事件多为长期或反复发生的不良事件，患者无法从中逃避（如酷刑、奴役、生死存亡较量、长期的家庭暴力、反复的童年期性虐待或躯体虐待等）。从心理学的角度来看，C-PTSD 患者异常行为背后的原因：逃避或习惯性退出亲密关系，指责，习惯性自动将所有的问题灾难化，控制他人，习惯于想象或相信一些客观并不存在的痛苦和创伤事件，对他人长期的不恰当的依赖、抑郁，幻想自己逃离了创伤事件，害怕被抛弃，过度警惕他人的看法和言行，自我认同障碍，习得性无助，低自尊和自我厌恶等。

临床表现　除 PTSD 的临床表现外，C-PTSD 主要还表现为严重的人际关系障碍、负性的自我概念化和情绪调节障碍。①人际关系障碍：表现为滥交，过度依赖他人，过度取悦他人，过度控制他人，或人际关系敏感，警觉性增高，难以建立亲密关系。②负性自我概念化：表现为自我厌弃，悲观厌世，消极观念和自杀行为。③情绪调节障碍：表现情绪不稳定，长期抑郁情绪，无法体验快乐的感受。④其他：饮食不规律，物质/酒精滥用，不能上学或工作，经常冲动，存在攻击和破坏性行为。

诊断　依据 ICD-11 的诊断标准来诊断。

诊断标准　满足 PTSD 的所有诊断标准，还包括：①情绪调节方面存在严重和持续的情绪障碍。②自我贬低，认为自己失败或毫无价值，伴随着与创伤事件相关的羞耻、内疚或挫败感。③维持人际关系和亲近他人困难。这些症状会对个人、家庭、社会、教育、职业或其他重要功能领域造成严重损害。

鉴别诊断　需与双相障碍、边缘型人格障碍、反社会性人格障碍鉴别。①双相障碍患者没有明显的创伤性事件，临床表现情绪高涨低落交替发作，缓解期情绪稳定，社会功能完好。②边缘型人格障碍患者也可伴童年期受虐待史，临床表现与 C-PTSD 有重叠，但前者突出表现为人际关系紧张和自我意象不稳定。③反社会性人格障碍表现为攻击行为，不负责任及情感肤浅，并没有 PTSD 的经典症状。

治疗管理　临床上并没有专门针对 C-PTSD 的治疗方法，治疗方案与 PTSD 相似。重点加强情绪调控能力的治疗，鼓励患者对创伤记忆进行叙述，重建合理的认知，学会辩证地面对和解决问题。通过冥想、内观等方法调整情绪，增加兴趣爱好，培养人际交往的技巧。

预后　由于 C-PTSD 患者经历了长期、反复多次创伤性事件，症状不稳定，大多数伴人格问题，需要长程的心理治疗。

（王学义　宋　美）

yáncháng āishāng zhàng'ài

延长哀伤障碍

（prolonged grief disorder，PGD）　丧失亲近的人所致病理性的哀伤反应。在伴侣、父母、子女或其他关系亲密的人去世后，个体出现持续性的悲伤反应，其特征为思念逝者，或长期过分关注逝者，伴有强烈的情绪痛苦，如悲伤、内疚、愤怒、否认，难以接受亲人死亡，无法体验积极情绪，情感麻木，难以参与社交或其他活动。哀伤反应在亲人丧失后持续较长一段时间（最少6个月），明显超过了个体的社会、文化或宗教背景，在正常的哀悼期内持续较长时间被视为正常的丧亲反应，不能作为诊断依据。该障碍会对个体、家庭、社会、教育、职业或其他重要功能领域造成严重损害。由于文化因素的影响，中国PGD的时点患病率为1.8%（2014年），西方国家PGD的时点患病率为3.7%～12.8%，美国比欧洲其他国家高。

病因及发病机制 PGD的发病机制从生理机制方面，可能与哀伤的脑区包括后扣带皮质、小脑和内侧额叶回这3个中心区有关。研究发现，在回忆死者时，PGD患者出现位于伏隔核的奖赏区域的过度激活，而伏隔核神经束往往与怀念相关，与情感的积极与否无关。另一项研究发现，丧亲者对死者相关词语的注意偏向与杏仁核、岛叶和背外侧前额叶相关；而闯入症状与腹侧杏仁核和前扣带回前缘相关，回避症状与背侧杏仁核和背外侧前额叶相关。

从心理机制上讲，基于依恋的模型认为，当依恋对象死亡时，心理表征需要发生变化并适应发生变化的环境，这也是大部分人持续一段居丧期的痛苦的原因。安全型依恋的个体开始发展新的依恋关系，更新旧的依恋图式；而那些不安全型依恋的个体由于未处理好丧失带来的情绪过程，依恋图式难以获得更新，他们会继续感知到死者在世，回避那些提示死者已不在人世的线索，对外部世界失去兴趣，且社会功能受损。

认知-行为概念化模型提出，在PGD发展和维持的过程中，有3个至关重要的加工过程：①丧失经历与自传信息库整合不充分。②负面信念和对哀伤反应的错误解释。③焦虑和抑郁的回避策略。这些加工过程可以用来解释延长哀伤症状的持续存在，它们之间的交互作用则是症状显著和持续存在的关键。

临床表现 PGD相关的临床症状紧密围绕丧亲事件，表现为持续性的、极度的痛苦体验。PGD患者找不到生活中的自我定位，也不愿意接受生活中的新角色，难以再相信他人。患者表现情感麻木、孤独的感受，对未来的生活不抱有希望，个人的社会功能和生活质量严重受损。PGD患者出现自杀风险明显增高，也更容易出现高血压、心血管事件、肿瘤、免疫功能异常等心身疾病。

诊断 依据ICD-11或DSM-5的诊断标准来诊断。

诊断标准 ①亲近关系的人的丧失。②每天都想念逝者，或达到了病态的程度。③每天都有5个及更多的下述症状，或症状的程度达到了病态：a. 自我定位混乱，或自我感知下降；b. 难以接受亲人离世的事实；c. 避免接触让人想起逝者的事物；d. 在亲人离世后难以再信任他人；e. 对亲人的离世感到痛苦或愤怒；f. 自己的生活难以步入正轨（如结交新的朋友，培养兴趣爱好等）；g. 在亲人离世后变得情感麻木；h. 亲人离世后觉得生活不如人意、空虚感或活着没有意义；i. 对亲人的离世感到惊慌失措、茫然或震惊。④症状持续的时间至少在亲人丧失后6个月以上。⑤上述症状导致有临床意义的社交、职业或是其他重要领域的功能受损。⑥上述症状无法用重性抑郁障碍、广泛性焦虑障碍或是创伤后应激障碍等疾病加以解释。

鉴别诊断 PGD需要和正常哀伤反应、抑郁症、创伤后应激障碍相鉴别。正常哀伤反应通常会在半年之内逐渐减轻；PGD可能合并抑郁障碍，但PGD的核心症状围绕亲人离世，独立于抑郁情绪之上；创伤后应激障碍主要表现为创伤性再体验、回避和麻木、警觉性增强，PGD并没有明显的上述症状。

治疗管理 选择性5-羟色胺再摄取抑制剂有助于PGD症状的改善，抗抑郁剂能够减轻丧亲者的抑郁情绪，但对哀伤反应并无帮助。基于哀伤的认知行为治疗：①个体心理治疗，内容包括接受亲人离世的事实并重新开始新的生活；形式上可以分为暴露刺激、认知重建和行为干预等。②集体心理疗法，有助于减少抑郁障碍的发生。③基于网络的心理治疗。

预后 积极干预治疗有益于患者的恢复。否则患者的生活质量下降，社会功能受损，随着疾病的慢性化，患者罹患各类心身疾病和自杀的风险增加。

（王学义　宋　美）

shìyìng zhàng'ài

适应障碍（adjustment disorder） 个体对任何严重程度的应激性生活事件不能适应而产生的超出常态的反应性情绪障碍或适应不良行为所致社会功能损害的精神障碍。其病程持续时间相对较短，随着应激性生活事件的消除或个体适应能力的改善而恢复（不超过6个月）。该病患病率的报道差异很大。有报道在精神卫生门诊治疗的个体中，主要诊断为适应障碍的比例为5%～20%。在综合医院的精神科会诊中，有报道适应障碍可达50%。患病率无明显性别及年龄差异，但一般认为年龄越小发生机会越多。

病因及发病机制 适应障碍的发生与应激源和个体适应能力均有关。应激源可是单一的（如失恋）或多重的（如失业与婚姻危机），可以突然而来（突然发现不治之症）或逐渐累积产生（如居住在高犯罪率社区或者婚姻冲突）。除了导致急性应激障碍和创伤后应激障碍的异乎寻常严重的精神创伤性事件外，青少年最常见的应激源是父母不和或离婚、迁居远方、学习环境改变（如从农村中学升入城市大学）；成人中最常见的应激源是婚姻冲突、经济问题或残疾子女出生等；老人最常见的应激源是退休、社会地位变迁及丧失子女等。面对这些需要适应的应激性事件，多数人能很好适应而不发生适应障碍，因此适应障碍还与个体的适应能力有关。适应能力包括个性心理特征、应付应激的方式，过去经历和克服类似处境的经验和技巧，获取社会支持的能力及个体的生理状态等因素。应激源的强度超过个体适应能力才可能发生适应障碍。

临床表现 适应障碍的表现形式多样，主要以情绪障碍为主，如抑郁、焦虑，也可以表现为适应不良的品行障碍为主，这与年龄有某些联系。成人多为情绪症状，焦虑、抑郁以及与之有关的躯体症状都可出现，但达不到焦虑症或抑郁症的诊断标准。青少年以品行障碍为主，如侵犯他人的权益或行为与其年龄要求不符，逃学、偷窃、说谎、斗殴、酗酒、破坏公物、过早开始性行为等。儿童可表现为退化现象，如尿床、幼稚言语或吮拇指等形式。症状表现不一定与应激源的性质相一致，症状的严重程度也不一定与应激源的强度相一致。一般而言，症状的表现及严重程度主要决定于患者的病前个性特征。

诊断 依据ICD-11或DSM-5的诊断标准来诊断。

诊断标准 ①经历了可确定的应激性事件后的3个月内，出现对应激源的情绪反应和行为变化。②这些变化具有显著的临床意义，包括个体显著的痛苦与应激源的严重程度和强度不成比例，和/或出现社交、职业或其他重要社会功能的明显损害。③这种状态不符合其他精神障碍的诊断标准，也不是先前存在的某种精神障碍的加重，如抑郁症。④不包括正常的丧痛。⑤一旦应激源或其结果终止，这些症状不会持续超过随后的6个月。

鉴别诊断 需要与抑郁症、急性应激障碍、创伤后应激障碍、人格障碍、正常的应激反应鉴别。与急性应激障碍和创伤后应激障碍最大的区别在于，在适应障碍中，应激源可以是导致急性应激障碍和创伤后应激障碍的超乎寻常的严重精神创伤事件以及这类事件以外的任何强度的应激事件，强度更弱的事件如失恋、下岗、移民、发现患不治之症等；而且，在经历这些事件后，症状相对较轻，达不到急性应激障碍和创伤后应激障碍的症状标准。但应该注意，应激事件后，大多数人都会不安，应该有别于适应障碍，只有当痛苦的程度超过正常的预期或造成功能损害时，才可以做出此诊断。适应障碍可以与大多数的精神障碍和任何躯体疾病同时存在。当其他精神障碍无法解释作为对应激源的反应而出现的特定症状时，才同时诊断适应障碍。

治疗管理 适应障碍的治疗包括以下方面。

消除应激源 一些症状较轻的适应障碍患者在改变环境或消除应激源后，精神症状可逐渐消失。因此，应尽可能减少或消除应激源。例如，对住院的儿童应提倡家长陪护，以减少对医院的恐怖感。

心理治疗 对适应障碍的治疗主要是运用心理治疗措施，减少应激源，若应激源无法减少或消除则增强患者应付能力、建立支持系统以达到最佳适应状态。治疗的首要目标就是关注应激所致的明显的功能障碍，帮助患者调整这种失衡。很多应激是可以避免或最小化的，如承担了超过个人承受能力的责任，和陌生人的没有保护的、有风险的性生活。其他一些应激可能在部分患者身上会引发过度的反应（如被爱人抛弃），患者可能企图自杀，或不与人交往，收入受到严重影响。在这种情况下，可运用心理咨询、心理治疗、医学危机干预、家庭治疗、团体治疗这些方法，鼓励患者把应激所致的恐惧、焦虑、愤怒、绝望、无助感，用言语表达出来，帮助患者正视其正在遭受的担忧和冲突，找出减少应激源的方法，提高患者的应付能力，帮助其从不同角度来看待应激源，建立关系（如支持网络）来帮助患者管理应激源和其自身。

药物治疗 心理治疗是治疗适应障碍的主流，但药物治疗也有一定疗效，而且可及性比较好，尤其是在患者接受心理治疗或者支持性心理治疗3个月后仍然没有缓解时，可采取药物治疗。推荐使用新一代的抗抑郁药或抗焦虑药如坦度螺酮或丁螺环酮等，也可以短期使用苯二氮䓬类。新的抗抑郁药副作用小，以引起最小的不良反应和药物相互作用的剂量就能有效减轻恶劣心境。

联合治疗　心理治疗或者药物治疗不管是单独使用还是联合使用，医师都需要特别留意治疗的重点，当患者被诊断为适应障碍时，要注意观测该患者是否处于重性精神障碍的早期，症状还没有完全表现出来，而不一定是适应障碍。因此，如果症状继续恶化，症状更明朗化，疗效欠佳时，就需要回顾患者的全部症状，重新考虑诊断某一重性障碍的可能性。对于有自杀企图或暴力行为的适应障碍患者，应转入精神病专科医院，既有利于脱离应激源，又利于系统专科治疗。

预后　适应障碍在应激源出现后的3个月内开始，在应激源终止后一般持续不超过6个月。通常的后果表现为社会功能的损害如工作或学习成绩的下降和社会关系的暂时性变化。如果应激源为急性事件（如突然发现患有不治之症、突然被解雇等），可以应激后立即发生，但持续时间可能相对较短。但如果应激源或其后果持续存在，也可能变为持续型。不论病程长短，起病急缓，预后均良好，尤其是成年患者。

（李凌江）

fǎnyìngxìng yīliàn zhàng'ài

反应性依恋障碍（reactive attachment disorder）　经历了社会忽视（即童年期缺乏足够照料）后，患儿特征性地表现出在感觉痛苦时，和成人照料者之间缺乏预期地寻求安慰和对安慰性行为反应不足的精神障碍。当患儿感觉痛苦时，不表现出持续的努力去从照料者那里获取安慰、支持、抚育或保护，而且对照料者的安慰性努力无法做出最低限度的反应。该病患病率尚不清楚，但在临床就诊人群中不多见。有报道，已发现被寄养或由收养机构养育前就遭受严重忽视的幼儿可患该病。然而，即使在被严重忽视的儿童中，该障碍出现的比例仍低于10%。由于社会忽视也可以引起认知发育延迟、语言延迟、刻板动作，因此这些情况也可以与反应性依恋障碍共存。躯体疾病如严重的营养不良，以及抑郁症状也可能与之共存，使病情和治疗变得复杂。

病因及发病机制　严重的社会忽视是反应性依恋障碍唯一已知的风险因素。但是，绝大多数遭受严重忽视的儿童并没有发展出该障碍，其预后与严重忽视后照料环境的质量有关。

临床表现　主要表现为以下五种情况：①感觉痛苦时很少或最低限度的寻求安慰。②对安慰很少有反应或反应程度很低。③对他人很少有社交和情绪反应。④正性情感很少。⑤在与成人照料者非威胁性的互动中，经常莫名的出现激惹、悲伤、害怕。

诊断　依据ICD-11或DSM-5的诊断标准来诊断。

诊断标准　①经历过一种极度不充足的照料模式，如社会忽视或剥夺，以持续地缺乏由成人照料者提供的安慰、激励和喜爱等基本情绪需求；或者反复变换主要照料者或生活在恶劣的照料环境中从而限制了形成稳定依恋的机会。②在经历上述照料模式后，表现出对成人照料者持续的抑制性的情感退缩行为模式，如痛苦时很少寻求安慰和对安慰极少反应。③在经历上述照料模式后，出现持续性的社交和情绪障碍。例如，缺少正性情感，对他人很少有情绪反应，与照料者非威胁性的互动时，经常莫名的负性情绪发作如激惹、悲伤、恐惧等。④患儿发育年龄已大于9月龄，5岁前发病。⑤不符合孤独症（自闭症）谱系障碍的诊断标准。

鉴别诊断　主要与孤独症谱系障碍、智力发育障碍、抑郁障碍鉴别。

治疗管理　以心理治疗为主，如伴有其他精神障碍，可用相应的药物治疗。心理治疗方法因患儿的情况和治疗师的特点而异。基本原则就是改善照料环境，促进照料者和患儿之间的正常关系。治疗对象包括照料者与患儿。针对患儿可以采用认知行为疗法、游戏疗法等，以助于建立良好的社交关系，改善社会功能。如果照料者有抚养不良行为，应及时予以治疗或干预，以提高抚养技能，必要时更换照料者。6岁以上患儿可以酌情给予稳定情绪、改善焦虑的药物，如小剂量的苯二氮䓬类，或者抗抑郁药物如舍曲林等。

预后　反应性依恋障碍严重损害了年幼儿童与成人或同伴之间人际交往的能力，并与儿童早期多个领域的功能损害有关。如果没有经过正常照料环境的补救和恢复，该障碍的迹象至少会持续数年。尚不清楚反应性依恋障碍是否会在年长的儿童中出现，以及如果出现，与年幼儿童有何不同。

（李凌江）

tuōyìzhìxìng shèhuì cānyù zhàng'ài

脱抑制性社会参与障碍（disinhibited social engagement disorder） 经历了社会忽视（即童年期缺乏足够照料）后患儿特征性地表现出与文化上不恰当的、与相对陌生的人过度熟悉的行为模式的精神障碍。即过分的“自来熟”，缺少人际交往的界限，特别主动地和陌生人接近等。例如，随意地坐在陌生人或者同伴的大腿上，甚至不管有无危险，毫不犹豫地跟随陌生人离开。该障碍的患病率尚不清楚，比较罕见，即使在那些严重不良的生长环境中长大的儿童，如遭到严重忽视的寄养家庭或者收养机构中，该障碍的发生也只占少数。有报道，在这类高危人群中约为20%，且罕见于其他生长环境中。脱抑制性社会参与障碍共病方面的研究很少，与忽视有关的状态如认知延迟、语言延迟和刻板动作，可能与该障碍并存。儿童可以同时被诊断为注意缺陷多动障碍和脱抑制性社会参与障碍。

病因及发病机制 严重的社会忽视是该障碍诊断所必需的，也是唯一已知的风险因素。不过，绝大多数遭受严重忽视的儿童并没有发展出该障碍；有该障碍的儿童不存在当前忽视的情形也很常见。神经生物学的易患性可能是一个很重要的发病因素，但严重的社会忽视与任何特定的神经生物学因素之间明确的联系尚无定论。

临床表现 该障碍的基本特点是涉及文化上不恰当的、与相对陌生的人过度熟悉的行为模式，如表现出与陌生成人接近和互动中很少或缺乏含蓄；或者与文化背景不一致的“自来熟”言语和肢体行为；或者即使在陌生的场所中，不告知照料者就毫不犹豫地与陌生人离开。在许多文化中，如果到了形成选择性依恋的年龄后（至少9月龄以上），儿童与陌生人互动会显得含蓄。而有该障碍的年幼儿童，在接触、交往甚至陪伴成人时，无法表现出含蓄。在学龄前患儿中，言语和社会性的侵入性表现最为突出，经常伴有寻求关注的行为。言语和躯体上的过度熟悉会持续整个童年中期，并伴有不真诚的情绪表达。在青少年期，这种不加区分的行为会延伸到同伴关系中。与健康的青少年相比，有该障碍的青少年有更多“表面”的同伴关系和更多的同学冲突。该障碍在成人中的情况缺少资料。

诊断 依据ICD-11的诊断标准来诊断。

诊断标准 ①经历了一种极度不充足的照料模式，如持续的缺乏由成人照料者提供的安慰、激励和喜爱等基本情绪需求；反复变换主要照料者从而限制了形成稳定依恋的机会；或者成长在特别恶劣的照料环境如儿童多、照料者少、照料方式恶劣的机构中。②在这类环境中长大的儿童，主动与陌生成人接近和互动的行为模式至少包括下述情况两种以上：a. 与陌生成人接近和互动中很少或缺乏含蓄；b. 与文化背景不一致的自来熟言语和肢体行为；c. 在陌生的场所中，不告知照料者就冒险与陌生人离开；d. 很少或毫不犹豫的与陌生成人心甘情愿地离开。③上述行为并不局限于冲动所致（如注意缺陷多动障碍）。④儿童的发育年龄至少为9月龄。

鉴别诊断 主要应与注意缺陷多动障碍鉴别，脱抑制性社会参与障碍没有注意力或者多动的问题。

治疗管理 以心理治疗为主，如伴有其他精神障碍，可用相应的药物治疗。心理治疗方法因患儿的情况和治疗师的特点而异。基本原则就是改善照料环境，促进照料者和患儿之间的正常关系以及训练患儿的社会交往技巧。治疗对象包括照料者与患儿。针对患儿可以采用认知行为疗法、游戏疗法等，以助于建立良好的社交关系，改善社会功能。如果照料者有抚养不良行为，应及时予以治疗或干预，以提高抚养技能，必要时更换照料者。6岁以上患儿可以酌情给予稳定情绪、改善焦虑的药物，如小剂量的苯二氮杂䓬类，或者抗抑郁药物如舍曲林等。

预后 该障碍显著损害年幼儿童与成人和同伴的人际关系。其预后与病程似乎受儿童照料的质量影响。有研究报道，预后与严重忽视后照料环境的质量有中度相关。然而，在许多研究案例报道中，即使儿童被安置在正常的照料环境之后，一些儿童至少在其整个青春期仍会表现出持续的该障碍的迹象。

（李凌江）

fēnlí zhàng'ài

分离障碍（dissociative disorder） 因心理功能如认知、记忆、身份、意识等方面的病理性分离而影响心理功能整合的精神障碍。又称癔症，原称歇斯底里。当记忆无法进行整合时会出现分离性遗忘，当身份和意识无法进行整合时会出现分离性身份障碍，当认知无法进行整合时会出现人格解体。

分类/临床范围：DSM-5将分离障碍分为4类。①分离性身份障碍，又称多重人格，表现为个体可能会在两个或两个以上不同的人格状态间转换。②分离性遗忘，又称心因性失忆症，个体由于创伤或应激事件暂时失去记忆。③人格解体-现实解体障碍，表现为个体突然与自身或环境分离开来，感到“不真实”，同时意识到这只是一种感觉，而非现实。④未经特殊说明的分离性障碍。

在ICD-11中，分离障碍主要包括分离性神经症状障碍、分离性遗忘、人格解体-现实解体障碍、出神障碍、附体出神障碍、分离性身份障碍、部分分离性身份障碍、其他特定或未特定的分离障碍。

临床特点：分离障碍多起病于青少年，症状复杂多样。但就同一患者而言，症状相对单一，反复发作的患者主要症状基本相同。常急性起病，起病与明显的心理社会因素相关。分离障碍的终身患病率在普通人群中为10%。因此，对于分离障碍的治疗，心理治疗非常重要。心理治疗主要是帮助患者修通创伤记忆，控制患者进入分离状态。其中，催眠治疗对于分离障碍有很好的疗效。除了心理治疗以外，抗焦虑药及抗抑郁药等，对于改善患者症状，也有很好的效果。

（孙　伟）

fēnlíxìng shēnfèn zhàng'ài

分离性身份障碍（dissociative identity disorder） 个体至少有2个相对持久的身份或互不联系的人格交替控制个体的行为，并伴随对重要事件的记忆障碍，且这种记忆障碍无法用通常的遗忘解释的精神障碍。又称多重人格。

病因及发病机制 病因尚不清楚。最普遍的假设，认为分离性身份障碍是对创伤的反应。很多研究证实，分离性身份障碍与童年期严重的长期虐待以及创伤体验相关，尤其是由依恋对象所造成的创伤体验。创伤引起的对有害行为或事件的意识、记忆和情感被移出意识，形成了拥有不同记忆、情感和行为可替换的人格或次级人格。有研究指出，分离性身份障碍可能与文化或环境因素相关；还有研究提出，与心理治疗的诱导有关。

临床表现 表现为个体存在2个或多个身份或人格特征。患者描述自己的行为受转换身份的控制，这种控制可以是状态的改变，也可以通过人格间互相干涉或重叠，使不同身份或人格同时得到表达。

诊断 依据DSM-5的诊断标准，需具备以下条件：①存在2个或更多的以截然不同的人格状态为特征的身份瓦解，这可能在某些文化中被描述为一种被超自然的力量占有的经验。身份的瓦解涉及明显的自我感和自我控制感的中断，伴随与情感、行为、意识、记忆、感知、认知和/或感觉运动功能相关的改变。这些体征和症状可以被他人观察到或由个体报告。②回忆日常事件、重要的个人信息和/或创伤事件时，存在反复的空隙，与普通的健忘不一致。③这些症状引起有临床意义的痛苦，或导致社交、职业或其他重要功能方面的损害。④该障碍并非一个广义的可接受的文化或宗教实践的一部分。⑤这些症状不能归因于某种物质的生理效应（如在酒精中毒过程中的黑矇或混乱行为）或其他躯体疾病（如复杂部分性癫痫）。

治疗管理 尚未达成一致意见。主要治疗方法有心理治疗和药物治疗。

心理治疗 可以采用结合多种治疗技术的折中治疗方法，包括认知行为疗法、辩证行为疗法、催眠治疗和眼动脱敏与再加工治疗。治疗主要分3个阶段，第一个阶段主要评估患者当前的精神状态及生活问题，并且确定问题范围。这些问题可以通过回溯记忆并经过处理而得到解决。第二阶段主要评估和处理这些回忆。第三阶段主要是帮助患者同化信息，管理和调节情感应答，并讨论任何对治疗师的回应以及对未来的计划。

药物治疗 尚没有证据表明药物对分离性身份障碍患者的分离过程有直接效果。若患者伴随有焦虑、抑郁等症状，可给予相应的精神科药物治疗。但分离性身份障碍患者药物治疗依从性较低，而且患者可能会隐藏、储存药物，从而导致过量服用。

预后 分离性身份障碍一般始于童年期，是对不断暴露于创伤和/或压抑的生活经历的反应，大部分涉及身体和性虐待。对于分离性身份障碍的治疗意见不一致，疗效也不确定，且患者依从性不高，因此该类患者预后往往欠佳。

（孙　伟）

fēnlíxìng yíwàng

分离性遗忘（dissociative amnesia） 对新近的重大事件不能回忆的精神障碍。又称心因性失忆症。此为一种记忆障碍，表现为突然的对过去发生在自己身上的事件的记忆丧失，不能回忆重要的个人信息，通常是创伤性的或应激性的事件，遗忘内容广泛，甚至包括个体身份，持续时间从几小时到几年不等。病因及发病机制尚不明确。

临床表现基本特征是无法回忆起更为广泛的重要的个人信息，

无法用普通的健忘来解释。记住这样的信息通常会感到是创伤性的，或会产生应激。

依据 DSM-5 的诊断标准，诊断分离性遗忘症应符合以下方面：①不能回忆起重要的个人信息，通常具有创伤或应激性质，且与普通的健忘不一致。②这些症状引起有临床意义的痛苦，或导致社交、职业或其他重要功能方面的损伤。③这些症状不能归因于某种物质（如酒精或其他滥用的毒品、药物）的生理效应或神经及躯体疾病。④该障碍不能用分离性身份障碍、创伤后应激障碍、急性应激障碍、躯体症状障碍或神经认知障碍来更好地解释。

治疗管理主要选择心理治疗。心理治疗时，应注意干预的强度和速度，不能让患者压力过大。因此，心理治疗中，时间和过程的推进要保持在合适的速度。许多分离性遗忘的患者，若脱离压力性情景，症状会自行好转。对于伴发焦虑障碍、抑郁障碍的分离性遗忘患者，可以使用抗焦虑药、抗抑郁药等治疗。通过系统的心理治疗，大部分患者的症状可以得到改善。

（孙　伟）

réngéjiětǐ-xiànshíjiětǐ zhàng'ài

人格解体-现实解体障碍

（depersonalization-derealization disorder）　个体感觉到外部环境物体的形状和大小有所改变，或人变得机械化、失去人性等的精神障碍。最主要的体验是主体对自身或环境的“不真实感”。

病因及发病机制　尚不清楚。童年期人际创伤，尤其是情感虐待被认为是人格解体-现实解体障碍的预测因素。严重的压力、抑郁障碍、惊恐障碍以及使用迷幻剂等是人格解体-现实解体障碍的重要的诱发因素。

临床表现　最基本的特征是持续出现“不真实感”，常常感到自己是自身内部心理过程的外在观察者，感到与自身或环境的分离，似乎自己或周围的世界很虚无缥缈、如梦如幻等。

诊断　依据 DSM-5 的诊断标准，需符合以下方面：①存在持续的或反复的人格解体或现实解体的体验，或二者兼有。a. 人格解体，对个体的思维、情感、感觉、躯体或行动的不真实的、分离的或作为旁观者的体验，如感知的改变、时间感的扭曲、自我的不真实或缺失、情感或躯体的麻木。b. 现实解体，对环境的不真实的或分离的体验，如感觉个体或物体是不真实的、梦幻的、模糊的、无生命的或视觉上扭曲的。②在人格解体或现实解体的体验中，其现实检验仍然是完整的。③这些症状引起有临床意义的痛苦或导致社交、职业或其他重要功能方面的损害。④该障碍不能归因于某种物质（如滥用毒品、药物）的生理效应或其他躯体疾病（如癫痫）。⑤该障碍不能用其他精神障碍来更好地解释，如精神分裂症、惊恐障碍、抑郁症、急性应激障碍、创伤后应激障碍或其他分离障碍。

治疗管理　原发的人格解体-现实解体障碍尚缺乏有效的治疗方法。自我催眠训练是可以尝试的一种治疗方式，可以为患者提供一种理解和控制症状的环境。其他一些心理治疗方法，如矛盾意向、认知行为治疗、心理教育等也可以尝试。精神科药物，对于人格解体-现实解体障碍的治疗收效甚微。

预后　原发的人格解体-现实解体障碍预后欠佳。短暂的人格解体-现实解体症状，往往不需要治疗，可以自行缓解，预后较好。

（孙　伟）

fēnlíxìng shénjīng zhèngzhuàng zhàng'ài

分离性神经症状障碍

（dissociative neurological symptom disorder）　受心理社会因素影响，以形式各异的运动和感觉障碍症状为主，类似神经系统损害，但又无神经系统损害的客观检查证据的精神障碍。又称分离性运动和感觉障碍。

病因及发病机制　尚不明确。心理社会因素导致的应激是最重要的诱发因素，在农村地区、低教育人群或低社会经济发展水平区域容易发生。

临床表现　主要表现是形式各异的运动和感觉障碍，但客观的神经系统检查和实验室检查不能发现导致这些运动和感觉障碍的器质性基础，或者所发现的证据不能解释患者的神经系统症状，如症状和体征不符合神经系统解剖的生理特征。症状严重者常导致患者的家庭、社会、教育、职业或其他重要功能受损。

常见类型：①抽搐和痉挛，表现类似癫痫发作的状态。②虚弱和瘫痪，表现为部分或全部失去躯体随意运动的能力，或不能进行协调运动。③运动障碍，表现为震颤、舞蹈样运动、运动不能等。④步态障碍，表现为步态不稳、怪异步态等。⑤吞咽症状，表现为喉部异物感、梗阻感，或喉部肌肉挛缩感，导致患者感到吞咽困难，并怀疑自己是否患有喉咽部肿瘤。⑥失声症，表现为发声困难、构音不清，甚至出现完全失声。⑦感觉改变，表现为躯体感觉的增加或减弱。⑧视觉症状，表现为弱视、视野缩小、视物变形或者失明等。⑨听觉症状，多表现为听力突然丧失等。⑩意识改变，表现为恍惚、昏睡等。⑪认知症状，表现为记忆、理解、言语等方面的功能下降或改变。

诊断 患者出现上述神经系统症状，并满足以下条件可以诊断：①患者在起病前常有明确的心理社会因素。②出现的神经系统症状相对稳定。③症状的矛盾性，如步态障碍者可以跑步、失明者行走时可绕开障碍物。④神经系统检查体征与患者症状表现不匹配。⑤神经系统症状相关的神经电生理、神经影像检查无异常发现。

治疗管理 主要通过心理治疗来改善，尤其是暗示治疗有较好的疗效。暗示治疗可以分为觉醒时暗示和催眠暗示。应针对患者心理社会因素的应对能力进行训练，促进其发展成熟的应对方式。对患者伴随的其他症状如失眠、抑郁、焦虑等，可给予精神药物对症治疗。

预后 主要取决于是否有持续的心理社会因素存在、患者治疗意愿及干预策略等。患者通过及时的干预，预后良好；少数治疗不及时或有持续心理社会因素的患者预后不佳。

（孙　伟）

wèishí huò jìnshí zhàng'ài

喂食或进食障碍（feeding or eating disorder）

以饮食相关行为紊乱为基本特征，伴随不同心理改变，造成潜在或必然的生理后果和/或社会功能影响的一组心理生理疾病。其中异食症、反刍障碍和回避-限制性摄食障碍更多起病于婴幼儿和童年早期，但在青少年和成年个体中也可见到。神经性厌食、神经性贪食和暴食起病年龄相对较晚，但在13岁以下的儿童中也可见到。后三种疾病通常被认为有着共通的社会心理特征，即对体重体型的过度关注，这种关注与其紊乱的进食行为和继发的心理紊乱直接相关。

临床范围 该组疾病包括六种正式的独立疾病诊断单元，分别是异食症、反刍障碍、回避-限制性摄食障碍、神经性厌食、神经性贪食和暴食。病种的确认和分类归属经历了数十年的演变发展。2013年DSM-5和2018年的ICD-11认可当前的分类。其中重要的改变是在现有研究证据的基础上将“婴幼儿喂养障碍”重新命名并扩展了内涵，更名为“回避-限制性摄食障碍”；取消了之前用发病年龄进行的分类限制，将异食症、反刍障碍和回避-限制性摄食障碍与神经性厌食、神经性贪食和暴食统一归入“喂食或进食障碍”。其中暴食也是在DSM-5中首次被正式列为独立的疾病单元。

临床特点 该组疾病突出的临床特点是饮食相关行为的紊乱。不同疾病行为的特征可能完全不同，例如异食症是摄食非食物或无营养的物质，反刍障碍则是正常进食后将食物从胃里再反刍至口腔；也可能有交叉重叠，例如回避-限制性摄食障碍和神经性厌食均有主动回避进食的行为，神经性贪食和暴食障碍则均有无法控制的暴食发作。

在行为的背后，通常有可识别的病理心理特点。这在异食症和反刍障碍中常不明显，表现似乎就是一种行为习惯，而对身体和社会功能的危害则是继发的。回避-限制性摄食障碍常呈现三种心理特点：①对食物不感兴趣。②对食物的感官刺激厌恶。③对进食的后果恐惧，如呕吐或窒息，由此可带来继发的营养失衡或不良。神经性厌食、神经性贪食和暴食似乎有着共通的认知特点，即对体重体型的过度关注，这与三种疾病各自的行为特征相呼应，可以解释不同疾病中的情绪主线——厌食症的恐惧感、贪食症的内疚感、暴食症的羞耻感。

该组疾病几乎均可导致躯体损害，甚至危及生命。异食症的主要危害来自患者摄入物质的潜在毒性或对消化道的伤害；反刍障碍、回避-限制性摄食障碍、神经性厌食均以营养不良及其合并症为主；神经性贪食以消化道损害和电解质失衡的后果为主；暴食则以肥胖及其后果为主。

饮食行为的异常及认知、情绪、生理等方面的损害表现通常会引起周围环境的反应，主要是父母及主要照料者的担忧和持续的关注，常见过度保护或高度批评性的反应，造成家庭功能的紊乱。此外，患者的学业和职业功能也常常受损，其他的人际关系也受影响。

（李雪霓）

shénjīngxìng yànshí

神经性厌食（anorexia nervosa）

以对瘦的过度追求和对胖的病态恐惧为心理特征，以有意造成营养摄入不足和体重下降或体重不增为行为特征，由此并发营养不良等生理特征的心理生理疾病。又称厌食症。该病多发于青少年和成年早期女性。2019年，中国报道厌食症的终身患病率小于0.1%；国外报道的终身患病率约为0.6%，女性约0.9%，男性约0.3%。罹患后易慢性化，在精神科疾病中致死率最高。

病因及发病机制 综合因素致病，可分为易感因素、促发因素和维持因素。①易感因素是指让个体容易罹患厌食症的背景因素，可能包括个体因素（遗传性、个性特征，如容易焦虑、强迫特质、追求完美）和环境因素（家庭和社会看待食物、体重、体型的文化，职业特点如体操）。②促发因素是指个体罹患厌食症前发生的特殊的个体和/或环境因素，例如个体进入青春期后迅速变胖，开始关注身体，被人欺负，亲人亡故，失恋，学业压力变大等。③维持因素是指个体发病后与疾病持续存在难以缓解有关的因素，包括厌食症的饥饿、低体重和节食行为本身，由疾病带来的继发性获益如家人的迁就和纵容，情绪问题，人际冲突，现实困境如失业、失学、经济困难等。

厌食症发病，从生物学角度到心理学角度的理论模型很多，但没有单一的公认模型。通常认为厌食症的发病是在易感因素的影响下，个体发展到某个特定的阶段，由当时的促发因素作用而产生了厌食症的心理行为，已有的问题和疾病心理行为后果都持续发挥作用，使疾病维持下来。

临床表现 可分为核心症状和伴随症状。

核心症状 行为层面刻意减少摄入量和增加消耗，表现为限制饮食、过度运动、催吐、导泻、滥用药物如食欲抑制剂、各种减肥药等。心理层面表现为对瘦无休止地追求，极度恐惧发胖，拒绝维持健康体重。很多患者存在体像障碍（对自身体型的感知异常，如明明已经很消瘦了，仍觉得自己很胖）。生理层面表现为由以上行为、心理问题带来体重显著下降和营养不良相关躯体症状。

伴随症状 一般精神症状如焦虑、抑郁、强迫、易激惹、失眠等，通常病情越重，上述问题越凸显。躯体症状主要与营养不良相关，涉及全身多个系统。外表，消瘦、虚弱、苍白、毛发稀疏；消化系统，腹胀、便秘最多见，也可见恶心呕吐、腹泻等；内分泌系统紊乱，女性闭经，第二性征消退最多见，也可见甲状腺功能减退症状如畏寒、雄激素水平增高症状如毳毛、痤疮；心血管系统，如皮温低、肢端发绀，晚期和再喂养阶段可有心力衰竭表现如呼吸困难；血液系统，血常规见红细胞、白细胞、血小板均可减少，红细胞减少可见贫血表现，白细胞减少可增加感染概率，血小板减少可见皮下出血紫癜现象；泌尿系统，肾衰竭表现可见浓缩功能下降的多尿现象，脱水表现，后期有少尿和水肿；骨骼系统，骨量减少和骨质疏松导致骨痛和骨折风险增加；生殖系统，子宫幼稚化，不孕不育，新生儿低体重等。呕吐、过度运动、药物滥用也会带来相应的躯体问题，可表现为电解质紊乱造成的虚弱无力、抽搐、心慌、心律失常，过度运动的运动损伤，不同药物滥用的相应症状，多见心悸、多尿、腹泻、兴奋，甚至出现精神病性症状。

诊断 依据ICD或DSM的诊断标准来诊断。

诊断标准 ①从年龄、性别、发育曲线、身体健康的角度，对能量摄入的限制满足不了需求，造成显著的低体重，即低于正常体重范围的最低值或低于儿童/青少年体重的最低预期值。②即使处于显著的低体重，仍然强烈害怕体重增加或害怕变胖或有持续的妨碍体重增加的行为。③对自己的体重或体型有体验障碍，体重或体型对自我评价有着不恰当的影响，或持续缺乏对目前低体重之严重性的认识。

鉴别诊断 主要与神经性贪食的暴食发作、回避-限制性摄食障碍的摄入减少、抑郁症的食欲减退和消瘦、躯体疾病所致的消瘦鉴别。

治疗管理 多学科合作、全面评估和综合治疗是包括厌食症在内的进食障碍的基本治疗原则。综合治疗包括营养治疗、躯体治疗、精神药物治疗和心理干预。营养治疗以充分恢复正常体重为目标，以合理的营养重建方案的实施为重点。躯体治疗以严密监测躯体合并症和再喂养综合征的出现，对症处理避免危险为目标。精神药物治疗用于共病的处理和出现严重干扰治疗进展的精神症状时的对症处理，常见用药包括抗焦虑药、抗抑郁药、心境稳定剂和小剂量的抗精神病药。用药需慎重考虑安全性。心理干预在青少年患者以家庭干预即基于家庭的治疗效果最佳，成人中常用的包括认知行为治疗、焦点精神动力学治疗、专科治疗师支持下的临床处置和成人莫兹利（Maudsley）法。以上心理干预方法均把恢复体重作为基本目标之一。

治疗方式以门诊治疗为首选，住院治疗适用于：①躯体情况差，需要紧急医学干预的患者。②治疗依从性差，门诊疗效不佳的患者。③出现自伤自杀等危及生命安全的情况。在必要的情况下，可为患者提供保护性的非自愿住院治疗以缓解危机。

预后 不同的随访研究由于随访时间及随访人群不同，结果差异较大。总体来说，厌食症慢性化和死亡率较高，痊愈率约为50%；成人厌食症死亡率约为

5%，青少年约为 2%，死因主要是严重营养不良、全身感染或自杀。住院治疗患者和到精神科就诊者因病情较重预后更差。约 50%的患者会在 1～2 年转化为神经性贪食。系统规范的专科治疗可能改善结局。

（李雪霓）

shénjīngxìng tānshí

神经性贪食（bulimia nervosa）

以强烈的控制体重的欲望和对食物的渴望及对进食的失控感为心理特征，以反复发作性的大量进食和通过节食、呕吐、服用泻药、过度运动等方式抵消食物的“发胖作用”为行为特征的心理生理疾病。又称贪食症。该病多发于青少年晚期和成年早期女性，发病年龄略晚于厌食症，30%～80%有厌食症病史。2019 年，中国报道贪食症的患病率小于 0.1%；国外报道的终身患病率为 1.0%～4.2%，女性约为 1.1%，男性约为 0.1%。

病因及发病机制 综合因素致病，可分为易感因素、促发因素和维持因素（见神经性厌食的相关说明）。贪食症的遗传性较厌食症弱，社会文化因素（以瘦为美、鼓励竞争、食物的极大丰富和可获得性等）在起病和疾病维持方面的影响更大，患者的个性特征中冲动性更突出。贪食症的暴食、清除、节食这一循环往复的行为模式本身具有成瘾的特点，是贪食症的一个“自我维持”机制。

临床表现 分为核心症状和伴随症状。

核心症状 行为层面的特征为频繁的暴食发作和暴食后抵消行为，从几天一次到一天数次不等，表现为短时间内进食大量食物（普通人看来远远多于正常量），之后的抵消行为可表现为进一步节食甚至禁食、大量运动、诱吐、服用导泻药、利尿剂、减肥药等，以消除食物的发胖作用和/或身体的不适（如饱胀感、肿胀感）。心理层面的特征为暴食发作前对食物强烈的渴望和进食过程中强烈的失控感，发作后内疚和害怕体重增加，认知上追求完美的理想体重，过度评价体重体型的重要性。生理方面的特征主要可表现出由长期诱吐导致的牙齿损坏、腮腺肿大、拉塞尔（Russell）征（手背指掌关节处因用手指抠吐造成的磨损瘢痕）。

伴随症状 包括一般精神症状和躯体合并症。精神症状常见的为焦虑、抑郁、情绪不稳、冲动、物质滥用、自伤行为和自杀倾向，甚至达到共病的程度（贪食症的共病率可达 80% 甚至更高）。躯体合并症主要源于暴食和清除行为（呕吐、导泻、利尿），暴食可能并发急性胃扩张、胰腺炎，表现出急性的相关症状；清除行为因造成体液丢失和离子失衡可能并发脱水、电解质紊乱、酸碱中毒，引发虚弱、无力，甚至急性抽搐、晕厥、心律失常和心搏骤停等症状。这些行为同时造成上消化道损伤、肠道损伤、肾损伤，在行为的使用、停止等过程中出现相应的功能紊乱症状，如胃食管反流、腹泻便秘交替、多尿/少尿、水肿等，严重可导致永久性的损害。

诊断 依据 ICD-11 或 DSM-5 的诊断标准来诊断。

诊断标准 ①反复发作的暴食。暴食发作有以下 2 项特征：在一段固定的时间内进食食物量大于大多数人在相似时间段内和相似场合下的进食量；发作时感到无法控制进食，如感觉不能停止进食或控制进食品种/进食数量。②反复出现不适当的代偿行为以预防体重增加，如自我引吐、滥用泻药、利尿剂或其他药物，禁食，或过度锻炼。③暴食和不适当的代偿行为同时出现，在 3 个月内平均每周至少 1 次。④自我评价过度地受身体的体型和体重影响。⑤该障碍并非仅仅出现在神经性厌食的发作期。

鉴别诊断 主要与神经性厌食的暴食清除行为和暴食进行鉴别，也需注意鉴别导致食欲增加的躯体疾病如甲亢，以及功能性呕吐。

治疗管理 治疗原则同厌食症。综合治疗中营养治疗的重点是恢复规律饮食和合理的营养结构，推荐结构化饮食方案，强调摄入足够的营养以减少暴食发生的生理基础。躯体治疗中对有清除行为的患者监测电解质水平是最重要的风险评估和防范措施。精神药物治疗在控制和减少暴食和清除冲动及行为方面有效。氟西汀是一线选择，其他选择性 5-羟色胺再摄取抑制剂类药物也可能有效。抗抑郁剂的使用须监测转躁风险，共病双相障碍的患者不适用。其他可能有效的药物包括抗癫痫药托吡酯、抗精神病药氟哌啶醇等。共病的诊断对贪食症的有效治疗尤其重要。心理行为干预强调接受合理的健康体重和停止暴食-清除行为。认知行为疗法（cognitive behavioral therapy，CBT）是推荐的一线疗法，人际心理治疗和辩证行为治疗也有很多有效的证据，推荐作为 CBT 疗效欠佳或不适用时的替代疗法。家庭治疗在未成年患者中也推荐使用，其中包括在厌食症中推荐的基于家庭的治疗。

治疗方式以门诊治疗为首选，

住院治疗适用于：①出现急性躯体合并症，需要紧急医学干预者。②暴食清除行为严重，需要24小时持续监护者。③出现自伤自杀等危及生命安全的情况。在必要的情况下，可为患者提供保护性的非自愿住院治疗以缓解危机。

预后 总体预后好于厌食症，但也有较高的复发率和慢性化趋势。10年内随访研究显示，70%的患者痊愈，20%的患者部分缓解，有10%的患者仍持续符合神经性贪食诊断标准。贪食症治疗成功后，6个月至6年内的复发率为30%～50%。死亡率比厌食症低，小于1%。

（李雪霓）

bàoshí

暴食（binge eating） 以对食物的渴望及对进食时的失控感为心理特征，以反复发作性的大量进食为行为特征的心理生理疾病。又称暴食症。中国尚无相关的流行病学数据，国外报道存在两个发病高峰，青春期早期和成年早期，终身患病率为0.9%～5.6%，女性多于男性，比例为（2～3）∶1，平均病程15.9年。

病因及发病机制 综合因素致病，涉及复杂的生物、心理、社会文化因素。该病有一定的遗传度（41%～57%），个体对奖赏的高敏感性特质与现代社会高热量的美食的可获得性刚好匹配。同时"以瘦为美"的社会风尚又构成了相反的压力，个体的完美主义、消极的自我认知、儿童期肥胖、家庭冲突、养育问题等都可协同构成发病的风险因素。疾病的维持机制假说主要涉及情绪调控模型（认为暴食由负性情绪触发，同时有着释放负性情绪的功能）和食物成瘾模型。

临床表现 表现为暴食发作和由此带来的情绪和生理症状。

暴食发作的特征同"贪食症"，表现为短时间内进食大量食物（普通人看来远远多于正常量），暴食发作前有对食物强烈的渴望，进食过程中有很强的失控感。情绪上常常先感到满足和释放，随之感到内疚和罪恶，暴食后伴随自我厌恶、沮丧。生理上主要表现为暴食后的饱胀不适和长期的体重增加、超重和肥胖，以及相关的疾病如2型糖尿病、高血压、血脂异常等。暴食发作与饥饿和节食无关，也没有明显的暴食后的抵消行为。

诊断 暴食是在2013年DSM-5出台时才被作为进食障碍的一个独立诊断分型的。

诊断标准 ①反复发作的暴食（同贪食症）。②暴食发作与下列3项（或更多）有关：a. 进食比正常情况快得多；b. 进食至感到不舒服的饱腹感出现；c. 在没有感到身体饥饿时进食大量食物；d. 因进食过多感到尴尬而单独进食；e. 进食之后感到厌恶至极、抑郁或感到非常内疚。③对暴食感到痛苦。④在3个月内平均每周至少出现1次暴食。⑤暴食与神经性贪食中反复出现的不恰当的代偿行为无关，也并非仅仅出现在神经性贪食或神经性厌食的病程中。

鉴别诊断 主要与神经性贪食和肥胖症鉴别，也应与抑郁障碍和双相障碍中食欲和体重增加的症状鉴别，若同时满足两种诊断标准，则应做出共病诊断。

治疗管理 主要包括心理行为干预和药物治疗，经常涉及体重管理。心理治疗方案常用的是认知行为疗法、人际心理治疗和辩证行为治疗，在缓解暴食发作方面的短期和长期疗效均确定，但减重和改善抑郁情绪等方面的效果不确定。通过治疗手册或网络课程进行的自助式治疗也有类似的效果。行为减重疗法主要是针对肥胖症的治疗，包含了饮食和运动管理，在帮助暴食症患者减重方面有一定疗效，但容易反复，并不能有效治疗暴食发作和相关的进食障碍症状。药物治疗包括选择性5-羟色胺再摄取抑制剂类药物、抗癫痫药托吡酯，抗抑郁药苯丙胺以及食欲抑制剂奥利司他等，短期内可能有抑制暴食和减轻体重的作用，但药物潜在副作用风险大，且长期疗效不确定，应谨慎使用。

预后 该病慢性化特点突出，平均病程达15.9年，与体重指数相当的对照相比，社会功能和生活质量均较差，躯体疾病患病率和死亡率都更高。

（李雪霓）

huíbì-xiànzhìxìng shèshí zhàng'ài

回避-限制性摄食障碍（avoidant-restrictive food intake disorder，ARFID） 以回避食物或进食量减少为特征，造成有临床意义的营养不良和/或发育停滞的心理生理疾病。常见于婴幼儿、儿童和青少年。患病率占进食障碍的13.8%。

病因及发病机制 病因未明。主要观点涉及有问题的亲子关系，认为父母不恰当的喂养方式和回应方式是问题的来源。在青少年和成年病例中常观察到起病与情绪困扰有关。

临床表现 表现为进食或喂食困难。心理行为上对食物缺乏兴趣，或厌恶某些食物特征，在进食或喂食的过程中焦虑不安。生理上出现摄食不足造成的营养不良、体重减轻和/或发育减慢甚至停滞。

诊断 ARFID 也是 DSM-5 中一个新的诊断分类，前身是“婴幼儿及儿童早期喂养障碍”，因其在临床研究和应用过程中的限制被修订。

诊断标准 ①进食或喂食障碍如明显缺乏对饮食和食物的兴趣、基于食物的感官特征来回避食物、担心进食的不良后果，表现为持续地未能满足恰当的营养和/或能量需求，与下列一项（或更多）有关：a. 体重明显减轻，或未能达到预期的体重增加或儿童期增长缓慢；b. 显著的营养缺乏；c. 依赖肠内喂养或口服营养补充剂；d. 显著地干扰了社会心理功能。②该障碍不能用缺乏可获得的食物或有关的文化认可的实践来更好的解释。③这种进食障碍不能仅仅出现在神经性厌食、神经性贪食的病程中，也没有证据表明个体存在对自己体重或体型的体验障碍。④这种进食障碍不能归因于并发的躯体疾病或用其他精神障碍来更好地解释。当此进食障碍出现在其他疾病或障碍的背景下，进食障碍的严重程度则超过了有关疾病或障碍的常规进食表现，那就需要额外的临床关注。

鉴别诊断 主要需与神经性厌食鉴别，另外，因食欲减退可存在于很多躯体疾病和精神障碍，也应注意鉴别和排除。若同时符合 ARFID 对诊断标准，可与其他疾病做出共病诊断。

治疗管理 尚缺乏足够的证据证明干预措施的有效性。根据疾病的行为特点和病因学的假说，主要的干预手段是行为干预和基于家庭的治疗，同时对症处理，改善营养状况。

预后 相关数据有限。多限于婴幼儿和儿童期，很少延续进入成年，有一部分可能发展为厌食症或其他进食障碍。

（李雪霓）

yìshízhèng

异食症（pica）

以持续性嗜食非食物和无营养的物质为特征的心理行为障碍。可见于儿童的各个年龄段，以 5～10 岁儿童最为常见，青春期逐渐消失，有少数成年期发病的报道。患病率尚不清楚。

病因及发病机制 病因未明。感觉的、消化的、营养的、心理的以及精神疾病的因素都有涉及。

临床表现 持续进食一种或多种非营养性、非食用性的物质至少 1 个月，并严重到需要临床关注，摄入的典型物质通常基于年龄和易得性而变化，包括纸、肥皂、布、头发、绳子、羊毛、土壤、粉笔、滑石粉、油漆、口香糖、金属、石子、木炭或煤、灰、黏土、淀粉或冰块等。个体通常没有对食物的厌恶。异食症可在其他方面发育正常的儿童中出现，也可见于妊娠期妇女，但更常见于智力障碍和广泛性发育障碍的患儿中，当异常进食行为严重到需要额外的临床关注时则应做出共病诊断。

诊断 依据 DSM-5 的诊断标准来诊断。

诊断标准 ①持续进食非营养性、非食用性的物质至少 1 个月。②进食行为与个体的发育水平不相符。③这种进食行为并非文化特许的或正常生活的一部分。④如果进食行为出现在其他精神障碍或躯体疾病、妊娠的背景下，则须在严重到需要额外的临床关注时才能做出异食症的诊断。

鉴别诊断 需与做作性障碍和自伤自残行为鉴别。

治疗管理 尚缺乏特异性的干预措施。常用的治疗方法有一般性治疗（包括改善环境，家庭指导、教育和训练等）、病因治疗（补铁/补锌）、行为治疗（正强化和负强化）、营养治疗和并发症治疗。

预后 一般预后较好，随着年龄的增长，异食行为逐渐消失。但基于摄入的物质而可能具有潜在致命性。

（李雪霓）

fǎnchú zhàng'ài

反刍障碍（rumination disorder）

个体在无器质性疾病的情况下，把刚摄入的食物又从胃反刍至口腔，进行再次咀嚼，然后咽下或吐出的行为障碍。可发生于从婴儿到成人的各个年龄段，患病率未明。

病因及发病机制 病因未明。婴幼儿起病常与忽视、应激、亲子关系问题有关。

临床表现 个体把刚摄入的食物又从胃反刍至口腔，进行再次咀嚼，然后咽下或吐出。这种症状发生时无须用力，是患者自觉自愿的行为，往往不伴有腹部不适、恶心、干呕或厌恶情绪，反而有愉快感，与呕吐行为有明显区别。反刍多发生于进餐后 15 分钟之内，可持续数小时，至反出的食物变酸后停止。因行为异于常人，患者可能在进食时回避人群或试图隐瞒症状。症状可呈发作性，如症状严重且持续，可能导致营养不良，在婴儿可有潜在的致死风险。

诊断 依据 DSM-5 的诊断标准来诊断。

诊断标准 ①反复地反流食物至少 1 个月。反流的食物可能会被再咀嚼、再吞咽或吐出。②反复的反流不能归因于有关的胃肠疾病或其他躯体疾病（如胃食管反流、幽门狭窄)。③这种进食障碍不能仅仅出现在神经性厌食、神经性贪食、暴食或回避性-限制性摄食障碍的病程中。④如果症状出现在其他精神障碍的背景下,如智力障碍(智力发育障碍)或其他神经发育障碍,则要严重到需要额外的临床关注,才能做出反刍障碍的诊断。

鉴别诊断 主要应注意与可能出现食物反流的胃肠道疾病进行鉴别,与神经性厌食和神经性贪食中可能出现的反流症状鉴别。

治疗管理 尚缺乏特异性的干预措施。对婴幼儿常用的治疗方法为父母辅导,改善亲子关系,行为治疗(正强化和负强化)。药物治疗可尝试胃肠动力药如西沙必利、止吐剂等。成人的生物反馈训练可能有效。

预后 一般预后较好,随着年龄的增长,症状逐渐消失。

(李雪霓)

páixiè zhàng'ài

排泄障碍 (elimination disorder) 非器质性因素/病变所引发的儿童期不能正常排尿或排便的障碍。包括常见的非器质性遗尿症和不常见的非器质性遗粪症。

人类尿便的排出受尿道及肛门括约肌的控制,既属于反射性(不受意志控制)的,又属于随意性的(受意志控制)行为。反射性的尿便排出行为是与生俱来的行为,而随意性的尿便排泄行为则是后天学习训练的结果,同时也要求与大脑发育成熟程度同步。绝大部分儿童在4~5岁就完成了大脑发育和学习与训练过程,即反射性排便与随意性排便,这两个条件缺一不可,否则很容易发生排泄障碍。基于此,临床上把排泄障碍也划分为原发性排泄障碍和继发性排泄障碍。原发性排泄障碍是指从出生到长大一直有排泄障碍,继发性排泄障碍是指患儿在5岁前曾经至少有半年以上时间的正常排泄行为,5岁后又再次出现排泄障碍。

(王文强)

yíniàozhèng

遗尿症 (enuresis) 儿童在5岁以后仍然在夜间入睡后和/或白天不能自己控制排尿的病症。又称功能性遗尿症。在儿童中的发病率颇高,男童明显高于女童,男女之比约2:1。

病因及发病机制 确切病因还不清楚,主要与以下因素有关。

遗传因素 遗尿症患儿多有阳性家族史。同卵双胞胎的同病率为68%,异卵双胞胎的同病率为36%。父母双方均有遗尿史者,其子女患遗尿症的可能性是77%;父母中有一人有遗尿史者,子女出现遗尿症的可能性是44%;遗尿症患儿的父母中,约80%的人曾有过原发性的遗尿史。已有研究证实,染色体4p、8q、12q、13q、22q11与夜间遗尿症相关。

中枢神经系统发育迟缓 大脑皮质尤其是前额叶皮质的监控和抑制功能减弱,对排尿反射抑制不足、儿童觉醒迟钝,容易出现遗尿。中外学者通过脑电图、事件相关电位等神经电生理以及功能MRI等影像学检查研究,提出了支持这一因素的证据。

婴幼儿时期排尿训练不良 儿童排尿习惯训练的最佳年龄(或称关键期)是1~2岁,但过早的强迫训练排尿会增加排尿挫折感,更不利于此后的训练;排尿时玩游戏,没有让儿童有意识地训练排尿;长期大量使用尿不湿等纸质尿裤,让儿童失去控制排尿训练的机会等,均可出现遗尿症。

重大创伤与强烈精神刺激 婴幼儿期遭受重大创伤与强烈的精神刺激,均可严重打击和延迟儿童的发展,造成儿童在训练控制排尿的关键期出现异常而遗尿,如父母突然遭遇车祸或死亡、家庭破裂、被绑架和残酷虐待、亲历天灾人祸等。有研究证实,有重大创伤和强烈精神刺激的儿童遗尿发生率是无此类情况儿童的2倍。

睡眠障碍 遗尿症儿童常睡眠过深,不能在膀胱受到刺激时正常觉醒,即使已经尿湿了床铺仍不能觉醒。夜间被唤醒后排尿也十分困难,常是起床后意识蒙眬,不甚清楚。不少学者认为遗尿多发生于患儿熟睡阶段,很少发生于入睡时。最新的研究发现约1/3的睡眠呼吸障碍儿童存在夜间遗尿。也有学者认为,儿童睡眠过深不易被膀胱刺激唤醒,与其大脑皮质功能不足、发育迟缓有关。

心理问题 临床发现遗尿症患儿常有神经症特质,常有较多的情绪和行为问题如情绪抑郁/焦虑,易激惹,多动、抽动、冲动,咬指甲、自信心不足等。国外曾有报道15%左右的遗尿症儿童共病有注意缺陷多动障碍,20%~40%的遗尿症儿童存在心理障碍,二者互为因果,也可共病。

临床表现 遗尿症可分为原发性和继发性两类。原发性占遗尿症的绝大多数(75%~80%),是指儿童从出生到长大一直有遗尿,问题一直没有解决。继发性遗尿症占比较小,是指患儿在5岁前曾经至少有半年以上时间是正常排尿行为即不再遗尿,5岁后又再次出现遗尿症状。有的遗尿是发生在夜间,有些是发生在白天,还有一些遗尿是白天晚上都会发生，被称为混合型遗尿症。虽然遗尿是最突出的表现，但遗尿所引发或伴发的嘲笑、评论以及行为受限等，常使遗尿症儿童自卑、抑郁、焦虑、愤怒、冲动、人际关系敏感等，与症状形成恶性循环。如果有中枢神经系统发育迟缓等疾病存在，也会出现相关症状表现，有的也可能同时出现遗尿、遗粪。

诊断 依据DSM-5与ICD-11的诊断标准来诊断。

诊断标准 DSM-5的诊断要点：①不管是否非自愿或有意识，反复在床上或衣服上排尿。②此行为具有临床意义，表现为至少连续3个月每周2次的频率，或引起有临床意义的痛苦，或导致社交、学业（职业）或其他重要功能损害。③实际年龄至少5岁（或相当的发育水平）。④此行为不能归因于某种物质（如利尿剂、抗精神病药物）的生理效应或其他躯体疾病（如糖尿病、脊柱裂、抽搐障碍）。同时还要标注是否仅在夜间（仅在夜间睡眠时排尿）、仅在日间（仅在觉醒时排尿）、在夜间和日间（兼有上述两种亚型的组合）。

ICD-11的诊断要点：①年龄≥5周岁仍不能自主排尿。②遗尿每周至少2次，连续至少3个月。③排除器质性疾病引起的遗尿，如脊柱裂、尿道狭窄，泌尿系统感染或结构异常等。

鉴别诊断 ①与躯体疾病所致遗尿症状相鉴别。隐形脊柱裂、泌尿系统感染（尤其女孩）、糖尿病等均有可能导致患儿出现遗尿或小便控制不良现象。②与其他精神障碍所致遗尿症状相鉴别。严重的精神疾病、严重的发育障碍（精神发育迟滞、广泛发育障碍）均有可能使儿童出现遗尿症状。此时，遗尿症状只是上述精神障碍的症状之一。在应激状况下，儿童也可能出现短暂的遗尿症状。

治疗管理 预防发生是对该病最好的也是最基本的治疗管理方法。需要注意的是训练儿童排尿习惯的最佳时期是1~2岁，最佳的方法是阳性强化法。同时要注意及早治疗可能存在的任何躯体疾病，避免精神创伤，对于预防该症有重要意义。

健康教育 对于缺乏卫生健康知识、训练方法不当所致的遗尿症，可以使用此种方法。①夜间唤醒训练：根据儿童夜间如厕的习惯，进行有针对性的训练，让儿童慢慢学会识别和掌控尿意的方法。这种方法对年幼儿有一定帮助，年龄较大的儿童效果不明显。②白天训练控制排尿：在成人的帮助下，儿童出现尿意的时候主动控制不去厕所，先从忍尿1~2分钟开始，逐渐将忍尿时间延长到半小时以上。经过一段时间这样的训练，儿童自主控尿的能力就会增强，晚上也不太容易尿床。③晚餐限定汤类、水的摄入量：晚餐摄入多量的汤类和/或饮品，容易增加排尿次数，既影响儿童睡眠质量，又加重尿床症状，应予避免。

应激与心理因素处理 ①识别并处理应激因素：找到引起儿童遗尿的精神因素与环境因素，并且尽可能地处理这些因素，消除恶化遗尿症的内外环境因素与心理（精神）因素。②针对性处理特殊情况：一些心理或环境因素不能在短时间内消除，有些虽然发生在过去但仍在影响儿童的特殊情况，要采取有针对性的心理治疗技术或环境干预技术，指导儿童正确应对，指导家长配合解决，既不过分关注，也不漠然处之。

以条件反射为基础的行为治疗 这是最有效而安全的方法，采用较多的是各种操作性处理技术。最常采用的是芬利（Finley）首创的电铃-电路方法。这种疗法作用确切，但需要注意，此类治疗方法需要家长与患儿的充分合作，而且需要治疗一段时间才能显效，显效后每周还需巩固治疗1~2次，疗效才能持久。

中医治疗 中医认为，儿童遗尿与肾虚以及膀胱不能固本有关，可以用补肾固本之法治疗，如六味地黄丸；还可以针灸针刺关元、气海、三阴交、大敦、膀胱俞、肾俞等穴，每日针1次，取穴位两对，对某些患者有一定的治疗作用。治疗儿童阴虚阳亢证所用的中成药，也有治疗儿童尿床的作用。

西药治疗 不是治疗遗尿症的首选方案，只有在上述的治疗方法无效时，才考虑给予西药治疗。①抗胆碱能类药物：如阿托品或东莨菪碱，通过抗胆碱能作用，抑制逼尿肌收缩，抑制排尿。但疗效欠佳。②三环类抗抑郁药：小剂量丙咪嗪可以治疗遗尿症。服药1周左右即可出现疗效。约85%患儿夜尿次数减少，约30%可以治愈。需坚持服药半年以上。停药后容易复发。需注意该药对心脏的毒性作用，有时可导致意外事故，且停药即发，除非万不得已，一般不用。

预后 一般预后良好。遗尿症状通常是遗尿的次数逐渐减少，最后才完全消失，很少有突然痊愈者。大多数儿童在一般情况下已经不再遗尿，只有在过度疲倦、高度紧张、躯体疾病或天气太冷时，偶尔又发生遗尿。在不治疗的情况下每年有10%～20%的遗尿儿童尿床现象自行消失，而且这种比例随着年龄的增加而提高。

（王文强）

yífènzhèng

遗粪症（encopresis） 儿童在4岁以后仍不能自行控制排便，而又没有明显器质性原因的病症。旧称大便控制不能。其发病率远低于遗尿症，国外报道为1%～3%，男童与女童之比为（3～4）：1。

病因及发病机制 尚不明确，多数学者倾向于原发性的，原因多为幼时对于排便习惯的训练不良，或根本没有训练。也有学者认为此症与心理因素有关，由于母婴关系不良，儿童突然受到精神刺激，或长期慢性的精神创伤，或所处的环境条件不良（如不稳定的生活方式、频繁搬家等）等因素所致的躯体表现。

临床表现 主要是排便不能自控，患儿随意或不随意地在风俗习惯和社会文化背景不允许的场合排便，最常见的是粪便排在裤子内。这种情况多次反复出现，严重时1日数次，轻者1月数次，但一般查不到有明显的器质性原因，没有腹泻，粪便质地正常。有的儿童从出生后排便一直不能控制，此为原发性遗粪症。有的儿童在4岁前已经能够自己控制排便，但以后又出现不能控制排便的情况，称为继发性遗粪症。此种情况多发生于十多岁的时候，部分患儿还同时伴有非器质性遗尿症。临床体格检查以及神经系统检查无明显异常发现。智力正常，也无其他精神症状。

诊断 依据DSM-5和ICD-11的诊断标准来诊断。

诊断标准 DSM-5的诊断要点：①不管是否非自愿或有意识，反复在不适当的地方排便（如衣服上、地板上）。②至少3个月内，每月至少发生1次此种事件。③实际年龄至少4岁（或相当的发育水平）。④此行为不能归因于某种物质（如泻药）的生理效应或其他躯体疾病，除非涉及便秘的调节机制。同时，还要标注是否是伴便秘和溢出性失禁即在躯体检查或病史中有便秘的证据，无便秘和溢出性失禁即在躯体检查或病史中无便秘的证据。

ICD-11的诊断要点：①年龄≥4周岁仍不能自主控制排便。②遗粪每月至少1次，连续至少3个月。③排除其他原因引起的遗粪，如泻药、先天性巨结肠、甲状腺功能减退、结肠肿块、肠道感染性疾病等。

鉴别诊断 应与下列疾病相鉴别。①腹泻：可能会有少部分人遗粪在裤子上，但多为一过性，粪便检查常有异常，腹泻治愈后，遗粪现象也会消失。②先天性无神经节性巨结肠：又称希尔施普龙病（Hirschsprung disease）。此病不常见，患儿可有粪便潴留或不自主流出、肠梗阻等多种症状。如果没有发现并治疗，此病可以致死。此病有特殊的X线改变，可以鉴别。③脊柱裂及各种脊髓病：任何脊髓疾病均可导致便失禁，临床上可以通过详细的病史以及神经系统的症状如感觉障碍、瘫痪等鉴别。④严重精神疾病或重度智力发育障碍：此类患儿常有明显的精神症状或智力低下的表现，临床上较容易鉴别。

治疗管理 预防发生是该病最好的也是最基本的治疗管理方法。从小训练儿童良好的排便习惯是预防该病发生的关键。最佳的训练时期是1～2岁，培养儿童每天定时到所允许的处所排便（如厕所、儿童专用排便马桶等）。此外，从小纠正儿童的随地排尿便的不良习惯，及时治愈腹泻等躯体疾病，及时正确地干预儿童所遭遇的精神创伤和尽量避免重大创伤事件的发生等，对于遗粪症的预防均有重要意义。

去除病因 尽可能找出发病的原因并加以去除，有病治病，有压力去除压力，有创伤治疗创伤，消除这些因素对患儿的影响。

训练排便 除训练儿童的排便习惯外，还要训练父母，教给他们正确训练儿童排便习惯的方法，根据每个人的不同情况，有计划分步骤地进行。

行为治疗 可采用操作性行为疗法进行正性行为强化。若儿童能正常排便没有弄脏衣物，就给予表扬奖励（阳性强化），而对于与不良排便习惯形成有关的因素给予消退性抑制。

药物干预 若经上述的治疗与训练仍不能解决问题，可在医师的指导下，小剂量试用丙咪嗪，但要密切观察并处理药物的毒性反应。对易焦虑的儿童，可在医师指导下给予小剂量抗焦虑、抗抑郁药物。

预后 遗粪症预后良好，儿童长大以后，或经治疗后可以治愈，很少有迁延至16岁以后至成人者。日间遗粪的预后比夜间遗粪的要好。

（王文强）

qūtǐ búshì huò qūtǐ tǐyàn zhàng'ài

躯体不适或躯体体验障碍（disorder of bodily distress or bodily experience） 以持续存在躯体症状为特征的一类精神障碍。这些躯体症状使人痛苦，受到患者过度关注，因而反复就医，并引起个人、家庭及其他社会功能的损害。患者做多方检查不能肯定这些主诉的器质性基础，或者虽有躯体疾病，但患者对症状的关注程度及痛苦产生的影响程度明显超过了可以用躯体疾病的性质及进展做解释的程度，而且进一步的医学检查和安抚并不能缓解患者的过度关注及痛苦，有时反而增加患者的忧虑。躯体不适通常涉及多种躯体症状，且可能随时间的推移而发生变化。在个别情况下，患者可存在单个症状，通常是疼痛或疲劳。

躯体体验障碍的一种特殊形式是躯体完整性烦躁，指一个人对身体的体验出现障碍，表现为持续渴望拥有一种特殊的身体残疾（如被截肢、截瘫、失明），并伴有持续的不适，或对目前并没有残疾的身体形态有强烈的不适感。对躯体残疾的渴望导致一些有害的后果，可以表现为对这种渴望的先占观念，包括花大量时间装出相应的残疾表现，因而明显影响生产和闲暇活动，影响社会功能，如不愿有亲密关系，也可能由于实际上真的变成了残疾而使自己的健康或生命置于危险境地。

流行病学 尚无躯体不适障碍流行学资料。参照躯体形式障碍的研究推测，躯体症状障碍在一般人群中的发生率为1%～6%，在初级诊疗中的发生率为5%～35%。用基于外延更广的“医学无法解释的躯体症状”定义进行流行学研究，则患者在一般人群、初级医疗机构和次级医疗机构的就医人群中比率都很高。患者焦虑、抑郁等负面情绪较多，生活质量差，大量没有必要地耗费医疗资源。

危险因素 躯体症状障碍患者的相关危险因素可能包括女性，受教育水平低，社会经济地位低，有童年罹患重大或慢性疾病、虐待、忽视或其他创伤史，共病躯体疾病（尤其老年患者），共病精神障碍（尤其抑郁或焦虑障碍），慢性病家族史等。

疾病范围 躯体不适障碍主要包括ICD-10的躯体形式障碍（somatoform disorder）、未分化的躯体形式障碍、躯体形式的自主神经功能紊乱、持续的躯体形式的疼痛障碍等，还包括内科医师常使用的肌纤维痛、慢性疲劳综合征、过度换气综合征、肠易激惹综合征、非心脏性胸痛、疼痛综合征等。这些疾病常被称为功能性躯体综合征，或医学无法解释的躯体症状。

功能性躯体症状在所有的临床专科中普遍存在，不同的临床专科对此类问题有着不同的诊断名称，交叉重叠严重。但各科的疾病名称并不代表不同的疾病实体，而可能是某种共同现象的不同亚型。它们在病因学、病理生理学、神经生物学、心理机制、临床特征、治疗反应等方面都具有相似性，ICD-11将这些疾病名称统称为躯体不适障碍，以便于各学科间在诊断与治疗方面的沟通与协作。

分类 这个诊断类别是ICD-11提出的新概念，取代了ICD-10的躯体形式障碍。这个概念与DSM-5的“躯体症状及相关障碍”有部分重叠，即都涉及“医学无法解释的躯体症状”，或“查无实据”的功能性躯体疾病等。2个诊断系统的新概念都不强调躯体症状本身是否可以用器质性或功能性躯体疾病解释，而是强调当身体出现症状后个体的认知、情绪、行为等精神症状的特征、规律和后果。不过，2个诊断系统的差别也很明显。例如，ICD-11的躯体不适障碍缩小了ICD-10躯体形式障碍的范围，将疑病障碍放入强迫障碍；没有亚型，而是在强调基本症状特征的基础上，按照严重程度分为轻、中、重度躯体忧虑障碍；躯体不适障碍不包括转换障碍，继续保留转换障碍与分离障碍的紧密关系，将其列为一个亚类，称为分离性神经症状障碍。而DSM-5的躯体症状及相关障碍则范围较大，包括疾病焦虑障碍（即既往的疑病障碍）、转换障碍、影响其他躯体疾病的心理因素、做作性障碍等。

ICD-11尚未正式推出最终版本。根据2019年4月的版本及国家卫生健康委员会2018年12月发布的《关于印发国际疾病分类第十一次修订本（ICD-11）中文版的通知》，该类别包括4个亚型：①躯体不适障碍。此型以程度不同，又分为轻度、中度、重度与未特指的躯体不适障碍。②身体完整性烦恼。③其他特指的躯体不适或躯体体验障碍。④躯体不适或躯体体验障碍，未特指的。

（赵旭东）

qūtǐ búshì zhàng'ài

躯体不适障碍（bodily distress disorder） 以患者过度关注令其烦恼的持续存在的躯体症状及其后果，并由此而导致频繁求医为特征的精神障碍。患者为这些躯体症状感到痛苦，过度关注这些症状、反复就医，并因此而出现个人、家庭及其他社会功能的损害。患者做很多方检查不能肯定这些主诉的器质性基础，或者虽有躯体疾病，但患者对症状的关注程度、心理烦恼和痛苦的程度明显超过了用躯体疾病的性质及进展可以解释的程度，而且进一步的医学检查和安抚并不能缓解患者的过度关注及痛苦，甚至进一步加重患者的忧虑及相应的求医行为。躯体症状是持续性的，至少在数月之内的大多数日子都出现。典型的躯体不适通常涉及多种躯体症状，症状可能随时间的推移而发生变化。在个别情况下，患者可存在单个症状，通常是疼痛或疲劳。

病因及发病机制 确切的病因及发病机制尚不清楚。相关发病因素涉及心理、社会因素及生物学等多个方面，需要融合多种心理、社会、文化的理论假说来进行解释和理解。

心理社会因素 儿童期的家庭环境及养育成长经历与该病有关。例如，幼时受到父母过度的照顾或忽略、长期寄养，家庭不和谐，患重病、外伤、手术经历，遭受虐待（包括性虐待）创伤，长期与慢性疾病患者共同生活。一部分患者的养育者或本人有“神经质”样的个性偏异或缺陷，如敏感、多疑、固执、脆弱、依赖、缺乏安全感、过分关心健康。少年期、成年后生活中存在的现实冲突或急慢性应激，以及个人对应激或逆境的应对方式、对社会支持的利用等因素，可能是相关因素。部分患者起病有医源性诱因，如误诊、误治，医患沟通中受到不良刺激或暗示等。

对于该病的心理学机制，精神动力学、家庭系统动力学、行为主义学习理论、文化精神医学皆提出过多种假说。例如，精神分析关于童年创伤、躯体化心理防御机制、不安全依恋的假说，经典学习理论及社会学习对疾病行为塑形、模仿、强化的假说，家庭治疗对于亲子关系、代际传承及疾病症状的人际意义的假说等，都不同程度地得到实证研究的证据支持。

该病采用新名称，本是要避免暗示该病的病理心理学与精神动力学的无意识层面的“躯体化”假说有关，同时强化对患者意识层面的心理体验的重视。该病患者的临床症状虽然缺乏躯体疾病的确切依据，也不是患者有意装病、诈病，但患者可被观察到的疾病行为表现确实可以产生“继发性获益”，而这种获益也会成为使该病迁延不愈的重要因素。患者可因病而回避社会责任、逃避人际冲突，并获得更多的关心、保护和照顾。这个现象说明，社会文化环境对涉及内心痛苦及身体的心理体验，在形式和内容上都有影响；各种疾病的躯体症状都有对患者本人和周围人的象征意义，甚至对相关的社会系统有一定的影响功能。

很多强调集体、家庭价值的文化中，以及在科学文化素养偏低的群体中，个体的心理痛苦、内心冲突不被鼓励或不能够直接表达，用躯体症状表达可能更容易。这种表达无论是有意还是无意，客观上可以寻求别人的注意和同情，可以影响甚至操纵人际关系，免除某些责任和义务。在科技发达的现代社会中，虽然人们受教育水平较高，可以轻易获取大量医学信息，但在医疗机构注重效率、偏重生物医学技术的情况下，医患沟通的质量受到影响，医务人员有意无意地压缩了与患者的沟通，仍然不鼓励患者表达心理体验。因此，患者的求医行为无形中受到引导、塑造，常隐藏情绪症状，而倾向于以一些直接的、易被接受的躯体症状为主诉。

生物学因素 躯体不适障碍有一定的家族聚集性。约 20% 的患者其女性一级亲属也符合躯体不适障碍的诊断。不过家族聚集性可以用遗传、环境因素或二者共同的影响解释。有研究者认为，患者可能存在脑干网状结构滤过功能失调，以致对内脏器官活动感知增强，致使注意力由外转向身体内部；情绪焦虑紧张时体内各种生理变化加剧（如神经内分泌、血液生化等改变，心率增快、血压增高等），生理变化信息不断上传并被感受，就可能被敏感个体感知为躯体不适或症状。

临床表现 患者既可有基本症状特点，也可出现各系统表现。

基本症状 患者具有符合躯体不适障碍定义所要求的基本症状，即过度关注令其烦恼的症状及其后果，并由此而导致频繁求医。

主诉症状复杂、多样，但未能找到明确的器质性依据，难以用躯体疾病来解释症状。患者主诉主要涉及受自主神经支配的器官系统（如心血管系统、呼吸系统、胃肠道系统、肌肉骨骼系统、泌尿生殖系统等）的各种症状。通常有 2 个特点：①以自主神经兴奋的客观体征为基础，如心悸、出汗、脸红、震颤。②非特异性症状，如部位不定的疼痛、烧灼感、沉重感、紧束感、肿胀感等。

反复检查和治疗、疗效不好，医患关系不佳。患者常有可能与症状发生、发展、波动或缓解相关的心理社会因素和个性缺陷；患者的疾病体验、表达，对疾病的解释、归因，求助动机，对医师的期望等心理活动具有个体特异性和主观性。患者为了查出原因会不惜代价反复就医检查，常频繁更换医院和医师，服用过多种药物。但治疗依从性较差，不愿接受精神科诊疗。

求医体验不佳，医源性因素

强化患者的疾病感。患者多不愿意接受精神障碍的疾病标签，常在非精神科反复就诊。但非精神科医师对心理相关问题识别率低，使用繁杂混乱的诊断名称，大量检查可能出现假阳性结果而无法解释、互相矛盾，或不同医师解释、态度不一致，皆会增加患者的疾病感，强化求医行为，增加疾病负担。

患者病前常有应激相关问题，病后疾病行为不利于应激处境改善，甚至出现新的人际系统、社会适应问题，形成恶性循环。

各系统常见表现　患者可以仅出现涉及1个或2个系统的几种症状，也可以出现涉及3个或更多系统的许多症状。

呼吸、循环系统的躯体症状　常见的有心悸、胸闷、心动过速、心前区不适、非劳力性呼吸困难、心因性咳嗽、非心脏性胸痛、过度换气综合征等。

消化系统的躯体症状　常见的有腹泻、腹痛、腹胀、反胃、胃部痉挛等。有的患者做胃镜检查，结果常常为表浅性胃炎，也许会加重患者的疾病恐惧与感觉。

肌肉骨骼系统的躯体症状　常见的有上下肢疼痛、肌肉疼痛、关节疼痛、麻痹感或无力、背痛、转移性疼痛、令人不愉快的麻木或刺痛感。患者对疼痛的描述常是戏剧化、生动鲜明的，并倾向于把他们的注意力全集中在疼痛上，用疼痛来解释所有问题；为缓解疼痛，他们愿意接受各种治疗。虽未发现对应主诉的躯体病变，但患者却服用多种药物，甚至导致镇静镇痛药物依赖。

衰弱症状　常见的症状有注意力不集中、记忆力下降、过度疲劳、头痛、眩晕、慢性疲劳等。

其他症状　如出汗、震颤、尿频、排尿困难、呃逆等。

诊断　依据ICD-11进行诊断和鉴别诊断。国际上的两大诊断系统对诸如神经症及躯体形式障碍、焦虑障碍、强迫症、疑病症、癔症等这些传统诊断名称及归属所做的不同改变，与中国临床医师近三四十年来的临床诊断习惯大不相同，与中国的CCMD系统也有差异，这给医师及医学生造成了一定困扰。

诊断要点　①主诉痛苦的躯体症状：躯体症状涉及较多系统，且随时间变化而不断变化。偶尔有单个症状，如疼痛或疲劳。②对症状的过分关注或不成比例的过分关注：患者坚信症状会带来健康影响，或将带来严重后果，到处反复就医。③恰当的医学检查及医师的保证均不能缓解对躯体症状的过分关注。④躯体症状持续存在，即症状（不一定是相同症状）在一段时间（如至少3个月）的大部分时间均存在。⑤症状导致个人、家庭、社会、教育、职业或其他重要功能方面的损害。

严重程度分级　根据症状对患者的个人及社会功能的影响程度，躯体不适障碍可以分为轻度、中度和重度3个等级。

轻度　患者对症状的过度关注尚未达到全神贯注的程度，如一天中聚焦于症状的时间少于1小时。虽然患者表达出对于症状的烦恼，而且生活受到一定的影响如人际关系受到限制、学业或职业方面效能下降、放弃某些特定的闲暇活动，但患者的个人、家庭、社会、教育、职业或其他重要领域的功能没有受到实质性损害。

中度　基本症状如①，患者对于令其苦恼的症状及其后果的关注达到了持续沉浸于其中的程度，如患者每天花在思虑症状上的时间超过1小时，典型情况下这种对症状的先占观念与频繁求医相关联。症状、与症状相关的烦恼不适及先占观念，导致患者在个人、家庭、社会、教育、职业或其他重要领域的功能出现中等程度的损害，如关系冲突、工作表现差、放弃一系列的社会活动和闲暇活动。

重度　基本症状如①、②，患者随时随地都在关注躯体症状及其后果，达到了将此当作生活焦点的程度，通常导致与医疗系统广泛接触。症状、与症状相关的烦恼不适及先占观念，导致患者在个人、家庭、社会、教育、职业或其他重要领域的功能出现严重程度的损害，如不能工作、疏远朋友和家庭、放弃几乎所有的社会活动和闲暇活动。患者的兴趣可能缩窄到几乎只关心自己的身体症状及其消极后果的地步。

鉴别诊断　需要与下列疾病鉴别。

躯体疾病　原发性躯体疾病具有明确、与症状相称的客观检查结果，其症状主诉相对集中，并能用医学知识解释。躯体不适障碍患者的主诉严重、有功能损害，躯体症状的数量常超过相关的躯体疾病表现，但“查无实据”。如果患者躯体主诉的重点和稳定性发生转化，提示可能有躯体疾病，应考虑进一步检查和会诊。

疑病症　躯体不适障碍患者关注的重点是症状本身及症状的严重程度对个体的影响，而不是对潜在进行性严重疾病的担心。患者也可能相信其躯体症状预示躯体疾病或损害，即确诊疾病，但关注点主要是要求治疗以消除症状。而疑病症患者的注意力会更多地指向潜在进行性的严重疾病过程及其致残后果，这样的超价观念有强迫思维的特点；其反复要求进行医学检查、反复要求医师解释和保证的行为也有强迫行为的色彩，在ICD-11中已经被归入“强迫及相关障碍”。

抑郁障碍　此障碍常伴有躯体不适症状，而躯体不适障碍也常伴有抑郁情绪。抑郁发作以心境低落为主要临床相，可有早醒、晨重夜轻的节律改变，体重减轻及精神运动迟滞、自罪自责，自杀言行等症状，求治心情也不如躯体痛苦障碍者强烈。但当躯体症状的先占观念不是在抑郁发作背景下出现，如先占观念先于抑郁出现，或抑郁缓解后出现时，则诊断为躯体不适障碍。

焦虑障碍　广泛性焦虑障碍的患者可能有针对躯体疾病的焦虑和躯体症状，此时的疾病焦虑只是他们诸多焦虑体验的一部分，不是主要、突出的部分；惊恐障碍所伴有的躯体症状是常与惊恐相伴。

分离性神经症状障碍　此障碍以心理功能的失整合为特征，躯体症状与心理创伤、应激有比较密切的联系，在时间上与应激性事件及相关问题有明确的联系，患者常对躯体功能异常没有强烈的担忧，反而有时表现“泰然漠视”。心理治疗特别是暗示和催眠治疗有较好的疗效。

精神分裂症　某些精神分裂症患者可有躯体不适症状如疼痛症状等，但他们常对躯体不适症状及疼痛症状漠不关心或对此予以荒谬离奇的解释，常有思维形式及内容的障碍，或有幻觉；患者并不积极求治。

物质依赖　患者常滥用苯二氮䓬类药物，甚至阿片类镇痛剂，形成依赖。出现戒断症状时，疼痛非常常见，但这类患者的疼痛必须继续使用成瘾药物或用替代药物才能缓解，借此与躯体疼痛障碍鉴别。

治疗管理　治疗时，医师要特别注意一些问题，并积极采用心理、药物及物理治疗等。

注意事项　①自始至终重视建立良好的医患关系：要以尊重、耐心、同情、共情的态度对待患者的痛苦和诉述，不轻易否定患者对于躯体不适的心理体验的真实性。②持续进行医学评估：早期阶段应进行彻底的医学评估和适当的检查，对检查结果给予清楚的报告、恰当的解释。既不能加重患者对不适躯体体验灾难化的推论，也不应否认患者的躯体问题。在疾病的过程中，如果躯体症状加重或出现新的症状，均必须进行适当的检查和评估，以排除器质性障碍。③重视心理和社会因素评估和处理：在认定心理因素可能是患者的病因后，应及时引入心理社会因素致病的话题，向患者提出心理社会因素与躯体症状关系问题的讨论。鼓励患者把他们的疾病看成是涉及躯体、心理和社会因素综合影响而形成的疾病。④适当回应、控制患者的要求：避免承诺安排过多的检查，以免强化患者的疾病行为。可以定期约见患者，提供必要但不太频繁的检查，既避免误诊，又减轻患者的焦虑。

治疗方法　常用综合性治疗方法。

心理治疗　对包括躯体不适障碍在内的医学无法解释的躯体症状，心理治疗的疗效优于药物治疗。躯体不适障碍患者症状涉及的器官系统及严重程度不同，各种心理治疗方法的应用有不同侧重和组合。心理治疗的基础方法是解释性技术、支持性技术，目的在于让患者逐渐了解所患疾病之性质，改变其错误的观念，解除或减轻精神因素的影响，使患者对自己的身体情况与健康状态有正确的评估，逐渐建立对躯体不适的合理解释、对医学检查结果的合理解释。适当做出承诺和必要的保证具有一定的治疗作用。

常用心理治疗方法有认知行为疗法、家庭治疗、团体治疗、暗示-催眠治疗、精神分析性心理治疗等。①认知行为疗法：是循证依据较多的心理治疗技术，其主要目标是矫正当事人的认知歪曲或思维错误，克服认知盲点、模糊知觉、不正确判断，并在行为层面减少强化、维持病理性心理体验的因素，塑造健康行为模式。②家庭治疗：从系统的角度处理躯体不适障碍，认为患者的疾病行为可能是对家庭系统的问题产生的有意义反应和干预。故将家庭成员引入治疗过程，提供健康教育或以家庭为单位的心理治疗，对去除有关的心理、社会因素，促进患者及家庭成员健康行为的发展可以起到事半功倍的效果。③团体治疗：也有利用人际影响来发挥治疗作用的价值。④暗示-催眠治疗：对处理躯体症状可以有快速起效的作用，但不宜作为单独、长程的治疗方法。⑤经典的精神分析：不再流行，但基于精神动力学原理的心理治疗仍有应用价值。

药物治疗　对一部分患者应用精神药物进行治疗也有必要。主要是针对患者的抑郁、焦虑等情绪症状，选择抗抑郁或抗焦虑治疗。常用的有抗焦虑药物及选择性5-羟色胺再摄取抑制剂、5-

羟色胺和去甲肾上腺素再摄取抑制剂（serotonin and noradrenaline reuptake inhibitor，SNRI）类等抗抑郁药物治疗。对慢性疼痛患者，可选择SNRI、三环类抗抑郁剂治疗、镇痛药对症处理。另外，对有偏执倾向、确实难以治疗的患者可以慎重使用小剂量非典型抗精神病药物，如喹硫平、利培酮、阿立派唑、奥氮平、氨磺必利等，以提高疗效。

鉴于该病患者容易成为滥用治疗药物的受害者，故对一些服用多种精神科、非精神科药物以致出现明显副作用的患者，区分心理体验性质的症状和药物不良反应非常重要。此时，治疗关键不再是增加药物品种或剂量，反而需要逐渐减停原有药物。

其他治疗　频谱治疗、按摩治疗等，有一定辅助治疗效果。中医中药治疗也有一定疗效。

预后　该病是慢性波动性病程的疾病。此类患者最初多就诊于初级医疗保健部门、综合医院的非精神科。精神科医师所遇到的往往是有多年就诊经历及大量临床检查资料、用过多种药物治疗后效果不佳的病例。该病的预后常与患者的病前人格特征、心理社会因素、情绪变化、对症状的认知模式、对治疗的依从性等因素有关。一般而言，有明显精神诱发因素、急性起病者预后良好；若起病缓慢、病程持续2年以上者，则预后较差。诊断为躯体不适障碍的患者1年后被确诊为器质性障碍的比例为0.4%～1.8%。

（赵旭东）

wùzhì shǐyòng zhàng'ài

物质使用障碍（substance use disorder）　反复长时间和/或大剂量使用某种成瘾性物质或精神活性物质，导致机体出现以中毒、依赖综合征、戒断综合征、精神病性症状等一类躯体和心理问题为主的精神障碍。能产生依赖的物质很多，根据药理学特性可以分为以下种类。①中枢神经系统抑制剂：能够抑制中枢神经系统的物质，如巴比妥类、苯二氮草类、酒精等。②中枢神经系统兴奋剂：能够兴奋中枢神经系统的物质，如苯丙胺、可卡因、咖啡因等。③大麻：适量吸入可致欣快、放松感。④致幻剂：能改变意识状态或感知觉，如麦角酰二乙胺、苯环利定等。⑤阿片类：包括天然、人工合成或半合成的阿片类物质，如阿片、海洛因、美沙酮、吗啡等。⑥挥发性溶剂：如乙醇、甲醇、甲苯、丙酮等。⑦烟草，尼古丁是其引起成瘾的物质。

精神活性物质的使用在全球范围内已经成为严重的公共卫生问题和社会问题。据联合国毒品与犯罪办公室《2019年世界毒品问题报告》指出，2017年全球约2.71亿人在前一年使用过毒品，约3500万人深受毒品使用障碍之苦。2017年因吸毒死亡585 000人，其中，2/3是阿片类药物导致的。新型精神活性物质仍然以惊人的速度在全球扩张，从2009年的166种类已增加到2015年的483种类。在毒品问题全球化背景下，中国吸毒人员总量在缓慢增长，截至2017年底，全国有吸毒人员255.3万名，同比增长1.9%，增幅比2016年下降5个百分点，合成毒品滥用仍居首位，所占比例出现下降。大麻、可卡因等毒品滥用占比上升，毒品滥用种类更加多元化。吸毒使劳动力丧失、国民素质下降、获得性免疫缺陷综合征（艾滋病）等传染性疾病传播，已经成为危及中国人民身心健康及家庭社会稳定的公害。

由于中国吸烟、饮酒人群基数大，烟酒问题造成的健康影响也不容忽视。中国是世界最大的卷烟生产和消费国，吸烟人数占世界吸烟总人数的近30%。截至2015年，中国吸烟者达3.16亿，其中男性吸烟率为52.1%，女性为2.7%，每年约100多万人死于吸烟相关疾病。此外，中国酒精相关问题的形势也令人担忧，据世界卫生组织统计数据显示，在全球范围内各国饮酒量呈下降趋势，但中国人均酒精消费量在2005～2016年增幅76%，并且中国饮酒相关死亡率全球最高。2016年中国有6.1%的男性和1.0%的女性居民死于酒精相关疾病。中国对酒精中毒的调查显示，由于部分少数民族推崇“酒文化”，其酒精依赖的发生率明显高于其他地区。

基本概念　物质使用所致障碍有以下常用概念。

物质　又称精神活性物质或成瘾性物质、药物，指能影响人类的情绪、行为，改变人的意识状态，并导致依赖作用的一类化学物质。人们使用这些物质来取得或保持某种特殊的心理、生理状态。

物质依赖　对物质强烈的渴求，并通过反复应用，以取得快感或避免断药后产生痛苦为特点的一种精神和躯体性病理状态。又称药瘾。物质依赖分精神依赖和躯体依赖。精神依赖是指患者对物质的渴求，以期获得服用后的特殊快感，它驱使使用者为追求快感而反复用药，表现出“渴求状态”，又称心理依赖。躯体依赖指反复服用物质使中枢神经系

统发生某些生理、生化变化，以致需要物质持续存在于体内，以免发生特殊的戒断综合征的现象，表现为耐受性增加和戒断症状。

滥用　反复使用物质导致明显不良后果，如损害躯体健康，无法完成重要的工作，甚至导致法律问题等。滥用是一种适应不良方式，强调的是不良后果，而没有明显的耐受性增加或戒断症状的产生。

耐受性　多数成瘾性物质反复使用之后，使用者必须加大剂量才能取得与用药初期相同的效应。改变物质使用途径也是耐受性的表现。药物的耐受性是可逆的，停止用药后，耐受性将逐渐消失。

戒断　停止使用物质或减少使用剂量或使用受体阻滞剂占据受体后所出现的特殊心理生理症状和体征。

强化　物质的强化作用包括正性强化和负性强化。正性强化作用指增加正性情绪，使用物质后的快感和社会性强化作用；负性强化作用指对抗负性情绪的作用，特别是在依赖形成后，由于戒断症状导致使用者无法自拔，必须反复使用物质才能解除戒断症状，是最强烈的负性强化。

渴求与敏化　对成瘾物质的渴求（期望再次获得成瘾性物质的效应）与强迫性、持续用药关系密切。敏化是指在反复使用精神活性物质中，药物的某些作用效果增加，主要有行为反应增加、激励性动机增加两类。

复发　物质依赖者在脱毒治疗结束后，保持了一段时间的戒断状态，之后因各种原因恢复使用治疗前滥用的物质，并再次发展成依赖的过程。

发病机制　物质依赖的病因错综复杂，通常源于神经生物学、遗传学、心理学和社会学等因素的共同作用。这些因素决定了个体在使用过成瘾物质之后，是否会无法克制地继续使用，导致滥用或者成瘾。已有大量的研究从不同的角度揭示物质依赖的发病机制。

神经生物学　自然奖赏与成瘾性物质在行为学上的正性强化效应往往与腹侧纹状体（主要是伏隔核（nucleus accumbens，NAc）突触间的多巴胺水平升高有关。成瘾性物质会直接或间接的升高 NAc 突触间的多巴胺水平，通过增加中脑腹侧被盖区（ventral tegmental area，VTA）多巴胺神经元冲动，使得 NAc 以及其他区域（如前额叶皮质）的多巴胺释放增加。因此，VTA-NAc 中脑边缘多巴胺系统是奖赏相关的关键性神经回路，常称为奖赏中枢，与药物急性强化效应、记忆和条件反射相关。

奖赏的生物学机制主要涉及两大系统，即多巴胺系统和内源性阿片肽系统。多巴胺系统和激活生物体产生趋向性行为有关，在成瘾药物所产生的奖赏中起重要作用。此外，长期使用药物，导致脑内多巴胺水平下降，多巴胺功能减退与戒断时强烈的渴求有关，导致复吸。内源性阿片肽系统与行为后的满足有关，内源性阿片肽作用极广泛，包括神经、精神、呼吸、循环、消化、内分泌、运动、感觉、免疫等功能的调节。饥饿、性唤起及物质戒断的早期症状都会增强奖赏及奖赏相关线索的动机奖励。

谷氨酸系统参与了神经突触的兴奋性与可塑性调节，在药物成瘾的发展与形成过程中起着重要作用。大麻素激活的长时程抑制过程在神经适应性中非常重要，被认为是导致药物滥用和成瘾的主要途径。去甲肾上腺素对精神兴奋类药物引起的自主活动和行为敏化也是必不可少的。

遗传学　物质依赖是一个具有家族聚集性的遗传性疾病，家系研究结果显示，物质依赖具有家族聚集倾向，37%～60%的物质依赖患病风险可归因于遗传因素。与普通人群相比，酒精依赖患者的同胞发生酒精依赖的风险增高3～8 倍。人格特征在物质依赖遗传学中发挥重要的作用。有 3 种假说可以解释作为物质依赖风险因子的人格特征与基因之间的关系：①基因在人格特征与物质依赖的关联中起桥梁作用。②人格特征在基因与物质依赖的关联中起桥梁作用，人格特征在物质依赖发生发展中发挥核心作用。③物质依赖在基因与人格特征的关联中起桥梁作用。

心理学　药物成瘾的形成与心理强化、动机密不可分。成瘾性药物通过作用于脑内奖赏系统产生正性强化因素（如欣快、愉悦感等正性情绪），以及负性强化因素（身体依赖后为防止戒断症状导致的不愉快体验），反复使用后驱使人或动物进行强迫性的觅药和摄药行为，最终导致成瘾。其中正性强化主要造成对药物的精神依赖，负性强化主要造成躯体依赖，二者相互关联，互相影响。药物依赖者通过用药解除戒断症状带来的不愉快体验，这种负性强化行为是药物成瘾躯体依赖的主要形成机制。成瘾药物所引起的奖赏性学习记忆异常顽固，可以持续多年，甚至终身，是一种病理性的学习记忆。成瘾性物质的使用会提高其奖赏价值，可能会导致自动用药行为（与奖赏系统多巴胺信号增强、条件化学习过程、刺激敏感化等因素有关)。此外，还与期望、信念及自我效能及处理和认知等过程有关。

社会学 社会因素在成瘾性物质中也起重要作用，不良的社会环境会导致成瘾行为的启动、维持以及戒断后的复吸行为，良好的社会环境在对于阻断成瘾性行为、保持长期戒断具有重要作用。引发成瘾性物质滥用的社会学因素是多方面的，包括药物的可获得性、家庭因素、同伴的影响、文化背景和社会环境等。

诊断标准 国际上关于物质使用障碍的诊断主要有 DSM 和 ICD 两大体系，临床上也已得到广泛应用。随着临床工作经验的积累以及医学研究的迅速发展，为了更好地发挥上述诊断、分类系统在医疗领域中的作用，两大诊断体系均在不断修订，ICD 已经修订到第 11 版本。ICD-11 在物质使用所致障碍部分中详细描述了各种成瘾性物质所致障碍的诊断标准，多用于临床治疗；DSM-5 中把这部分内容称为物质相关及成瘾障碍，多用于科学研究。

临床评估 包括体格检查、精神检查、心理测查等。通过询问病史，可以了解滥用药物史及相关危险因素；对患者进行详细的体格检查可以了解患者的一般情况、生命体征、有无注射痕迹，并且及时发现躯体并发症；通过精神检查可以判断患者的意识水平、认知水平、心境和情感等，有助于诊断和治疗。

实验室检查 主要是对成瘾者进行尿液或血液的专项检查，用于判定是否摄入成瘾性物质，或用来监测戒断或治疗的效果。实验室检查包括尿常规、血常规、血生化、粪便常规等基本检查，还可用心理量表评估情绪、认知等。必要时还可行 MRI 检查。

治疗原则 物质成瘾的治疗主要根据美国药物滥用研究所组织专家组讨论形成的关于成瘾治疗的基本原则。

个体化治疗原则 不同种类物质依赖者具有不同的临床特点，因此需要根据每位患者所特有的问题和治疗需求，选择个性化的治疗方案。

治疗的方便性与可及性 对于有潜在治疗需求的物质依赖者，要利用一切可能的机会让其接受治疗。

采取综合性治疗措施 治疗不能仅是针对成瘾行为本身，还必须关注成瘾相关的其他问题，采取综合措施进行全面治疗。

治疗方案的灵活性 治疗过程中，需要对治疗效果进行定期评估，并根据治疗效果和需求及时调整，确保治疗计划适合物质依赖者的需求变化。

足够的治疗时间 对物质依赖者来说，问题的性质与严重程度决定所需治疗的时间。有研究显示，多数患者至少需要 3 个月的治疗时间，超过 3 个月治疗效果会更持久。

重视心理行为治疗 成瘾物质会导致一系列心理行为后果，治疗师通过心理行为干预可以帮助患者提高并保持治疗动机，并学习心理相关的行为技巧应对使用成瘾性物质的渴求，增强解决问题的能力。

积极采取药物治疗 已经有许多有效的治疗药物，对患者减少使用成瘾性物质、稳定其生活及减少违法犯罪行为均具有积极意义。

积极治疗共患的精神障碍 患者常共患心理问题和精神障碍，应同时进行诊断和治疗。

脱毒治疗只是治疗的第一阶段 脱毒治疗只是药物依赖治疗的前提，完成的成瘾治疗应该包括急性脱毒、康复、预防复发与回归社会 3 个阶段。

治疗并非需要自愿才有效 虽然治疗动机在物质依赖者的治疗中起重要作用，但成瘾治疗并非自愿才有效，来自家庭、就业或司法系统的压力都能显著增加患者的治疗参与率和治疗效果。

定期监测成瘾物质使用 治疗过程中应客观监测患者是否还使用成瘾物质，帮助患者保持戒断状态。

艾滋病与其他传染病评估与咨询 物质依赖者是艾滋病和其他传染病的高危人群，成瘾治疗应包括减少成瘾物质滥用所带来的不良后果。

治疗的长期性 物质依赖的康复是一个长期的过程，通常需要经历多次治疗和防复发治疗。

（时　杰）

kāfēiyīn shǐyòng zhàng'ài

咖啡因使用障碍（caffeine use disorder） 反复、长时间和/或大剂量使用咖啡因，导致机体出现以中毒、依赖综合征、戒断综合征、精神病性症状等为主要表现的精神和行为障碍。咖啡因是一种天然的黄嘌呤生物碱化合物，主要存在于咖啡、可可和茶叶中。

病因及发病机制 咖啡因是合法并广泛使用的物质，其使用所致的障碍与药物特性、社会文化因素、心理因素、个体的生物学基础等有关。①精神活性物质本身的药理特性：咖啡因可通过本身的药理作用，对使用者的身心产生特征性的影响。②社会文化因素：可获得性、社会、家庭、同伴因素的影响及文化背景均是咖啡因滥用的重要原因。③心理因素：个性特征以及开始使用咖啡因的各种心理因素（如好奇、侥幸、逆反、追求刺激）等均与药物的依赖有关。④生物因素：包括脑内的“奖赏系统”药物的心理强化作用、代谢速度、遗传学因素等。

咖啡因具有较强的中枢兴奋作用，小剂量就能兴奋大脑皮质，提高对外界的感应性，大剂量则会兴奋延髓的呼吸中枢和血管运动中枢，增加呼吸频率和深度。咖啡因可通过兴奋中枢神经系统的迷走中枢，刺激迷走神经胃支，从而引起胃酸分泌增加和胃腺分泌亢进，也会刺激胃肥大细胞释放组胺，进而造成胃壁细胞胃酸分泌增加。

临床表现 低剂量咖啡因可产生有益的作用，如增加警觉和能量、愉悦、放松、良好的情绪和记忆改善，但是高剂量咖啡因摄入会导致中毒，如焦躁不安、心动过速、神经过敏、兴奋、失眠、面红、多尿以及胃肠道不适、惊厥、骨骼震颤等中毒表现，部分还会出现轻度感觉紊乱，如耳鸣和闪光。此外，极高剂量的咖啡因摄入可能会危及生命。头痛是咖啡因戒断的标志性特征，并且可能是弥散性的、逐渐加重的、搏动性的头痛，还会出现乏力、烦躁不安或易激惹，注意力难以集中。

诊断 依据ICD或DSM的诊断标准来诊断，并进一步明确促发和诱发因素形成病因学诊断。

诊断标准 按咖啡因依赖、咖啡因中毒、咖啡因戒断进行分类诊断。

咖啡因依赖 在过去1年中反复出现，或者既往1个月中持续出现下述核心症状中的至少2条可诊断为咖啡因依赖。①对咖啡因使用行为难以控制，通常伴有主观强烈的渴求感；对使用咖啡因的控制能力受损，指开始或停止使用咖啡因，以及使用咖啡因的量及使用环境等各方面的控制力都受到损害，通常（但非必须）还伴有对咖啡因的渴求。②咖啡因使用在日常生活中处于优先地位，超过其他兴趣爱好、日常活动、自身责任、健康以及自我照顾等。即使已经有不良后果出现依旧坚持使用咖啡因。③生理特征的出现（神经适应性的产生）：主要表现为耐受性；停止或减少使用后出现戒断症状；再次使用咖啡因或者药理作用相似的物质，可以避免或减轻戒断症状。必须是咖啡因所致的戒断症状，而非仅仅是宿醉效应。

咖啡因中毒 ①最近使用咖啡因。②使用咖啡因过程中或不久后，出现下列体征或症状中的5项（或更多）：焦躁不安、神经过敏、兴奋、失眠、面红、多尿、胃肠功能紊乱、肌肉抽搐、思维和言语散漫、心动过速或心律失常、一段时间不知疲倦、精神运动性激越。③上述体征或症状引起具有临床意义的痛苦，或导致社交、职业或其他重要功能方面的损害。④上述体征或症状不能归因于其他躯体疾病，也不能用其他精神障碍来更好地解释。

咖啡因戒断 ①长期每日使用咖啡因。②突然停止或减少咖啡因的使用，在24小时内出现下列3项（或更多）体征或症状：头痛、显著的疲劳或困倦、烦躁不安、抑郁或易激惹、注意力难以集中、感冒样症状（恶心、呕吐或肌肉疼痛/僵直）。③上述体征或症状引起具有临床意义的痛苦，或导致社交、职业或其他问题。④上述体征或症状与其他躯体疾病的生理效应无关（如偏头痛、病毒性疾病、重要功能方面的损害），也不能用其他精神障碍来更好地解释，包括其他物质中毒或戒断。

辅助检查 咖啡因及其代谢物的血液、尿液检测可提供诊断的重要信息；在咖啡因戒断中还会出现脑电图异常，主要表现为θ波增加和β波减少。

疾病评估 对患者进行全面评估是诊断的基础和前提，主要包括病史、体格检查、精神检查，以及其他辅助检查。

鉴别诊断 需与焦虑障碍、躁狂发作、惊恐障碍、苯丙胺中毒等鉴别，咖啡因戒断导致的头痛还应与偏头痛、病毒性疾病、鼻窦炎等疾病鉴别。

治疗管理 对咖啡因过度兴奋的治疗通常是辅助性的，即对个别的症状进行相应的治疗。对咖啡因中毒，应该在患者服药早期就进行催吐、导泻。如果患者的血清咖啡因浓度过高，则有可能采取腹膜透析、血液透析和血液滤过等方法。

预后 关于咖啡因戒断的风险因素了解较少，多数停用咖啡因后可自行缓解。

（时　杰）

jiǔjīng shǐyòng zhàng'ài

酒精使用障碍（alcohol use disorder） 反复、长时间和/或大剂量使用酒精，导致机体出现以中毒、依赖综合征、戒断综合征、精神病性症状等为主要表现的精神和行为障碍。据世界卫生组织统计数据显示，2016年全球饮酒者超过23亿，约300万人死于饮酒，占全球所有死亡人数的5.3%，中国的状况尤为严重。在全球范围内各国饮酒量呈下降趋势，但中国人均酒精消费量在1961~2016年呈小幅上升态势，并且中国饮酒相关死亡全球最高，2016年中国有6.0%的男性和1.0%的女性居民死于与饮酒相关的疾病。报告显示，2016年中国酒精使用障碍（包括酒精依赖及酒精有害使用）的12个月患病率为4.4%，其中男性为8.4%，女性为0.2%；酒精依赖的12个月患病率为2.3%，其中男性为4.4%，女性为0.1%，饮酒问题是中国重要的公共卫生问题之一。

病因及发病机制 病因复杂，主要与药物特性、社会文化、家族/个体易感性、心理因素、生物因素有关。①精神活性物质本身的药理特性：酒精通过本身的药理作用，对使用者的身心产生特征性的影响。②社会文化因素：主要与价值观、社会习俗、社会角色、经济发展、饮食习惯、社会应激等因素有关。③家族/个体易感性：的遗传度为51%~65%（男性）和48%~73%（女性），一级亲属中有酒精依赖者是没有此遗传史者发生饮酒问题的2倍，双生子和寄养子研究也均显示酒精依赖的发生受遗传因素影响。此外，酒精主要在肝中由醇脱氢酶（alcohol dehydrogenase，ADH）和醛脱氢酶（aldehyde dehydrogenase，ALDH）两种活性酶顺序代谢。不同种族人群ALDH活性存在差异，对酒精依赖发病率影响不同。*ALDH2*＊1、*ADH2*＊1等位基因是影响中国汉族酒精依赖的主要遗传风险因素。④心理学因素：饮酒者的个性特征以及开始使用酒精的各种心理（如好奇、侥幸、逆反、追求刺激）等均与酒精的依赖有关。也有研究认为长期大量饮酒本身可致各种精神病理现象，如焦虑、抑郁等。⑤生物因素：包括脑内的“奖赏系统”、代谢速度、遗传学因素等。

酒精能改变电压门控和配体门控通道，主要影响以下几个重要通道。①γ-氨基丁酸（γ-aminobutyric acid，GABA）受体：GABA受体属于抑制性配体门控通道，酒精能易化GABA受体，激动该受体产生抑制作用，如镇静、抗焦虑、催眠等。②N-甲基-D天冬氨酸（N-methyl-D-aspartate，NMDA）受体：NMDA为兴奋性神经递质，酒精能抑制NMDA受体，产生抑制作用。③5-羟色胺（5-hydroxytryptamine，5-HT）受体：酒精可易化5-HT3受体活性，增加边缘系统多巴胺释放，与酒精所致快感和强化作用有关。④多巴胺（DA）受体：酒精促进伏隔核多巴胺释放，作用与多巴胺受体，产生奖赏作用。

临床表现 单次大量饮酒，可出现急性神经、精神症状，长期饮用可产生酒精依赖、酒精中毒性神经障碍，甚至出现不可逆的神经系统损害。

酒精依赖 常见的临床表现：①固定的饮酒方式，诸如晨起饮酒以及在不该饮酒的时间、场合饮酒等。②特征性的寻求饮酒行为，酒精依赖者把饮酒作为第一需要，为了饮酒可以不顾一切，可以采用任何手段。③酒耐受性增加，指饮用原有的酒量达不到期待的饮酒效果，为了得到期待的效果必须增大用量，这是长期酒精依赖患者常见的临床表现。④戒断症状，早期症状常出现注意力不集中、紧张不安、焦虑、不愉快、抑郁情绪等精神症状，同时伴有恶心、呕吐、食欲差、出汗、心悸等自主神经系统症状，后期患者常出现震颤，这是酒精依赖者戒断的典型症状之一。⑤避免戒断症状而饮酒。⑥渴求，特别想喝酒，渴求往往与环境有关，诱发因素诸如戒断症状，焦虑、抑郁、兴奋情绪等。⑦多次戒酒失败。

酒精相关精神神经障碍 ①急性酒精中毒：最初为饮酒后感觉欣快、轻佻、冲动，随着饮酒量增加，对周围事物反应性降低，感觉迟钝，判断、记忆受损，自控力下降，攻击、挑衅等，严重者出现昏迷，呼吸、心跳抑制。②单纯性酒精戒断：开始表现为手抖、出汗、恶心，继而出现焦虑不安、无力等精神症状，有强烈饮酒渴望。严重者可出现发热、心悸、恶心、呕吐、眼球震颤、血压升高等。③酒精性癫痫：30%患者在戒酒期间出现癫痫样痉挛发作，表现意识丧失、四肢抽搐、两眼上翻、角弓反张等。④酒精性幻觉症：患者在戒酒后可出现视幻觉、触幻觉或各种错觉。⑤酒戒断性谵妄：严重慢性酒中毒患者，如果突然断酒，开始出现戒断症状，随着症状加重，断酒后3~4天出现震颤谵妄，主要症状为意识模糊，不识亲人，不知时间，有大量知觉异常，如常见毒蛇猛兽、妖魔鬼怪等。患者情绪激越，大喊大叫，最重要的为全身肌肉有粗大的震颤；还可有发热、大汗淋漓、心动过速、血压升高等自主神经系统症状。

酒精所致躯体疾病 急性作用主要为急性胃、食管出血等，慢性作用多为大量饮酒超过肝的代谢能力，引起酒精性肝硬化等。

诊断 依据ICD或DSM的诊断标准进行诊断，并进一步明确促发和诱发因素形成病因学诊断。

诊断标准 对酒精依赖、酒精中毒和酒精戒断进行分类诊断。

酒精依赖　在过去1年中反复出现，或者既往1个月中持续出现下述核心症状中的至少2条即可诊断为酒精依赖。①对酒精使用行为难以控制，通常伴有主观强烈的渴求感；对使用酒精的控制能力受损，指开始或停止使用酒精，以及使用酒精的量及使用环境等各方面的控制力都受到损害，通常（但非必须）还伴有对酒精的渴求。②酒精使用在日常生活中处于优先地位，超过其他兴趣爱好、日常活动、自身责任、健康以及自我照顾等。即使已经有不良后果出现依旧坚持使用酒精。③生理特征的出现（神经适应性的产生）：主要表现为耐受性；停止或减少使用后出现戒断症状；再次使用酒精或者药理作用相似的物质，可以避免或减轻戒断症状。必须是酒精所致的戒断症状，而非仅仅是宿醉效应。

酒精中毒　符合以下4项标准可诊断为酒精中毒。①最近饮酒。②饮酒过程中或不久后，出现具有明显临床意义的问题行为或心理改变（例如不适当的性行为或攻击行为，情绪不稳定，判断力受损）。③酒精使用过程中或不久后出现下列体征或症状的1项（或更多）：口齿不清、共济失调、步态不稳、眼球震颤、注意力或记忆损害、木僵或昏迷。④上述体征或症状不能归因于其他躯体疾病，也不能用其他精神障碍来更好地解释，包括其他物质中毒。

酒精戒断　符合以下4项标准可诊断为酒精戒断。①长期大量饮酒后，停止（或减少）饮酒。②诊断标准①中所描述的停止（或减少）饮酒之后的几小时或几天内出现下列2项（或更多）：自主神经活动亢进（如出汗或脉搏超过100次/分），手部震颤加重，失眠，恶心或呕吐，短暂性的视、触或听幻觉或错觉，精神运动性激越，焦虑，全身性强直性-阵挛性癫痫发作。③诊断标准②的体征或症状引起具有显著的临床意义的痛苦，或导致社交、职业或其他重要功能方面的损害。④上述体征或症状不能归因于其他躯体疾病，也不能用其他精神障碍来更好地解释，包括其他物质中毒或戒断。

疾病评估　对患者进行全面评估是诊断的基础和前提，主要包括病史、体格检查、精神检查，以及其他辅助检查。

鉴别诊断　饮酒后引起的醉酒应与躁狂症或其他原因中毒所引起的急性类躁狂状态及颅脑外伤、低血糖、原发性癫痫等引起的意识障碍相鉴别。酒精所致的惊厥应与原发性癫痫、外伤性癫痫等进行鉴别。酒精所致的癫痫与精神分裂症、偏执性精神病相鉴别。韦尼克（Wernicke）脑病应与重症感染中毒、代谢障碍、头部外伤、脑血管疾病等引起的脑器质疾患类似的综合征鉴别。

治疗管理　包括急性中毒、戒断综合征处理、脱瘾维持期心理和药物治疗、远期康复措施等，是一个系统治疗的过程。

急性中毒的治疗　包括催吐、洗胃，生命体征的维持，加强代谢等一般性措施。

戒断综合征的处理　①单纯戒断症状，常用苯二氮䓬类替代，不仅可抑制戒断症状，还能预防可能发生的震颤谵妄、戒断性癫痫发作。②震颤谵妄，发生谵妄者，多有不安、兴奋，需要安静的环境，光线不宜太强，加强看护，并注意保温，预防各种感染问题。首选苯二氮䓬类替代，直到谵妄消失为止。选用氟哌啶醇或其他抗精神病药物控制精神症状；注意补液、B族维生素缺乏的补充，纠正水、电解质、酸碱平衡紊乱等。③酒精性幻觉症、妄想症，可选用第二代抗精神病药物治疗，在症状控制后可考虑逐渐减药。④酒精性癫痫，可选用苯巴比妥类药物注射使用。

酒增敏药和抗酒渴求药　戒酒硫可影响酒精代谢，增高体内酒精或其代谢物浓度，可预先服用足够剂量，通过药物对嗜酒者产生的不愉快感和身体反应达到戒酒的目的。此外，阿片受体阻滞剂纳洛酮、GABA受体激动剂乙酰高牛磺酸钙能减少饮酒渴求，降低饮酒量。

社会心理干预　主要治疗为心理治疗，包括认知行为疗法、家庭治疗、厌恶治疗、环境的改变、动机性治疗、集体心理治疗等。心理行为治疗的主要目标包括强化患者治疗动机、改变药物滥用相关错误认知、帮助其识别及应对复吸高危因素、提高生活技能、提高对毒品的抵抗能力、预防复吸、建立健康生活方式、保持长期操守、适应社会生活等。

预后　在酒精戒断后，多数患者可逐渐恢复正常。但酒精戒断一年后复饮率约为60%，复发的因素是多方面的，可能与负性的情绪状态、人际冲突或与社会隔离、社会压力或社会环境、对酒渴求等有关。

（时　杰）

āpiànlèiwùzhì shǐyòng zhàng'ài

阿片类物质使用障碍

（opioid use disorder）　反复、长时间和/或大剂量使用阿片类物质，导致机体出现以中毒、依赖综合征、戒断综合征、精神病性症状等为主要表现的精神和行为障碍。又称阿片样物质使用障碍。阿片类物质主要包括阿片、吗啡、可待因、海洛因、美沙酮等。根据《2017年中国毒品形势报告》，截至2017年底全国现有吸毒人员255.3万名，滥用阿片类毒品人员97万名，占38%，比上年下降0.1%；2017年，全国新发现吸毒人员34.4万名，其中滥用海洛因等阿片类毒品人员占16.6%，较上年上升0.8%；2017年，全国查获复吸人员53.2万人次，其中滥用阿片类毒品人员占39.2%，较上年上升1.8%。复吸人员已由过去以滥用阿片类人员为主转变为滥用合成毒品人员为主。

病因及发病机制 阿片类物质使用所致障碍与药物特性、社会文化因素、心理因素、个体的生物学基础等有关。①精神活性物质本身的药理特性：阿片类物质可通过本身的药理作用，对使用者的身心产生特征性影响。②社会文化因素：可获得性、社会、家庭、同伴因素的影响及文化背景均是阿片类物质滥用的重要原因。③心理因素：吸食者的个性特征以及开始使用阿片类物质的各种心理（如好奇、侥幸、逆反、追求刺激）等均与药物的依赖有关。④生物因素：包括脑内的“奖赏系统”、药物的心理强化作用、代谢速度、遗传学因素等。

阿片类物质的作用机制主要包括以下几方面。①脑内神经环路和神经递质改变：阿片类物质通过激动腹侧被盖区的γ-氨基丁酸（γ-aminobutyric acid，GABA）能神经元上的μ-阿片受体及抑制伏隔核的中间棘突GABA能神经元抑制GABA释放，减弱其对多巴胺能神经元的抑制作用，进而间接或者直接促进多巴胺的释放，产生欣快感。还可使去甲肾上腺素、5-羟色胺系统等发生适应性的改变，促使阿片类物质依赖的形成。②细胞信号通路改变：阿片类物质作用于神经元突触后膜上相应的受体引起胞内信号传导系统和核内基因表达的变化，最终改变细胞膜上的相应受体、离子通道和胞内信号传导系统，影响神经递质的合成和释放。③细胞和分子机制：阿片类物质导致突触可塑性变化，继而引起某些基因表达及蛋白质翻译水平的长时程变化，导致突触与神经环路的重建。④强化效应：使用阿片类物质所产生的欣快体验可作为一种强烈的正性强化因素，而抑制痛苦的戒断症状可作为一种强烈的负性强化因素，经过如此反复的强化，使个体形成强迫的觅药和摄药行为，最终导致成瘾。

临床表现 阿片类物质能镇痛和导致心境改变，单次大量使用，可出现急性神经、精神症状，反复使用可导致不可逆的神经系统损害。

急性中毒症状 单次过量使用阿片类物质所致，主要表现有反应迟钝、意识丧失、呼吸抑制，严重的可导致死亡。典型的临床“三联征”表现为中枢神经抑制、瞳孔缩小和呼吸抑制。其他表现有直立性低血压、体温降低、发绀、肺水肿、休克等，部分还可出现急性精神状态改变，如焦虑、激动、欣快、幻觉等。

戒断症状 典型的戒断症状分为两类。①客观体征：如血压升高、脉搏和呼吸加快、体温升高、瞳孔扩大、流泪、流涕、哈欠、喷嚏、腹泻、呕吐、失眠等。②主观症状：如恶心、腹痛、食欲减退、肌肉/骨骼疼痛、疲乏、喷嚏、畏寒、发热等。此外，在急性戒断症状消失后往往会有相当一段时间残留部分症状，称为稽延性戒断症状，主要表现为躯体症状、焦虑情绪、心理渴求和睡眠障碍。

躯体及社会功能损害 阿片类物质成分复杂，可对躯体各系统造成损害，注射使用还可导致艾滋病、丙型肝炎、乙型肝炎等传染病的感染。

其他精神和行为障碍 包括人格改变、抑郁、焦虑、睡眠等，还可能出现精神病性障碍、记忆障碍等。

诊断 依据ICD或DSM的诊断标准进行诊断，并进一步明确促发和诱发因素形成病因学诊断。

诊断标准 对阿片类物质依赖、阿片类物质中毒和阿片类物质戒断分类诊断。

阿片类物质依赖 在过去1年中反复出现，或者既往1个月中持续出现下述核心症状中的至少2条即可诊断为阿片类物质依赖。①对阿片类物质使用行为难以控制，通常伴有主观强烈的渴求感；对使用阿片类物质的控制能力受损，指开始或停止使用阿片类物质，以及使用阿片类物质的量及使用环境等各方面的控制力都受到损害，通常（但非必须）还伴有对阿片类物质的渴求。②阿片类物质使用在日常生活中处于优先地位，超过其他兴趣爱好、日常活动、自身责任、健康以及自我照顾等。即使已经有不良后果出现依旧坚持使用。③生理特征出现（神经适应性产生）：主要表现为耐受性；停止或减少使用后出现戒断症状；再次使用阿片类物质或者药理作用相似的物质，可以避免或减轻戒断症状。必须是阿片类物质所致的戒断症状，而非仅仅是宿醉效应。

阿片类物质中毒　符合以下4项标准可诊断为阿片类物质中毒。①最近使用阿片类物质。②使用阿片类物质的过程中或不久后，出现具有临床意义的问题行为或心理改变。例如，开始有欣快感，接着出现淡漠、烦躁不安、精神运动性激越或迟滞，判断力受损。③使用阿片类物质的过程中或不久后瞳孔缩小（或由于严重中毒导致缺氧时瞳孔扩大），以及出现下列体征或症状的1项（或更多）：嗜睡或昏迷、口齿不清、注意力或记忆力损害。这些体征或症状不能归因于其他躯体疾病，也不能用其他精神障碍来更好地解释，包括其他物质中毒。

阿片类物质戒断　符合以下4项标准可诊断为阿片类物质戒断。①存在下列二者之一：长期大量使用阿片类物质（几周或更长时间）后，停止（或减少）使用；在使用阿片类物质一段时间后，使用阿片类物质拮抗剂。②诊断标准①后的数分钟或几天内出现下列3项（或更多）：烦躁不安的心境、恶心或呕吐、肌肉疼痛、流泪、流涕、瞳孔扩大、竖毛或出汗、腹泻、打哈欠、发热、失眠。③上述体征或症状引起具有临床意义的痛苦，或导致社交、职业或其他重要功能方面的损害。④上述体征或症状不能归因于其他躯体疾病，也不能用其他精神障碍来更好地解释，包括其他物质中毒或戒断。

辅助检查　包括尿检（多数阿片类物质使用后12~36小时后的尿液测试结果为阳性）以及相关量表评估。

疾病评估　对患者进行全面评估是诊断的基础和前提，主要包括病史、体格检查、精神检查，以及其他辅助检查。

鉴别诊断　主要与酒精中毒和镇静剂、催眠药和抗焦虑药中毒引起的临床表现鉴别。

治疗管理　常见的治疗方法分为药物治疗和非药物治疗。药物治疗包括阿片受体激动剂、部分激动剂、拮抗剂、精神药物和其他对症及支持药物治疗。非药物治疗常用的有简短干预、行为治疗、认知行为疗法、动机强化治疗、社区强化治疗、人际关系治疗，以及针对青少年的多维度家庭治疗及多系统治疗等。

急性中毒的治疗　①一般治疗措施：保持呼吸道通畅，严密监测生命体征，保持给药途径的畅通，调节水、电解质平衡，注意意识状态和惊厥发作，对症处理并发症等。②特殊处理：给予及时、足量和足疗程使用阿片受体特异性阻滞剂是抢救阿片类物质急性中毒的关键。

戒断症状及脱毒治疗　分为替代治疗和非替代治疗。替代递减治疗主要包括美沙酮、丁丙诺啡替代治疗，美沙酮有使用方便、半衰期长、大剂量可阻断海洛因的欣快作用等特点，可作为脱毒治疗的常用药物。非替代治疗主要指使用可控制和缓解阿片类物质戒断症状药物的治疗，常用药物包括中枢α_2受体激动剂（可乐定、洛非西定）和一些中药。

纳曲酮防复吸治疗　纳曲酮具可逆性阻断阿片类物质的作用，可防止机体对吗啡、海洛因和其他阿片类物质产生躯体依赖。

社会心理治疗　包括对个体心理、行为、认知的治疗以及家庭、社会环境等多方面的干预。

预后　阿片类药物使用障碍一旦出现，经常持续多年，并且脱毒后复发很常见。复发与戒断后负性的情绪状态、人际冲突或与社会隔离、社会压力或社会环境、对毒品的强烈渴求等有关。

（时　杰）

dàmá shǐyòng zhàng'ài

大麻使用障碍（cannabis use disorder）　反复、长时间和/或大剂量使用大麻，导致机体出现以中毒、依赖综合征、戒断综合征、精神病性症状等为主要表现的精神和行为障碍。中国滥用大麻人数相对较少。根据《2017年中国毒品形势报告》，截至2017年底，全国现有吸毒人员255.3万名，滥用大麻、可卡因等毒品人员4.6万名，占1.8%；2017年，全国查获复吸人员53.2万人次，其中滥用大麻、可卡因等毒品人员占0.7%；2017年，合成毒品滥用占比出现下降，大麻、可卡因等毒品滥用占比上升，毒品滥用种类更加多元化。

病因及发病机制　大麻使用所致的障碍与药物特性、社会文化因素、心理因素、个体的生物学基础等有关。①精神活性物质本身的药理特性：大麻类物质可通过本身的药理作用，对使用者的身心产生特征性的影响。②社会文化因素：可获得性、社会、家庭、同伴因素的影响及文化背景均是大麻类物质滥用的重要原因。③心理因素：吸食者的个性特征以及开始使用大麻类物质的各种心理（如好奇、侥幸、逆反、追求刺激）等均与药物的依赖有关。④生物因素：包括脑内的“奖赏系统”、药物的心理强化作用、代谢速度、遗传学因素等。

大麻类物质的主要精神活性成分是Δ^9-四氢大麻酚（tetrahydrocannabinol，THC），主要通过作用于1型大麻素受体，抑制兴奋性和抑制性神经递质的释放，激活腹侧被盖区内多巴胺神经元，使中脑边缘系统的伏隔核内多巴胺浓度升高，可致欣快、放松感，出现感知觉改变。THC还可引起多个脑区的多巴胺、阿片肽和去甲肾上腺素释放，与大麻带来的奖赏效应和动机行为有关。有证据表明THC的暴露还可增强其他成瘾性物质的强化效应。

临床表现 单次大量使用大麻，可出现急性神经、精神症状，反复使用可导致不可逆的神经系统损害。

急性效应 ①大麻中的THC可致欣快、放松感，出现感知觉的改变，如视、听等感官敏感，对时间的扭曲等。偶尔大麻急性效应还可表现为焦虑、恐惧或惊恐反应。摄入大麻剂量增大，可出现幻觉、妄想以及人格解体等中毒性精神病表现。②在吸入大麻数分钟后，即可出现心率加快，支气管平滑肌松弛而出现支气管扩张、眼部血管扩张、结膜充血、手脚变凉、口干以及身体的协调和平衡障碍。③使用大麻后个体的注意力、反应时间、短期记忆、协调能力、空间距离的判断能力都会受损。

慢性效应 ①耐受、戒断与渴求：少量使用大麻通常不会像其他成瘾物质一样容易产生耐受性，通常也不需要增加剂量。但如果长期、大剂量使用大麻就会产生耐受性。长期大量使用大麻，在停药后也可出现戒断综合征，多数患者出现中到重度的戒断症状，如食欲减退、睡眠障碍、易激惹、焦虑、情绪低落、精神紧张或攻击行为等，并有明显的用药渴求，以及躯体不适如腹痛、肌肉疼痛、出汗、发抖等。②心理行为方面：最常见的是人格改变，即长期使用后外表显得呆板、不修边幅、反应迟钝，情感淡漠，人格与道德沦丧，并可导致记忆力、计算力和判断力下降。③躯体方面：长期使用大麻可引起慢性支气管炎，以及肺和呼吸道癌症风险增加等。动物研究证明，长期大剂量使用THC可导致雌性和雄性动物的生殖功能下降。

诊断 依据ICD或DSM的诊断标准进行诊断，并结合促发和诱发因素形成病因学诊断。

诊断标准 对大麻依赖、大麻中毒和大麻戒断分类诊断。

大麻依赖 在过去1年中反复出现，或者既往1个月中持续出现下述核心症状中的至少2条即可诊断为大麻依赖。①对大麻使用行为难以控制，通常伴有主观强烈的渴求感；对使用大麻的控制能力受损，指开始或停止使用大麻，以及使用大麻的量及使用环境等各方面的控制力都受到损害，通常（但非必须）还伴有对大麻的渴求。②大麻使用在日常生活中处于优先地位，超过其他兴趣爱好、日常活动、自身责任、健康以及自我照顾等。即使已经有不良后果出现依旧坚持使用大麻。③生理特征出现（神经适应性产生）：主要表现为耐受性；停止或减少使用后出现戒断症状；再次使用大麻或者药理作用相似的物质，可以避免或减轻戒断症状。必须是大麻所致的戒断症状，而非仅仅是宿醉效应。

大麻中毒 符合以下4项标准可诊断为大麻中毒。①最近使用大麻。②在使用大麻过程中或不久后，出现具有临床意义的问题行为或心理改变（如运动共济损害、欣快、焦虑、感到时间变慢、判断力受损、社交退缩）。③使用大麻2小时内出现下列体征或症状中的2项以上：眼结膜充血、食欲增加、口干、心动过速。④这些体征或症状不能归因于其他躯体疾病，也不能用其他精神障碍来更好地解释，包括其他物质中毒。

大麻戒断 符合以下4项标准可诊断为大麻戒断。①长期大量使用大麻（几乎每日使用，长达几个月的时间）后停用。②满足标准①后一周内出现下列3个（或以上）症状和体征：易激惹、愤怒或攻击行为，神经过敏或焦虑，睡眠障碍（如失眠、不安多梦），食欲减退或体重下降，焦躁不安，心境抑郁，至少有下列一个导致明显不适的躯体症状如腹痛、颤抖/震颤、出汗、发热、寒战或头痛。③上述症状或体征导致有临床意义的痛苦或社会、职业或其他重要领域的损害。④上述症状或体征不能归因于其他躯体疾病，也不能由其他精神障碍，包括其他物质中毒或戒断更好的解释。

辅助检查 尿毒品检测和毛发检测是大麻滥用或成瘾的主要客观依据，有助于诊断。

鉴别诊断 主要与其他物质使用障碍鉴别，还要与广泛性焦虑障碍、惊恐障碍、重性抑郁障碍、妄想障碍、双相障碍或精神分裂症等疾病鉴别。

治疗管理 主要为药物、心理、社会综合干预。

药物治疗 尚无公认或经证实有效的短期或长期治疗药物。针对患者具体情况，采用个体化的干预措施。急性中毒常给予对症处理，包括镇吐、止泻、静脉输液，大量饮水促进排泄检测生命体征，维持水、电解质平衡。大麻躯体戒断症状比较轻微，通常不用给予特殊处理。大麻戒断抑郁症状可给予选择性5-羟色胺再摄取抑制剂对症处理，睡眠障碍患者可以给予米氮平或曲唑酮帮助睡眠等。

社会心理治疗 包括对个体心理、行为、认知的治疗以及家庭、社会环境等多方面的干预。心理行为治疗的主要目标包括强化患者治疗动机、改变药物滥用相关错误认知、帮助其识别及应对复吸高危因素、提高生活技能、提高对毒品的抵抗能力、预防复吸、建立健康生活方式、保持长期操守、适应社会生活等。

预后 大麻使用障碍一旦出现，经常持续多年，并且脱毒后复发很常见，可能与负性的情绪状态、人际冲突或与社会隔离、社会压力或社会环境、对毒品的强烈渴求等有关。

（时　杰）

zhènjìng cuīmián huò kàngjiāolǜ yàowù shǐyòng zhàng'ài

镇静、催眠或抗焦虑药物使用障碍（use disorder of sedative, hypnotics or anxiolytics）

反复、长时间和/或高剂量使用镇静、催眠或抗焦虑药，导致机体出现以中毒、依赖综合征、戒断综合征、精神病性症状等为主要表现的精神和行为障碍。主要有三大类：巴比妥类、苯二氮䓬类、非苯二氮䓬类，均有中枢抑制作用。镇静药和催眠药成瘾并无明显剂量界限，同一种药物小剂量表现为镇静作用，随剂量加大可出现催眠作用。《2017年国家药物滥用监测年度报告》显示，滥用/使用最多的前5种医疗用药品中，地西泮（安定）位居第三，比2016年有所降低。镇静、催眠、抗焦虑药的使用量与年龄、性别、学历和睡眠时间有关，女性的使用量明显多于男性。

病因及发病机制 镇静、催眠或抗焦虑药使用所致障碍可能与以下因素有关。①神经生物学基础：药物的滥用及依赖是由药物引发的正性主观体验（如焦虑的缓解、睡眠的改善）导致的，然而并非所有个体均因这种正性强化而滥用或依赖，可能与神经生物学机制上的差异有关。②个体易感性：在药物依赖患者中，精神疾病和人格障碍的家族史并不少见，药物依赖患者常存在共病其他精神障碍的情形。③不良的社会环境：社会压力所引发的焦虑、抑郁等负面情绪及持续睡眠障碍的影响，可能是患者开始及持续使用此类药物的重要因素。④药物的可获得性：此类药物出现有害使用或者滥用存在相当的医源性因素，与药物使用前及使用过程中的宣教不足、处方标准过宽及缺少监督有一定关系。

此类药物的作用机制主要与其影响脑内神经递质γ-氨基丁酸（γ-aminobutyric acid，GABA）的功能有关，通过对离子型γ-氨基丁酸（$GABA_A$）受体的易化作用，增强氯离子内流，使细胞超极化，抑制神经元活动。长期连续应用时，$GABA_A$受体对药物产生脱敏效应，降低了药物对$GABA_A$受体的促进作用，出现耐受。在形成耐受后若突然停药，由于受体功能的适应性调节仍存在，可导致GABA活性的突然下降。这一理论可解释抗焦虑药物戒断时出现的焦虑、失眠和抽搐，以及酒精、抗焦虑药和催眠药的交叉耐受现象。

临床表现 长期服用镇静、催眠或抗焦虑药可导致依赖综合征。①精神依赖：药物使人产生一种愉快满足感或欣快感，从而产生强烈的心理渴求和强迫性用药行为。②躯体依赖：反复使用镇静、催眠或抗焦虑药所导致的身体的一种适应状态，以致需要药物持续存在于体内。③戒断综合征：长期使用镇静、催眠或抗焦虑药，在停止使用或者减少使用剂量后会出现特殊的心理生理症状和体征。④耐受性：继续使用同量的镇静、催眠或抗焦虑药效果会显著降低，需要增加剂量以达到预期的效果。⑤其他精神方面的损害：如记忆障碍，主要表现为顺行性遗忘，即损害新信息的保存过程。有研究显示服用苯二氮䓬类药物还可能增加患痴呆的风险。

巴比妥类药物使用障碍 小剂量巴比妥类药物可抑制大脑皮质，产生镇静催眠作用，较大剂量可使感觉迟钝、活动减少，引起困倦和睡眠，中毒剂量可致麻醉、昏迷乃至死亡。长期用药者一旦大幅减药或突然停药，会出现多梦、噩梦频繁，严重干扰睡眠，甚至导致谵妄、抽搐及心血管衰竭致死。随着大众对其副作用认识的提高，使用量逐渐减少，滥用及依赖现象也逐渐减少。

苯二氮䓬类药物使用障碍 此类药物的主要药理作用是抗焦虑、松弛肌肉、抗癫痫、催眠等。其安全性好，应用范围已远超巴比妥类药物。持续使用苯二氮䓬类药物，帮助睡眠作用仅有3~14天，抗焦虑作用在持续使用4个月后消失，再使用反而会增加焦虑。多数个体在较长时间服用后停药并不出现明显的戒断症状，但易感素质者（如既往成瘾者或有家族史者）服用治疗剂量的药物3个月后，如突然停药可能出现严重戒断反应，甚至抽搐。戒断症状包括如不安、易激惹、出汗、震颤、睡眠障碍等症状，感知觉改变如人格解体/现实解体、

感觉过敏、异常的躯体感觉等，其他症状（相对少见，多为高剂量突然停药者）如抽搐、谵妄等。

非苯二氮䓬类药物使用障碍　此类药物多数可快速诱导睡眠，减少服药次日残留效应，具有相对的安全性，并且成瘾可能性显著低于苯二氮䓬类，仅在特定群体存在滥用和依赖的易感风险，包括同时使用多种抗焦虑药及安眠药的老年患者、有药物或酒精滥用史的患者。

诊断　依据ICD或DSM的诊断标准诊断，并进一步明确促发和诱发因素形成病因学诊断。

诊断标准　按以下三种情况分类诊断。

镇静、催眠或抗焦虑药依赖　在过去1年中反复出现，或者既往1个月中持续出现下述核心症状中的至少2条即可诊断为镇静、催眠或抗焦虑药依赖。①对镇静、催眠或抗焦虑药使用行为难以控制，通常伴有主观强烈的渴求感；对使用镇静、催眠或抗焦虑药的控制能力受损，指开始或停止使用镇静、催眠或抗焦虑药，以及使用镇静、催眠或抗焦虑药的量及使用环境等各方面的控制力都受到损害，通常（但非必须）还伴有对镇静、催眠或抗焦虑药的渴求。②镇静、催眠或抗焦虑药使用在日常生活中处于优先地位，超过其他兴趣爱好、日常活动、自身责任、健康以及自我照顾等。即使已经有不良后果出现依旧坚持使用酒精。③生理特征出现（神经适应性产生）：主要表现为耐受性；停止或减少使用后出现戒断症状；再次使用镇静、催眠或抗焦虑药或者药理作用相似的物质，可以避免或减轻戒断症状。必须是镇静、催眠或抗焦虑药所致的戒断症状，而非仅仅是宿醉效应。

镇静、催眠或抗焦虑药中毒　符合以下4项标准即可诊断为镇静、催眠药或抗焦虑药中毒。①最近使用镇静剂、催眠药或抗焦虑药。②镇静剂、催眠药或抗焦虑药使用的过程中或不久后，出现具有显著临床意义的适应不良行为或心理改变，如不适当的性或攻击行为、情绪不稳定、判断受损。③镇静剂、催眠药或抗焦虑药使用的过程中或不久后出现下列体征或症状的1项（或更多）：言语含糊不清、共济失调、步态不稳、眼球震颤、认知损害（如注意力、记忆力）、木僵或昏迷。④上述体征或症状不能归因于其他躯体疾病，也不能用其他精神障碍来更好地解释，包括其他物质中毒。

镇静、催眠或抗焦虑药戒断　符合以下4项标准即可诊断为镇静、催眠药或抗焦虑药戒断。①长期使用镇静剂、催眠药或抗焦虑药后，停止（或减少）使用。②诊断标准①中停止（或减少）使用镇静剂、催眠药或抗焦虑药后的数小时或数天内出现下列2项（或更多）症状：自主神经活动亢进（如出汗或脉搏每分钟超过100次），手部震颤，失眠，恶心或呕吐，短暂性的视、触或听幻觉或错觉，精神运动性激越，焦虑。③癫痫大发作。④诊断标准②的体征或症状引起具有显著临床意义的痛苦，或导致社交、职业或其他重要功能方面的损害。⑤上述体征或症状不能归因于其他躯体疾病，也不能用其他精神障碍来更好地解释，包括其他物质中毒或戒断。

辅助检查　可通过尿液或血液检测来评估，对长效物质如地西泮或氟西泮，使用后约1周，尿液测试仍可能保持阳性。

疾病评估　对患者进行全面评估是诊断的基础和前提，主要包括病史、体格检查、精神检查以及其他辅助检查。

鉴别诊断　镇静剂、催眠药或抗焦虑药戒断症状要与低血糖、糖尿病酮症酸中毒、酒精戒断等鉴别，还要与可能引起惊厥发作的多种病因（如感染、脑损伤、中毒）区分。此外，还要与广泛性焦虑障碍、其他导致口齿不清或共济失调的躯体疾病或脑外伤等疾病鉴别。

治疗管理　主要遵循预防为主、个体化、综合治疗的原则。

巴比妥类药物使用障碍的治疗　①急性中毒的处理：因为巴比妥类中毒常危及生命，临床处理要及时到位。包括洗胃、吸氧、使用中枢兴奋剂、多巴胺或间羟胺升压、利尿促排、碱化尿液、合理使用抗生素、必要时血液透析等处理。②戒断症状处理：此类药物的戒断症状较严重，应予以充分注意，在脱瘾时减量要缓慢。国外常用替代治疗，即用长效的巴比妥类药物，来替代短效巴比妥类药物。

苯二氮䓬类药物使用障碍的治疗　①该类药物中毒后可使用苯二氮䓬受体特异性阻断剂氟马西尼（安易醒）对症解毒，长期使用苯二氮䓬类药物者，快速注射氟马西尼会产生戒断症状，故应缓慢注射，其余中毒处理方法与苯巴比妥中毒类似。②长期使用此类药物的患者在戒断时一般都采用剂量递减法，先让患者改服半衰期长的苯二氮䓬类药物后逐步缓慢地减量，从而降低戒断症状的发生。在戒断过程中，抗惊厥药、褪黑激素可能在停药过程中起到辅助作用。对于戒断时出现的失眠，推荐使用催眠药唑吡坦或者具有镇静作用的抗抑郁药，也可考虑使用苯海拉明、水合氯醛或者使用有镇静作用的三环抗抑郁药如多塞平等。③心理支持疗法在此类药物依赖及戒断的治疗中是不可或缺的。

预后 巴比妥类药物依赖患者，往往病程较长，但多数病例最终可成功脱瘾。多数个体在较长时间服用苯二氮䓬类药物后停药并不出现明显的戒断症状，少数患者会在停用数月甚至数年后出现类似戒断症状的体验（延长性戒断综合征）。

（时 杰）

kěkǎyīn shǐyòng zhàng'ài

可卡因使用障碍（cocaine use disorder） 反复、长时间和/或大剂量使用可卡因，导致机体出现以中毒、依赖综合征、戒断综合征、精神病性症状等为主要表现的精神和行为障碍。可卡因又称古柯碱，是一种强烈的天然中枢兴奋剂，主要流行于美洲和欧洲。根据《2017年中国毒品形势报告》，截至2017年底，全国现有吸毒人员255.3万名，滥用大麻、可卡因等毒品人员4.6万名，占1.8%；2017年，全国查获复吸人员53.2万人次，其中滥用大麻、可卡因等毒品人员占0.7%；2017年，合成毒品滥用占比出现下降，大麻、可卡因等毒品滥用占比上升，毒品滥用种类更加多元化。

病因及发病机制 可卡因使用所致障碍病因复杂，与药物特性、社会文化、心理因素、个体的生物学基础等有关。①精神活性物质本身的药理特性：可卡因通过本身的药理作用，对使用者的身心产生特征性的影响。②社会文化因素：可获得性、社会、家庭、同伴因素的影响及文化背景均是可卡因滥用的重要原因。③心理因素：吸食者的个性特征以及开始使用兴奋剂的各种心理（如好奇、侥幸、逆反、追求刺激）等均与药物的依赖有关。④生物因素：包括脑内的“奖赏系统”、药物的心理强化作用、代谢速度、遗传学因素等方面。

可卡因对中枢神经系统的损伤主要作用于中脑边缘系统多巴胺奖赏通路。可卡因抑制突触前膜上的多巴胺转运体，限制多巴胺与其受体的作用时间、程度、范围，导致多巴胺在突触间隙累积，进而实现对精神和情绪活动的调控作用，即可卡因成瘾的强化效应。可长期使用导致伏隔核基因表达持续性变化，而这些变化可能是可卡因成瘾的某些行为效应的基础。

临床表现 可卡因滥用造成急性中毒，表现为极度激动、不安、精神异常、视物不清、四肢震颤，严重者可诱发心律失常、全身抽搐、呼吸衰竭而致死。吸食者往往表现出焦虑、倦怠和极度兴奋等症状。可卡因对中枢神经系统有高度毒性，可刺激大脑皮质，产生精神错乱、幻听、带有恐怖色彩的鲜明、生动的幻视，以及被跟踪感、被监视感等精神症状，以致发生自残行为。

可卡因长期滥用可导致慢性中毒，可导致一系列躯体症状，影响心血管疾病，最常见的是心律失常，包括心动过缓、注射时短暂的心动过速、心肌收缩不全等，可卡因对心肌有直接的毒性作用；影响神经系统，吸食者可出现记忆力下降、反应迟钝、共济失调等；影响呼吸系统，嗅觉丧失，鼻黏膜萎缩、黏膜溃疡、出血等；还可影响性功能、饮食与睡眠等。吸食者常出现易激惹、注意力涣散、感知觉异常、幻觉、妄想等症状。

诊断 依据ICD或DSM的诊断标准进行诊断，并进一步明确促发和诱发因素形成病因学诊断。

诊断标准 按以下三种情况分类诊断。

可卡因依赖 在过去1年中反复出现，或者既往1个月中持续出现下述核心症状中的至少2条即可以诊断为可卡因依赖。①对可卡因使用行为难以控制，通常伴有主观强烈的渴求感；对使用可卡因的控制能力受损，指开始或停止使用可卡因，以及使用可卡因的量及使用环境等各方面的控制力都受到损害，通常（但非必须）还伴有对可卡因的渴求。②可卡因使用在日常生活中处于优先地位，超过其他兴趣爱好、日常活动、自身责任、健康以及自我照顾等。即使已经有不良后果出现依旧坚持使用可卡因。③生理特征出现（神经适应性产生）：主要表现为耐受性；停止或减少使用后出现戒断症状；再次使用可卡因或者药理作用相似的物质，可以避免或减轻戒断症状。必须是可卡因所致的戒断症状，而非仅仅是宿醉效应。

可卡因中毒 符合以下4项标准可诊断为可卡因中毒。①最近使用可卡因。②使用可卡因的过程中或不久后，出现具有临床意义的问题行为或心理改变。③使用可卡因的过程中或不久后出现下列体征或症状的2项（或更多）：心动过速或心动过缓，瞳孔扩大，血压升高或降低，出汗或寒战，恶心或呕吐，体重减轻，精神运动性激越或迟滞，肌力减弱、呼吸抑制、胸痛或心律失常，意识模糊、惊厥发作、运动障碍、肌张力障碍或昏迷。④上述这些体征或症状不能归因于其他躯体疾病，也不能用其他精神障碍更好地解释，包括其他物质中毒。

可卡因戒断 符合以下4项标准可诊断为可卡因戒断。①长期使用可卡因后停止（或减少）使用。②诊断标准①后的几小时到几天内心境烦躁不安，且出现下列生理变化的2项（或更多）：疲乏，生动、不愉快的梦，失眠或嗜睡，食欲增加，精神运动性迟滞或激越。③诊断标准②的体征或症状引起具有临床意义的痛苦，或导致社交、职业或其他重要功能方面的损害。④上述体征或症状不能归因于其他躯体疾病，也不能用其他精神障碍更好地解释，包括其他物质中毒或戒断。

辅助检查 ①毒品检测：可使用气相色谱-质谱联用法检测尿液中可卡因及其代谢物。②心理评估：定量评估情绪、精神症状、认知功能等。必要时进行头部MRI检查。

疾病评估 对患者进行全面评估是诊断的基础和前提，主要包括病史、体格检查、精神检查，以及其他辅助检查。

鉴别诊断 主要与精神障碍（如重性抑郁障碍、精神分裂症、双相障碍、广泛性焦虑、惊恐发作）、苯环利定中毒引起的临床表现鉴别。

治疗管理 主要遵循预防为主、个体化、综合治疗的原则。

药物治疗 ①脱毒治疗：尚无推荐的替代药物，要保证患者足够的休息以及营养补充。②急性中毒治疗：急性可卡因中毒的主要致死因素是呼吸中枢高度抑制导致的呼吸衰竭，而盐酸纳洛酮对麻醉镇痛剂引起的呼吸抑制有特异的拮抗作用，及时给予盐酸纳洛酮可使患者的神志、呼吸等尽快得到恢复。同时，应尽早、足量地使用特异性阻滞剂纳洛酮来维持患者的血压、呼吸等生命体征。给予酸性利尿剂（氯化铵），但是有导致肾衰竭的危险。此外，有效地控制兴奋可减少患者高血压、心动过速等合并症状，可给予苯二氮䓬类药物以镇定。惊厥的患者应缓慢给予地西泮，但抗精神病药物可能会使高热严重，延长惊厥持续时间，最好仅用于治疗仅有精神症状者。③精神症状对症治疗：可给予选择性5-羟色胺再摄取抑制剂、去甲肾上腺素，或第二代抗精神病药物、氟哌啶醇等治疗精神症状。④预防复吸药物：尚未有任何药物获得批准用于预防可卡因依赖。

社会心理治疗 包括对个体心理、行为、认知的治疗以及家庭、社会环境等多方面的干预。心理行为治疗的主要目标包括强化患者治疗动机、改变药物滥用相关错误认知、帮助其识别及应对复吸高危因素、提高生活技能、提高对毒品的抵抗能力、预防复吸、建立健康生活方式、保持长期操守、适应社会生活等，主要方法包括动机强化治疗、认知疗法、行为治疗、集体治疗、家庭治疗等。

预后 可卡因使用障碍一旦出现，经常持续多年，并且脱毒后复发很常见，可能与负性的情绪状态、人际冲突或与社会隔离、社会压力或社会环境、对毒品的强烈渴求等有关。

（时　杰）

xīngfènjì shǐyòng zhàng'ài

兴奋剂使用障碍（stimulant use disorder） 反复、长时间和/或大剂量使用兴奋剂类物质，导致机体出现以中毒、依赖综合征、戒断综合征、精神病性症状等为主要表现的精神和行为障碍。根据化学结构不同于药理、毒理学特性，兴奋剂可以分为4类：①以兴奋作用为主，如甲基苯丙胺（冰毒）、哌醋甲酯等。②以致幻作用为主，如2,5-二甲氧基-4-甲基苯丙胺等。③以抑制食欲为主，如苯甲吗啉、二乙胺苯丙酮、芬氟拉明及右旋芬氟拉明等。④具有兴奋和致幻作用，如亚甲二氧基甲基苯丙胺（摇头丸的主要成分）和亚甲二氧基乙基苯丙胺等。根据《2017年中国毒品形势报告》，截至2017年底全国现有吸毒人员255.3万名，滥用合成毒品人员153.8万名，占60.2%，含甲基苯丙胺的合成毒品（冰毒、麻谷丸），滥用人群所占比例为58.1%，同比2016年增加3.0%。其中，甲基苯丙胺（冰毒）是滥用最严重的合成毒品，占合成毒品滥用人群的87.1%，5年累计上升7.3%，流行强度持续增强。

病因及发病机制 兴奋剂使用所致障碍的病因复杂，主要与药物特性、社会文化、心理因素、个体的生物学基础等有关。①精神活性物质本身的药理特性：兴奋剂类物质通过本身的药理作用，对使用者的身心产生特征性的影响。②社会文化因素：可获得性、社会、家庭、同伴因素的影响及文化背景均是兴奋剂滥用的重要原因。③心理因素：吸食者的个性特征以及开始使用兴奋剂的各种心理（如好奇、侥幸、逆反、追求刺激）等均与药物的依赖有关。④生物因素：包括脑内的"奖赏系统"、药物的心理强化作用、代谢速度、遗传学因素等。

中枢兴奋剂成瘾的神经机制主要与促进神经递质浓度增加与神经毒性有关。所有兴奋剂都具有提高中枢和外周单胺类神经递质活性的作用，通过促进单胺类神经末梢递质的释放、抑制再摄取和对降解酶的抑制，使细胞间隙多巴胺、去甲肾上腺素、5-羟色胺浓度升高，产生兴奋、自信心增加、激越甚至精神病性症状，同其他物质一样，通过增加中脑-边缘-皮质奖赏环路的多巴胺活性产生欣快作用。反复使用兴奋剂，导致神经细胞末梢多巴胺转运体功能改变，可能是其引起神经毒性的基础，导致认知功能障碍。其他的神经递质也参与兴奋剂成瘾和神经毒性，如甲基苯丙胺能诱导增加中脑腹侧被盖区谷氨酸能神经元的活性，从而诱导神经毒性，甲基苯丙胺还可触发前额叶皮层的γ-氨基丁酸能神经元的重新分布，干预前额叶皮层神经网络的信号传导过程，这可能与成瘾记忆的形成有关。

临床表现 使用兴奋剂后，尤其是静脉使用后，使用者很快出现头脑活跃、精力充沛，能力感增强，可体验难以言表的快感，但数小时后可出现全身乏力、精神压抑、倦怠、沮丧等。这种正性和负性体验导致使用者陷入反复使用的恶性循环，是形成精神依赖的重要原因。

急性中毒 表现为中枢神经系统和交感神经系统的兴奋症状。低剂量中毒表现为瞳孔扩大、血压升高、脉搏加快、心悸、呼吸困难、震颤、头痛、发抖等症状，精神上可出现欣快、兴奋躁动、不知疲劳等症状；高剂量中毒时出现心律失常、循环衰竭、痉挛、出血或弥散性血管内凝血、高热、横纹肌溶解、肾脏并发症，甚至死亡。精神症状为行为紊乱、焦虑和激越、不自主运动、认知受损、攻击行为、妄想症状等。

慢性中毒 可出现大量躯体和精神症状。躯体症状为体重减轻、营养不良、较多躯体不适为主；神经症状包括肌腱反射增高、步态不稳、运动困难和记忆力减退，甚至出现痴呆症状。精神症状表现为感觉障碍、幻觉、错觉、被害妄想、情绪极度不稳、沮丧、慢性睡眠问题等。苯丙胺性精神病是由滥用苯丙胺引起的中毒性精神障碍，常在长期用药中逐渐出现，其症状表现与偏执型精神分裂症相似，主要表现为错觉或幻觉、敏感多疑，牵连观念、被害妄想或夸大妄想，并伴有相应的情感反应。

诊断 依据ICD或DSM的诊断标准进行诊断，并进一步明确促发和诱发因素形成病因学诊断。

诊断标准 按以下3种情况分类诊断。

兴奋剂依赖 在过去1年中反复出现，或者既往1个月中持续出现下述核心症状中的至少2条即可以诊断为兴奋剂依赖。①对兴奋剂使用行为难以控制，通常伴有主观强烈的渴求感；对使用兴奋剂的控制能力受损，指开始或停止使用兴奋剂，以及使用兴奋剂的量及使用环境等各方面的控制力都受到损害，通常（但非必须）还伴有对兴奋剂的渴求。②兴奋剂使用在日常生活中处于优先地位，超过其他兴趣爱好、日常活动、自身责任、健康以及自我照顾等。即使已经有不良后果出现依旧坚持使用兴奋剂。③生理特征出现（神经适应性产生）：主要表现为耐受性；停止或减少使用后出现戒断症状；再次使用兴奋剂或者药理作用相似的物质，可以避免或减轻戒断症状。必须是兴奋剂所致的戒断症状，而非仅仅是宿醉效应。

兴奋剂中毒 符合以下4项标准可诊断为兴奋剂中毒。①最近使用兴奋剂类物质。②使用兴奋剂的过程中或不久后，出现具有临床意义的问题行为或心理改变。③使用兴奋剂的过程中或不久后出现下列体征或症状的2项（或更多）：心动过速或心动过缓，瞳孔扩大，血压升高或降低，出汗或寒战，恶心或呕吐，体重减轻，精神运动性激越或迟滞，肌力减弱、呼吸抑制、胸痛或心律失常，意识模糊、惊厥发作、运动障碍、肌张力障碍或昏迷。④上述体征或症状不能归因于其他躯体疾病，也不能用其他精神障碍来更好地解释，包括其他物质中毒。

兴奋剂戒断 符合以下4项标准可诊断为兴奋剂戒断。①长期使用兴奋剂后停止（或减少）使用。②诊断标准①后的几小时到几天内心境烦躁不安，且出现下列生理变化的2项（或更多）：疲乏，生动、不愉快的梦，失眠或嗜睡，食欲增加，精神运动性迟滞或激越。③诊断标准②的体征或症状引起具有临床意义的痛苦，或导致社交、职业或其他重要功能方面的损害。④上述体征或症状不能归因于其他躯体疾病，也不能用其他精神障碍来更好地解释，包括其他物质中毒或戒断。

辅助检查 ①毒品检测：末次使用苯丙胺类药物48小时内易获得阳性发现。②心理评估：定量评估情绪、精神症状、认知功能等。必要时进行头部MRI检查。

疾病评估 对患者进行全面评估是诊断的基础和前提，主要包括病史、体格检查、精神检查，以及其他辅助检查。

鉴别诊断 主要与其他物质成瘾及精神障碍（如重性抑郁障碍、精神分裂症、双相障碍、广

泛性焦虑、惊恐发作等)、苯环利定中毒引起的临床表现鉴别。

治疗管理 主要遵循预防为主、个体化、综合治疗的原则。

药物治疗 ①脱毒治疗：尚无推荐的替代药物，要保证患者足够的休息、营养补充，出现焦虑、抑郁等症状时可对症治疗。②急性中毒治疗：需采取积极对症治疗措施：将吸毒人员置于安静的环境、减少刺激；严格监测生命体征，维持呼吸、循环稳定，必要时给氧气；鼓励多饮水；酸化尿液以加快苯丙胺类药物排出；物理降温；若出现惊厥，则缓慢静脉注射苯二氮䓬类药物；若出现高血压应警惕颅内出血，给予酚妥拉明紧急处理；兴奋激越、行为紊乱可使用多巴胺受体阻滞剂治疗；谵妄可用氟哌啶醇控制；中毒程度极重者可采用腹膜透析或血液透析。③精神症状对症治疗：抑郁症状的治疗，可使用选择性5-羟色胺再摄取抑制剂，或去甲肾上腺素和5-羟色胺再摄取抑制剂，或去甲肾上腺素和特异性5-羟色胺再摄取抑制剂；精神病性症状的治疗，可使用第二代抗精神病药物或氟哌啶醇治疗；神经营养治疗，可酌情使用神经营养药物如吡拉西坦等促进神经功能恢复。④预防复吸药物：尚未有任何药物获得批准用于预防兴奋剂依赖。

社会心理治疗 对于患者的康复与预防复发起非常重要的作用，包括对个体心理、行为、认知的治疗及家庭、社会环境等多方面干预。心理行为治疗的主要目标包括强化患者治疗动机、改变药物滥用错误认知、帮助识别和应对复吸高危因素、提高生活技能、提高对毒品抵抗能力、建立健康生活方式、保持长期操守、适应社会生活等，主要方法有动机强化治疗、认知疗法、行为治疗、集体治疗、家庭治疗等。

预后 兴奋剂药物使用障碍一旦出现，经常持续多年，并且脱毒后复发很常见，可能与负性的情绪状态、人际冲突或与社会隔离、社会压力或社会环境、对毒品的强烈渴求等有关。

(时 杰)

zhìhuànjì shǐyòng zhàng'ài

致幻剂使用障碍 (hallucinogen use disorder) 反复、长时间和/或大剂量使用致幻剂，导致机体出现以中毒、依赖综合征、精神病性症状等为主要表现的精神和行为障碍。致幻剂是一类使人产生幻觉的化合物，根据化学结构，广义上分为吲哚烷胺类、苯烷胺类两大类，主要包括麦角酰二乙胺（lysergic acid diethylamide，LSD)、苯环利定等。LSD是致幻剂的代表，其药物滥用主要发生在英国、美国和欧洲，中国的滥用情况尚不清楚。

病因及发病机制 与药物特性、社会文化、心理因素、个体的生物学基础等有关。①精神活性物质本身的药理特性：致幻剂类物质通过本身的药理作用，对使用者的身心产生致幻效果。②社会文化因素：可获得性、社会、家庭、同伴因素的影响及文化背景均是其滥用的重要原因。③心理因素：吸食者的个性特征以及开始使用致幻剂的各种心理（如好奇、侥幸、逆反、追求刺激）等均与药物的依赖有关。④生物因素：包括脑内的“奖赏系统”、药物的心理强化作用、代谢速度、遗传学因素等。

由于缺乏可靠的动物模型，致幻剂的作用机制尚无定论。LSD的致幻作用和5-羟色胺（5-hydroxytryptamine，5-HT）系统之间的联系紧密，有研究表明致幻剂LSD通过作用于脑内的5-HT2A受体能造成幻觉。

临床表现 以LSD为代表，服用后患者会出现交感神经兴奋的症状，部分患者还会出现感知觉障碍，LSD引起的情绪和精神障碍也极常见，一般不会出现明显戒断症状。

躯体症状 可影响自主神经系统，表现震颤、心率加快、血压升高、瞳孔扩大、面色潮红、结膜充血、流泪、流涎、反射增强、体温升高等症状。LSD超量不会引起严重的躯体反应。对易感个体，其高血压效应还会引起不良的心肌和心血管反应。

感知觉症状 最常见的是错觉和幻觉。幻觉多为幻视，视物模糊或鲜明。听力变得迟钝或过敏。具有非常典型的情景性和期待性依赖效果。

精神症状 致幻剂会导致躯体感觉被歪曲成一种痛苦的体验，这种体验会使个体因为担心精神错乱而惊恐，甚至引发妄想，并产生自杀或杀人的冲动或行为。其他主要表现还有人格解体与现实解体、急性惊恐发作、急性抑郁反应等。

诊断 依据ICD或DSM的诊断标准进行诊断，并进一步明确促发和诱发因素形成病因学诊断。

诊断标准 按以下三种情况分类诊断。

致幻剂依赖 在过去1年中反复出现，或者既往1个月中持续出现下述核心症状中的至少2条即可以诊断为致幻剂依赖。①对致幻剂使用行为难以控制，通常伴有主观强烈的渴求感；对使用致幻剂的控制能力受损，指开始或停止使用致幻剂，以及使用致幻剂的量及使用环境等各方面的控制力都受到损害，通常（但非必须）还伴有对致幻剂的渴求。②致幻剂使用在日常生活中处于优先地位，超过其他兴趣爱好、日常活动、自身责任、健康以及自我照顾等。即使已经有不良后果出现依旧坚持使用致幻剂。③生理特征出现（神经适应性产生）：主要表现为耐受性；停止或减少使用后出现戒断症状；再次使用致幻剂或者药理作用相似的物质，可以避免或减轻戒断症状。必须是致幻剂所致的戒断症状，而非仅仅是宿醉效应。

致幻剂中毒　符合以下4项标准可诊断为致幻剂中毒。①最近使用一种致幻剂。②使用致幻剂的过程中或不久后出现具有临床意义的问题行为改变（如明显的焦虑或抑郁、牵连观念、害怕“失去控制”、偏执观念、判断力受损等）。③使用致幻剂的过程中或不久后，在完全清醒和警觉的状态下出现知觉改变。④在致幻剂使用过程中或不久后出现下列体征的2项（或更多）：瞳孔扩大、心动过速、出汗、心悸、视物模糊、震颤、共济失调。⑤上述体征或症状不能归因于其他躯体疾病，也不能用其他精神障碍来更好地解释，包括其他物质中毒。

致幻剂持续性知觉障碍　符合以下3项标准可诊断。①停用一种致幻剂后，再次体验一种或多种在致幻剂中毒期间体验到的知觉症状。②诊断标准①的体征或症状引起具有临床意义的痛苦，或导致社交、职业或其他重要功能方面的损害。③上述症状不能归因于其他躯体疾病，也不能用其他精神障碍来更好地解释。

辅助检查　实验室检查血、尿可查出致幻剂成分，心电图、脑电图可有异常改变。此外，致幻剂的特征性致幻作用可能有助于诊断。

疾病评估　对患者进行全面评估是诊断的基础和前提，主要包括病史、体格检查、精神检查，以及其他辅助检查。

鉴别诊断　常与酒精、大麻、可卡因、镇静剂、安眠药等其他精神活性物质合并使用，根据接触史及实验室检查可鉴别。此外，致幻剂产生的部分效应类似于精神疾病（如精神分裂症、重性抑郁障碍）和暴力攻击行为（如品行障碍、反社会型人格障碍）的症状，需要辨别这些行为。

治疗管理　主要遵循预防为主、个体化、综合治疗的原则。对于应用致幻剂产生的病理性反应的患者，首先应给予支持性心理治疗，帮助患者应对致幻剂导致的病理性反应，并戒除致幻剂的继续使用；对于大量服用致幻剂者，最常用的方法是缓慢撤药；发生急性中毒时，常规使用氯化铵，以酸化尿液，加速排泄，可保留灌肠，并积极抢救，吸痰、给氧，必要时行血液透析。

预后　致幻剂所致心理依赖可轻可重，但一般不太强烈，突然停药后无明显戒断症状。致幻剂的效应取决于多种因素，包括个人期望，当时环境以及对于感知歪曲的应对能力，一般在安全环境中对患者进行适当处理后，这种反应会很快消退，部分患者的精神症状可迁延数月甚至数年不愈。

（时　杰）

yāncǎo shǐyòng zhàng'ài

烟草使用障碍（tobacco use disorder）　反复、长时间和/或大剂量吸食烟草，导致机体出现以依赖综合征、戒断综合征、精神病性症状等为主要表现的精神和行为障碍。尼古丁是烟草致依赖的主要成分。中国是世界最大的卷烟生产和消费国，吸烟人数占世界吸烟总人数的近30%，位居首位。2015年《中国成人烟草调查报告》指出，截至2015年，中国吸烟者达3.16亿，超过美国人口总数，据估计，每年有100多万人死于吸烟相关疾病。有研究调查显示，15岁以上人群吸烟率为40.70%，其中男性为69.70%，女性为11.20%。随着工业化和西方文化的影响，中国妇女、青少年吸烟人数将进一步增加。

病因及发病机制　与药物特性、社会文化、心理因素、个体的生物学基础等有关。①精神活性物质本身的药理特性：烟草通过本身的药理作用，对使用者的身心产生特征性的影响。②社会文化因素：可获得性、社会、家庭、同伴因素的影响及文化背景均是烟草滥用的重要原因。③心理因素：研究表明吸食者的个性特征以及开始使用烟草的各种心理（如好奇、侥幸、逆反、追求刺激）等均与烟草依赖有关。④生物因素：包括脑内的“奖赏系统”、药物的心理强化作用、代谢速度、遗传学因素等。

尼古丁主要通过脑内烟碱型乙酰胆碱受体发挥作用，改变多种神经递质的功能，包括多巴胺、去甲肾上腺素、5-羟色胺、乙酰胆碱、谷氨酸、γ-氨基丁酸和内源性阿片肽等。尼古丁对中枢神经系统具有先兴奋后抑制的作用，发挥正性强化效应，与其他成瘾药物相似，中脑边缘腹侧被盖区至伏隔核的多巴胺奖赏系统也是尼古丁依赖的关键神经生物学途径，导致多巴胺的释放持续增强。

临床表现　吸烟者对尼古丁

产生依赖后，躯体上表现为耐受性增加和戒断症状，行为上表现为失去控制，主要有以下表现。

烟草依赖　开始吸烟时，吸烟者往往感到欣快、敏捷、脑力增强，焦虑减少，工作效率提高，还可引起呼吸兴奋、血压升高。大剂量尼古丁可对自主神经、中枢神经系统产生抑制作用，导致呼吸机麻痹、意识障碍等。反复使用烟草可致自控力下降，吸烟量逐渐增多，致机体活力下降、记忆力减退、工作效率低下等。

烟草戒断　渴望吸烟或其他烟草制品，存在易激惹、焦虑、抑郁、愤怒、注意集中困难、食欲增加、无力、烦躁不安、唾液增加、心率下降等表现，有时还会出现头疼和睡眠紊乱。

躯体及社会功能受损　长期使用尼古丁可造成多种器官受累的综合病变。吸烟是急慢性支气管炎、肺气肿、组织缺氧等最常见的原因，吸烟还可增加心肌梗死或卒中、癌症的患病风险。此外，还可对吸烟者的生育功能以及后代产生影响。

其他症状　过量使用尼古丁时还可出现失眠、人格改变、记忆力下降等。

诊断　依据ICD或DSM的诊断标准进行诊断，并进一步明确促发和诱发因素形成病因学诊断。

诊断标准　按以下两种情况分类诊断。

烟草依赖　在过去1年中反复出现，或者既往1个月中持续出现下述核心症状中的至少2条即可诊断为烟草依赖：①对烟草使用行为难以控制，通常伴有主观强烈的渴求感；对使用烟草的控制能力受损，指开始或停止使用烟草，以及使用烟草的量及使用环境等各方面的控制力都受到损害，通常（但非必须）还伴有对烟草的渴求。②烟草使用在日常生活中处于优先地位，超过其他兴趣爱好、日常活动、自身责任、健康以及自我照顾等。即使已经有不良后果出现依旧坚持使用烟草。③生理特征出现（神经适应性产生）：主要表现为耐受性；停止或减少使用后出现戒断症状；再次使用烟草或者与尼古丁药理作用相似的物质，可以避免或减轻戒断症状。必须是烟草所致的戒断症状，而非仅仅是宿醉效应。

烟草戒断　符合以下4项标准可诊断为烟草戒断。①每日使用烟草持续至少几周。②突然停止烟草使用，或减少烟草使用的数量，在随后的24小时内出现下列体征或症状中的4项（或更多）：易激惹、挫折感、愤怒，焦虑，注意力难以集中，食欲增加，坐立不安，心境抑郁，失眠。③诊断标准②的体征或症状引起具有临床意义的痛苦，或导致社交、职业或其他重要功能方面的损害。④上述体征或症状不能归因于其他躯体疾病，也不能用其他精神障碍来更好地解释，包括其他物质戒断。

辅助检查　呼吸中的一氧化碳和血液、唾液或尿液中的尼古丁及其代谢物可替宁，可用于测量使用烟草或尼古丁的程度。

疾病评估　对患者进行全面评估是诊断的基础和前提，主要包括病史、体格检查、精神检查，以及其他辅助检查。

鉴别诊断　烟草戒断的症状与其他物质戒断综合征（如酒精戒断、镇静剂、催眠药或抗焦虑药戒断、兴奋剂戒断、咖啡因戒断、阿片类物质戒断）、咖啡因中毒、焦虑、抑郁、双相和睡眠障碍，以及药物所致的静坐不能症状重叠，需要鉴别。

治疗管理　烟瘾疗法多种多样，主要包括药物治疗、心理和行为治疗、中医中药治疗等。

药物治疗　①替代疗法：烟雾中所含尼古丁的药理作用是烟瘾形成的重要原因。替代疗法的原理为在戒烟后通过其他方式，供给体内缺失的尼古丁，从而缓解戒断症状。尼古丁替代的方法主要有两种：一是把尼古丁加入口香糖，咀嚼后逐渐释放尼古丁，经口腔黏膜吸收。二是把尼古丁放入特制的橡皮膏上，然后把橡皮膏粘贴在皮肤上，缓慢释放的尼古丁经皮肤吸收。②可乐定：可以有效对抗去甲肾上腺素的兴奋，从而能抑制或缓解戒断症状。③安非他酮：为选择性多巴胺、去甲肾上腺素再摄取抑制剂，也可以用于抗抑郁治疗。④伐尼克兰：可缓解对尼古丁的渴望和戒断症状，并可阻断尼古丁与受体的结合，减少伏隔核释放多巴胺，从而降低吸烟的奖赏效应。⑤其他戒烟药物：安非他酮、东莨菪碱透皮剂等。

社会心理治疗　主要采用综合的心理治疗，如认知行为疗法（放松疗法、催眠疗法、刺激控制、改变认知模式等），配合咨询与支持疗法等。

中医中药治疗　中草药、针灸、气功等在戒烟治疗中应用也较广。

预后　约80%以上使用烟草的个体在某个时间段企图戒烟，但60%在1周内复发，并且不到5%保持终身守戒。复发风险与戒断症状、负性情绪或压力、缺少戒烟支持、处于吸烟环境、饮酒、吸烟冲动等诱发因素有关。

（时　杰）

huīfāxìngróngjì shǐyòng zhàng'ài

挥发性溶剂使用障碍（volatile solvent use disorder） 反复、长时间和/或大剂量吸入挥发性溶剂，导致机体出现以中毒、依赖综合征、精神病性症状等为主要表现的精神障碍。挥发性溶剂指的是沸点低，常温常压下易挥发的有机溶剂。有机溶剂滥用已流行于全球各地，主要的滥用物质有乙醇、甲醇和异丙醇、汽油、樟脑油、苯、甲苯、丙酮、氟利昂等含芳香气味的挥发性溶剂。该物质滥用多集中在青少年人群。

病因及发病机制 主要与药物特性、社会文化、心理因素、个体的生物学基础等有关。①挥发性溶剂本身的药理特性。②社会文化因素：可获得性、社会、家庭、同伴因素的影响及文化背景均是其滥用的重要原因。③心理因素：研究表明吸食者的个性特征以及各种心理（如好奇、侥幸、逆反、追求刺激）等均与药物的依赖有关。④生物因素：包括脑内的“奖赏系统”、药物的心理强化作用、代谢速度、遗传学因素等。

挥发性溶剂可经呼吸道、皮肤、消化道等途径进入人体，其中呼吸道是最主要的接触途径。经常接触挥发性溶剂可造成慢性中毒，损伤躯体功能，导致有机溶剂性精神病甚至丧失生活能力，类似于毒品对人体的作用。

临床表现 反复使用挥发性溶剂，可发生部分耐药性及心理依赖，一般不会产生明显躯体戒断症状。

滥用挥发性溶剂的相关症状可以分为4个阶段。第一阶段（兴奋期）：主要症状有欣快的、梦幻样、飘然若仙的幻觉，吸入后能迅速改变心境，产生所希望的主观效应，使人精神振奋，有陶醉、蒙眬的欣快感觉，同时伴有头晕、幻觉、喷嚏、咳嗽、流涎、恶心、呕吐、皮肤通红和奇异的行为等。第二阶段（早期抑制中枢神经系统）：主要症状有混乱、神志不清、浊音、失去自我控制、耳鸣、视物模糊或复视、痉挛、头痛、面色苍白等。第三阶段（中等抑制中枢神经系统）：主要症状有嗜睡、肌肉痉挛、口齿不清、情绪低落、眼球震颤或不自主的眼球快速转动等。第四阶段（深度中枢神经系统抑制）：主要症状有神志不清、出现奇怪的梦、癫痫发作和脑电图改变。

挥发性溶剂或其有毒成分可对躯体造成损害，如四氯化碳可引起肝损害及肾衰竭，部分还可能造成脑、肝、肾及骨髓的损伤。此外，气道闭塞引起的窒息、呼吸停止、心律失常等均可导致死亡。

诊断 依据ICD或DSM的诊断标准进行诊断，并进一步明确促发和诱发因素形成病因学诊断。

挥发性溶剂依赖 在过去1年中反复出现，或者既往1个月中持续出现下述核心症状中的至少2条即可诊断为挥发性溶剂依赖。①对挥发性溶剂使用行为难以控制，通常伴有主观强烈的渴求感；对使用挥发性溶剂的控制能力受损，指开始或停止使用挥发性溶剂，以及使用挥发性溶剂的量及使用环境等各方面的控制力都受到损害，通常（但非必须）还伴有对挥发性溶剂的渴求。②挥发性溶剂使用在日常生活中处于优先地位，超过其他兴趣爱好、日常活动、自身责任、健康以及自我照顾等。即使已经有不良后果出现依旧坚持使用挥发性溶剂。③生理特征出现（神经适应性产生）：主要表现为耐受性；停止或减少使用后出现戒断症状；再次使用挥发性溶剂或者药理作用相似的物质，可以避免或减轻戒断症状。必须是挥发性溶剂所致的戒断症状，而非仅仅是宿醉效应。

挥发性溶剂中毒 符合以下4项标准可诊断为挥发性溶剂中毒。①最近有意无意地短时间、大剂量地接触挥发性溶剂，如甲苯或汽油。②在接触挥发性溶剂的过程中或不久后，出现有临床意义的问题行为或心理改变（如好战、攻击、淡漠、判断力受损）。③在挥发性溶剂使用或接触过程中或不久后，出现下列体征或症状的2项（或更多）：头晕、眼球震颤、共济失调、口齿不清、步态不稳、昏睡、反射抑制、精神运动性抑制、震颤、全身肌肉无力、视物模糊或复视、木僵或昏迷、欣快。④上述体征或症状不能归因于其他躯体疾病，也不能用其他精神障碍来更好地解释，包括其他物质中毒。

辅助检查 可对吸入剂物质或挥之不去的气味进行检测以及口腔或鼻腔周围的“胶水-嗅吸者皮疹”等特征检查。

疾病评估 对患者进行全面评估是诊断的基础和前提，主要包括病史、体格检查、精神检查，以及其他辅助检查。

鉴别诊断 主要与源自工业或其他事故的挥发性溶剂接触（无意地）、挥发性溶剂使用（有意地），不符合挥发性溶剂使用障碍的诊断标准、其他物质使用障碍（酒精、苯二氮䓬类药物、巴比妥类药物等）、损害中枢或周围神经系统功能的其他毒性的、代谢的、创伤的、新生物的或传染性疾病相鉴别。

治疗管理 尽快使中毒者远离溶剂挥发处，进行解毒护理和对症治疗。将中毒者尽快转至空气流通的地方，加强护理。针对出现的不同状况对症处理，抗惊厥、控制兴奋、补充水、电解质等治疗。

预后 多数使用者在青春期结束后会逐渐停用挥发性溶剂，并在成年后缓解，约 0.4% 的 12~17 岁个体会发展为挥发性溶剂使用障碍，这些青少年倾向于表现出多种其他行为问题。

（时 杰）

lǜàntóng shǐyòng zhàng'ài

氯胺酮使用障碍（ketamine use disorder） 反复、长时间和/或大剂量使用氯胺酮，导致机体出现以中毒、依赖综合征、精神病性症状等为主要表现的精神和行为障碍。氯胺酮俗称“K粉”，外观为纯白色细结晶体，临床上常用作手术麻醉剂或者麻醉诱导剂。20 世纪 90 年代以来，氯胺酮作为一种主要合成毒品在世界范围内流行，蔓延至亚洲地区，2004 年中国将氯胺酮列入第一类精神管制药品。中国药物滥用监测数据表明，2017 年“K 粉”滥用数量和占总数的比例分别为 5609 例（占 3.4%），比 2016 年滥用数量（6844 例）减少，但占比（2.5%）仍继续增加。

病因及发病机制 氯胺酮使用所致障碍与药物特性、社会文化、心理因素、个体的生物学基础等有关。①本身的药理特性：氯胺酮可通过本身的药理作用，对使用者的身心产生特征性影响。②社会文化因素：可获得性、社会、家庭、同伴因素的影响及文化背景均是其滥用的重要原因。③心理因素：研究表明吸食者的个性特征以及各种心理（如好奇、侥幸、逆反、追求刺激）等均与药物的依赖有关。④生物因素：包括脑内的“奖赏系统”、药物的心理强化作用、代谢速度、遗传学因素等。

氯胺酮作为非巴比妥类静脉麻醉药，主要通过非竞争性阻滞 N-甲基 D-天冬氨酸受体（N-methyl-D-aspartate receptor，NMDAR）使边缘系统与丘脑新皮质之间的电生理分离而产生分离性麻醉效应，即选择性阻断痛觉，但对边缘系统呈兴奋作用，使得意识模糊而非完全丧失，呈现一种意识与感觉分离的状态，故又称分离性麻醉剂。又因其可通过刺激大脑边缘系统产生快感及性冲动，又被称为迷奸粉。此外，氯胺酮还具有拟精神病、拟交感、抗胆碱能及 μ 阿片受体弱激动效应。有研究显示，某些氯胺酮代谢物可能是造成术后恢复期出现幻觉、梦境等反应的原因之一。

临床表现 氯胺酮对人体的影响与使用剂量相关，使用剂量越大，毒副作用越明显，长期使用或过量使用会对脑部造成永久损害。

急性中毒 在使用过程中或者使用后很快发生，主要有以下几方面的表现。①行为症状：表现为兴奋、话多、失眠等，患者理解判断力出现障碍，可能出现冲动、自伤、伤害他人等行为。②精神症状：表现为焦虑、紧张、惊恐、烦躁不安、濒死感等。③躯体症状：通过兴奋心血管系统导致心悸、气急、大汗淋漓、血压上升等，严重者可导致呼吸和心脏骤停；中枢神经系统主要表现为躁动、易激惹、惊厥、眼球震颤、肌肉僵直、共济运动失调等症状，严重者可出现高热、抽搐、颅内出血、呼吸暂停，甚至死亡；消化系统主要表现为恶心、呕吐、腹胀、胃出血等。④意识障碍：表现为意识模糊、时间、空间及人物定向障碍、错觉、幻觉、行为紊乱等以谵妄为主的症状，严重者可昏迷。

氯胺酮依赖 与传统型毒品相比，氯胺酮依赖表现相对较轻，主要有以下表现。①耐受性增加：在反复使用氯胺酮后，使用者需要增加使用剂量才能获得所需要的效果。②戒断症状：存在显著的个体差异，男性滥用者戒断症状较女性多，但戒断症状均较轻，持续时间短，多数可忍受。以主观症状为主，主要表现为焦虑、烦躁、冲动、失眠、心悸、手震颤等。③强迫性觅药行为：吸食氯胺酮会产生心理渴求，导致滥用者对其使用频度、剂量失控，不顾后果的滥用。

精神病性障碍 滥用者常出现精神病性症状，主要表现为幻听、被害妄想、易激惹、兴奋和行为异常等，与精神分裂症表现相似。少数患者可出现淡漠、退缩、意志减退等症状。部分患者出现内感性不适和内脏幻觉，这可能是氯胺酮精神病性障碍的特点之一。反复使用可导致精神病性症状复发与迁延。

认知功能损害 表现为学习能力下降、注意力不集中、记忆力下降、执行任务困难等，长期使用可致认知功能损害难以逆转。

躯体并发症 常见躯体并发症是泌尿系统损害和鼻部并发症等。①泌尿系统损害：主要表现为下泌尿道症状，包括排尿困难、尿频、尿急、尿痛和/或血尿，以及急迫性尿失禁等，其具体损害机制尚不明确。②鼻部并发症：主要因鼻吸氯胺酮粉末所致，其他原因包括鼻吸管导致的机械性

损伤或氯胺酮粉末中含有的其他物质粉末引起损伤等。

诊断 依据ICD或DSM的诊断标准进行诊断，并进一步明确促发和诱发因素形成病因学诊断。

诊断标准 按以下两种情况分类诊断。

氯胺酮依赖 在过去1年中反复出现，或者既往1个月中持续出现下述核心症状中的至少2条即可以诊断为氯胺酮依赖。①对氯胺酮使用行为难以控制，通常伴有主观强烈的渴求感；对使用氯胺酮的控制能力受损，指开始或停止使用氯胺酮，以及使用氯胺酮的量及使用环境等各方面的控制力都受到损害，通常（但非必须）还伴有对氯胺酮的渴求。②氯胺酮使用在日常生活中处于优先地位，超过其他兴趣爱好、日常活动、自身责任、健康以及自我照顾等。即使已经有不良后果出现依旧坚持使用可卡因。③生理特征出现（神经适应性产生）：主要表现为耐受性；停止或减少使用后出现戒断症状；再次使用氯胺酮或者药理作用相似的物质，可以避免或减轻戒断症状。必须是氯胺酮所致的戒断症状，而非仅仅是宿醉效应。

氯胺酮中毒 符合以下4项标准可诊断为氯胺酮中毒。①最近使用可卡因。②使用可卡因的过程中或不久后，出现具有临床意义的问题行为或心理改变。③使用可卡因的过程中或不久后出现下列体征或症状的2项（或更多）：垂直或水平性眼球震颤，高血压或心动过速，麻木或对疼痛的刺激降低，共济失调，构音障碍，肌肉僵直，癫痫发作或昏迷，听觉过敏。④上述体征或症状不能归因于其他躯体疾病，也不能用其他精神障碍来更好地解释，包括其他物质中毒。

辅助检查 常用方法包括氯胺酮检测试剂盒、气相色谱-质谱联用法以及高效液相色谱法，检测尿液或血液氯胺酮及代谢物的浓度确诊。

疾病评估 对患者进行全面评估是诊断的基础和前提，主要包括病史、体格检查、精神检查，以及其他辅助检查。

鉴别诊断 应与精神分裂症、情感障碍、焦虑症以及其他物质所致精神障碍等鉴别。泌尿系统损害应与泌尿系统原发疾病鉴别。

治疗管理 主要遵循预防为主、个体化、综合治疗的原则。

急性中毒治疗 尚无有效对抗氯胺酮中毒的有效拮抗剂，处理原则和方法与其他药物中毒类似，主要采取内科治疗，以支持和对症治疗为主，及时抢救生命，维持生命体征平稳。

氯胺酮依赖治疗 尚无减轻氯胺酮心理渴求的药物，也无特异的抗复吸治疗药物。治疗主要以躯体戒断后采取心理社会干预综合措施为主。由于氯胺酮戒断症状轻微，主要是对症治疗失眠、焦虑、同时辅以支持疗法，补充水或电解质，加强营养等。

精神障碍治疗 ①精神病性症状治疗：出现幻觉、妄想等精神病性症状时，推荐使用第二代抗精神病药物，如利培酮、奥氮平、齐拉西酮等，视情况调整剂量。②焦虑、抑郁治疗：症状明显时可使用抗焦虑、抗抑郁药。使用三环类或选择性5-羟色胺再摄取抑制剂治疗抑郁，使用苯二氮䓬类药缓解焦虑，应注意防止此类药物滥用。③认知功能障碍治疗：可使用改善脑功能的药物。

躯体症状治疗 ①泌尿系统损害：氯胺酮导致的泌尿系统损害尚无有效的治疗方法，停用是解决泌尿系症状最好办法。此外，对症使用抗生素、肾上腺素能受体阻滞剂、胆碱能受体阻滞剂等药物对缓解症状有一定效果。②鼻部并发症治疗：戒断鼻吸氯胺酮是治疗慢性鼻炎的关键，还可在鼻内用糖皮质激素、减充血剂滴鼻及生理盐水鼻腔冲洗等。

社会心理治疗 包括对个体心理、行为、认知的治疗以及家庭、社会环境等多方面的干预。心理行为治疗的主要目标包括强化患者治疗动机、改变药物滥用相关错误认知、帮助其识别及应对复吸高危因素、提高生活技能、提高对毒品的抵抗能力、预防复吸、建立健康生活方式、保持长期操守、适应社会生活等，主要方法包括动机强化治疗、认知疗法、行为治疗、集体治疗、家庭治疗等。

（时 杰）

qítā tèdìng jīngshénhuóxìngwùzhì shǐyòng zhàng'ài

其他特定精神活性物质使用障碍（use disorder of other specified psychoactive substance） 非成瘾物质重复或不恰当使用，导致伴有躯体或心理受损后果的障碍。非成瘾物质包括种类繁多的处方药、非处方药、草药和民间验方。主要有：①非成瘾精神药物，如抗抑郁药和抗精神病药。②缓泻药。③非处方镇痛药，如阿司匹林（乙酰水杨酸）及对乙酰氨基酚（扑热息痛）。④类固醇和其他激素。⑤维生素。⑥抗酸药。该类物质不产生精神快感效应，但若试图劝阻使用也可遇到阻力。尽管患者有强烈的动机服用该类物质，却不产生成瘾症状或戒断综合征。该类物质就其内在药理学效应而言，没有成瘾潜能，但可能导致心理依赖。非依赖物质是指来自体外的，本身没有使用后导致心理或生理依赖的物质，停用后不会产生戒断症状，但使用后可显著影响个体的精神状态和行为。滥用是一种适应不良的方式，由于反复使用药物导致躯体或心理方面明显的不良后果，如不能完成重要的工作、学业，损害了躯体、心理健康，导致法律上的问题等。滥用强调的是不良后果，滥用者没有明显的耐受性增加或戒断症状，反之就是依赖状态。

发病机制 影响该类物质使用的相关因素很多，不能用单一因素来解释。患者最初因身体不适（如睡眠障碍服用抗抑郁药、褪黑素等药物）或其他原因（运动员服用雄激素等），求助于医院乃至民间验方，当服用一些药物后，患者症状改善，逐渐增加剂量期望得到更好的疗效，同时担心停药后身体不适等其他症状会再次出现，对躯体的关注是患者不愿停药的原因之一。有研究显示，44%抑郁患者服用抗抑郁药长于3年，55%抑郁患者有停药不良反应，23%抑郁患者有药物成瘾。其中，帕罗西汀停药不良反应发生率最高。最近一项关于非甾体抗炎药滥用的调查，17%患者服用非甾体抗炎药超过1年，36%患者超过6个月，29%患者超过3个月，13%患者超过1个月，6%患者超过15天。49%患者没有遵从医生的用药说明。20%患者增加了每日用量而10%患者减少每天用量。同时有由于该类药物易获得，普通药店就可以买到，因此增加了药物滥用的机会。同时，家庭矛盾、单亲家庭、家庭成员交流差、不能相互理解、相互支持、父母意见不统一、住房紧张、过分保护、放纵、虐待等，都是滥用药物的危险因素。

临床表现 不同药物进入人体有其特征性的临床表现。

非成瘾精神药物：患者因疾病原因服用非成瘾精神药物（抗抑郁药或抗精神病药），长期使用会使人困倦、口干、视物模糊、便秘、心动加快、排尿困难和直立性低血压，此类副作用一般不影响治疗，在治疗过程中可逐渐适应；长期使用此类药物会导致体重增加、高血压、高血糖、高血脂出现，血常规、肝肾功能、心电图等也会出现异常。

缓泻剂：是一类能促进排便反射或使排便顺利的药物，包括胃肠舒、蓖麻油、白色合剂、酚酞片、甘油栓、大黄、开塞露、麻仁丸等。其中胃肠舒是一种生物制剂，具有刺激胆汁分泌、乳化脂肪、增强胰酶、促进和调节肠蠕动等作用；大黄、麻仁丸是中药剂，大黄具有清热、通腑攻下之功效，麻子仁具有润肠通便的作用。此类药物通过不同的机制促使排便，长期服用导致电解质紊乱、肾功能异常等。

非甾体抗炎药（nonsteroidal anti-inflammatory drug，NSAID）：是一类不含有甾体结构的抗炎药，包括阿司匹林及对乙酰氨基酚等药物，具有抗炎、抗风湿、镇痛、退热和抗凝血等作用，广泛用于骨关节炎、类风湿性关节炎、多种发热和各种疼痛症状的缓解。长期服用此类物质导致胃肠道、肝功能、肾功能、血液系统及神经系统异常。

维生素：是维持人体正常代谢的重要营养素之一，一般不能在人体内合成，需从膳食中摄取。维生素可分为脂溶性和水溶性两类，包括几十种，每种都有不同功能。例如，抗氧化类维生素可延缓衰老，减少自由基对健康造成的危害，还可防癌抗癌，防治心脑血管疾病。但国外有学者指出，在有些情况下维生素补充剂非但对人体健康无益，反而有害。补充抗氧化维生素可预防肠胃癌，但长期服用反而会增加患癌症的风险；孕妇长期大量服用维生素A，会导致新生儿组织器官先天性缺陷或畸形；大量使用维生素 B_1 会引起头痛、烦躁及心律失常等；孕妇过量使用维生素 B_6 会导致新生儿产生维生素 B_6 依赖综合征；长期大量服用维生素C，会引起恶心、呕吐、腹泻、头痛、胃痉挛等症状；维生素C还可破坏食物中的维生素 B_{12}，阻碍食物中钙、锌的吸收，进而导致铜、钙、维生素 B_{12} 缺乏；长期大量使用维生素D会导致食欲减退、肝功能异常、肾脏受损、骨骼硬化等疾病；维生素E长期大剂量服用会导致维生素E缺乏者出现内分泌代谢紊乱，影响性功能，增加血栓性静脉炎风险。因此，合理应用维生素尤为重要。

类固醇激素：又称甾体激素，在维持生命、调节性功能，对机体发育、免疫调节、皮肤疾病治疗及生育调控方面有明确的作用。系统性类固醇治疗，特别是长期或大剂量使用，常伴发许多潜在的不良反应。皮肤副作用包括痤疮、多毛症、萎缩纹、紫癜、皮肤变薄和伤口不愈合等，也可出现骨质疏松、肌病和骨坏死。胃肠道副作用有溃疡引起的出血、穿孔，特别是同时服用NASID。水潴留、高血压和水肿现象也十分常见。成人和青少年（包括运动员和健美运动员）都可能滥用睾酮和其他雄性类固醇。滥用睾酮时通常剂量高于常规处方剂量，此药通常与其他雄性类固醇联合使用，可引发严重的安全性风险，累及心、脑、肝、内分泌系统，影响精神健康。报告的严重不良事件结局包括心脏病发作、心力衰竭、脑卒中、抑郁、肝毒性和男性不育。滥用高剂量睾酮的个体还报告有戒断症状，如抑郁、疲倦、易激惹、食欲减退、性欲下降和失眠等。

抗酸药：通过降低胃内酸度，从而降低胃蛋白酶活性。减弱胃液消化作用的药物，为弱碱性，口服后能直接中和胃酸，减轻或消除其对溃疡面的刺激和腐蚀作用。常见的种类包括碳酸钙、氧化镁、氢氧化铝、三硅酸镁。含铝抗酸药长期使用后常见的不良反应主要为便秘、血铝升高、磷吸收障碍等。含镁抗酸药可引起腹泻。碳酸氢钠中和胃酸时产生的二氧化碳可引起嗳气，继发性胃酸分泌增加。因此，不建议长期使用抗酸药物。

诊断 在过去1年中反复出现，或既往1个月中持续出现下列核心症状中至少2条即可诊断。①对物质使用难以控制，通常伴有主观强烈的渴求感；对使用某种物质的控制能力受损，指开始或停止使用该物质，以及使用该物质的量及使用环境等各方面的控制力都受到损害，通常（但非必须）还伴有对该物质的渴求。②物质使用在日常生活中处于优先地位，超过其他兴趣爱好、日常活动、自身责任、健康以及自理管理等。即使出现不良后果仍继续使用成瘾物质。③生理特征出现（神经适应性产生）：耐受性的改变；停止或减少使用后出现戒断症状；再次使用原来物质或药理作用相似的物质，可以避免或减轻戒断症状。必须是该物质所致的戒断症状，而非是宿醉效应。

治疗管理 药物治疗主要以对症治疗为主，维持患者的生命体征，若有焦虑情绪、抑郁情绪、失眠等问题应给予相应的药物治疗。单一的治疗方法很难得到满意的效果，因此对所有患者都要应用支持性心理治疗。心理治疗中以认知疗法为主，通过改变患者对这些药物的不良认知，从而纠正其不愿停药的想法。同时，增加家庭和社会的支持治疗，增加患者与家庭成员的沟通，关注患者的身心健康等。

预后 若出现明显且持续的戒断症状、负性情绪或压力、缺少停戒成瘾物质的支持、处于使用成瘾物质的环境、存在使用成瘾物质的诱发因素和容易获得成瘾物质等，则可能增加再次使用的风险，从而预后不良。

再次使用是治疗之后的最大挑战，除识别可能不利于成功停戒成瘾物质的因素外，还要以治疗慢性病的心态来停戒成瘾物质，否则会减少成瘾物质使用者治疗积极性。对近期成功停戒成瘾物质的患者，医师应肯定患者取得的效果，回顾治疗的益处，帮助患者解决遇到的问题。医师对患者的关注会使其在出现再次使用成因物质时寻求主动帮助。对已经成功停戒成瘾物质且不再需要继续治疗的患者，医师可以与其探讨成功的经验，此类患者也可能遇到其他与成因物质相关的问题，医师也应对此类问题进行干预，以期改善预后。

（王育梅）

chéngyǐnxíngwéi suǒzhì zhàng'ài

成瘾行为所致障碍（disorder due to addictive behaviour） 与精神活性物质（如酒精、尼古丁、毒品等）无关，以反复出现的、具有强迫性质的冲动行为为特点的成瘾形式。尽管成瘾者深知此类行为所产生的不良后果，但仍然执意坚持，对躯体、心理健康和社会安全产生不良影响。受到广泛关注的成瘾行为包括赌博障碍、游戏障碍。

自20世纪80~90年代起，心理学和精神病学家注意到，外界的非药物刺激也会引发一些与药物成瘾症状类似的行为出现。学者们开始重新考虑成瘾的内涵，并提出了“非药物成瘾”“非物质相关性成瘾”或“行为成瘾”等术语来指代这些由环境线索诱发产生的类似物质成瘾的生理和心理变化，如不可控制的赌博、玩网络游戏等。

行为成瘾作为一种广受关注的公共卫生问题，其患病率也在逐渐增高。国内赌博障碍的终身患病率为0.4%~2.0%，赌博给患者本人和其家庭成员带来高额债务，约60%的赌博障碍患者曾为赌博而犯罪，48%~70%的赌博障碍患者有自杀倾向，其中13%~20%曾试图自杀。随着全球范围内游戏玩家的迅速增长，游戏障碍流行率逐渐增高。据中国互联网络信息中心2018年7月发布的《第42次中国互联网络发展状况调查统计报告》显示，截至2018年6月，中国网络游戏用户规模达到4.86亿，占总体网民的60.6%，比2017年增长4391万人；手机网络游戏用户规模明显提升，达到4.58亿，比2017年增长5123万人，占手机网民的58.2%。部分网络游戏用户表现出无法控制游戏行为并伴随健康或职能损伤。2022年，一篇纳入全球504项研究的系统综述提示，智能手机成瘾、社交媒体成瘾、网络成瘾和游戏成瘾的流行率分别为 26.99%、17.42%、14.22% 和 6.04%。

发病机制 尚不清楚，但行为成瘾与物质成瘾在临床表现、社会文化因素、心理因素方面表现出的相似性，提示二者可能存在相似的发病机制。已有较多研究从不同的角度揭示行为成瘾的发病机制。

神经生物学因素 行为成瘾与化学物质成瘾具有共同的生物学机制，均涉及与人类动机相关的中脑边缘多巴胺奖赏系统。“奖励缺陷”模型认为，面对相同价值的奖励，多巴胺能神经活动不足的个体体会到的快感比正常人低，需要进行代偿性的活动（如大量服药）来获得相应的快乐体验。该模型不仅适用于药物成瘾，也在赌博障碍中得到了类似发现。还有研究发现，纹状体的激活水平与赌博障碍的严重程度成负相关，以及赌博障碍的患者纹状体和腹内侧前额叶的活动水平相比对照组显著降低。此外，网络游戏成瘾者在加工游戏线索时右侧眶额皮质、背外侧前额叶、扣带回、内侧额叶、右侧尾状核、枕叶以及海马旁回均出现明显激活。这些研究结果均提示，与药物成瘾相似，行为成瘾如赌博障碍、网络游戏成瘾也与奖赏相关的脑区过度激活有关。

遗传学因素 与物质成瘾相似，行为成瘾也具有家族聚集性特点，即行为成瘾患者的亲属发生同类障碍的概率高于一般人群。有研究通过调查 31 名赌博障碍患者及其一级亲属后发现，患者的一级亲属中发生赌博障碍和其他类型赌博问题的比例分别为 8.3% 和 12.4%，均显著高于对照组的水平（分别为 2.1% 和 3.5%）。赌博障碍还与多巴胺能、5-羟色胺能和去甲肾上腺素能的神经通路相关基因改变。关于游戏障碍的遗传学研究还缺乏证据。

心理学因素 行为成瘾的产生与个体的心理因素也有重要的联系。精神分析流派认为成年期的行为偏差可能与童年期创伤有关。具有追求娱乐与休闲、偏好竞争与挑战、存在负性情绪、社交需求、好奇、获得成就感等特征的个体更容易产生较高的游戏动机从而发生过度游戏的行为。此外，药物治疗的效果通常较心理治疗的效果差，这提示心理因素在非物质成瘾中起重要作用。

社会学因素 社会因素在行为成瘾中也起重要作用，不良的社会环境会导致成瘾行为的启动、维持以及戒断后的复发行为，良好的社会环境在对于阻断成瘾性行为、保持长期戒断具有重要作用。引发行为成瘾的社会学因素是多方面的，包括可获得性、家庭因素、同伴的影响、文化背景和社会环境等。

诊断标准 国际上关于成瘾行为所致障碍的诊断体系主要有 DSM 和 ICD，但关于行为成瘾的诊断和归类，还没有达成共识。美国精神病学会最早于 1980 年出版的 DSM-3 就提出了病理性赌博的概念，将其归类在冲动控制障碍中。ICD-11 中将“赌博障碍”和“游戏障碍”归为成瘾行为所致障碍。DSM-5 中剔除了 DSM-4“病理性赌博”中关于违法犯罪的条目，将其更名为“赌博障碍”，归类于物质相关与成瘾性疾病。关于行为成瘾的诊断和归类，还没有达成共识，DSM-5 中将“网络游戏成瘾”作为一种需要进一步研究的临床现象放在附录，而一些新出现的行为障碍如“购物成瘾”“性成瘾”“运动成瘾”“晒日光浴成瘾”等，也表现与成瘾行为类似的现象，但尚未纳入，其具体机制和诊断有待进一步深入研究。

DSM-4 工作委员会主席弗朗西斯（A. Frances）认为，将“非物质成瘾障碍”纳入精神疾病分类系统在实践、概念上均存在问题，他认为这种分类会迅速扩大到所有可导致社会问题的冲动行为。但随着研究的深入，美国精神病学会表示“成瘾障碍”概念的范畴也正在发生变革，这将为新的研究和治疗提供思路。

临床评估与实验室检查 主要采用心理行为学测试、功能性 MRI、事件相关电位等方法进行研究，还可用心理量表评估情绪、认知等。必要时还可行 MRI 检查。

治疗原则 以行为治疗、心理辅导及药物治疗相结合的综合措施来进行干预和治疗。但是，药物治疗应用于非物质成瘾的证据相对不充分，也缺少相应的临床研究。心理治疗可采用个体与团体疗法等方式。个体治疗主要是精神动力学治疗、认知行为疗法和家庭治疗，根据患者的发病原因选用相应的疗法进行治疗，也可联合使用多种方法治疗。一些心理学家和研究者认为，团体疗法是治疗非物质成瘾的有效方法。但是，还没有团体疗法的理论体系来解释和说明团体治疗是如何有效治疗行为成瘾的。

（时 杰）

dǔbó zhàng'ài

赌博障碍（gambling disorder）

过度或强迫性赌博行为导致赌博者出现明显社会功能障碍、心理损害的精神障碍。赌博的原理是指以盈利为目的，以某些有价值的物品作为筹码去冒险，希望获得更大价值的物品。赌博的形式各种各样，除了以赢钱为目的，广义的赌博还包括诸如商业投资、股票买卖、职业选择、福利彩票、赛马、军事和外交策略的选择过程等。赌博者往往表现出赌博频率高、赌博金额多、欺瞒自己的过度赌博行为，以及试图翻本、无法控制赌博冲动和明显的认知偏差等心理和行为特点，甚至出现盗窃、贪污、抢劫等违法行为。

病因及发病机制 病因错综复杂，通常由神经生物学、遗传学、心理学和社会学等因素共同作用导致，这些因素决定了参赌者在接触赌博之后是否会无法克制地继续赌博，最终导致成瘾。研究人员已经确定了一些与赌博障碍相关的风险因素，如男性、青少年、社会经济地位低者更易出现赌博问题。

已有大量的研究从不同的角度揭示赌博障碍的发病机制。①遗传学因素：赌博障碍也存在家族聚集性现象，其遗传概率为0.5%~0.6%。临床研究发现20%的赌博障碍患者的一级亲属中也存在赌博障碍，由此考虑到基因在赌博障碍发展过程中可能存在作用。赌博障碍还涉及多巴胺能系、5-羟色胺能和去甲肾上腺素能的神经通路相关基因改变。②神经认知：赌博障碍患者常存在认知扭曲，他们始终相信持续一定时间和频率的失败总会实现预期目标，因而导致其试图通过更大的赌注找回过去的损失，不恰当地高估自己能够掌控游戏并且赢回曾输掉的赌资；赌博成瘾者存在较差的反应抑制能力，有较高的冲动性，这可能是其在失去一定金额后无法在赌场内放弃赌博的关键因素；赌博障碍患者常表现出难以抵制的赌博欲望，赌博行为也可能存在从早期奖赏驱动的冲动行为转变为后期由厌恶/应激刺激驱动的强迫性行为。③神经化学：在赌博障碍的病理生理学中有多种神经递质系统参与，主要是多巴胺系统、5-羟色胺系统、去甲肾上腺素系统，并可能与赌博障碍的病因学有关。还有研究显示阿片肽系统、谷氨酸系统、内源性大麻素系统也在赌博障碍的奖赏、决策、冲动中发挥作用。④神经影像学：赌博障碍的发生、发展可能与奖赏相关的神经环路多巴胺能活动不足，导致个体对奖赏和惩罚的敏感性降低有关。线索反应范式发现赌博障碍与奖赏相关的脑区过度激活有关。还有研究显示赌博障碍患者存在涉及自我控制的前额叶-纹状体等脑区功能受损，从而导致个体冲动控制能力下降，不顾后果的赌博。

临床表现 赌博障碍患者主要有以下特征。①沉湎于赌博：表现为持续地重温过去的赌博经历，预测赌博结果或计划下一次赌博，想尽办法获得金钱去赌博。②戒断反应：表现为当试图停止或减少赌博时出现坐立不安或易激惹。③耐受性增加：表现为需要不断加大做赌注才能实现期待的兴奋。④负性后果：表现为置工作不顾、债台高筑、撒谎、违法以及社会退缩等。⑤控制能力受损：表现为试图控制、减少或停止赌博，但都未取得效果。⑥试图翻本：表现为在输了钱之后，常常在另一天又去赌博，想赢回来。

赌博还可导致患者性格改变，情绪不稳定，固执倔强，易激惹，撒谎成性，可合并神经质、精神质、感觉寻求特质等特点；沉溺于赌博也会造成诸如抑郁、焦虑、易怒、内疚、强迫倾向、人际关系紧张以及自杀倾向等各种心理问题，还有记忆力、注意力和执行功能明显下降等；患者常存在一系列的认知偏差，如迷信心理、赌徒谬论、差点赢心理，导致对现实中的自我缺少正确认识，使得他们即使经历了连续失败和大额损失仍会坚持赌博；长期赌博还会出现失眠、头痛、胃肠功能紊乱、高血压等心身疾病；无休止的赌博必然给个体、家庭、社会带来严重危害，包括辍学、失业，对父母、配偶等漠不关心，不断向家人撒谎，引起家庭冲突。高额的赌债引发社会功能失调，甚至出现盗窃、贪污等违法犯罪行为。

赌博障碍常与其他精神障碍有很高的共病率，如情感障碍、焦虑障碍、酒精滥用、毒品滥用以及人格障碍等，部分患者还有自杀倾向。尚不清楚赌博障碍与这些合并的疾病是否可以解释为享有共同的危险因素，或是二者最有可能互为因果。

诊断 依据ICD-11的诊断标准进行诊断，并进一步明确促发和诱发因素形成病因学诊断。

诊断标准 ①过去12个月内持续或反复的赌博行为。②对赌博的控制能力受损。③赌博优先于其他一切活动，甚至成为日常生活的主题。④尽管导致不良后果仍然继续赌博的行为。⑤该行为模式严重到导致人格、家庭、社会、教育、职业及其他重要功能领域受损。

辅助检查 主要采用心理行为学测试、事件相关电位等方法进行研究，还可用心理量表评估情绪、认知等。必要时还可行MRI检查。

疾病评估 对患者进行全面评估是诊断的基础和前提，主要包括病史、体格检查、精神检查，以及其他辅助检查。

鉴别诊断 主要与打赌、躁狂患者过度赌博、社会病态人格者的赌博以及精神活性物质滥用伴发的赌博行为等相鉴别。

治疗管理 关于治疗可以归纳为药物疗法、心理疗法和综合疗法。

药物治疗 大量对照临床试验建立了针对赌博障碍治疗的循证基础。在双盲对照研究中，阿片受体阻滞剂、选择性5-羟色胺再摄取抑制剂、心境稳定剂、谷氨酸能药物等对赌博障碍患者均有疗效。其中，阿片类药物可能是治疗赌博障碍最有效的药物。纳洛酮相对低剂量和更高剂量同样有效，纳美芬亦有效果。抗抑郁剂使用时通常选用中、高剂量，疗程长于抑郁症，但研究结果存在可变性，其临床效果不甚一致。

心理疗法 一线治疗方法。其中，认知行为疗法最常用。每个疗程需要1~2个小时，通常要持续十几个疗程，数个月的时间（如12步认知行为疗法），具体策略包括减少现实回避、高风险情境暴露、挑战病理性思维的行为实验、不同领域技能培养（如自信建立、问题解决技能、放松技术）。此外，厌恶与想象疗法、动机治疗与短期心理干预、婚姻与家庭治疗在赌博障碍中也得到验证。

神经调控治疗 研究发现帕金森患者中赌博障碍的发生率显著升高，丘脑底核深部脑刺激常用来治疗晚期帕金森患者，有研究发现这种治疗方法可以降低患者的赌博症状。

预后 约1/3的赌博成瘾者可以自愈，并且戒赌后复发很常见。复发与戒断后负性的情绪状态、人际冲突或与社会隔离、社会压力或社会环境、及对赌博的强烈渴求等有关。

（时　杰）

yóuxì zhàng'ài

游戏障碍（gaming disorder）

过度或强迫性使用电脑游戏或电子游戏导致游戏者出现明显社会功能障碍、心理损害的精神障碍。表现为强迫性游戏、社交孤立、情绪波动、想象力减退和过度关注游戏中的成就，而对生活中的其他事情兴趣感下降。

病因及发病机制 病因错综复杂，通常由神经生物学、心理学和社会学等因素共同作用导致，这些因素决定了游戏者在接触游戏之后是否会无法克制地继续游戏，最终导致成瘾。发病机制如下。①奖赏寻求增加：游戏障碍者对于玩游戏存在明显的心理渴求，并存在奖赏相关脑区结构或功能改变。游戏障碍与物质成瘾个体在奖赏寻求上表现出极高的一致性，如奖赏寻求增加、耐受性增强、戒断反应和躯体症状等临床特征，并且在组成奖赏系统的大多数脑区，如纹状体、杏仁核、腹侧被盖区等都在游戏障碍个体中表现出高激活特征。游戏障碍者中脑区多巴胺转运体下降，多巴胺受体占有率降低，提示与愉悦及认知控制相关神经传导改变。②冲动控制能力下降：成瘾的核心要素是人们对自身冲动抑制能力的降低，有效的冲动抑制能力会促使个体抑制自身的游戏，制止过度的电子游戏行为，进而达到远离电子游戏的结果。大量研究表明游戏障碍患者抑制干扰信号或及时停止冲动的能力较差，可能与其无法控制游戏冲动有关。游戏障碍者较差的冲动抑制表现与其涉及自我控制的前额叶脑区激活下降、与情绪相关的杏仁核等有关脑区激活增加有关，这也与物质成瘾者冲动控制异常类似。③决策能力受损：游戏障碍者存在决策能力下降，面对潜在损失时认知控制相关的左背外侧前额叶、顶叶激活降低，且与游戏障碍严重程度负相关；而在面对潜在获益时游戏障碍者与奖赏相关的腹侧纹状体、腹内侧前额叶、眶额回激活增加，与游戏障碍严重程度正相关。

临床表现 主要有以下特征。①过度使用网络游戏：通常表现为在进行网络游戏时会忘记时间或者忽略其他事情，致使游戏时间长度超过预期。②戒断反应：表现为当无法应用网络时出现易怒、紧张或抑郁的特征。③耐受性增加：表现为不断追求更长的电子游戏时间，更换更好的电脑设备，充值、购买装备、皮肤等。④负性后果：通常表现为好争论、说谎、成绩下降、社会退缩以及易疲劳等。

沉溺于网络游戏可导致患者性格改变，如变得孤僻懒散，不与同学交往，逐渐脱离社会。网游者还可为掩盖玩游戏活动、要钱办充值卡而撒谎成性。花费大量时间玩网络游戏也导致与家人沟通减少、感情疏离、家庭关系紧张等。还可产生各种心理问题，诸如强迫、人际关系障碍、焦虑抑郁、敌对、偏执突出、躯体化等，还有记忆力、注意力和执行功能明显下降等。过度沉溺于电子游戏提供的虚拟角色往往容易导致迷失自我，导致对现实中的自我缺少正确的认识，进而诱发多种心理问题。长期玩网络游戏还会造成各种躯体损害，如“键盘手”或“鼠标手”、食欲减退、胃肠功能障碍、营养不良、睡眠节律紊乱，以及疲乏无力、心慌胸闷等自主神经功能紊乱。长时间的玩网络游戏必然导致学业下滑、旷课、辍学等，部分网络游戏涉嫌血腥暴力、低俗色情等，长期接触此类网络游戏，可能会产生网络犯罪、性引诱、性侵害，金融诈骗等。

游戏障碍与其他精神障碍有很高的共病率，如情感障碍、焦虑障碍、注意缺陷与多动障碍、酒精滥用以及人格障碍等。尚不清楚网络成瘾与这些合并的疾病是否可解释为享有共同危险因素，或是二者最有可能互为因果。

诊断 依据ICD-11的诊断标准进行诊断，并进一步明确促发和诱发因素形成病因学诊断。

诊断标准 ①过去12个月内持续的失控性游戏行为。②游戏优先于其他一切活动，甚至成为日常生活的主题。③对游戏存在心理渴求。④尽管明知会导致不良后果，但仍然继续玩游戏的行为。⑤该行为模式严重到导致人格、家庭、社会、教育、职业及其他重要功能领域受损。其他特征包括沉浸在游戏的虚拟世界；对游戏产生“耐受性”，即需要更多的游戏时间、更具有挑战的游戏才能带来满足；对游戏产生“戒断”，即突然停止或减少游戏（如因父母或他人管教），产生攻击行为或暴力。

辅助检查 主要采用心理行为学测试、事件相关电位等方法进行研究，还可用心理量表评估情绪、认知等。必要时还可行MRI检查。

疾病评估 对患者进行全面评估是诊断的基础和前提，主要包括病史、体格检查、精神检查，以及辅助检查。

鉴别诊断 主要与ICD-11中游戏有害性使用相鉴别。游戏有害性使用指游戏模式明显增加了个体或他人的躯体损伤或精神损伤的风险，但尚未达到造成个体或他人的躯体或精神损伤。

治疗管理 干预措施处于探索阶段。不同的研究者从各自专业角度出发，并提出了不同的干预措施和干预流程。综合当前的大量研究，对游戏障碍的干预手段和策略可以归纳为药物疗法、心理疗法、综合疗法。

药物治疗 尚缺乏足够的临床研究证据，可以考虑用抗抑郁、抗焦虑药物、情绪稳定剂或抗精神病药治疗。μ受体阻滞剂纳曲酮在预防复发方面可能有效。临床医师应用药物治疗时应谨慎使用，并且细致观察患者的病情发展变化，及时调整剂量或更换相关药物。

心理疗法 应用最多的针对游戏障碍的治疗方法。其中，认知行为疗法是最常用的心理疗法。认知行为疗法的有效性在其他成瘾类型，如毒品、物质滥用、赌博障碍等的治疗过程中得到了广泛验证。因此，很多研究者尝试将其应用到对网络依赖的治疗中来。认知行为疗法每个疗程需要1~2个小时，通常要持续十几个疗程，数个月的时间，具体策略包括减少现实回避、高风险情境暴露、挑战病理性思维的行为实验、不同领域技能培养（如自信建立、问题解决技能、放松技术）。此外，学校与家庭团体治疗在游戏障碍中也有较好效果。

综合疗法 在认知行为疗法的基础上，大量的临床干预将其与多种干预手段相结合，包括其他类型的心理疗法、药物疗法、物理治疗等。例如，有研究者将认知行为疗法与动机增强疗法相结合来治疗游戏障碍。这一方法主要包括思考阶段（细致的访谈和案例构建），准备阶段（通过移情来诱发情绪激活），契约阶段（游戏行为修正，降低游戏时间，增加健康活动等），通过这几个阶段的干预，被试表现出游戏障碍症状降低，学习成绩上升。

预后 网络游戏戒断后复发很常见，复发与戒断后负性的情绪状态、社会环境、对网游的强烈渴求、社会压力等有关。

（时 杰）

chōngdòng kòngzhì zhàng'ài

冲动控制障碍（impulse control disorder）

在过分强烈的欲望驱使下，采取某些社会规范所不容或给自己构成危害的不当行为的精神障碍。其行为目的仅仅是获得自我心理满足，不包括偏离正常的性欲和性行为。包括一系列特定的行为，如纵火、偷窃、性行为和暴发性发作。归纳起来有以下特点：①患者自知该行为不好，极力加以控制，但总是归于失败。②行为没有任何明显的外在目的，以纵火狂和偷窃狂为例，患者不是为了经济收入、不是为了掩盖罪行、不是为了改善个人生活条件、不是出于政治与社会目的，也不是为了发泄私愤和报复。③在行为前，患者心情紧张或不快感越来越强烈。④在行为过程中，患者体验到快感或极大的心理满足感。⑤反复发生，在发作间歇期患者没有明显的精神障碍。

（张亚林 曹玉萍）

bìnglǐxìng zònghuǒ

病理性纵火（pathological fire-setting）

个体反复、故意、有目的、无法控制地纵火，纵火后往往有快感，对火现场及消防相关物品着迷的冲动控制障碍。又称纵火狂。尚无充足资料显示该病的确切起病年龄及其患病率。为数不多的流行学调查资料多来自西方儿童青少年人群的报道，其发生率为2.4%~3.4%，男孩多于女孩，高峰年龄段为12~14岁。美国的一项普通人群抽样调查显示，病理性纵火的终身患病率为1.13%，最常见的共病为反社会型人格障碍、物质滥用、双相障碍和病理性赌博，病理性纵火作为主要诊断者极少。在反复纵火、达到犯罪程度的样本中，仅3.3%者符合病理性纵火全部诊断标准的症状。

病因及发病机制 病因包括个体因素和环境因素两大类。个体因素包括气质类型、可能的神经生物学倾向。其中青少年通常有犯罪史，有反社会特质，如逃学、离家出走等行为。此类个体通常与注意缺陷多动障碍和适应障碍有关，特别是存在社交能力差、学习困难的男童。环境因素包括父母忽视、童年期虐待，还包括患者早期经历中有目睹他人用纵火等不当行为作为缓解压力的方式。

临床表现 基本表现是多次的、有目的地纵火。

患者在纵火之前，经历了紧张和情感唤起。对火和相关场景（如工具、工具的使用、结果）感到迷恋、感兴趣、好奇或有吸引力。患者通常是火情的“观察者”，可能发布假的火情警报。而且，从与火相关的机构、工具、人员身上获得快乐。患者可能在当地的消防部门花费时间，纵火是为了与消防部门建立联系，甚至成为消防员。当纵火并目睹其效果或参与善后时，患者感到愉悦、满足或解脱。纵火不是为了金钱收益，不是为了表达社会政治观点、隐瞒犯罪活动、宣泄愤怒或复仇、改善自己的生活状况，也不是受妄想或幻觉的支配。纵火不是判断力受损（如在重性神经认知障碍或智力障碍中）；如果纵火可以更好地用品行障碍、躁狂发作或反社会型人格障碍来解释，则不能诊断为纵火狂。

诊断 依据DSM-5的诊断标准进行诊断。

诊断标准 ①不止一次故意并有目的地纵火。②行动前感到紧张或情感唤起。③对火及其具体场景（如工具、工具的使用、结果）感到迷恋、感兴趣、好奇或者有吸引力。④纵火或目击燃烧或参与善后时感到愉悦、满足或解脱。⑤纵火不是为了金钱收益、不是为了表达社会政治观点、隐瞒犯罪活动、宣泄愤怒或复仇、改善自己的生活状况，也不是受妄想或幻觉的支配，或因判断力受损。

鉴别诊断 ①某种原因所致的故意纵火：在诊断病理性纵火之前，一定要充分排除纵火是否有其原因。故意纵火可能是为了某种利益、破坏、隐藏罪证或报复；为了某种政治目的（恐怖主义或抗议行为），或者为了获得某种关注或认可（如纵火是为了发现火情，再救火以获得荣誉）。纵火也可能作为儿童期成长体验的组成部分（如玩火柴、打火机）。②其他精神障碍：如果纵火是发生在品行障碍、反社会型人格障碍、躁狂发作、精神分裂症，或归因于其他躯体疾病的生理效应（如癫痫），以及是由重度神经认知障碍、智力障碍，或物质中毒相关的判断力受损所致时，则不能同时诊断为纵火狂。

治疗管理 因年龄、严重程度不同而不同。以心理治疗为主。①认知行为疗法：对于儿童青少年，认知行为疗法最为常用。帮助患者找到在哪些情形下、哪些因素会导致冲动行为，然后给予持续的治疗有助于康复。同时，治疗中加入冲动行为干预是非常重要的。②其他心理治疗方式包括消防安全和预防心理教育、养育技巧培训、行为矫正、厌恶疗法、行为契约、代币制、问题解决、放松训练、内隐致敏法、家庭治疗等。

药物治疗的相关报道很少。有应用丙戊酸钠、奥氮平、西酞普兰等治疗的个案报道。

预后 在有病理性纵火的个体中，纵火事件是阵发性的，频率上有起伏变化。纵向病程尚不清楚。

（张亚林　曹玉萍）

bìnglǐxìng tōuqiè

病理性偷窃（pathological stealing kleptomania） 反复发作的冲动性偷窃行为（常是入店偷窃），所偷的物品往往微不足道，且并不为患者所需要的冲动控制障碍。又称偷窃狂。这种偷窃的冲动令患者自身感到矛盾和痛苦。在被捕的商店行窃者中，4.0%~24.0%为病理性偷窃。普通人群中的患病率非常低，为0.3%~0.6%，女性多于男性，比例为3∶1。通常起病于青少年晚期，或成年早期。病理性偷窃可能与强迫性购物共病，也可能与抑郁和其他特定的双相障碍（特别是重性抑郁障碍）、焦虑障碍、进食障碍（特别是神经性贪食）、人格障碍、物质使用障碍（特别是酒精使用障碍），以及其他破坏性、冲动控制和品行障碍共病。

病因及发病机制 尚不清楚。

病理性偷窃者的一级亲属中，患有强迫-冲动性障碍、物质滥用的比例远高于普通人群。精神分析理论认为，这种强迫性的偷窃，与童年期忽视、虐待和创伤性经历有关，偷窃行为可能象征着回收童年的损失。病理性偷窃也可能与性心理压抑有关，还与心境障碍、焦虑障碍高度共病。同时其病理机制，被认为与成瘾行为的病理机制有类似之处。

临床表现 核心症状包括侵入性的偷窃思维、无效的抵制偷窃冲动后的行为，以及冲动后的压力释放。患者也会感觉到有很大的压力，感到内疚和自责，或担心自己的行为暴露。偷窃狂的行为显著地损害了患者的社会功能和职业生涯。

诊断 依据 DSM-5 的诊断标准进行诊断。

诊断标准 ①反复的无法抵制偷窃物品的冲动，所偷物品并非为了个人使用或金钱价值。②偷窃前紧张感增加。③偷窃时感到愉快、满足或解脱。④偷窃不是为了宣泄愤怒或复仇，也不是受幻觉或妄想的支配。⑤偷窃不能用品行障碍、躁狂发作或反社会型人格障碍来更好地解释。

鉴别诊断 ①普通偷窃：是故意的，被物品的有用性或金钱价值所驱动。某些青少年，可能会大胆偷窃，作为一种叛逆行为，或者一种仪式，除非有病理性偷窃的其他特征存在，否则不能给予病理性偷窃的诊断。②诈病：个体可能模仿病理性偷窃的症状，以避免刑事检控。③反社会型人格障碍与品行障碍：通过判断反社会行为模式，可以将反社会型人格障碍和品行障碍与病理性偷窃相鉴别。④躁狂发作、精神病性发作和重度神经认知障碍：病理性偷窃应与躁狂发作期的，受幻觉或妄想的支配（如在精神分裂症中），或是重度神经认知障碍患者的有意或无意的偷窃相鉴别。

治疗管理 对病理性偷窃的治疗尚无确切有效的方法。临床上的各种治疗报道均为个案报道或简单的临床疗效观察，国内外资料中均缺乏系统的、设计严格的对照研究。

心理治疗 精神分析疗法是最早用于病理性偷窃治疗的心理治疗方法。精神分析疗法治疗成功与否，很大程度有赖于患者的求治动机，而在临床实践与现实生活中，因社会、法律、习俗等因素的影响和制约，主动而积极求助于心理治疗的患者并不多见。此外，由于精神分析疗法费时、费力，在社会节奏较快、社会生活日益紧张的现代社会中，其应用受到了限制。行为疗法对病理性偷窃患者，特别是那些缺乏求治动机患者中有一定的效果。其主要应用的方法有系统脱敏疗法与厌恶疗法。

药物治疗 研究结果显示，脑部单胺代谢障碍尤其是 5-羟色胺代谢障碍与病理性偷窃有相关性。据国内外报道，使用选择性 5-羟色胺再摄取抑制剂类的药物（如氟西汀）治疗偷窃狂可能取得良好的临床效果。

预后 很少有关于病理性偷窃病程的系统描述。病理性偷窃的病程可能有三种模式：零散的偷窃发作伴有长期的缓解期、持续的偷窃发作伴有间歇性缓解、慢性地不同程度的波动。尽管因为偷窃患者可能被多次判罪，但是病理性偷窃仍可能持续许多年。该障碍可能造成法律、家庭、职业和个人的困境。

（张亚林　曹玉萍）

qiǎngpòxìng xìngxíngwéi zhàng'ài

强迫性性行为障碍（compulsive sexual behaviour disorder）

持续的、无法控制的、强烈的、反复的、有明显痛苦感性冲动或性行为的精神障碍。2018 年世界卫生组织发布的 ICD-11 中，将强迫性性行为障碍作为一种新的诊断名称归属于冲动控制障碍。尚无强迫性性行为障碍的流行学数据，及其在不同人群中的分布，以及相关的社会文化和社会人口学影响因素。美国 2008 年有资料估计，成人强迫性性行为患病率为 3%～6%，2014 年有报道称患病率为 1%～3%。若符合 ICD-11 强迫性性行为障碍的诊断标准，预计患病率会更低。男性多于女性。在寻求治疗的人群中，该障碍对职业、人际关系、身体和心理健康均有不良影响。越来越多的证据表明，强迫性性行为障碍是一个重要的临床问题，如果不予治疗，将具有潜在的严重后果。

病因及发病机制 尚无系统研究资料。强迫性性行为与大脑某些区域（包括额叶和颞叶皮质、杏仁核和纹状体）和网络功能改变有关，这些区域和网络功能涉及敏感化、习惯化、冲动失控以及物质、赌博和游戏等成瘾行为的奖赏处理。尽管此类研究发现强迫性性行为障碍与物质和行为成瘾有许多相似之处，但仍缺乏它们之间相关的明确证据，需要进一步的研究来充分理解强迫性性行为障碍，并解决其分类问题。此外，强迫性性行为与患者儿童期家庭功能失调、父母管教严厉、缺乏依靠感，以及遭受躯体虐待或性虐待有关。

临床表现 强迫性性行为障碍主要表现为持续性的、无法控制的、强烈的、反复的性冲动或性行为，导致患者明显的痛苦感。ICD-11 对该障碍的诊断强调，患者必须是不能控制自己的冲动，且反复进行有问题的性行为。这种有问题的性行为必须对患者自身、家庭、社会、教育、职业或其他重要功能领域造成了持续的显著的痛苦或损害。同时，该诊断并非根据患者性行为的方式，而是基于该行为对患者带来的持续性损害和痛苦。如果无论采取何种性行为方式，都不会导致患者上述的任何一种结果，则该诊断不成立。

诊断 依据 ICD-11 的诊断标准进行诊断。

诊断标准 有以下表现的一种或多种：①从事反复的性活动已成为患者生活的中心焦点，以至于忽视自身健康或他人利益和责任。②患者努力控制或减少反复的性行为，但未能成功。③尽管出现不良后果（例如，反复的关系破裂、职业后果、对健康的负面影响），患者仍继续进行反复的性行为。④即使患者从性行为中很少获得或根本没有满足感，患者仍继续进行反复的性行为。这种无法控制的、强烈的性冲动或性行为模式持续存在很长一段时间（如 6 个月或更长时间），并对个人、家庭、社会、教育、职业或其他重要功能领域造成明显的困扰或严重损害，这种困扰不包括因道德评价和对这种性冲动或性行为不认同所带来的痛苦。

鉴别诊断 尽管双相障碍患者中强迫性性行为的发生率较高，但强迫性性行为障碍患者的性行为必须是持续性的，且独立于轻躁狂或躁狂发作的。若强迫性性行为障碍的性行为可以用其他疾病（如痴呆）或某些药物对中枢神经系统的影响（如可卡因、冰毒）来解释，则不作该诊断。

治疗管理 尚无随机双盲对照的大样本研究资料。

药物治疗 有少量文献报道以下药物对强迫性性行为可能有效，如抗抑郁剂［包括选择性 5-羟色胺再摄取抑制剂（SSRI）中的舍曲林、氟西汀、帕罗西汀、西酞普兰，以及 5-羟色胺和去甲肾上腺素再摄取抑制剂（SNRI）和三环类抗抑郁剂］、阿片受体阻滞剂（如纳曲酮）、抗痉挛药和情绪稳定剂（如托吡酯、丙戊酸钠、拉莫三嗪、锂盐、左乙拉西坦）。抗痉挛药或情绪稳定剂通常与 SSRI 类药物合并使用。还有报道使用抗精神病药（如利培酮）、中枢兴奋剂（如哌甲酯）、促性腺激素释放剂（如曲普瑞林）等。上述多为个案报告，且非官方批准方法。

心理治疗 与药物治疗一样，仅有少量开放式、小样本的文献研究报道。精神分析治疗、认知行为疗法、接纳与承诺治疗、婚姻治疗、眼动脱敏与再加工治疗以及性瘾匿名者互助组织等，均可能对强迫性性行为有效。

（张亚林 曹玉萍）

jiànxiēxìng bàofāxìng zhàng'ài

间歇性暴发性障碍（intermittent explosive disorder）

与情境不相符合的、突发的、无法控制的、极端的暴怒为特征的冲动控制障碍。这种冲动与攻击性往往是无法预知的、反应过度的、与现实本身或与其所受的挑衅不成比例的。间歇性暴发性障碍大多数始于儿童晚期或青少年期，很少始发于 40 岁之后，美国报道的年患病率为 2.7%，终身患病率约为 5.4%，男性多于女性，且受教育程度低于高中文化的人群较多见。间歇性暴发性障碍最常见的共病是抑郁障碍、焦虑障碍和物质使用障碍。此外，有反社会型人格障碍或边缘型人格障碍的个体，以及有破坏性行为病史的个体（如注意缺陷多动障碍、品行障碍、对立违抗障碍等）。

病因及发病机制 ①遗传因素：家族性研究显示，间歇性暴发性障碍具有家族聚集性，其一级亲属中的同病率达 32%。双生子研究也已证明，冲动型攻击有显著的遗传影响。②神经生物学因素：在间歇性暴发性障碍患者中，整个大脑或大脑边缘系统（前扣带回）眶额叶皮质均存在 5-羟色胺的异常。在功能性 MRI 扫描中，与健康个体相比，患者杏仁核对愤怒刺激的反应更强烈。③心理因素：间歇性暴发性障碍患者的心理学特征，可能是情感暴发的“促发器”。患者与正常人群相比，其心理特征具有敌意归因偏向性高、负性情绪反应大、情绪不稳定性高、情绪强度大等特点。同时，患者具有更多不成熟的心理防御机制，如表演、解离、投射和合理化。④环境因素：在 20 岁之前有过躯体和情感创伤史的个体，罹患间歇性暴发性障碍的风险会增加。

临床表现 最常见于受到一个很小的挑衅之后快速发作，没有或有很短的前驱期，发作持续时间一般少于 30 分钟。部分患者情绪暴发之前可能会有紧张等情绪变化。主要表现为言语攻击、有破坏性的或无破坏性的财产攻击、有伤害的或无伤害的身体攻击。患者在发作间歇期行为并没有严重的言语或财产上的攻击性。发作造成了患者精神上的痛苦，同时也损害了社会功能，影响其人际关系、工作关系，甚至造成了法律上或经济上的麻烦。

诊断 依据DSM-5的诊断标准进行诊断。

诊断标准 ①表现为一种无法控制攻击性冲动的、反复的行为暴发，可以为下列2项之一：a. 言语攻击（如发脾气、长篇的批评性发言、口头争吵或打架），或对财产、动物或他人的躯体性攻击，平均每周出现2次，持续3个月。躯体性攻击没有导致财产的破坏或损失，也没有导致动物或他人的躯体受伤。b. 在12个月内有3次行为暴发，涉及财产的损毁，和/或导致动物或他人躯体伤害的攻击。②反复暴发过程中所表达的攻击程度明显与被挑衅或任何诱发的社会心理应激源不成比例。③反复的攻击性暴发是非预谋的（即行为是冲动的和/或基于愤怒的），而不是为了实现某些切实的目标（如金钱、权力、恐吓等）。④反复的攻击性暴发引起了个体显著的痛苦，或导致职业或人际关系的损害，或与财务或法律后果有关。⑤实际年龄至少为6岁（或相当的发育水平）。⑥反复的攻击性暴发不能用其他精神障碍（如重性抑郁障碍、双相障碍、破坏性心境失调障碍、精神病性障碍、反社会型人格障碍、边缘型人格障碍）来更好地解释，也不能归因于其他躯体疾病（如头部外伤、阿尔茨海默病），或某种物质（如滥用毒品、药品）的生理效应。6~18岁的儿童，其攻击性行为作为适应性障碍的一部分出现时，不作该诊断。

鉴别诊断 DSM-5诊断系统明确建议，当患者的症状能够用其他障碍更好地解释时，则不作该疾病的诊断。①破坏性心境失调障碍：该障碍的冲动性攻击暴发的特征性表现为在一天中的大部分时间、几乎每一天都有持续性负性心境状态（即易激惹、愤怒）。只有在反复的、有问题的冲动性攻击暴发起病于6岁之后、10岁之前，才能给予破坏性心境失调障碍的诊断。首次起病于18岁以后，则不诊断为破坏性心境失调障碍。②反社会型人格障碍或边缘型人格障碍：该类患者通常表现出反复的、有问题的冲动性攻击暴发，但其冲动性攻击水平低于间歇性暴发性障碍的个体。③谵妄、重度神经认知障碍由其他躯体疾病所致的人格改变和攻击行为：若攻击暴发源于可诊断的躯体疾病的生理效应（如伴人格改变脑损伤患者的攻击暴发、复杂部分性癫痫），不诊断为间歇性暴发性障碍。间歇性暴发性障碍患者神经系统检查可以出现非特异性异常，和非特异性的脑电图改变，除非有可诊断的躯体疾病能更好解释冲动性攻击暴发。④物质中毒或物质戒断：若冲动性攻击暴发几乎总是与物质（如酒精、苯环己哌啶、可卡因或其他兴奋剂、巴比妥类药物、吸入剂等）中毒或戒断相关，不诊断为间歇性暴发性障碍。⑤注意缺陷多动障碍、品行障碍、对立违抗障碍或孤独症谱系障碍：该类障碍儿童期起病的个体通常具有冲动性，可能表现出冲动性攻击暴发。品行障碍表现出冲动性攻击暴发，其形式是主动的、掠夺性的；对立违抗障碍的攻击通常特征性地表现为发脾气、与权威人士进行口头争辩。只有当反复的冲动攻击性暴发超出此类障碍通常所见的程度，且需要独立的临床关注时，才做出间歇性暴发性障碍的诊断。

治疗管理 ①药物治疗：氟西汀治疗间歇性暴发性障碍有效；丙戊酸钠、奥卡西平可以减低患者的冲动性。②心理治疗：认知行为疗法可以显著减轻患者的冲动和攻击性、愤怒情绪以及自动化的敌意思维，常用方法包括放松训练、认知重建和应对技巧训练。如果认知行为治疗联合药物治疗，效果更佳。

预后 间歇性暴发性障碍的发作呈间歇性，但其核心特征可持续多年，表现出慢性、持续性病程。

（张亚林 曹玉萍）

pòhuàixìng xíngwéi zhàng'ài

破坏性行为障碍（disruptive behavior disorder） 以明显而持续的对抗、违纪、挑衅或敌对行为到持续地侵犯他人基本权利或违反与年龄相称的主要社会规范、规则或法律的行为问题为特征的精神障碍。包括对立违抗性障碍和品行障碍。DSM-3-R诊断标准中，破坏性行为障碍包括了注意缺陷多动障碍、对立违抗性障碍和品行障碍。在DSM-4诊断标准中将注意缺陷多动障碍、对立违抗性障碍、品行障碍归为注意缺陷及破坏性行为障碍。在DSM-5中，将对立违抗性障碍和品行障碍归类于破坏性、冲动控制及品行障碍。对立违抗性障碍可以被看成是品行障碍的前驱疾病。破坏性行为障碍往往共患注意缺陷多动障碍。需要注意的是既往在DSM-4-TR诊断标准中，注意缺陷多动障碍被列在破坏性行为障碍谱系中，但是在DSM-5中把注意缺陷多动障碍归类于神经发育障碍。

破坏性行为障碍是儿童期精神障碍中就诊率最高的一组疾病，患儿的社交、家庭和学业功能不良，严重影响儿童身心健康和社会适应，在少年期和成人期容易罹患抑郁障碍、焦虑障碍和反社会行为问题。一名破坏性行为障碍儿童的社会支持系统花费是其他儿童的10倍，应引起家长、学校和社会各界的广泛关注。

对立违抗性障碍和品行障碍在行为表现上相关，诊断品行障碍的儿童往往表现出对立违抗性障碍样的行为模式，表明这两个疾病具有共同的发育危险因素。品行障碍和对立违抗性障碍的遗传关联度达到 0.52（IC 95% = 0.18~1.00），表明二者具有共同的遗传危险因素，而每个疾病具有特定的环境危险因素。约 50% 的遗传因素可以解释反社会行为（antisocial behavior，ASB）的病因，而独特和常见的环境因素可以解释其余的病因。早期的候选基因关联研究确定了 5-羟色胺和儿茶酚胺系统的多个遗传多态性位点，但是系统综述和 Meta 分析尚未确定显著关联的候选基因和攻击行为相关。全基因组关联分析研究提示，广义的 ASB 是多基因遗传的，并且对不同性别的遗传效果具有异质性。

（钱秋谨）

duìlì wéikàngxìng zhàng'ài

对立违抗性障碍（oppositional defiant disorder） 以持续、频繁出现、显著的对抗、违纪、挑衅或敌对等行为模式特征的破坏性行为障碍。儿童青少年期常见的行为障碍，常与注意缺陷多动障碍及品行障碍共病，通常起病于学龄前期，在青春期部分发展为品行障碍。其基本特征是违抗、敌意、对立、挑衅、不合作和破坏行为。对立违抗性障碍的患病率为 1%~11%，平均患病率是 3.3%，男女比例为 1.4∶1。

病因及发病机制 对立违抗性障碍的病因复杂，生物、心理、社会和发育因素共同对疾病的发生、发展和临床病理产生了不同的影响。见品行障碍的病因及发病机制。

临床表现 多取决于儿童的气质、年龄、性别、早年经历和父母的心理状态以及这些因素之间的相互作用。对立违抗性行为几乎出现在其生活的各个方面，极少在某一特定方面表现得过分突出。①对抗权威和规则的行为：对立违抗性障碍青少年很难服从管理，常对抗或拒绝服从学校、家庭的要求或规定；常强调客观，与成人争辩，不能让步达成妥协；时常为了逃避批评和惩罚而将自己的错误造成的不良后果或自己所做的坏事归咎于别人，甚至责备他人。对管理者不够尊重，对同伴充满敌意，通过故意的打扰、语言攻击来烦扰别人。②消极、敌意、愤怒的情绪：对立违抗性障碍青少年情绪不稳定，内心常感到无助，自尊心受挫，对挫折耐受性差，常因小事发脾气。有时会曲解他人的意图，他人的善意言语也会被惹恼。生气时容易将责任归罪他人，怀恨在心，心存报复。因而时常与父母、老师、团体产生冲突，甚至出现攻击行为，过后又会内疚和悔恨。通常青少年不认为自己有心理问题，而认为自己的行为是对无理要求或者境遇的正当防卫。

诊断 依据 DSM-5 的诊断标准进行诊断。

诊断标准 ①一种愤怒的/易激惹的心境模式、争辩/对抗行为，或报复模式，持续至少 6 个月，以下列任意类别中至少 4 项症状为证据，并表现在与至少 1 个非同胞个体的互动中。a. 愤怒的/易激惹的心境：经常发脾气；经常是敏感的或易被惹恼的；经常是愤怒和怨恨的。b. 争辩的/对抗的行为：经常与权威人士辩论，或儿童和青少年与成人争辩；经常主动地对抗或拒绝遵守权威人士或规则的要求；经常故意惹恼他人；自己有错误或不当行为却经常指责他人。c. 报复：在过去 6 个月内至少有 2 次是怀恨的或报复性的。上述行为的持续性和频率应被用来区分那些在正常范围内的行为与有问题的行为。对于年龄小于 5 岁的儿童，此行为应出现在至少 6 个月内的大多数日子里，除非另有说明（诊断标准 c）。对于 5 岁或年龄更大的个体，此行为应每周至少出现 1 次，且持续至少 6 个月，除非另有说明（诊断标准 c）。这些频率的诊断标准提供了定义症状的最低频率的指南，其他因素也应被考虑，如此行为的频率和强度是否超出了个体的发育水平、性别和文化的正常范围。②该行为障碍与个体或他人在其当前的社会背景下（如家人、同伴、同事）的痛苦有关，或对社交、教育、职业或其他重要功能方面产生了负性影响。③此行为不仅仅出现在精神病性、物质使用、抑郁或双相障碍的病程中。并且，也不符合破坏性心境失调障碍的诊断标准。

标注严重程度 轻度：症状仅限于 1 种场合（如在家里、在学校、在工作中、与同伴在一起）。中度：症状出现在至少 2 种场合。重度：症状出现在 3 种或更多场合。

辅助检查 常规甲状腺功能、脑电图或头部 CT、MRI 扫描。

疾病评估 标准化的范德比尔特问卷、路特（Rutter）儿童行为问卷、长处和困难问卷、儿童攻击性量表等。

鉴别诊断　主要与青春期正常的违抗行为、注意缺陷多动障碍、品行障碍、抑郁障碍与双相障碍、破坏性心境失调障碍、间歇性暴发性障碍、智力发育障碍、言语障碍以及社交焦虑障碍等相鉴别。

治疗管理　包括心理治疗及药物治疗等。见品行障碍的治疗管理。

预后　发病年龄越早，预后越差，发展为品行障碍或反社会型人格障碍的可能性越大；有30%的早发对立违抗性障碍最终发展为品行障碍；早发者较晚发者最终发展为品行障碍的风险高3倍。随着年龄增长，对立违抗性障碍共病注意缺陷多动障碍、焦虑、情感障碍的概率增加。

（钱秋谨　赵梦婕　潘美蓉）

pǐnxíng zhàng'ài

品行障碍（conduct disorder）

以持续、反复出现侵犯他人的基本权利或违反与年龄相称的主要社会准则的行为模式为特征的破坏性行为障碍。又称反社会品行障碍。品行障碍是常见且高度损害的精神疾病，通常出现在儿童期或青春期，其特征是严重的反社会和攻击性行为。患病率为2%~10%，平均为4%，多见于男孩，男女比率为4∶1至12∶1。可根据发病年龄（儿童期发病与青春期发病）以及是否存在冷漠无情特征（同情和内疚缺陷）进行亚型分类。

病因　品行障碍的病因复杂，包括多种生物学因素和心理因素交互作用的影响。多个社会经济因素导致儿童青少年中品行障碍的高发病率，包括家长的物质依赖和犯罪问题。

生物学因素　①品行障碍的遗传度是40%~50%。②反社会行为、冲动、气质特点、攻击性和对惩罚的敏感程度都有中等程度的遗传度。③血浆多巴胺β羟化酶浓度较低支持品行障碍患者去甲肾上腺素系统活性降低的发现。④脑脊液中5-羟吲哚乙酸浓度较低与青少年人群的攻击性和暴力行为相关。⑤睾酮浓度高也和攻击性相关联。

家庭因素　①父母频繁出现的婚姻冲突导致家庭环境缺乏适当的家长监督以及不一致的管教方式会导致行为问题。②严厉的父母教育，父母对子女的言语和身体攻击。③子女经常遭受家庭暴力。有犯罪的家族史和照顾者有破坏性行为问题。④父母的物质使用问题，尤其是酒精依赖。⑤家庭社会及经济地位较低，居住拥挤和失业等造成家庭经济、社会压力、缺乏足够的父母养育。

神经生物学因素　①儿童静息态脑电图额叶活动度和攻击性相关。②早年大脑受到的神经心理学损伤可以导致语言、记忆力和执行功能缺陷，进而在危机情境下出现判断失误、难以做计划和解决问题。③发育延迟导致社交技能差、学习障碍、智力低下，进而导致儿童学习和学业困难、低自尊、倾向出现破坏性行为。④外伤性脑损伤、抽搐和神经系统损害可以导致攻击行为。

环境、学校因素　①班级人数多，学生教师比例高，学习缺乏老师积极的反馈。②缺少能提供解决儿童社会-经济困难的支持性工作人员和咨询。③暴露于越来越多的校园内暴力。

保护因素缺乏　如缺少下列保护因素：①生活中的积极榜样。②有感情的亲情养育。③用自我安慰来调节情绪的能力。④早期干预和适当的父母养育。

发病机制　结构和功能影像学研究结果表明，无论是否共患注意缺陷多动障碍（attention deficit hyperactivity disorder，ADHD），对立违抗性障碍/品行障碍患者在热执行功能相关脑区结构变小，包括双侧杏仁核、双侧岛叶、右侧纹状体、左侧额中回和额上回、左侧楔前叶。相比ADHD，对立违抗性障碍/品行障碍患者存在特异的杏仁核脑区异常，并且与对立违抗性障碍/品行障碍症状相关。除左前叶，其他典型的冷执行功能相关脑区（如小脑和背外侧前额叶）都未见明显异常。这些脑区与情绪加工、错误监督、问题解决和自控能力相关，是对立违抗性障碍/品行障碍患者出现神经认知和行为障碍的神经心理基础。

临床表现　主要表现为反社会行为和攻击行为。①反社会行为：不合乎道德规范及社会准则的行为。例如，经常说谎，说谎并不是为了逃避惩罚，而是通过说谎得到利益或者好处；经常偷窃；经常逃学；不顾父母禁令而彻夜不归或者离家出走；故意破坏他人或公共财物；纵火等。②攻击行为：反复欺负他人；经常挑起或参与斗殴；经常虐待动物；参与社会上不良团伙，一起干坏事；勒索和抢劫他人钱财或入室抢劫；对他人进行躯体虐待或持凶器故意伤害他人；强迫与他人发生性关系或有猥亵行为等。

年龄、性别、心身发育等因素，导致品行障碍患者所表现的症状各异。说谎、偷窃、躯体攻击常早期出现，之后是入室盗窃；最严重的品行问题如强奸、当面抢劫出现在最后。但也存在个体差异及性别差异。童年期起病的品行障碍在男性更常见。男性品行障碍患者常表现为攻击、偷窃、毁坏公物和在学校的破坏问题；女性则表现为说谎、逃学、离家出走、物质滥用和卖淫。男性对抗性攻击更常见，女性更多使用非对抗性攻击。

诊断 依据DSM-5的诊断标准进行诊断。

诊断标准 ①侵犯他人基本权利或违反与年龄匹配的主要社会规范或规则的反复持续行为模式，在过去12个月内，表现为下列任意类别的15项标准中的至少3项，且在过去的6个月内存在下列标准中的至少1项。a. 攻击人和动物：经常欺负、威胁或恐吓他人；经常挑起打架；曾对他人使用可能引起严重躯体伤害的武器（如棍棒、砖块、破瓶、刀、枪）；曾残忍地伤害他人；曾残忍地伤害动物；曾当着受害者的面夺取（如抢劫、抢包、敲诈、持械抢劫）；曾强迫他人与自己发生性行为。b. 破坏财产：曾故意纵火以意图造成严重的损失；曾蓄意破坏他人财产（不包括纵火）。c. 欺诈或盗窃：曾破门闯入他人的房屋、建筑或汽车；经常说谎以获得物品或好处或规避责任（即“哄骗”他人）；曾盗窃贵重物品，但没有当着受害者的面（如入店行窃，但没有破门而入，伪造）。d. 严重违反规则：尽管父母禁止，仍经常夜不归宿，在13岁之前开始；生活在父母或父母的代理人家里时，曾至少2次离开家在外过夜，或曾1次长时间不回家；在13岁之前开始经常逃学。②此行为障碍在社交、学业或职业功能方面引起有临床意义的损害。③如果个体的年龄为18岁或以上，则需不符合反社会型人格障碍的诊断标准。

标注“是否是”：①儿童期发生型，在10岁以前，个体至少表现出品行障碍的1种特征性症状。②青少年期发生型，在10岁以前，个体没有表现出品行障碍的特征性症状。③未特定发生型，符合品行障碍的诊断标准，但是没有足够的可获得的信息来确定首次症状发作在10岁之前还是之后。

标注“如果是”：①伴有限的亲社会情感。为符合此标注，个体必须表现出标注②~⑤特征的至少2项，且在多种关系和场合持续至少12个月。这些特征反映了此期间个体典型的人际关系和情感功能的模式，而不只是偶尔出现在某些情况下。因此，为衡量此标注的诊断标准，需要多个信息来源。除了个体的自我报告，还有必要考虑对个体有长期了解的他人的报告（如父母、老师、同事、大家庭成员、同伴）。②缺乏悔意或内疚。做错事时没有不好的感觉或内疚（不包括被捕获和/或面临惩罚时表示的悔意个体），表现出普遍性地缺乏对其行为可能造成的负性结果的考虑。例如，个体不后悔伤害他人或不在意违反规则的结果。③冷酷——缺乏共情。不顾及和不考虑他人的感受；个体被描述为冷血的和漠不关心的；个体似乎更关心其行为对自己的影响，而不是对他人的影响，即使其对他人造成了显著的伤害。④不关心表现。不关心在学校、在工作中或在其他重要活动中的不良/有问题的表现。个体不付出必要的努力以表现得更好，即使有明确的期待，且通常把自己的不良表现归咎于他人。⑤情感表浅或缺失。不表达感受或向他人展示情感，除了那些看起来表浅的、不真诚的或表面的方式（如行为与表现出的情感相矛盾能够快速地“打开”或“关闭”情感）或情感的表达是为了获取（如表现情感以操纵或恐吓他人）。

标注目前的严重程度：①轻度，对诊断所需的行为问题超出较少，且行为问题对他人造成较轻的伤害（如说谎、逃学、未经许可天黑后在外逗留，其他违规）。②中度，行为问题的数量和对他人的影响处在特定的轻度和重度之间（如没有面对受害者的偷窃、破坏）。③重度，存在许多超出诊断所需的行为问题，或行为问题对他人造成相当大的伤害（如强迫的性行为、躯体虐待、使用武器、强取豪夺、破门而入）。

辅助检查 常规甲状腺功能、脑电图或头部CT、MRI扫描。

疾病评估 标准化的范德比尔特问卷、路特（Rutter）儿童行为问卷、长处和困难问卷、儿童攻击性量表等。

鉴别诊断 主要与对立违抗性障碍、ADHD、抑郁障碍、双相障碍、适应障碍等鉴别。

治疗管理 主要以家庭和社区资源为目标、辅助药物治疗的多模式综合治疗。品行障碍的有效管理旨在减少核心症状，改善具有反应性攻击和情绪失调的个体的情绪调节，以增强道德发展和社交技能并减少共病精神疾病和发育障碍的症状。提高教育水平和就业能力，并尽量减少犯罪行为也是治疗的重要目标。

以循证为基础的社会心理治疗 ①父母管理训练：是比较有效的治疗方案，培训家长制定统一的管理方式，对儿童的正性行为予以适当的奖赏，促进亲社会行为。儿童期主要可针对父母进行行为训练，青春期后可邀请儿童共同参与培训。②认知行为疗法：重点在于改善患儿的社会认知缺陷，如沟通技巧，问题解决技巧，冲动控制及情绪管理等。③针对家庭、学校、个人的多系统治疗：重点改善家庭动力模式、学业功能以及儿童在复杂多系统环境下的行为。④社区为基础的治疗：目标是发展治疗学校和居民治疗中心，以便提供结构化课程来降低破坏性行为。

药物治疗 主要是针对品行障碍共患病的治疗，如针对ADHD的中枢兴奋剂和非中枢兴奋剂，针对抑郁障碍的抗抑郁药物，针对攻击、情绪不稳定和双相障碍的情绪稳定剂。情绪稳定剂包括传统的情绪稳定剂（如抗癫痫药物）和第二代抗精神病药物。

预后 品行障碍的预后多样，主要根据共患病和早期干预的情况而决定。智力较低、父母持续犯罪造成家庭功能不良的患儿预后较差。接受恰当的ADHD治疗、辅助学业、智商较高和积极的家长抚育等预示预后良好。

早期起病的破坏性行为障碍，包括对立违抗性障碍和品行障碍，在青少年期和成人期的预后较差，包括辍学、犯罪、物质使用障碍、社交技能问题和精神问题等。另外，父母亲的精神障碍也对疾病的发生发展以及预后有影响。

研究认为，从对立违抗性障碍到品行障碍，以及从品行障碍到成人反社会人格障碍，是一个连续性过程。尽管对立违抗性障碍的发病早于品行障碍，但许多患有对立违抗性障碍并未在后期发展为品行障碍；同时患有品行障碍的儿童不满足对立违抗性障碍诊断。尽管品行障碍是反社会人格障碍的一个强风险因素，但有超过50%的品行障碍患儿在后期并未发展成为反社会人格障碍。

（钱秋谨 赵梦婕 潘美蓉）

réngé zhàng'ài

人格障碍（personality disorder） 起病于青少年或成年早期、持续存在、广泛且长期稳定、明显偏离个体的文化背景，并导致患者或周围的人感到痛苦或出现功能损害的异常内在体验与行为模式。

人格障碍通常分为三大簇，10种类型。A簇（古怪或反常簇），包括偏执型、分裂样和分裂型人格障碍，患者多存在明显的思维内容不符合常理，行为古怪或难以理解；B簇（情绪化或戏剧化簇），有时也叫“不稳定簇”，包括反社会型、边缘型、表演型和自恋型人格障碍，患者通常表现出戏剧化、情绪化或不稳定的特征，其情绪行为模式多变，难以预测；C簇（焦虑簇），包括回避型、依赖型和强迫型人格障碍，患者常存在持续的焦虑情绪，或焦虑引起的明显的行为异常。人格障碍之间多存在共病，总体患病率约为9.1%（含共病）。其中A簇人格障碍的患病率约为5.7%；B簇约为1.5%；C簇约为6.0%。人格障碍常与其他人格障碍类型或精神障碍共病。

人格障碍患者多存在对自我、他人和事件的感知与解释方式与众不同；情绪反应的范围、强度、稳定性和适宜性存在缺陷；或存在人际关系功能、冲动控制等问题。这些问题容易导致患者在人际关系特别是亲密关系的建立与维系上存在明显困难。该类障碍通常起病于儿童期，持续到整个成人期，并渗透到个人生活的各个方面。人格障碍患者可能感受不到任何主观上的痛苦（如反社会型人格障碍），但会对周围的其他人带来明显的痛苦。虽然正常人也可能存在一些人格方面的偏常，但通常不会迁延多年。

（张宁 孙越异）

piānzhíxíng réngé zhàng'ài

偏执型人格障碍（paranoid personality disorder） 以对他人普遍不信任、猜疑，进而常恶意解释他人动机为特征的人格障碍。这种模式会对个体的人际与其他社会功能带来明显的损害。该障碍通常起病于成年早期，迁延到生活的各个方面。该障碍患病率为2.3%~4.4%，男性多于女性。

病因及发病机制 生物-心理-社会整合模式是理解该障碍的基本框架。该障碍的生物学依据很少，但在精神分裂症患者的亲戚中患病率更高。遗传因素被认为可能在偏执型人格障碍的病因上扮演着重要角色。心理学因素，例如患者偏执、僵化的思维模式使其容易误读外界信息，亦被认为是可能的原因。此外，父母早年过于强调生活的负面特征，并要求子女小心警惕的教育方式，以及社会弱势群体亦被认为是该障碍可能的原因。

临床表现 无端猜疑和偏执是偏执型人格障碍患者的典型特点。患者习惯于无端怀疑他人会利用、伤害或欺骗自己；容易从他人无害的行为中寻找隐藏的动机或特殊意义；习惯于不公正地怀疑他人对自己的忠诚和信任，如不断审查、挑战配偶或伴侣的去向、行动、意图或忠贞等。因此，患者很难信任或与他人建立亲密关系。患者常心怀怨恨，很难原谅那些他们认为经受到的侮辱、伤害或轻视，并倾向于对这些感受采取迅速的行动。所以，患者常处于紧张状态中，缺乏幽默感，攻击性强，好夸大，倾向于把过失归罪于他人，不能为失败承担责任。

诊断 存在下列4项（及更多）症状：①没有足够依据的情况下怀疑他人在利用、伤害或欺骗自己。②不公正地怀疑朋友或同事对其不忠诚或不信任的先占观念。③因为没理由地担心信息有可能会被恶意用于对付自己，所以难于信赖他人。④将善意的谈论或事件中解读为隐含有贬低或威胁性的含义。⑤持久的心怀怨恨（如不能原谅他人的侮辱、伤害或轻视）。⑥感到自己的人格或名誉受到伤害，但在他人看来并不明显，且迅速做出愤怒的反应或进行回击。⑦虽然没有证据，但却反复猜疑配偶或性伴侣的忠贞。

鉴别诊断：主要与其他伴精神病性症状的精神障碍（如妄想障碍、精神分裂及伴精神病性特征的双相或抑郁障碍）、其他躯体疾病所致人格障碍、物质使用障碍、与躯体伤残有关的偏执性特质、其他人格障碍与人格特征相鉴别。

治疗管理 偏执型人格障碍的治疗较为困难。药物治疗对改善患者的情绪症状有一定效果。心理治疗由于患者对他人普遍的猜疑而难以建立信任的治疗关系，所以十分困难。精神分析治疗可调整患者的无意识，进而促进信任关系的建立；认知疗法通过对患者错误假说的调整，能够在一定程度上纠正患者对他人的广泛恶意的想法。但尚无证据表明上述疗法能显著改善偏执型人格障碍患者的生活。

预后 与大多数人格障碍一样，偏执型人格障碍难以治愈。预后亦会存在诸多困难。

（张　宁　孙越异）

fēnlièyàng réngé zhàng'ài

分裂样人格障碍（schizoid personality disorder） 以主动社交脱离以及情感表达缺陷为特征的人格障碍。该障碍较少见，患病率不确定，估计为3.1%~4.9%。男性患病率略高于女性，并可能带来更多的损害。

病因及发病机制 分裂样人格障碍被认为与精神分裂症的家庭史有很大相关，但对分裂样人格障碍和精神分裂症之间的基因联系尚不清楚。多巴胺受体可能与分裂样人格障碍个体的社会隔离相关。童年期害羞、被虐待或被忽略被认为对此种障碍的形成有一定影响。在精神分裂症或分裂型人格障碍个体的亲属中，分裂样人格障碍患病率较高。

临床表现 ①社会脱离：分裂样人格障碍患者缺乏与他人建立亲密关系的欲望（包括性关系，即便有也很难从中获得乐趣）；更愿意独处，而不是与他人交往，因此，除一级亲属外，基本没有朋友，极端内向；偏好机械或抽象的任务。②对他人的肯定或否定的评价都无所谓，不会因别人看法而感到困扰。③人际情景中的情感受限：多数患者在人际情景中的情绪感受与表达均受到限制，缺乏基本的社交技能与动力。患者对人际信息不敏感，也很难给出恰当的回应，因此往往显得呆板、笨拙；很少在人际中体验到强烈的情感。因为缺乏体验，患者的情感表达也很少。少数患者对他人的态度极敏感，但不能或不愿意表达自己的情感，可能会因社会隔离而感到痛苦，但大多数患者会享受这种隔离状态。④其他特点：患者往往存在一些特殊的外部表现，如观念、行为和外貌装饰奇特，与众不同；患者极少约会，常常不结婚；但患者可能胜任一些社交需求较少的工作。

诊断 存在至少下列4项（或更多）症状：①既不渴望也不享受亲近的人际关系，包括成为家庭的一部分。②几乎总是选择独自活动。③对与他人发生性行为兴趣很少或不感兴趣。④很少或几乎没有活动能够让其感到有乐趣。⑤除了一级亲戚外，缺少亲密的朋友或知己。⑥对他人的赞扬或批评都显得无所谓。⑦表现为情感冷淡、疏离或情感淡漠。

鉴别诊断：与其他伴精神病性症状的精神障碍、孤独症谱系障碍、其他躯体疾病所致人格改变、物质使用障碍、其他人格障碍与人格特征质相鉴别。

治疗管理 除非遇到危机（如严重抑郁或者失业），分裂样人格障碍患者很少主动求治。治疗者常通过向患者指出社会关系的价值来开始治疗。治疗策略包括引导患者学习共情、接受社交技能训练等。治疗师通过告诉患者他人的情感感受，采用角色扮演等一系列技术，以帮助患者练习建立并维系稳定的人际关系。

预后 分裂样人格障碍可能在儿童或青少年期就出现孤僻、同伴关系不佳或学业表现不良等现象，往往不合群，容易受到其他孩子的欺负。患者成年后问题会变得更为顽固。但患者缺乏人际交往的欲望，很少求助，在各种干预措施中亦获益有限，预后不良。

（张　宁　孙越异）

fēnlièxíng réngé zhàng'ài

分裂型人格障碍（schizotypal personality disorder） 以对亲密关系（如亲人间）的严重不适感和失能、认知或感知异常及行为古怪为标志的人格障碍。这种模式始于成年早期，并迁延到患者生活的各个方面。该障碍的患病率差异极大，0.0~3.6%。

病因及发病机制 分裂型人格障碍被视为是精神分裂症基因型的一种表现型，患者的亲属中分裂型人格障碍的发生率更高。分裂型人格障碍患者存在广泛的大脑结构与功能异常。其症状与男性儿童期受虐经历明显相关，但对于女性来说，儿童期受虐却似乎导致了创伤后应激障碍症状，而不是分裂型人格障碍。

临床表现 ①类精神病性症状：分裂型人格障碍的患者常会存在一些类精神病性（不是真正的精神病）症状。例如，患者可能会认为一些无关紧要的事件会与其有关（牵连观念），或认为自己有特异功能、具有读心能力；但是，与精神分裂症不同的是，患者在一定程度上仍然保持着“现实检验”的能力，对其报告的内容不像精神分裂症患者那样确信。②古怪与奇怪的行为、特点：患者常存在一些与众不同的想法、观点、做法、穿着等，这会使其常显的“古怪”或“奇怪”。例如，报告一些不寻常的感知觉（独处时感到有他人在场等）；穿着和举止与众不同（如夏天穿多层衣服或自言自语），并且这些表现在患者个人所处的文化中亦是不能被理解的。③社会隔离：分裂型人格障碍患者，倾向于被动和缺乏约束，并对批评过度敏感。因此，与分裂样人格障碍患者一样，分裂型人格障碍患者也存在着明显的社会隔离。

诊断 存在下列至少5种症状：①牵连观念（但不包括关系妄想）。②与患者的亚文化不一致的，影响行为的古怪信念或魔幻思维（如迷信、相信千里眼、心灵感应或“第六感”，儿童或青少年可表现为怪异的幻想或先占观念）。③不寻常的知觉体验，包括躯体错觉。④古怪的思维或言语（如含糊、赘述、隐喻、过分渲染或刻板等）。⑤猜疑或偏执观念。⑥不恰当的或受限制的情感。⑦古怪、反常或特别的行为或外表。⑧除一级亲属外，缺少亲密的朋友或知己。⑨过度的社交焦虑（并不会因熟悉而减弱），且容易与偏执性的恐惧而非对自己的负性评价相关。

鉴别诊断：与其他伴精神病性症状的精神障碍、精神发育障碍、其他躯体疾病所致人格改变、物质使用障碍、其他人格障碍或人格特征鉴别。

治疗管理 抗精神病药物和抗抑郁药对分裂型人格障碍的治疗有一定作用。临床上更倾向于实施将药物治疗与心理治疗、社会功能干预（如社交技能训练）结合的混合治疗方案。这些策略既能减少患者的症状，也能延缓后面精神分裂症的发生。但尚没有确实的证据表明上述方法的有效性。

预后 分裂型人格障碍患者病程相对稳定，少数人会发展成为精神分裂或其他精神病性障碍。患者在儿童期容易出现孤僻、人际关系不良、社交焦虑、学业不良、敏感、独特的思维或言语，以及一些古怪的幻想，并因此而受到同伴群体的排斥。该障碍与一级亲属精神分裂症的发病率有一定联系。患者极少求治，且治疗困难，预后不佳。

（张 宁 孙越异）

fǎnshèhuìxíng réngé zhàng'ài

反社会型人格障碍（antisocial personal disorder） 以不顾社会义务、缺乏感情和对他人冷酷、不关心他人为特征的人格障碍。常见于酒精使用障碍的男性及物质滥用诊所、监狱或其他司法环境。在受到不良社会经济（如贫困）或社会文化环境（如迁徙）因素影响的人群中。患病率为0.2%~3.3%。患者多为年满18岁及以上的成年人。

病因及发病机制 反社会型人格障碍的犯罪和反社会行为上存在着一定的遗传性，在一级亲属中更多见。患者的遗传易感性更容易在不良养育环境中被激活。一般性脑损伤不会导致反社会型人格障碍。皮质激活水平过低亦被认为可能导致了患者的缺乏恐惧感、对惩罚不敏感，以及追求危险行为等症状特征。在有成员患反社会型人格障碍的家庭中，男性更多地患有反社会型人格障碍和物质使用障碍，女性则更多见躯体症状障碍。不良成长经历可能是反社会型人格障碍的一个重要影响因素。

临床表现 ①长期侵害他人权利的历史。患者富于攻击性，任意索取，无视他人利益；且往往难于区分事实与患者编造的用来达到自己目标的谎言之间的差别。②对自己的行为可能导致的灾难性后果从无悔意或毫不在意。③患者多有物质滥用，在童年期品行障碍的发生率高。

诊断 存在下列3项及以上症状：①不能遵守与合法行为有关的社会规范。②欺诈，表现出为了个人利益或乐趣而多次说谎，使用假名或诈骗他人。③冲动性或事先不制订计划。④易激惹和攻击性，表现为重复性的斗殴或攻击。⑤鲁莽且不顾他人或自身的安全。⑥一贯不负责任，表现为重复性地不坚持工作或不履行经济义务。⑦缺乏懊悔之心，表现为做出伤害、虐待或偷窃他人的行为后显得不在乎或合理化。

鉴别诊断：与物质使用障碍、精神分裂症、双相障碍、其他人格障碍、与人格障碍无关的犯罪行为相鉴别。

治疗管理 药物治疗的效果不明显，主要针对患者伴随的焦虑与抑郁等症状。由于治疗关系难以建立（患者不认为自己需要治疗，并倾向于操纵治疗师），成人患者的心理治疗效果很难获得效果。预防或针对高危儿童的心理干预被认为是更有价值的策略。例如，家长训练（教育家长对行为问题进行早期识别、减少问题行为的方法、鼓励儿童的亲社会行为等）、学前和学校教育机构中实施的社交技能训练等，都被认为能够减少高危儿童成年时的攻击性和反社会的各种行为。

预后 反社会型人格障碍病程多迁延，但其反社会行为会随年龄增加而缓解，特别是在40岁之后。该障碍在一级血缘亲属中的发生率更高，且在这样的家庭中，女性多为身体症状障碍，而男性则多见反社会型人格障碍。养育环境与遗传因素都有一定影响。患者很少寻求治疗，且其反社会性的特点使咨询关系的建立异常困难。这些因素都增加了治疗的难度，很少有成功的案例报道。患者亦很难真正从治疗中获益。因此，预防性措施是更有益的选择。

（张　宁　孙越异）

biānyuánxíng réngé zhàng'ài

边缘型人格障碍（borderline personality disorder）

以人际关系、自我形象和情感全面不稳定，以及具有明显冲动行为为特征的人格障碍。起病不晚于成年早期，存在于各种背景下。边缘型人格障碍是常见的人格障碍之一；在精神病学看来，这种障碍的患者占人口的15%，并约占全部人格障碍患者的50%。女性多于男性。

病因及发病机制 ①生物学因素：大多数边缘型人格障碍患者有情感障碍的家族史；增加患者的5-羟色胺含量会减轻其症状；许多边缘型人格障碍都曾经存在头部震伤，在神经成像中显示患者出脑功能异常，前额叶明显缩小。②心理因素：早年心理创伤（如父母离异、亲人死亡、受虐待特别是性虐待、被抛弃等）。③上述因素的共同作用：童年的创伤经历、人格特征或气质及生活的压力性事件共同作用下会导致一个人罹患边缘型人格障碍。

临床表现 ①疯狂地避免真正或想象的被抛弃感：对环境的变化极度敏感，可能因为现实中任何轻微的变化或短暂分离，而体验到极度的被抛弃的恐惧和愤怒，在这种情况下，可能做出疯狂的行动（如自残、自杀等）以避免这种现实的或想象的被抛弃。②人际、情绪、自我概念等方面全面不稳定：在人际支持或关爱等因素缺乏时，患者容易在很短的时间内产生对他人极端理想化和极端贬低之间的变换，这导致其人际关系常大起大落；患者的自我形象或自我意识，如对自己的价值观、对职业或朋友标准的看法甚至性别认同也常出现极端的变化；情绪的不稳定亦是此类患者的常见现象。③自我伤害行为：在强烈的不稳定状态下，患者常出现各种冲动行为（如赌博、乱花钱、暴食、物质滥用、不安全的性行为），以及自伤自残行为（如反复的自伤、自残或自杀的威胁或实际行动）。

诊断 ①极力避免真正的或想象的被遗弃。②一种不稳定的、紧张的人际关系模式，以极端理想化和极端贬低之间的交替变动为特征。③身份紊乱：显著的持续而不稳定的自我形象或自我感觉。④至少在两个方面有潜在的自我损伤的冲动性（如消费、性行为、物质滥用、鲁莽驾驶、暴食）。⑤反复发生自杀行为、自杀姿态或威胁，或自残行为。⑥显著心境反应所致情感不稳定（如强烈的发作性烦躁、易激惹或焦虑，通常持续几小时，很少超过几天）。⑦慢性空虚感。⑧不恰当的强烈愤怒或难以控制发怒（如经常发脾气、持续发怒、重复性斗殴）。⑨短暂的与应激有关的偏执观念或严重的分离症状。

治疗管理 抗精神药物对于缓解边缘型人格障碍患者严重的抑郁与焦虑情绪有积极的作用。对边缘型人格障碍患者的心理治疗极为困难，往往迁延多年。较成功的治疗方法是辩证行为疗法（dialectical behavior therapy，DBT）。DBT强调问题解决的特点能够有效帮助边缘型人格障碍患者多方面的功能失调（如人际、情绪、物质滥用、进食障碍等）。

预后 边缘型人格障碍的病程变异性较大。常见早期的慢性不稳定、发作性的严重情绪失控或冲动，以及更多的对卫生和精神卫生资源的占用。该障碍的损害和自杀风险在青年期最大，此后随年龄增长而逐渐下降。患者的许多症状会持续终身，但尽早临床干预可改善症状。大多数患者在三四十岁后，症状表现趋于减少或稳定。虽然对该障碍的治疗困难，并往往持续多年，但多数患者能够从治疗中获得一定的好处。

（张　宁　孙越异）

biǎoyǎnxíng réngé zhàng'ài

表演型人格障碍（histrionic personality disorder） 以过度情绪化和追求他人注意为特征的人格障碍。起病不晚于成年早期，存在于各种背景下。患病率为1.3%~3.0%。女性患者远多于男性患者。

病因及发病机制 表演型人格障碍的相关记载历史很长，但是病因的相关研究很少。遗传因素与环境因素都被认为在其形成中发挥着作用。双生子研究显示，基因对表演型人格障碍存在一定的影响。另外，儿童早期教育中被过度保护，亦可能导致其心理弹性滞后，进而出现表演型人格障碍的一些症状特点。

临床表现 ①夸张的表达。为了成为关注的焦点，患者总是以夸张的方式表达自己的感情，却缺乏细节；或者爱慕虚荣和自我中心。②关注表面，患者常通过外表与行为诱惑人；用表面的、非此即彼的视角来看问题。③寻求安慰或赞许，如果别人不这样做，患者就会生气或愤怒。④容易冲动，延迟满足有很大的困难。

诊断 DSM-5的诊断标准要求满足下面5项及以上的症状特征：①在自己不能成为他人注意中心时，感到不舒服。②与他人交往时的特点往往带有不恰当的性诱惑或挑逗行为。③情绪表达变换迅速而表浅。④总是利用身体、外表来吸引他人对自己的注意。⑤言语风格是印象深刻及缺乏细节的。⑥表现为自我戏剧化、舞台化或夸张的情绪表达。⑦易受暗示，即容易被他人或环境所影响。⑧认为与他人的关系比实际上的更为亲密。

鉴别诊断：与其他人格障碍、由于其他躯体疾病所致的人格改变、物质使用所致障碍相鉴别。

治疗管理 药物治疗对表演型人格障碍患者用处甚微。心理治疗的重点通常集中于改变患者对人际关系的错误认识。例如，帮助患者形成对人际关系长期效果的价值的更合理的看法；帮助他们学会用更恰当的方式来平衡其想要和需要。

预后 表演型人格障碍患者极少求治。预后尚不清楚。

（张 宁 孙越异）

zìliànxíng réngé zhàng'ài

自恋型人格障碍（narcissistic personality disorder） 以自我夸大，需要他人赞扬且缺乏共情为特征的人格障碍。起病不晚于成年早期；存在于多种背景下。患病率为0~6.2%。在被诊断的自恋型人格障碍患者中，50%~75%是男性。

病因及发病机制 ①早期经验及家庭教育不良。科胡特（Kohut）等学者认为，自恋型人格障碍是父母在儿童共情能力的培养上的重大失败所致，即儿童未能顺利渡过其自我中心、无视现实的发展而滞留在这一阶段所致。②此类人格障碍在西方社会以增长的趋势不断发生，主要原因是大范围的社会变革，包括即时享乐主义的流行、个人主义、竞争意识和成功精神。

临床表现 ①不合逻辑地夸大自己的重要性；患者花大量的精力来关注自己，而对他人毫不在意；常利用或剥削对比自己更差的人，以满足自己的私利，缺乏同情心；对比自己更成功的人，则表现得十分嫉妒和骄傲。正因为难于实现自己的预期，患者也经常会表现出抑郁；自我膨胀的感觉和对自我重要性不切实际的幻想，有时也被称为“自大”，导致了一系列负面问题。②缺乏对其他人共情。患者完全生活在自我世界中，只欣赏自己，只能接受别人钦佩，只有受到别人的钦佩，才感到舒畅。

诊断 至少具备下列5项及以上症状：①具有自我重要性的夸大感（如夸大成就和才能，在没有相应成就时却盼望被认为是优胜者）。②幻想无限成功、权力、才华、美丽或理想爱情的先占观念。③认为自己是“特殊”的或独特的，只能被其他特殊的或地位高的人（或机构）所理解或与之交往。④要求过度的赞美。⑤有一种权利感，即不合理地期望特殊的优待或他人自动顺从他的期望。⑥在人际关系上剥削他人，即为了达到自己的目的而利用别人。⑦缺乏共情：不愿识别或认同他人的感受和需求。⑧常常妒忌他人或认为他人妒忌自己。⑨表现为高傲、傲慢的行为或态度。

鉴别诊断：与其他人格障碍与人格特征（症状表现差异）、躁狂或轻躁狂（自恋型人格障碍无心境变化有关的功能损害）、物质使用障碍相鉴别。

治疗管理 自恋型人格障碍的治疗成功率很低。治疗通常集中于患者的自大、对评价的高敏感，以及缺乏对他人的共情。认知疗法主要集中于改变患者对自己的不切实际的想法，帮助其回归现实；放松训练则帮助患者接受批评和现实；人际训练帮助患者体验他人的情绪、情感。此外，针对患者可能出现的抑郁，亦有一些针对性治疗。

预后 自恋特征可能在青少年中较普遍，但这并不代表未来一定会发展成为自恋型人格障碍。该障碍个体可能很难适应衰老过程中必然出现的躯体和职业方面的变化。同时，该障碍患者很少求治。其预后尚不清楚。

（张　宁　孙越异）

huíbìxíng réngé zhàng'ài

回避型人格障碍（avoidant personality disorder）　以社交抑制、自我感觉能力不足和对负性评价极其敏感为特征的人格障碍。起病不晚于成年早期，存在于多种背景下。患病率约为2.4%。性别差异不大。

病因及发病机制　①生物学因素：与其他亚精神分裂症相关障碍一样，回避型人格障碍亦容易发生在精神分裂症的亲戚中。②气质因素：出生时的难以抚慰的脾气或人格特征，以及对社会负面情感刺激高度敏感的人格特征是可能的原因。③家庭教育：儿童的气质特征很可能通过与父母的互动，导致父母冷落或不能提供足够的无条件的爱，进而引起这类儿童出现低自尊和社会疏离，并最终在成年期出现回避型人格障碍。回避型人格障碍患者更多地报告了其童年期被隔离、排斥以及与他人冲突的经历。

临床表现　①害怕被拒绝，对人际的极端焦虑与恐惧：患者极端害怕被人拒绝，对人际充满焦虑与恐惧。②人际交往或人际关系回避：患者常因对人际的恐惧而回避人际交往或人际关系；但对那些患者认为值得信任的人，仍然能够形成人际关系。

诊断　不少于下列4项及以上的症状：①因为害怕批评、否定或排斥而回避涉及人际接触较多的职业活动。②不愿意与人打交道，除非确定能被喜欢。③因为害羞或怕被嘲笑而在亲密关系中表现拘谨。④有在社交场合被批评或被拒绝的先占观念。⑤因为能力不足感而在新的人际关系情况下受抑制。⑥认为自己在社交方面笨拙，缺乏个人吸引力或低人一等。⑦因为可能令人困窘，非常不情愿地冒个人风险或参加任何新的活动。

鉴别诊断：与焦虑障碍、其他人格障碍与人格特征、其他躯体疾病所致人格改变、物质使用障碍相鉴别。

治疗管理　心理治疗是首选的策略。回避型人格障碍与社交恐惧症在症状上有一定的重叠，所以行为干预技术也行之有效。例如，用系统脱敏方法改善患者在人际环境中的情绪状态。行为复现方法也用于帮助患者学习处理人际引起的焦虑情绪；针对患者焦虑与社交技能的行为干预技术，已经取得了一些成果。

预后　害羞或回避行为本身是适应性的，但大多数情况下，回避行为会随着年龄的增长而逐步消失。那些最终发展成为回避型人格障碍的个体，可能是在成年早期发展正常的人际交往时，出现了某些意外，其害羞或回避的行为未能正常消退所致。因此，对儿童与青少年要慎用此诊断。另外，回避型人格障碍患者的症状被发现会随年龄的增长而缓解。虽然痛苦，但患者的求助率并不高，预后尚不清楚。

（张　宁　孙越异）

yīlàixíng réngé zhàng'ài

依赖型人格障碍（dependent personality disorder）　以过度需要他人照顾以致产生顺从或领队行为并害怕分离为特征的人格障碍。起病不晚于成年早期，存在于各种背景下。患病率为0.49%～0.6%。女性更多。

病因及发病机制　①家庭教养：过于保护或是专治的教养方式导致儿童独立能力发展的缺陷。例如，父母过度保护鼓励子女的依赖，而依赖又进一步带来父母更多的安慰和保护，进而引起依赖。②精神分析学派的学者则认为，依赖型人格障碍源自不良的依恋形成环境，如父母亡故、抚养者的忽视、拒绝等，导致个体有被抛弃的恐惧，进而引起依赖。

临床表现　①对自立的过度焦虑；患者会求助于他人来承担自己生活中的绝大部分责任；对独立的抉择往往焦虑不安，优柔寡断；往往需要大量的陪伴。②为了不被抛弃，往往在生理、心理上承受巨大的不情愿，但还是不敢提出任何反对意见。③严重的不自信，常认为自己是愚蠢和无助的。

诊断　下列5种及以上症状：①如果没有他人过度的建议或保证，便难做日常决定。②需要他人为其大多数生活领域承担责任。③因为害怕推动支持或赞同而难以表示不同意见（不包括对被报复的现实的担心）。④难以自己开始一些项目或做一些事情，因为对自己的判断或能力缺乏信心，而不是缺乏动机或精力。⑤为了获得他人的培养或支持而过度努力，甚至甘愿做一些令人愉快的事情。⑥因为过于害怕不能自我照顾而在独处时感到不舒服或无助。⑦在一段密切的人际关系结束时，迫切寻求另一段关系作为支持和照顾的来源。⑧害怕只剩下自己照顾自己的不现实的先占观念。

鉴别诊断：与其他精神障碍与躯体疾病、其他人格障碍与人格特征、由其他躯体疾病所致的人格改变、特质使用障碍鉴别。

治疗管理　相关研究十分有限。心理治疗是常采用的方式。但患者的依赖、顺从，往往会成为“理想的患者”，并进而依赖治疗师，使治疗变得更为复杂。

预后 儿童或青少年依赖行为是正常发育过程重要的组成部分，在儿童与青少年中做出此诊断需要十分谨慎。考虑到不同文化对依赖现象的定义，在判断时需要十分关注不同文化背景下对依赖的定义。只有那些与其发展水平或文化背景明显不匹配的依赖才被认为是异常的。依赖型人格障碍患者的症状特征，使其在心理治疗过程中往往较为配合，但这又影响了对其预后的观察。因此，该障碍的预后亦缺乏足够的资料。

（张　宁　孙越异）

qiǎngpòxíng réngé zhàng'ài

强迫型人格障碍（obsessive-compulsive personality disorder）

以沉湎于有秩序、完美及精神和人际关系上的控制，而牺牲灵活性、开放性和效率为特征的人格障碍。起病不晚于成年早期，存在于各种背景下。患病率为2.1%~7.9%。男性的患病率大约是女性的2倍。

病因及发病机制 遗传因素对强迫型人格障碍的作用很小。童年养育环境，如父母的严厉惩罚，特别是父母的情感淡漠，可能是强迫型人格障碍的原因之一。

临床表现 ①对规则的强迫性遵循：患者往往过分谨小慎微、严格要求、完美主义及内心有不安全感。患者很少对自己的成就感到满意。②社会功能受损：由于过于强调完美，患者往往难于在规定的时间完成工作；很难做出决定。③情感表达困难：患者对自身的情感存在表达困难，并且在别人眼中，往往太过于正经，生活严肃，过于谨慎和守礼。

诊断 表现为下列4项及以上的症状：①沉湎于细节、规则、条目、秩序、组织或日程，以致忽略了活动的要点。②表现为妨碍任务完成的完美主义。例如，因为不符合自己过分严格的标准而不能完成一个项目。③过度投入工作或追求绩效，以致无法顾及娱乐活动和朋友关系（不能用明显的经济情况来解释）。④对道德、伦理或价值观念过度在意、小心谨慎和缺乏弹性（不能用文化或宗教认同来解释）。⑤不愿意将任务委托给他人或与他人共同工作，除非他人能精确地按照自己的方式行事。⑥对自己和他人都采取吝啬的消费方式，把金钱视为可以囤积起来应对未来灾难的东西。⑦表现为僵化和固执。

此症应与下列疾病鉴别。①强迫症：强迫症具有真正的强迫思维和强迫行为；同时符合两种诊断时，可以做出两种诊断。②囤积障碍：当收藏成为极端时，应考虑囤积障碍；同时符合两种诊断时，可做出两种诊断。③其他人格障碍与人格特征：根据典型特征来区分不同人格障碍；适度的强迫性人格特征可能是具有适应性的，特别在那些奖励优异表现的环境中。只有该人格特质是缺乏弹性并导致适应不良，或严重的功能损伤，主观痛苦，才构成强迫型人格障碍。④其他躯体疾病所致人格改变。⑤物质使用障碍。

治疗管理 认知疗法和支持性心理治疗较常用。认知疗法将焦点集中在来访者的认知功能失调、仪式性动作（反复出现的、有固定模式的、带有仪式性意味的动作）、负性情绪、人际交往和自我认同上的问题。支持性的心理治疗对于强迫性人格障碍也很有帮助。

预后 强迫型人格障碍患者的症状特征使他们更能够长期坚持治疗，通过治疗获益的可能性也更大。预后较好。

（张　宁　孙越异）

fùxìng qínggǎn tèzhēng

负性情感特征（negative affectivity trait）

存在于人格障碍或人格困难中，主要表现为容易体验到广泛的负性情感的倾向。其常见的临床表现（可能分别出现于不同时间点，不同的个体身上）：容易体验到广泛的负性情感，但其频率与强度与环境不相称；所体验到的情感不稳定，并且对情绪的调节能力差；态度消极；自尊和自信低；疑心重。该分类仅与人格障碍类别（轻度、中度或重度）或人格困难结合使用。

（张　宁　孙越异）

fēnlí tèzhēng

分离特征（detachment trait）

保持人际距离（社会分离）和情感距离（情感分离）的倾向。常见临床表现（并非所有这些特点都会存在于某个特定时间的特定的人身上）：社会分离（回避社会交往，缺乏友谊，以及对亲密关系的回避），以及情感分离（保守、冷漠以及情绪表达和体验的限制）。该分类仅与人格障碍类别（轻度、中度或重度）或人格困难结合使用。

（张　宁　孙越异）

shèjiāo wěnluàn tèzhēng

社交紊乱特征（dissocial trait）

无视他人的权利与感受，以自我为中心及缺乏共情的倾向。常见临床表现：①以自我为中心。例如，权利意识，期待他人的赞赏，积极或消极的寻求注意的行为，只关心自己的需求、欲望和舒适。②缺乏共情。例如，漠视自己的行为可能给他人带来的麻烦，这些行为包括欺骗、操纵或剥削他人，刻薄和好斗，对他人的痛苦麻木不仁，为达目的冷酷无情。该分类仅与人格障碍类别（轻度、中度或重度）或人格困难结合使用。

（张　宁　孙越异）

tuōyìzhì tèzhēng

脱抑制特征（disinhibition trait）

无视潜在负性后果的行为冲动倾向。这种行为常常因某种内外刺激（如感觉、情绪或想法）而激发。个体的常见表现包括冲动、注意力分散、不负责任、鲁莽、缺乏计划（并不全部出现于某个时间的某个个体身上）。该分类仅与人格障碍类别（轻度、中度或重度）或人格困难结合使用。

（张　宁　孙越异）

qiángpòxìng tèzhēng

强迫性特征（anancastia trait）

偏执性地关注一些关于完美、对错的僵硬标准以及为确保符合这些标准而对自我和他人行为及环境的控制的倾向。常见表现包括：①完美主义。例如，关注社会规则、义务、是非标准；小心翼翼地关注详细的、严格的、系统的、日常规范、过度详细周密的安排；重视有组织、有序和整洁。②情绪和行为约束。例如，对情绪表达的严格控制、固执和僵化、风险规避、固执和过度的深思熟虑。该分类仅与人格障碍类别（轻度、中度或重度）或人格困难结合使用。

（张　宁　孙越异）

biānyuánxíng móshì

边缘型模式（borderline pattern）

以人际关系、自我意象、情绪情感方面广泛的不稳定，以及明显的冲动为特征的倾向。可用于描述那些存在人格困扰的人。存在下列表现（但不全部出现在同一时间同一个体身上）：①近乎疯狂地避免真实或想象中的被抛弃。②不稳定和紧张的人际关系模式。③身份认同障碍，表现为明显而持久的不稳定的自我意象或自我意识。④在高负面情绪状态下行为冲动的倾向，并导致潜在的自我伤害行为。⑤反复的自伤。⑥因为明显的情绪反应模式而造成的情绪不稳定。⑦慢性虚无感。⑧不适当的强烈的愤怒或愤怒控制困难。⑨在高情绪唤起情况下出现一过性的解离症状或类精神病性症状。该分类仅与人格障碍类别（轻度、中度或重度）或人格困难结合使用。

（张　宁　孙越异）

xìnggōngnéng zhàng'ài

性功能障碍（sexual dysfunction）

个体不能参与其所希望的性关系，并且该表现持续存在或者反复存在、给患者带来痛苦的功能障碍。又称性功能失调。该类障碍与心理社会因素密切相关，非物质/药物或躯体疾病所导致。女性较男性更容易发生性功能障碍（分别是43%和31%），发生率随着年龄的增加而增大。男性以勃起功能障碍为多（52%），早泄次之（30%～40%），性欲减退最少（15%）。女性中，性欲低下最常见（51%），其次是性唤起障碍（33%）和性交痛（16%）。男性性功能障碍的危险因素有高血压、前列腺体积增大和饮酒等。

该类障碍包括性欲减退、性欲缺失、女性性唤起障碍、勃起功能障碍、性高潮障碍、射精功能障碍、非器质性性交疼痛，还有其他性功能障碍与未特定的性功能障碍。其他性功能障碍，用于描述那些具有性功能异常的典型症状，引起个体具有临床意义的痛苦，但不完全符合性功能障碍中任一疾病诊断标准的情况。如果某种性功能异常不是器质性障碍或疾病所导致的，并且不符合任一特定性功能障碍诊断标准，临床工作者会使用“其他性功能障碍”这一诊断。一般在该诊断后会给出其特定原因如“性厌恶”。未特定的性功能障碍，用于描述某些非器质性障碍或疾病所致的性功能障碍，它们具有性功能障碍的典型症状，引起个体具有临床意义的痛苦，但不完全符合性功能障碍中任一疾病诊断标准。针对某些不符合任一种特定性功能障碍诊断标准的个体，当临床工作者不准备给出特定的原因，或因信息不足而无法做出更特定诊断时，会使用该诊断名称。

性功能障碍的病因复杂，是社会环境、个性特点、生活经历、应激事件以及躯体状况相互作用的结果。影响性功能的心理因素包括错误的性观念、性知识缺乏、既往性创伤或性虐待经历的影响、人格障碍、性伴侣及人际关系紧张和各种环境因素所造成的负面情绪等。文化因素如对性生活存在偏见，认为性交会耗损元气，主观上放弃或减少性活动，容易造成性压抑。

（许　毅）

xìngyù jiǎntuì

性欲减退（sexual hypoactivity，decreased libido，lack of sexual desire）

性幻想和对性活动的欲望持续地或反复不足，性行为表达水平降低和性活动能力减弱，性欲受到不同程度抑制的状态。

病因及发病机制　引起性欲减退的原因包括心理-社会因素、文化因素、教育等多个方面。常见原因包括与性伴侣的关系，如因长期相处导致的过度熟悉、失去性吸引力、未解决的冲突和频繁的争吵、沟通不畅、失去信任等；性生活本身的问题，如无法达到性高潮、勃起功能障碍、痛苦的性行为等；情绪问题，如焦虑、抑郁情绪等；婚姻内外遇问题等。

临床表现 持续地或反复地缺失（或缺乏）对性/情色的想法、幻想或对性活动的欲望。典型的性欲低下表现为对一切性表达方式和性行为不感兴趣，缺乏性幻想，缺乏主动性要求，几乎没有性冲动。

诊断 依据ICD-10和DSM-5的诊断标准，诊断一般采用以下几个要点：①上述临床表现频繁发生，仅在某些特定情况下不出现。②症状持续存在至少6个月。③上述症状引起个体（具有临床意义的）痛苦。④上述症状不能归因于其他非性功能方面的精神障碍，不是严重的人际关系困扰或大的心理应激导致的，也不完全是躯体疾病、物质/药物的作用引起的。

治疗管理 一般治疗包括正确的性教育，纠正错误的性观念、性偏见，了解正常的生理反应等。心理治疗可采用认知疗法、性行为疗法、暗示疗法等。性心理治疗的主要方式是通过咨询来完成的，最好在诊室内单独进行，尊重患者的隐私，应遵循配偶共同参与的原则。性行为治疗主要通过行为训练促进性表达、提高性快感体验，具体包括性快感集中训练、生殖器刺激训练及无需求性交训练等。

药物治疗根据性别，用药有差异。低剂量的雄激素（睾酮）对提高绝经后女性或绝经前低睾酮水平女性的性欲、性满足感有作用，但长期使用的安全性未知。曲唑酮，治疗有效，但部分个体存在短期不良反应。安非他酮对无抑郁症的女性性欲减退可能有效。睾酮替代疗法可用于治疗各年龄段的男性性腺功能减退引起的性欲低下。

预后 女性性功能障碍患者治疗的总体预后优于男性患者。

（许 毅）

xìngyù quēshī

性欲缺失（anaphrodisia，loss of sexual desire） 性幻想和对性活动的欲望无主动性要求或完全缺乏，性欲完全受到抑制的状态。性欲缺乏的病因及发病机制、诊断、治疗管理等可参见性欲减退。

（许 毅）

nǚxìng xìnghuànqǐ zhàng'ài

女性性唤起障碍（female sexual arousal disorder） 性兴趣的缺乏或减少导致女性不能发起或回应性活动的功能障碍。一般表现为缺乏性幻想，性活动期间快感的减少或缺乏，以及对内部或外部性相关信息的兴趣缺失或减少。女性性唤起障碍的患病率尚不清楚。在美国普通人群中，22%的女性对性兴趣较低。一项对29个国家的女性进行的调查显示，自我报告性兴趣低的人群占26%~43%。

病因及发病机制 引起女性性唤起障碍的因素主要包括生物因素、心理因素、社会因素。内分泌水平异常，如雄激素、雌激素和孕激素等可能与女性性兴趣低有关。雄激素可能起主要作用，作为雌激素合成的直接前体，它可以影响性欲、情绪。心理因素包括压力、两性关系、共患精神疾病和性虐待史等。在已婚女性中，与配偶的过度熟悉和两性关系制度化的感觉会导致欲望降低。社会因素方面，性行为的规范因地区和文化的差异而有所不同，经常在性行为中感到内疚和羞耻的女性，可能会表现为性欲低下和唤醒水平低。

临床表现 当普通女性受到性刺激时，她们会在心理和情感上感到性兴奋，也可能出现某些身体变化，如阴道释放提供润滑（导致潮湿）的分泌物、阴道口（阴唇）周围的组织和阴蒂肿胀、乳房肿胀等。在性唤起障碍患者中，通常的性刺激类型（如接吻、跳舞、观看色情视频和触摸生殖器）不会引起心理上或情感上的兴奋感，也可能不出现上述身体变化。

在生殖器型唤起障碍（特殊的性唤起障碍）中，不涉及生殖器的刺激（如观看色情视频）会使女性感到兴奋，但当生殖器受到刺激时（包括在性交过程中），女性不会体会到身体反应或者愉悦感。这种情况下生殖器刺激和性交可能是痛苦的，并且难以进行。

诊断 表现为以下至少3项症状：①对性活动缺乏兴趣（或兴趣减少）。②跟性有关的想法或性幻想缺乏（或减少）。③不进行性活动（或数量减少）。④在大多数性活动中性兴奋或愉快感缺乏（或减少）。⑤对任何内部或外部的性暗示缺少或者没有回应的兴趣，如伴侣尝试发起性活动时。⑥在几乎所有的性接触中（75%~100%），对生殖器或非生殖器的刺激没有感觉（或感觉减少）。

上述症状至少持续6个月，并且引起个体具有临床意义的痛苦。上述表现不能用其他非性功能相关的精神障碍来解释，不是某种心理应激（如家暴）引起的，也不能归因于某种物质/药物的效应或者其他躯体疾病。

治疗管理 局部润滑剂治疗

有助于帮助阴道润滑的不足，但是不能增强生殖器/阴蒂血流或激发生殖器感觉，并且不会影响心理的性兴奋。阴蒂治疗装置是美国食品药品监督管理局批准的治疗女性性唤起问题的治疗方法，这种小型手持设备通过抽吸机制增加阴蒂和阴唇区域的血管收缩，可增加阴道润滑和激发性感觉。

激素疗法包括雌激素治疗和替勃龙治疗。雌激素治疗对源自外阴阴道萎缩的性欲问题特别有效。替勃龙是一种19-睾酮衍生物和选择性组织雌激素活性调节剂，已在90个国家（不包括美国）推出使用，可用于增加性欲和生殖器润滑度。

心理治疗包括针对影响性欲相关因素的一般宣教、夫妻关系的增进（如增强身体和情感的亲密性）、沟通训练（关于性问题和性需求的开放交流）、功能失调信念的认知重构（如良好的性经历并不总是以性高潮结束）、性幻想训练（如训练人们发展和探索心理意象），以及焦点练习等。

预防 多采用为无性亲密接触留出时间，夫妻可以尝试在精神上将性和情感分开。阅读书籍或参加夫妻交流或按摩课程可以增强亲密感。对于大多数情侣来说，性生活要么会增进彼此的关系，要么会导致疏远。当一个伴侣对性生活的兴趣远远低于另一半时，建议在关系变得紧张之前寻求专业帮助。

（许　毅）

bóqǐ gōngnéng zhàng'ài

勃起功能障碍（erectile dysfunction）

成年男性具有性欲，性器官亦无器质性损伤或疾病，但无法勃起或不能保持足够的性勃起以进行性交的功能障碍。又称阳痿。偶尔的勃起障碍并不少见，尤其是男性在压力、疲倦或饮酒过量的时候。身体或者情绪问题引起的渐进性的或经常性的勃起障碍则需要治疗。一些已知的风险因素包括超过50岁、高血糖病史（糖尿病）、高血压病史、心血管疾病史、高胆固醇史、抽烟、使用药物或饮酒过量、肥胖、缺乏锻炼。勃起障碍的患病率随年龄增长而增加，美国的统计数据显示年龄小于60岁的男性发生率为12%，60～70岁的男性占22%，70岁以上的男性占70%。

病因及发病机制 正常的性生活需要身心共同努力。在性兴奋期间，神经释放化学物质，使血液流入阴茎的量增加并进入阴茎的海绵状肌肉组织（阴茎海绵体），该组织内的血压升高使阴茎坚固，引起勃起。任何原因导致这一过程被中断，即发生勃起障碍。除生理原因所致外，可能还包括抑郁、焦虑、两性关系冲突、生活/工作压力大、来自社会/文化或宗教冲突的压力、对性生活表现的过度担心等。

临床表现 主要表现为勃起困难，或在性活动中难以维持勃起，或者对性的兴趣减少。

诊断 在大多数情况下（75%～100%），与伴侣的性活动中出现下列症状中的至少一项：①性活动时勃起困难。②维持勃起直到完成性活动存在明显困难。③勃起的硬度明显降低。

上述症状至少持续6个月，并且引起个体具有临床意义的痛苦。上述表现不能用其他非性功能相关的精神障碍来解释，不是某种心理应激引起的，也不能归因于某种物质/药物的效应或者其他躯体疾病。

治疗管理 治疗方法包括药物治疗，如西地那非（伟哥）、伐地那非（艾力达）；部分植物药或补品，如人参、L-精氨酸；心理治疗；放松疗法，如瑜伽、按摩；针灸治疗；骨盆底肌肉训练等。

预防 健康的生活习惯可能会预防勃起障碍，并且在某些情况下会逆转这种情况。例如，经常锻炼、保持正常血压、注意饮食的营养均衡、保持健康的体重、避免酒精和香烟、减轻压力。

（许　毅）

xìnggāocháo zhàng'ài

性高潮障碍（orgasm disorder）

在几乎所有性活动中难以达到性高潮和/或性高潮感觉强度显著降低的功能障碍。此名称主要是针对女性相关的诊断，而男性相关的诊断是勃起功能障碍、早泄或者射精延迟。性高潮障碍可以是先天的，也可以是后天的，或者是情境性的；诊断性高潮障碍要考虑达到性高潮困难是否是性刺激不足引起的。该障碍患病率为10%～42%，具体取决于年龄、文化、病程和症状的严重程度。约10%的女性在一生中从没有经历过性高潮。

病因及发病机制 女性在手淫期间比在与伴侣进行性行为时更有可能达到性高潮。除药物/酒精及躯体疾病外，影响女性达到性高潮的因素包括焦虑；对妊娠、两性关系、身体健康和心理健康的担忧；社会文化因素，如性别角色期望和宗教规范；童年时期对性的消极态度，如性虐待或被强奸经历等。其他影响因素包括性活动中的无聊和单调、羞涩或尴尬、两性关系冲突或缺乏情感亲密等。

临床表现及诊断 在大多数情况下（75%～100%），女性在与伴侣的性活动中出现下列症状中的至少一项：①性高潮的显著延迟、频率减少或者完全没有。②性高潮感觉强度的显著降低。

上述症状至少持续6个月，并且引起个体具有临床意义的痛苦。上述表现不能用其他非性功能相关的精神障碍来解释，不是某种应激（如家暴）所导致的，也不能归因于某种物质/药物的效应或者其他躯体疾病。

治疗管理 关注评估患者的情绪状态。激素补充剂在治疗性高潮障碍中的作用存在争议，长期风险仍不明确。如果同时存在其他性功能障碍（如性欲缺乏或性交时疼痛），在治疗时需一并考虑。改善两性关系对治疗有帮助。将阴蒂刺激纳入性活动可能是女性达到性高潮所必需的。催眠疗法有时可探索和克服潜意识冲突，并最大限度地减少性焦虑。

预后 性治疗的成功率通常为65%～85%。年轻、情绪健康以及与伴侣建立了良好的关系预示着较好的预后。

（许 毅）

zǎoxiè

早泄（premature ejaculation）

性交之始即行排精，甚至性交前即泄精，不能完成正常性生活的功能障碍。在性活动中阴茎插入阴道后约1分钟内、早于自己预期之前即发生射精，该射精模式持续或反复出现并给个体带来痛苦。早泄是最常见的男性性功能障碍之一，其发生率为4%～39%。不同国家的男性从插入阴道到射精的持续时间在0.55～44.1分钟，该时间分布呈正偏态，中位数为5.4分钟。

病因及发病机制 早泄的病因不清。5-羟色胺可能参与了早泄的发生过程。大脑中5-羟色胺水平下降会使射精时间缩短，导致早泄。心理因素也是引起早泄的可能原因，包括抑郁、焦虑、自信心不足、既往性压抑史、对于性的负罪感、对性能力的不切实际的期望、两性关系问题等。

临床表现 早泄表现为在与伴侣的性活动中，早于自己或伴侣的预期就发生射精，并且这种情况反复或持续发生，影响性生活的质量、影响两性关系，给个体带来痛苦。

诊断 在大多数情况下（75%～100%）与伴侣的性活动中，在阴茎插入阴道1分钟内或早于自己的预期之前发生射精。上述情况反复或持续地发生（至少持续6个月），给个体带来具有临床意义的痛苦；上述表现不能用其他非性功能相关的精神障碍来解释，并且不是伴侣关系问题也不是某种心理应激引起的，也不能归因于某种物质/药物的效应或者其他躯体疾病。

治疗管理 心理治疗、行为治疗和药物治疗是治疗早泄的主要方法。心理治疗可以作为唯一的治疗方法，主要解决引起早泄的情绪问题、伴侣关系问题。行为疗法包括挤压法、“停止-启动”法等，指在刺激阴茎直到出现射精感时挤压阴茎或者停止刺激，直到射精感消失，而后再次刺激，重复上述训练过程以更好地控制和延迟射精。

尚无被批准的用于治疗早泄的药物。但有医师使用抗抑郁药，如氟西汀、帕罗西汀、舍曲林等治疗早泄，建议在性交前2～6小时服用上述药物，部分患者可能需要长期服用。部分用于延时的喷雾剂/霜可以延长射精时间。戴安全套（1个或多个）也可能有延时作用。

（许 毅）

fēi qìzhìxìng xìngjiāo téngtòng

非器质性性交疼痛（nonorganic dyspareunia）

女性在阴道性交之前、性交时或之后反复发生的生殖器疼痛或阴道痉挛，导致性交困难的功能障碍。又称性交痛、生殖器-盆腔痛/插入障碍。该障碍在各年龄阶段女性中的发生率为6.5%～45.0%，老年女性的发生率高于年轻女性。存在性交痛的女性在将卫生棉条插入阴道时可能不会感到不适。

病因及发病机制 该障碍可以是终身性的或者获得性的，其病因及发病机制不清。可能的致病因素包括心理应激或情绪问题，如抑郁、焦虑、对自己外表的过度担心等；伴侣关系问题，如性欲差异明显或缺乏沟通；个体既往的性虐待史；文化或宗教影响下的特殊的性态度等。

临床表现及诊断 该障碍的临床表现及诊断标准：①性交时阴道插入困难。②在阴道性交或者尝试插入时出现明显的阴道疼痛或盆腔疼痛。③在伴侣插入阴道之前、插入时或之后出现针对上述疼痛的显著的害怕或焦虑。④在伴侣尝试插入阴道时出现明显的紧张或者盆底肌肉收缩。上述表现持续至少6个月，并且引起个体具有临床意义的痛苦。该性功能异常不能用其他非性功能相关的精神障碍来解释，并且不是伴侣关系问题（如家暴）或某种心理应激所导致的，也不能归因于某种物质/药物的效应或者其他躯体疾病。

治疗管理 绝经后的女性，雌激素水平低导致阴道润滑不足而产生的性交困难可以使用润滑剂或含雌激素的乳膏或药物来治疗。其他的治疗方式包括行为疗法和心理治疗。例如，进行凯格尔运动训练以自主控制骨盆底肌肉的收缩和放松；使用塑料扩张器进行阴道扩张练习；与伴侣进行性方面的充分沟通；求助于性治疗师以改进性生活方式等。充足的前戏、使用润滑剂可以起预防作用。

（许 毅）

zuòzuòxìng zhàng'ài

做作性障碍（factitious disorder） 成人个体有意地不断假装、伪造、诱发或加重自己或他人症状的一类人格及行为障碍。该类障碍曾有多种命名。1951年，理查德·阿舍（Richard Asher）在总结多个案例的基础上，认为该类障碍与18世纪德国民间文学人物孟乔森（Münchhausen）擅长编造离奇故事的特征相似，故命名为孟乔森综合征（Münchhausen syndrome）；也曾被称为“病理性谎言综合征”或“住院癖”等。1977年，罗伊·梅多（Roy Meadow）报道2例由母亲在其子女身上人为制造疾病的案例，提出了孟乔森替身综合征概念。随后，此类障碍的概念超出原来的范围，分为“对自身的做作性障碍”和“对他人的做作性障碍”两种情况。

病因及发病机制 尚不明确。生物医学解释尚未有足够证据，没有发现明确的遗传倾向和家族聚集性。包括精神动力学在内的心理学解释和理解尚未成为共识。患者动机、意图特殊，流行病学调查不容易进行，无法获得真实和准确的患病率；患者很少看精神科医师，多数案例只与非精神科医师接触，但后者很少能够及愿意下诊断，大量被误诊、漏诊，所以也难进行医疗系统病案的分析。不同角度的观察提示，诸多相关因素中发现患者有比较突出的特征。例如，多数患者受过一定的医学训练或从事医疗职业；比较普遍地缺乏成熟而有适应性的应对能力。对他人的做作性障碍患者几乎都是受害儿童的亲生母亲，而且有一部分患者自己也是对自身的做作性障碍患者。患者常常是在大家庭里受到忽视的孩子，或是成长环境中缺乏培养成熟应对的条件。

临床表现 对自身的做作性障碍是指个体故意报告和表现出自身有躯体、心理或行为上的症状，也可以是在已有的障碍或疾病基础上故意加重症状或伪造、诱发其他症状，并且通常会寻求诊断、治疗，甚至在多处医疗机构接受检查和手术。但这种欺骗行为的直接动机并不是谋求显而易见的外在好处（如获得残疾赔偿或逃避刑事起诉）。患者并不遵守医嘱，冲动粗野，常常中断治疗，重又漫游、另寻诊疗。

对他人的做作性障碍又被称为替身做作性障碍，是指个体让另一个人（通常是对与自己有依赖关系的儿童）假装、伪造或故意在其身上诱发躯体、心理或行为上的症状、体征，甚至故意损伤，或在已有的障碍或疾病基础上故意加重症状，或诱发其他症状，使得此人表现为病态、受伤或功能受损的患者，然后带此人寻求诊疗。对此种情况进行诊断的是实施造假的个体，而非被其操控、伤害的对象。其动机也不是谋求显而易见的外在奖赏或激励。

两种障碍都极易引发医患关系、法律层面的问题，尤其是对他人的做作性障碍或发生于军队中的案例，最有可能成为司法案件。

诊断 做作性障碍概念、诊断标准还在变化中，ICD和DSM两大诊断系统在“对自身的做作性障碍”的认定方面有一定共识，但ICD-10没有“对他人的做作性障碍”亚型，而且对其有不同的分类安排，将其分在成人人格与行为障碍中，而DSM-5已经将其置于躯体症状障碍大类中。

进行诊断和鉴别诊断的要点是判断患者故意制造症状、体征的有意程度，以及是否存在因进入患者角色而获利的动机。①需与“诈病”做鉴别：二者都呈现病态，但做作性障碍患者的动机不是有意识的，常常模糊不清，不是为了谋求现实好处，而“诈病”则是由显而易见的外在奖赏或激励所驱动，有意图谋好处。②需鉴别的是出于“心理原因渲染躯体症状”或“补偿性神经症”：这类患者有意制造病态的强度不如做作性障碍和诈病，获利动机为继发性，因为确实先有躯体疾病及相应的可理解的心理痛苦，后来可能因有吸引关注、获得赔偿的动机而变得夸张或持久，即使后来获得补偿也不一定很快消失。③需与分离转换障碍鉴别：分离转换障碍并非有意制造疾病表现，也没有故意谋取好处的动机。④其他需鉴别情况：还有躯体症状障碍、疑病障碍、边缘型人格障碍，以及隐瞒自杀动机的自杀自伤者，等等。

治疗管理 ①从医疗角度控制已有的身体损伤，并尽快识别、诊断，避免受到由患者人为制造的临床情况的影响而继续实施无必要的、有创的医疗干预，减少患病、受伤和死亡的风险。为达此目的，需要处理好医护人员自身的反移情反应，避免指责、拒绝患者。②请求精神科医师会诊、转诊。在开始阶段，以“看破不说破”的态度，坚定而又温和、艺术地处理患者在人格、情绪、防御机制及应对等方面问题。须注意保持良好的治疗联盟，避免攻击性、教化说服性的沟通方式。可以采用“治疗性双重束缚”进行悖论干预——告诉患者：如果你的病是真的，我们的治疗应该有效；如果治疗后没有改进，那就是人为做作出来的。同样可以保全患者“面子”的方法还有对患者进行自我催眠训练或生物反馈训练，让患者获得对身体疗愈的控制感，而不是通过施加或加重身体伤害而获得控制感。随后较长期的精神科治疗应处理相关的精神病理问题及社会适应问题，防止复发。此方面的处理往往涉及伦理、法律问题，包括在保护患者权益、尊重其隐私权的同时，要在获得患者知情同意的情况下，向有关亲属、医疗机构及部门，例如急诊科或患者既往常去的科室，进行通报。

处理对他人的做作性障碍患者时，首要任务是在明确诊断后，立即在医疗机构内及社会管理、服务机构建立协调处理机制，提供当前的和以后长时期内对受害人的保护，包括住院医治已有创伤；与作案人分离，避免进一步的伤害甚至死亡。对实施伤害的成人要同时进行法律和医学、心理学处理。

预后　“装病”的行为并不少见，其中很多可以理解和可以改善的境遇性行为，或作为症状的一部分并发于轻性精神障碍，总体上预后不差。但符合“对自身的做作性障碍”诊断标准的患者多数预后不理想，病程持续，可迁延数十年，且因不断有躯体损伤而有较高的疾病发生率及死亡率。此特点适用于既有（过）对自身的做作性障碍，又有对别人的做作性障碍的成年作案者。至于后者的受害人（主要是儿童），预后取决于能获得的综合性保护和康复措施。如果及时停止对儿童的伤害，让其脱离施害的患者，并且得到健康近亲或收养家庭、寄养家庭的恰当养育，获得社会福利政策支持，则有可能健康成长。如果施害的患者与受害人是亲子关系，而患者的婚姻得到改善，受害儿童也可能有较好的预后。

（赵旭东）

shénjīng rènzhī zhàng'ài

神经认知障碍（neurocognitive disorder）　以获得性认知功能损害为主要特征的精神障碍。认知功能损害由脑实质病变或损伤引起，特点是大脑存在肯定的病理生理和形态结构变化，与神经认知障碍有明确的因果联系。发病原因可为神经退行性变、脑血管病、脑部感染、肿瘤、外伤等。另外两种情况不归属于神经认知障碍的诊断范畴，但存在突出的认知功能障碍，需要进行区分：其一，各种原因导致的神经发育过程受阻，DSM-5和ICD-11中称为智力发育障碍，既往称为精神发育迟滞，其核心特征为发育性认知功能缺损。其二，伴随各种精神疾病出现的认知功能损害，如精神分裂症、双相障碍、物质中毒或成瘾等，其核心特征为继发性认知功能损害。

认知障碍可以表现为一个或多个认知领域功能损害。主要的认知范畴见表1，了解认知范畴有助于理解该类疾病的特点。同时，神经认知障碍也会影响整体精神活动，表现为精神病性症状、情感症状、行为紊乱和人格改变等，谵妄、痴呆和遗忘综合征是最常见的神经认知障碍综合征。这些临床表现往往根据病程进展的速度、病变部位和程度而变化。起病急骤，病变范围广，常表现为谵妄障碍；而进展缓慢者则常表现为记忆障碍、人格改变或痴呆综合征。

（孙新宇）

zhānwàng

谵妄（delirium）　非特异性病因导致的以意识和注意改变为核心特征的脑功能活动紊乱综合征。又称急性脑病综合征。可见于任何年龄，在老年人和躯体疾病严重的患者多见。出现谵妄的患者死亡率较高、认知功能损害更持续更严重。

病因及发病机制　多因素综合作用构成谵妄的病因学基础。易感因素包括高龄、认知功能损害、严重躯体疾病或脏器功能失代偿（如感染、心力衰竭、癌症、脑血管病等）、视听障碍、营养不良、水电解质失衡、药物/酒精依赖等。促发因素包括手术、外伤、严重生活事件、疲劳、睡眠不足、

表1　主要的认知范畴

名称	评估
复合注意	持续性注意、选择性注意、分配性注意等
执行功能	计划、决策、工作记忆、反馈/误差矫正、克服习惯/抑制、精神/认知弹性等
学习记忆	瞬时记忆广度、近期记忆（自由回忆、线索回忆、再认）、其他（语义记忆、自传体记忆、潜隐记忆）等
语言	表达性语言（命名、找词、言语流畅性）、语法和句法、感受性语言等
知觉运动	视觉知觉、视觉构造、知觉运动、实践和知觉整合等
社会认知	情绪识别、心理理论

外界刺激过少或过多、环境恐怖陌生单调等。药物也是谵妄发生的重要影响因素，如镇痛药、抗生素、抗胆碱能药、抗惊厥药、抗帕金森药、镇静催眠药、抗精神病药、抗抑郁药、中枢兴奋剂、皮质醇激素、抗肿瘤药等。

发病机制不完全清楚。“应激-易感模型”假说认为在一种或多种易感因素存在的情况下，大脑功能储备下降，当有促发因素影响大脑内环境，导致脑内神经递质、神经内分泌和神经免疫损害的急性变化就可能引起谵妄。如果基线易感性低，即使明显暴露于促发因素中也很难发生谵妄；反之，如果易感性很高，促发因素很微弱谵妄也会出现。有临床证据支持神经递质失平衡假说，即多种病理生理因素导致神经递质绝对和相对水平发生改变，造成脑功能活动异常，引发一系列临床症状，包括胆碱功能降低、多巴胺的过度活动、γ-氨基丁酸和5-羟色胺的水平变化；其他特定病因所致的谵妄与中毒、应激、信息输入障碍等因素有关。

临床表现 谵妄表现为意识及注意改变以及在此基础上的感知觉、思维、情感、认知、行为紊乱，通常起病较急，呈波动性病程。①注意和意识障碍：核心症状。对环境的感知清晰度下降，唤起不足；注意的指向、集中、维持、转换困难。②定向障碍：不能辨识周围环境、人物甚至自我。③记忆损害：累及短时和长期记忆，因谵妄程度不同有差异。④语言障碍：命名性失语、言语错乱、理解力受损、书写和找词困难等，也可出现言语流畅性困难，言语不连贯。⑤感知觉障碍：可有大量的、生动逼真的、鲜明的、形象性的错觉及幻觉，以视觉障碍为主。⑥思维过程异常：接触性离题、病理性赘述甚至思维破裂。⑦妄想：被害妄想最常见，相对不系统，呈片段性多变，可与幻觉有关联。⑧情感改变：情绪稳定性差，可有焦虑、淡漠、愤怒、烦躁不安、恐惧等。⑨运动异常：活动减少或明显的紊乱性兴奋，出现恐惧、紧张、兴奋、冲动等。⑩睡眠-觉醒节律紊乱：白天觉醒不足和夜间睡眠紊乱，有时连续嗜睡或持续不眠，24小时睡眠觉醒周期的瓦解。

临床类型：根据精神活动表现可以分为3种类型，即高活动型、低活动型和混合型。高活动型通常活动水平增高，兴奋、丧失对行为的控制，警觉性增高，言语量多，幻觉妄想多见，一般死亡率较低，治愈率较高。低活动型容易被忽视，通常活动水平降低，反应迟缓、淡漠，言语少，嗜睡较多，与组织缺氧等代谢紊乱病因有关，预后较差。混合型有以上两种类型交替或混合表现。

诊断 依据典型的临床特征结合病史特点、躯体检查、精神检查及相关辅助检查首先明确谵妄综合征诊断，进一步找寻可能的诱发和促发因素，形成病因学诊断。

辅助检查 谵妄可以因为原发病的不同出现相应的实验室和辅助检查异常。脑电图是谵妄诊断和鉴别中相对重要的辅助检查手段，谵妄的脑电图特点为优势后节律变慢或缺失，θ或δ波弥散、背景节律结构差以及睁闭眼反应消失等。

鉴别诊断 谵妄伴有明显幻觉妄想、言语行为紊乱及情感紊乱，需要鉴别精神费分裂症和伴有精神病性症状的情感障碍；谵妄表现为明显的认知功能损害，需要鉴别阿尔茨海默病和其他类型的痴呆；谵妄起病急，并有恐惧紧张等情绪反应以及意识状态改变，需要鉴别急性应激反应。

治疗管理 谵妄的处理涉及针对病因学的处理、精神症状治疗以及危险因素控制等多个方面，治疗措施包括非药物干预和药物干预。

对因治疗 根本性治疗措施。积极找寻素质性和诱发因素，针对这些因素采取处理措施。如果谵妄与心理社会因素有关，应去除心理及环境等因素，加强心理干预。

对症治疗 对行为紊乱突出的活动增多型谵妄患者可应用抗精神病药改善谵妄症状。苯二氮䓬类药物一般只用于酒精和镇静催眠药戒断所致的谵妄。活动减低型谵妄的治疗以病因和支持治疗为主。

照料和看护 尽量保持患者及其周围环境安全，环境刺激最优化以及减少感觉障碍的不良影响，运用定向技术、给予情感支持，减少和防范伤害行为等都有助于谵妄的恢复。在治疗谵妄状态的同时，要向患者家属解释病情并取得积极配合，保证患者的安全防止意外发生，鼓励患者在短暂的神志清醒期间进行适当的交流等。

预防 采取定向指导、治疗认知损害、减少精神药物使用、增加活动、促进睡眠、保持营养，以及水电平衡、提供视觉听觉辅助等措施，控制谵妄危险因素。建立老年健康咨询，有针对性的健康教育也会减少伴有躯体疾病老年患者谵妄的发生以及改善谵妄造成的功能损害。

预后 与原发病和患者基础健康状况等相关。多数短期内完全康复；慢性谵妄持续时间可达数周至数月或呈波动性（老年人较多）；进展为慢性脑病综合征，残留认知损害及人格改变等器质性损害症状；疾病进展可出现意识障碍加重或并发其他疾病，甚至脏器功能衰竭死亡。

（孙新宇）

qīngdù rènzhī sǔnhài

轻度认知损害（mild cognitive impairment） 介于正常衰老和痴呆之间的认知功能损害状态。又称轻度神经认知功能障碍。随着年龄增长，部分老年人认知功能继续保持完好；部分老年人出现正常老化，认知功能改变轻微，不构成疾病状态；还有部分老年人存在一个或多个认知领域的认知功能损害，但个体的社会职业或日常生活功能未受影响，亦不能由已知的医学或神经精神疾病解释，是介于正常老化与轻度痴呆之间的一种临床状态，即轻度神经认知功能障碍，痴呆转化率高于正常老年人。

病因及发病机制 人口学因素（年龄、性别、家族史等）、遗传学因素（载脂蛋白、早老蛋白1、早老蛋白2、tau蛋白、β淀粉样前体蛋白及Notch3基因等）、生活方式（如吸烟、不合理饮食、缺乏锻炼及社会退缩等）及个人史（如教育水平低下、头部创伤、精神疾病等），是导致及加剧轻度认知损害的危险因素。各种血管性危险因素如动脉粥样硬化、脑卒中、高血压、冠心病、心房颤动、血脂异常、糖尿病等，也是轻度认知损害的危险因素。

临床表现 记忆力、语言功能、注意力、执行功能、视空间结构功能、计算力等一个或多个认知领域的功能减退，有主观感受且客观认知功能测查证据。

临床类型：分为遗忘型和非遗忘型。遗忘型主要表现为记忆力下降，特别是情景记忆损害，但轻微或不恒定，也可伴有语言和执行功能损害，转化为阿尔茨海默病可能性较大。非遗忘型以执行功能下降，情感行为改变较突出，可能转化为其他痴呆类型。

诊断 1999年，美国学者彼得森（Petersen）等最早提出轻度认知损害的诊断特征：①有主观记忆方面的主诉。②一般智力仍保存。③认知功能检查有记忆障碍存在。④日常生活功能未受损。⑤无痴呆。

2004年轻度认知功能损害国际工作组，在共识基础上确立以下诊断要点：①由本人及/或家属成员提供的认知障碍的主诉。②无痴呆。③有正常功能活动的改变。④有任一认知领域功能的下降。⑤一般功能仍保存但日常生活方面的困难可能有所增加。

DSM-5中，轻度神经认知障碍被界定为：①在一个或多个认知领域内与先前表现水平相比存在轻度的认知衰退。②认知缺陷不干扰日常活动的独立性。③认知缺陷不仅仅发生在谵妄的背景下。④认知缺陷不能用其他精神障碍来更好解释。

辅助检查见*痴呆*。鉴别诊断需考虑造成认知功能下降的其他因素如老年期抑郁障碍、谵妄等。

治疗管理 应积极治疗危险因素相关疾病，不推荐促认知药物治疗。

预后 类同痴呆。中老年人积极控制高血压、参加体育锻炼、保持社会参与、减少吸烟、改善视听力损害、控制糖尿病和肥胖等有助于预防或延缓轻度认知损害的进展。

（孙新宇）

qìzhìxìng yíwàng zōnghézhēng

器质性遗忘综合征（organic amnesic syndrome） 以特殊、持久记忆损害为突出表现，伴既往功能水平下降，同时有明显的社会或职业功能受损的综合征。简称遗忘综合征。遗忘是因丘脑内侧以及其他中线间脑结构或内侧颞叶等损伤引起的，内侧颞叶受损的病例典型表现是“纯粹的”遗忘，定向力障碍或虚构是丘脑和间脑损害的特征性症状。遗忘综合征的主要特征表现为情景记忆的损害，可以出现时间定向障碍、自传体记忆信息丧失、对言语和视觉材料的严重顺行性遗忘以及自知力缺失。瞬间记忆无损害但数分钟后便不能忆及，学习新知识大多明显损害，久远的记忆保存得较好，可见情感迟钝和意志缺乏。另一个典型的特征是虚构，其记忆的空缺部分由生动详尽的内容加以填充，通常是最近活动的虚构，患者相信其真实发生过。主要有以下两种类型。

科尔萨科夫综合征（Korsakoff syndrome）：是遗忘综合征最常见的类型，通常因继发于酒精滥用的烟酸缺乏引起，偶尔由其他原因所致，如因妊娠剧吐和严重营养不良，常发生在韦尼克脑病（Wernicke encephalopathy）之后。韦尼克脑病表现包括谵妄、共济失调、瞳孔异常、眼球震颤、眼外肌麻痹和周围神经病变。其他引起遗忘综合征的原因包括肿瘤、丘脑内侧梗死（间脑性遗忘）和脑炎。只要怀疑科尔萨科夫综合征可立即给予维生素B_1治疗以及一般的营养支持、监测并处理酒精戒断症状。从长远看，由于持久的遗忘综合征会明显损害患者的正常活动和自我照顾能力，对这些患者需要采取大量的康复和支持措施。

短暂性全面性遗忘（transient global amnesia，TGA）：为突发性、局灶性顺行性遗忘，发作持续时间15分钟至24小时。该病存在大脑局灶性一过性低灌注或高灌注改变。TGA患者显得迷惘，需要反复再定向，但觉醒程度无障碍，个人身份判断基本准确，程序性记忆也保留，如患者在发作时仍可以熟练驾车。除了记忆障碍之外，神经系统检查基本正常。TGA通常可完全恢复。

（孙新宇）

chīdāi

痴呆（dementia） 大脑病变引起的以认知功能障碍为核心特征的获得性智力损害综合征。又称慢性脑病综合征。临床特征为记忆、理解、判断、推理、计算和抽象思维多种认知功能减退，可伴有幻觉、妄想、行为紊乱和人格改变。严重影响工作、生活和社交能力，意识一般无异常。广义的痴呆指18岁以后出现的智力减退，40岁以前发病少见，60岁以后发病率上升。多数调查结果显示，65岁以上人群痴呆患病率为4.0%~9.6%。痴呆的患病率、发病率及痴呆各亚型都随增龄而急剧上升，80岁以上老人患病率可高达20.0%。性别和痴呆患病率之间关系尚无定论。痴呆可在脑血管病、脑外伤后、感染后发病，但多数起病潜隐，进展迟缓，也可呈阶梯形式发展，或在一段时期内相对静止。

病因及发病机制 痴呆的病因大致分为三大类。第一类为原发神经系统疾病导致的痴呆，如神经系统变性性痴呆（阿尔茨海默病等）、血管性痴呆、炎症性痴呆、正常压力脑积水、脑肿瘤、外伤、脱髓鞘疾病；第二类为神经系统以外疾病导致的痴呆，如甲状腺功能低下、维生素缺乏等；第三类为同时累及其他脏器的疾病导致的痴呆，如艾滋病、梅毒、肝豆状核变性等。年龄、基因型、轻度认知损害、高血压、吸烟、抑郁等是痴呆的危险因素。低血脂、微量饮酒、雌激素、食用抗氧化剂、休闲的生活方式、社会活动或积极的社会支持网络可能是痴呆的保护因素。

痴呆发病机制未完全明确。不同类型痴呆可能涉及相似及不同病理特征和病理机制，常见变性性痴呆的病理学特征见表1。多种发病机制假说有胆碱功能低下假说、炎症和免疫假说、基因突变假说、淀粉样蛋白假说、氧化应激假说及兴奋性毒性假说等。

临床表现 核心表现为认知功能障碍，往往还伴精神行为症状及日常生活能力的下降。不同类型痴呆的发病形式、病程特征、临床表现和预后也各有特点。

阿尔茨海默病 最常见的痴呆类型，起病隐袭、进行性发展的慢性神经退行性疾病，临床上以记忆障碍、失语、失用、失认、执行功能等认知障碍为特征，同时伴有精神行为异常和社会生活功能减退。1906年，德国神经精神病学家阿尔茨海默（Alzheimer）发现了首例患者，在对患者进行大脑病理解剖时发现了该病的特征性病理变化即老年斑、神经元纤维缠结和神经元脱失。阿尔茨海默病曾被称为早老性痴呆和老年性痴呆，一般将65岁以前发病者称早发型，65岁以后发病者称晚发型，有家族发病倾向的称家族性，无家族发病倾向的称散发性。符合临床诊断标准的阿尔茨海默病病程为10年左右。根据疾病的发展可将阿尔茨海默病分为轻度、中度和重度。

阿尔茨海默病的认知功能损害通常包括：①记忆障碍。新近学习的知识很难回忆；事件记忆容易受损，比远记忆更容易受损；近记忆减退常为首发症状。②语言障碍。语言内容空洞、重复和赘述，有找词困难、命名障碍和

表1 某些变性性痴呆的病理学特征

疾病	病理特征
阿尔茨海默病	淀粉样蛋白/tau蛋白病理
路易体痴呆 帕金森病性痴呆 多系统萎缩	α-共核蛋白病理
额颞叶痴呆 进行性核上性麻痹 皮质基底节变性	tau蛋白病理
亨廷顿病 脊髓小脑性共济失调	三核苷酸重复片段
肝豆状核变性 哈勒沃登-施帕茨病（Hallervorden-Spatz disease）	中毒/代谢性
异染性脑白质营养不良	脑白质营养不良
克罗伊茨费尔特-雅各布病（Creutzfeldt-Jakob disease，CJD） 变异性克罗伊茨费尔特-雅各布病（牛海绵状脑病） 格斯特曼-施特劳斯勒尔-沙因克尔综合征（Gerstmann-Straussler-Scheinker syndrome，GSS综合征） 致死性家族型失眠症（丘脑痴呆）	朊蛋白相关的痴呆

语法句法错误，还有对词汇、语句的理解困难。③失认症。为视觉失认、听觉失认和体感觉失认。④失用症。可为观念性失用症、观念运动性失用症和运动性失用症。⑤执行功能障碍。多种认知活动不能协调有序地进行。阿尔茨海默病的精神行为症状包括失眠、焦虑、抑郁、幻觉、妄想等，大致可归纳为神经症性、精神病性、人格改变、焦虑抑郁、谵妄等症状群。少数阿尔茨海默病患者有锥体外系受损的体征。重度或晚期患者可出现原始性反射如强握、吸吮反射等。晚期患者最明显的神经系统体征是肌张力增高，四肢屈曲性僵硬呈去皮质性强直。

血管性痴呆 1993年，加拿大海金斯基（Hachinski）教授首次提出了血管性认知功能障碍的概念，指脑血管病危险因素（如高血压、糖尿病、高脂血症等）、明显的脑血管病（如脑梗死、脑出血等）和/或不明显的脑血管病（如白质疏松、慢性脑缺血等）引起的不同程度认知功能障碍综合征，血管性痴呆为其中认知损害严重程度达到痴呆的诊断标准。临床表现很大程度上取决于脑损伤的部位，通常突然起病、波动或阶梯样病程伴局灶神经功能缺失。认知功能受损主要表现为注意、执行、语言、视空间能力、记忆和学习等方面的受损。大血管病变一般导致多发性皮质梗死和灶性皮质痴呆综合征等，如大脑中动脉供血区受损常表现为失语和偏侧忽视等，大脑前动脉供血区受损常表现为无动性缄默和淡漠等，后循环供血区受损常表现为遗忘、失算和失认等。高血压和糖尿病等所致的小血管病变则主要表现为皮质下痴呆，其特征为执行功能障碍、信息处理速度减慢、注意力不集中、帕金森病样症状、步态改变、尿失禁和假性延髓麻痹等。血管性痴呆患者的精神行为异常多表现为抑郁、淡漠、人格改变、精神运动迟缓、情感脆弱等。其中以抑郁最常见，特征表现为始动性差和精神运动迟缓等，而非突出的情绪低落。

路易体痴呆 1961年，冈崎（Okazaki）等首先对以路易小体为病理特征的一组痴呆患者进行了详细描述，该类疾病曾分类为弥漫性路易体病、皮质路易体病、老年痴呆路易体型、阿尔茨海默病路易体变异型等，后统一称为路易体痴呆。该病是以波动的认知功能障碍、鲜明生动的视幻觉以及帕金森综合征为主要临床表现，以路易小体为主要病理特征的神经系统变性疾病。在老年人群神经系统变性疾病中较常见，占痴呆患者数的4%～30%，人口患病率为1%～5%，仅次于阿尔茨海默病。认知功能的波动性伴视听幻觉和偏执妄想的急性意识错乱也是其特征，抑郁症状也非常常见。路易体痴呆的患者同时有锥体外系症状，有时会经常跌倒和/或出现短暂的不能预期的意识丧失，对抗精神病药不耐受。

额颞叶痴呆 一组局限性脑皮质损害所致神经退行性变性疾病，其特征为进行性精神行为异常、执行功能障碍和语言损害，其病理改变为选择性额叶和/或颞叶进行性萎缩。国际上将额颞叶痴呆主要分为三种临床亚型：以显著行为改变为特征的行为变异型额颞叶痴呆、进展性非流畅性失语、词义性痴呆。临床病理研究显示额颞叶痴呆是非阿尔茨海默病型痴呆的重要原因，仅次于路易小体痴呆，是神经系统变性疾病痴呆的第三常见病因，约占痴呆患者的3%～16%。变异型额颞叶痴呆是额颞叶痴呆最常见的亚型，最具有特征性的症状是人格改变、神经精神症状，包括显著的易激惹；不合逻辑的判断；冲动控制力缺乏，言语冲动；脱抑制；不遵守社会规范规则，也可见坐立不安和性欲亢进。一些患者以社会退缩和明显的抑郁作为首发症状，可以出现在显著认知功能下降之前。临床上容易被误诊为精神疾病。额颞叶痴呆常叠加运动神经元病或锥体外系疾病，如皮质基底节变性、进行性核上性麻痹。

精神活性物质/药物所致痴呆 使用精神活性物质或药物导致的神经认知障碍综合征。在欧美国家相对常见，在慢性重度酒精使用障碍患者中估计最终约10%会出现神经认知障碍，临床诊疗和认识相对不足。酒精性痴呆继发于酒精对中枢神经系统的直接神经毒性，患者有长期饮酒史，除表现学习、记忆、执行功能等认知领域损害外，还可以出现幼稚、冲动、不注重礼节、社会责任感降低等人格改变，以及震颤、共济失调等神经系统症状体征。戒酒后有些患者认知功能可有一定程度改善，停止饮酒6个月后仍无改善提示为慢性、不可逆损害。酒精过量使用和突然戒断还可以出现谵妄，以及科尔萨科夫综合征，也属于神经认知障碍。

帕金森病性痴呆 帕金森病患者在疾病进展过程中因认知损害逐渐加重出现的痴呆综合征。认知损害是帕金森病常见的非运动症状，在帕金森病患者中可达30%，预计65岁以上人群中帕金森病性痴呆的患病率为0.2%～0.5%。主要特点为皮质下认知损害为主，以执行功能、注意缺陷

和视空间功能障碍为首发症状，信息处理速度减慢、情绪障碍、语言障碍突出，记忆减退也是常见表现，有突出的帕金森病相关症状。该类型痴呆与路易体痴呆有相似的病理基础和临床特征，诊断区分在于帕金森病性痴呆出现在帕金森病诊断 1 年以后认知损害。

亨廷顿病性痴呆 亨廷顿病是常染色体显性遗传皮质基底节退行性疾病，由位于 4p16.3 区域的 IT15 基因内 CAG 三核苷酸重复序列异常扩增所致。主要临床特征是家族史、运动异常和认知功能障碍。平均发病年龄为 40 岁，无明显的性别差异，平均生存期为出现运动症状后的 15～20 年。疾病的早期以神经认知功能损害和精神行为异常为主，表现为执行功能损害，焦虑抑郁、脱抑制、冲动激越、情感淡漠以及自知力缺失是疾病异常的精神障碍，患者独立生活能力得以保留。疾病的中晚期运动障碍，包括自主运动障碍和出现不自主运动，以舞蹈样症状为典型，此外还常见肌张力障碍姿势反射消失、运动迟缓和肌强直；社会功能受损，甚至日常生活完全依靠他人料理；神经认知功能和精神症状加重全面恶化。检测 IT15 基因 CAG 重复次数大于或等于 40 时可以帮助诊断。疾病后期影像学可见基底节萎缩，以尾状核头部萎缩最明显，双侧侧脑室前角扩大。

人类免疫缺陷病毒感染所致神经认知障碍 又称 HIV 相关性神经认知障碍，在 HIV 感染者中的患病率为 15%～50%。HAND 中各类疾病的患病率由无症状神经认知功能障碍、HIV 相关性轻度认知功能障碍到 HIV 相关性痴呆的患病率分别为 30%、20% 和 2%～8%。临床特点为起病隐匿，进展缓慢，容易漏诊。早期表现包括短时记忆减退、反应变慢、阅读和理解障碍，表情减少等，此后会出现步态不稳、震颤以及精细动作能力的下降。其他表现包括眼球运动障碍、腱反射增强等。发展到痴呆的患者出现更广泛的功能障碍，常伴有肌病和外周神经病变，并出现性格改变，行为异常。患者常对自身的认知障碍有清醒的认识；不伴有失语症和失用症。系统的神经心理测验提示有注意力、信息处理速度、学习、记忆、工作记忆、词语流畅、精细运动和执行功能等领域损害。

朊粒相关疾病 变异的具有传染性朊粒（prion）引起、可传递的散发性中枢神经系统变性疾病。传递可通过直接接触受感染的神经组织或血液。已知的人类朊粒相关疾病包括 CJD、库鲁病、GSS 综合征、致死性家族型失眠症等。主要神经症状包括痫性发作、共济失调，精神症状如幻觉妄想、快速进展性认知功能障碍等。CJD 是人类朊蛋白病的一种，分为 4 种类型，即散发性（sCJD）、变异性 CJD（vCJD）、家族性（fCJD）、医源性（iCJD）。其中，sCJD 占绝大多数，主要临床表现为快速进展性痴呆、肌阵挛、锥体/锥体外系功能异常、视觉小脑功能障碍等临床症状和体征，MRI 弥散加权成像（MRI-DWI）/FLAIR 序列上所见异常高信号、脑脊液中 14-3-3 蛋白神经元特异性烯醇化酶，以及变异的 tau 蛋白出现并增多，脑电图显示弥漫性慢波背景出现周期性波形固定的阵发性或暴发性尖波、三相波或多相波为典型的周期性复合波。病程一般 6 个月到 2 年。

正常压力脑积水所致痴呆 多起病于老年人，在非进行性脑膜和室管膜疾病基础上脑积水进行性发展，形成脑脊液产生、吸收、转运的动态平衡，出现特征性的三联征，即步态不稳、痴呆和尿失禁。痴呆处有记忆力下降外，还可以有疲劳感、情绪不稳、缄默、紧张及幻觉妄想、抑郁状态等。头部 MRI 检查示脑室扩大、大脑导水管扩张。

创伤性颅脑损伤所致痴呆 由创伤性颅脑损伤导致的痴呆综合征。创伤性颅脑损伤又称脑外伤，是最常见的脑损伤形式。急性脑损伤后可以出现谵妄，表现为注意和意识障碍。急性意识障碍恢复后，患者可以有顺行性和逆行性遗忘，记忆减退、定向力障碍、注意力障碍，严重损伤患者认知恢复不完全，可能进展为痴呆，并伴有人格改变。

其他疾病所致的痴呆 许多躯体疾病可以导致痴呆，来自病史、体格检查、实验室发现的证据表明，痴呆是躯体疾病的病理生理结果，又不能以其他精神障碍和特定的痴呆类型解释。这些疾病包括结构性病变如原发或继发的脑肿瘤、心力衰竭所致的低灌注缺氧、内分泌疾病如甲状腺功能低下、营养疾病如糙皮病所致痴呆、其他传染性疾病如神经梅毒、免疫疾病如系统性红斑狼疮、肝或肾衰竭、代谢性疾病如异染性脑白质营养不良、遗传疾病如唐氏综合征、重金属或毒素如肝豆状核变性、其他神经系统疾病如多发性硬化等。通常痴呆的进展与基础疾病进展相关。

诊断 临床诊断应依据 ICD-10 的诊断标准，并了解病史，对患者进行躯体和神经系统检查及精神检查，评估认知功能，及进行相应的实验室和影像学检查，并鉴别排除其他疾病。确定痴呆综合征后还要尽量找寻病因，以明确痴呆类型和病因学诊断。

诊断标准　①判断痴呆的证据和严重程度：学习新事物发生障碍，严重者对以往的事情回忆有障碍，损害的部分可以是词语和非词语部分。不仅是根据患者的主诉，而且通过客观检查做出上述障碍的评价；通过病史及神经心理检查证实智力减退，思维和判断力受到影响。②上述功能障碍不只出现在意识障碍或谵妄时期。③可伴有情感、社会行为和主动性障碍。④临床诊断出现记忆和/或智能障碍至少持续 6 个月以上。

辅助检查　常用的痴呆认知心理评估手段有简明精神状态检查，包括时间定向和地点定向、即刻和短时记忆、注意和计算、语言复述、阅读和语言理解以及图形描述等内容；还有很多单项测查工具用于评估记忆力、语言功能、视空间、执行功能、精神行为症状和日常生活能力。实验室常规检查血常规、尿常规、血生化、电解质、甲状腺功能、血叶酸和维生素 B_{12}，梅毒、艾滋病筛查，以及头部 CT 或 MRI 检查，必要时可以进行 PET/CT 检查帮助诊断，有条件也可以进行脑脊液中 tau 蛋白和/或 Aβ 蛋白检查。

鉴别诊断　主要与老年期抑郁障碍和老年期谵妄鉴别。

治疗管理　痴呆的治疗包括病因治疗和对症治疗，其目的都是为了延缓患者的认知功能减退和疾病进程，改善患者的精神行为症状以及提高或保持患者的生活质量。

治疗原则　治疗过程中应遵循个体化和多方位的治疗原则：①全面评估临床症状和疾病状况，选择可行和合理的治疗干预方法。②不同痴呆类型患者的治疗选择有所侧重。③痴呆严重程度不同的患者治疗重点不同。④治疗要有针对性并有预见性，定期评估调整治疗方案。⑤药物治疗过程中要特别注意药物的不良反应以及药物的相互作用。

治疗方法　包括药物治疗、免疫治疗、基因治疗及神经心理治疗等方法。药物治疗仍是痴呆治疗主体。心理/社会行为治疗中轻中度患者应加强心理支持与行为指导，鼓励患者参加适当活动和锻炼，并辅以物理治疗、康复治疗、作业治疗、记忆和思维训练；重症患者应加强护理，注意营养，预防感染。

对症治疗　①认知改善的药物治疗，如胆碱能制剂、谷氨酸受体阻滞剂、单胺氧化酶抑制剂、脑循环改善剂、脑能量代谢激活剂。②痴呆患者精神行为症状的药物治疗，如抗精神病药、抗抑郁药、抗焦虑药、情感稳定剂、镇静催眠药。③非药物治疗，如运动治疗、音乐治疗、游戏治疗、光照治疗、芳香疗法、心理治疗等。

病因治疗　可选用药物如分泌酶抑制剂、过度磷酸化 tau 蛋白抑制剂、免疫治疗、基因治疗、RNA 干扰技术治疗等。

中医药治疗　分为药物和非药物治疗。药物治疗包括辨证论治和银杏叶提取物等；非药物治疗包括针刺、推拿等。

服务设施最常见的就是记忆门诊，社区资源包括家庭健康服务、日间照料、老人之家等，提倡医院针对门诊老年人提供多种康复措施。社会支持系统如痴呆家属联谊会可以提供一些有益的帮助。对家庭进行宣教，提供帮助以便合理的计划安排。

预防　对于 45~65 岁和 65 岁以上的没有痴呆的中老年人积极控制高血压，有助于预防痴呆发生；接受良好的早年教育、体育锻炼、保持社会参与、减少吸烟、改善视听力损害、控制糖尿病和肥胖等，有助于预防或延缓痴呆发生。

（孙新宇）

chīdāi bànfā jīngshén xíngwéi zhèngzhuàng

痴呆伴发精神行为症状（behavioral and psychological symptom of dementia，BPSD）　痴呆患者出现的各种知觉、思维、情感与行为方面的精神病理症状。又称痴呆中的精神行为紊乱。80.0%~90.0%痴呆患者在病程中至少存在一种症状，不同痴呆类型和病期有所不同，约 43.5%的阿尔茨海默病患者存在妄想，路易体痴呆患者幻觉发生率可高达 80.0%。该类症状影响患者及其照料者的生活质量，增加照料负担和照料成本，也是造成患者早期住院治疗的主要原因。

病因及发病机制　BPSD 与痴呆相关的神经生物学基础、患者的躯体状况、心理特征以及照料者和环境因素有关。

生物学因素　痴呆进程中患者退行性病理过程构成其神经生物学基础。胆碱能、多巴胺能、5-羟色胺能系统等神经递质异常可能是 BPSD 最直接原因，神经元纤维缠结、淀粉样斑等神经病理改变程度与幻觉、激越等症状相关，生物节律紊乱可能加重日落综合征。未被及时诊治的躯体疾病及躯体功能异常（如疼痛、泌尿系感染、发热、呼吸道和肺部感染、便秘、心绞痛、一过性脑缺血、低血糖、皮肤瘙痒、腹泻、营养不良等），也是重要影响因素。

心理因素　患者因表达能力逐渐丧失，躯体、心理、情感以及社交等方面活动目标不能得到充分表达，需求得不到及时满足，内心的紧张不安全等感受与精神行为紊乱有关。

社会学因素　痴呆患者社会适应调节能力逐渐下降，在面对环境刺激时其应对能力下降，挫败感加剧，易造成焦虑和激越。照护者的压力、负性情绪以及消极的交流方式、应对策略也可能激发或加重患者的精神行为紊乱。

临床表现　不同痴呆类型以及痴呆不同阶段其精神行为紊乱的表现各有不同（表1）。

妄想　最常见的妄想是患者认为别人偷自己的东西、认为自己的房屋不是自己的家、称配偶（或其他照护者）是冒充者、认为自己被遗弃或坚信配偶不再忠实于自己。

幻觉　路易体痴呆患者多见，主要表现为在家里看到实际不在场的人。

错认　主要表现在患者称自己家中出现其他人、错认自己（不认识自己在镜中的影像）、错认其他人、错认电视中的事情（患者想象这些事情发生在现实生活中）。

抑郁　可表现为抑郁心境及抑郁发作。在痴呆早期患者可以表达内心体验，随着痴呆的进展，抑郁的诊断可因为日益严重的认知功能下降诊断困难。

情感淡漠　可表现为对日常活动和个人照料缺乏兴趣、社交活动减少、面部表情贫乏、语调变化减少、情感反应减弱、缺乏动机。

焦虑　表现出对自身经济、未来和健康（包括记忆）的关心，反复询问即将来临的事情，害怕独处或害怕人群、旅行、黑暗或沐浴之类的活动。

脱抑制　患者行为冲动、不恰当，注意力易分散，情绪不稳定，自知力和判断力很差，社交活动不能保持以前的水平；还可表现哭泣、欣快、攻击性言语、对其他人和事物的攻击性行为、自我破坏性的行为、性活动增强、运动性激越、冲动等。

游荡　包括多种行为形式，如核查（反复寻找照护者在哪里）、尾随、无目的乱走、夜间外走、外出走失等。

激越　并非由外界观察者直接根据需要或患者的精神错乱判断出的不恰当的言语、语调或运动活动。包括身体的非攻击性行为、身体的攻击性行为、言语的非攻击性行为以及言语的攻击性行为。

灾难性反应　特征是突发而过分的情绪反应或躯体行为，表现为突然的愤怒暴发、攻击性言语（如叫嚷和咒骂）、恐吓与攻击性行为、攻击性行为（如打、踢和咬）等。

其他　睡眠觉醒周期紊乱、进食习惯改变等。

诊断　在痴呆诊断基础上，根据精神行为紊乱表现确定诊断。无特定辅助检查，可因鉴别诊断需要进行相应的躯体疾病排查，精神行为症状评估也有相应的量表辅助，常用的量表包括神经精神科问卷、阿尔茨海默病行为病理学评定量表、康奈尔痴呆抑郁量表、科恩-曼斯菲尔德（Cohen-Mansfield）激越问卷等。

此类症状需要鉴别谵妄明确躯体健康问题影响，鉴别其他精神障碍如精神分裂症、抑郁障碍、双相障碍等。

治疗管理　BPSD的治疗和管理是建立在痴呆治疗基础之上的，见痴呆。治疗方式包括非药物治疗和药物治疗。

非药物治疗　心理社会行为治疗是首选治疗。广义的心理行为治疗包括与进行监测评估，制订和调整个体化治疗方案，对患者和家属的疾病知识教育等。狭义治疗包括支持性治疗、现时定向力操作、刺激导向技术、场景回忆治疗、睡眠卫生、锻炼活动训练等。①针对行为症状、情感症状等轻中度痴呆伴发的精神行为症状，可采用定向治疗、感觉刺激（娱乐治疗、艺术治疗、音乐治疗和宠物治疗）、认知情感导向干预、回忆疗法、行为矫正。②家庭支持和社会照料。最常见

表1　常见痴呆类型中精神行为紊乱表现

痴呆类型	临床表现
阿尔茨海默病	淡漠、易激惹、抑郁、幻觉、妄想、激越、游荡、尾随等行为表现
血管性痴呆	抑郁、情绪不稳、淡漠
额颞叶痴呆	脱抑制、冲动、刻板、强制性行为、性活动增多、破坏行为、淡漠
路易体痴呆	视幻觉、睡眠行为障碍、激越、妄想和淡漠
帕金森病性痴呆	抑郁、幻觉
克罗伊茨费尔特-雅各布病	睡眠紊乱、幻觉、抑郁

的痴呆患者服务设施是记忆门诊，痴呆家属联谊会、社会服务体系、痴呆照料机构以及非正式照料者提供的帮助和间断短期服务是痴呆中精神行为紊乱管理中的重要组成。

药物治疗　在非药物治疗和认知疗法基础上，针对症状可以选择使用抗精神病药、抗抑郁药、情感稳定剂和镇静催眠药，使用前提为靶症状明确、小量起始缓慢加量、评估疗效和不良反应、一般无须长期使用。具体的药物治疗方法和靶症状见表2。

（孙新宇）

qìzhìxìng jīngshén zhàng'ài

器质性精神障碍（organic mental disorder）　一类基于可证实的大脑疾病、脑损伤或其他疾病导致脑结构和/或功能失调引起的精神障碍。又称器质性脑病综合征。其精神紊乱可以是原发性的，直接而且选择性地影响大脑的疾病、损伤和损害，称为脑器质性精神障碍；也可以是继发性于某些全身性疾病和障碍，大脑只是多个受损害的器官或系统之一，称为症状性精神障碍。因精神活性物质使用、成瘾或戒断造成精神异常，称物质使用障碍，也归于器质性精神障碍范畴。精神发育迟滞也可能存在器质性病理基础，但其精神活动异常发生在脑尚未完全发育之前，一般不归于器质性精神障碍。

病因及发病机制　所有可能直接和间接损害脑结构和功能的因素都可能导致器质性精神障碍，如脑变性疾病、脑炎症性疾病、脑寄生虫病、脑损伤、脑血管病、脑肿瘤等可能导致脑器质性精神障碍；颅外感染性疾病、中毒、心肺肝肾等脏器功能不全、内分泌疾病、营养代谢障碍、结缔组织病等可以导致症状性精神障碍。此类疾病的发病机制取决于各自原发疾病的病理机制。

临床表现　该类疾病虽然起病形式、病损部位及范围、病程演变过程因病因而异，但都是因为脑的结构和功能受损表现出精神活动异常，不具有病因特异性。

临床类型　常见症状包括谵妄、痴呆、器质性幻觉症、器质性紧张症、器质性妄想障碍、器质性心境障碍、器质性焦虑障碍、器质性人格障碍等。

谵妄状态　见谵妄。

痴呆状态　见痴呆。

器质性遗忘综合征　多数急性起病，主要特征为突出的近记忆障碍，患者对当即发生的事件可以回忆，但数小时或数分钟之后则遗忘，为了填补失去的记忆，患者往往虚构生动的经历；常伴有时间定向障碍。行为活动显得迟缓，反应慢，意识清楚，而无智能全面减退。病理损害部位为双侧乳头体、海马及穹隆，下丘脑后部或靠近中线的脑结构病变。常见于酒依赖及酒中毒的患者，维生素 B_1 缺乏，以及损害双侧边缘系统内侧的疾病如外伤、脑炎、一氧化碳中毒、脑出血和脑栓塞等。见器质性遗忘综合征。

器质性幻觉症　幻觉性质因病因不同而不同，以幻听和幻视多见，如酒中毒或精神活性物质使用可以出现鲜明生动的幻觉，癫痫发作时出现的幻觉与癫痫颞叶、枕叶病灶有关，一般意识清楚，不伴有显著而持久的情绪和心境改变，可以有一定自制力或继发妄想体验或行为反应，但核心特征有别于精神分裂症等精神疾病。幻觉由器质性病因引起。

器质性妄想综合征　以妄想为突出临床表现，常见关系、被害、嫉妒、夸大、宗教相关的妄想内容，或有卡普格拉综合征（替身综合征）等表现，妄想的结构可以相对系统固定，也可以很松散及变化不定，也可以与幻觉同时存在。仅从性质和表现不能完全与功能性疾病的妄想相鉴别，可以结合病史和其他症状特点综合评判加以区分，妄想体验是与器质性疾病明确相关，可见于中毒性脑病、癫痫、感染性脑病、脑变性疾病及躯体疾病所致精神障碍中。

器质性心境综合征　临床表

表2　痴呆中的精神行为紊乱治疗方法

药物治疗	代表药物	靶症状
促认知药物	多奈哌齐、利斯的明、美金刚等	行为症状、情感症状、精神病性症状
抗精神病药	喹硫平、奥氮平、利培酮、氟哌啶醇、奋乃静等	精神病性症状（幻觉、妄想）、敌意、攻击、激越、暴力行为、睡眠-觉醒节律紊乱
抗抑郁药	舍曲林、西酞普兰、艾司西酞普兰、文拉法辛、米塔扎平、曲唑酮等	抑郁症状、与抑郁相关的激越、易激惹、睡眠-觉醒节律紊乱
抗焦虑药	艾司唑仑、劳拉西泮、奥沙西泮等	焦虑、激越、紧张、睡眠紊乱
心境稳定剂	丙戊酸钠、卡马西平等	激越、攻击、敌意、睡眠-觉醒节律紊乱、类躁狂行为
其他	佐匹克隆、咪达唑仑	睡眠紊乱

现为符合抑郁发作或者躁狂发作的症状学特点，可以表现为心境低落、郁郁寡欢、动力下降、精力体力不足或者兴奋、行为活动增多，但内心体验却不够鲜明、生动、深刻、持久。可见于内分泌疾病及其他躯体疾病所致精神障碍、脑出血或梗死、癫痫、神经病性疾病、酒药中毒及肿瘤的患者中。

器质性焦虑综合征　焦虑为最突出的临床特征，包括精神性焦虑和躯体性焦虑，烦躁不安、坐立不宁、担心恐惧，以及心悸、疼痛、头晕、恶心、排尿频数、多汗等躯体症状，与焦虑障碍症状特征类似，出现于器质性疾病基础上。一般不包括对躯体疾病的心理反应。可见于酒及药物滥用、脑血管病、脑炎、偏头痛、神经病性疾病、内分泌疾病、维生素缺乏及与躯体疾病伴发。

器质性人格综合征　患者病前人格正常，在器质性疾病之后人格特征的改变，可以表现为淡漠、社会责任感下降或缺失、自私、固执，也可表现为情绪不稳、易冲动激惹、出现敌对攻击行为，或偏执、多疑、敏感，有的人变得幼稚、情感肤浅、脱抑制。临床表现与疾病造成的脑损害部位和性质有关。可见于脑外伤、癫痫、脑血管病、神经变性性疾病、脑炎症疾病、脑肿瘤、酒药中毒及代谢性疾病和维生素缺乏症等。一般发生于疾病后期。

症状学特征　器质性精神障碍按照局灶损害特点可有相应的症状学特征，常见有下列几种。①额叶综合征：主要特征为人格改变。患者表情欣快，兴奋话多，好开玩笑，其一般智能无明显损害，但主动和被动注意均减弱，判断常发生错误，抽象推理能力不佳，自制力缺乏。如果额叶病变侵及运动皮质或深部放射纤维，可伴有对侧轻瘫或构音困难；额叶眶面病变时可出现同侧视神经萎缩和嗅觉缺失；额叶病变时还可见强握反射；双侧额叶病变时可有尿失禁。②顶叶症状：顶叶病变较少导致精神障碍，但引起的各种神经心理障碍易误认为癔症。③颞叶症状：优势侧颞叶病变可导致智力障碍，并伴有类似额叶病变的人格改变。慢性额叶病变所致人格改变则表现为情绪不稳和攻击行为。颞叶病变所致癫痫，常表现为短暂的意识障碍或梦样体验，伴有咀嚼等不自主动作；也可引起类分裂性精神病表现。双侧颞叶内侧面病变则可引起遗忘综合征。④枕叶症状：枕叶病变可引起幻视或复杂的视认知障碍。⑤胼胝体症状：胼胝体病变常两侧延伸而致精神障碍，可引起严重而迅速发展的智能衰退。⑥间脑和脑干症状：中线结构病变可引起嗜睡、无动性缄默、贪食、遗忘综合征、进行性痴呆、情绪不稳和欣快，或有情绪暴发。

诊断　器质性精神障碍的诊断包括两个主要步骤：①明确精神障碍的特征性表现，即形成精神疾病的症状学和综合征诊断。②明确病因，即精神症状是何种脑器质性疾病、躯体疾病或精神活性物质导致的。诊断需要进行详细的病史询问、体格检查、精神检查和有诊断意义的辅助检查。而辅助检查取决于原发疾病的辅助检查。

治疗管理　包括对因治疗和对症处理。

对因治疗　应尽早采取措施，去除病因，如抗感染、清除进入体内的毒物、颅内占位病变的去除、补充缺乏的维生素和营养物质等。病因已不存在或无法去除者，则宜采取有效措施，维持正常生理功能，加强支持治疗，最大限度减轻脑功能损害。例如，癫痫患者的幻觉症状可以通过调整抗癫痫药或采取外科手术治疗等方式，通过控制癫痫发作减少症状。

对症处理　针对患者存在的主要精神症状，采取相应的药物或心理行为治疗措施，缓解精神症状、减少因症状造成的功能损害和危险，减轻照料负担。例如，甲状腺功能减退所致的抑郁焦虑和妄想障碍，可以在调整甲状腺功能的基础上，对症加用抗抑郁药和小量抗精神病药治疗。但此种情况下，用药须小量起始，缓慢加量，要注意药物之间的相互作用。症状缓解维持一段时间后可以酌情减量。

预后　取决于原发疾病对脑结构和/或功能损害的严重程度，总体与原发疾病共消长。原发疾病完全治愈缓解，所致精神症状有缓解或缓慢恢复；痴呆状态、人格改变等慢性病程持续较久，有些不能完全恢复正常。

（孙新宇）

chǎnrùqī bànfā jīngshén jí xíngwéi zhàng'ài

产褥期伴发精神及行为障碍

（mental and behavioral disorders associated with puerperium）　与女性分娩后6周内有关的精神和行为障碍，不可归类在他处者（ICD-10）。国际上对其命名一直有明显分歧，诸如产褥期精神障碍或产后精神障碍。随着医学模式的改变，妊娠及分娩被认为是女性生命过程中的一个特殊阶段，既是一种自然的生理现象，也是特殊的精神心理应激事件。由于生理、心理及社会角色方面的巨大变化，若产妇在这一特殊时期，不能做出适应性调整，则可能导致精神疾病发生。

类型包括以下 3 种。①产褥期伴发的精神及行为障碍，不伴精神病性症状：与产褥期有关的综合征，涉及显著的精神和行为异常，最常见的是抑郁症状。这种综合征不包括妄想、幻觉或其他精神病性症状。如果症状符合特定精神障碍的诊断标准，也应该被诊断。但不应用于描述不符合抑郁症诊断标准的轻度和短暂的抑郁症状（包括产后不久出现的抑郁症状）。②产褥期伴发的精神及行为障碍，伴精神病性症状：与产褥期有关的综合征，涉及显著的精神和行为特征，包括妄想、幻觉或其他精神病性症状。通常也会出现典型的情绪症状（抑郁和/或躁狂）。如果症状符合特定精神障碍的诊断标准，也应该被诊断。③与产褥期相关精神或行为障碍，未特指的：该类别是无法明确归类于其他分类的部分。

病因及发病机制 包括以下几个方面。

遗传因素 荟萃分析结果显示各种精神障碍疾病具有家族聚集性，产褥期精神及行为障碍患者的生物学亲属的患病风险明显增加，血缘关系越近，患病的概率也越高。有研究发现单卵双生子的患病率明显高于异卵双生子。关于分子遗传学的相关研究很少，尚不能统一。有一些与该病有相关性的基因，如多巴胺（dopamine，DA）受体基因、DA 转运体基因、DA 羟化酶基因、5-羟色胺（5-hydroxytryptamine，5-HT）受体基因、去甲肾上腺素（norepinephrine，NE）受体基因等。

神经生物学 一些研究初步证实了中枢神经递质代谢异常及其受体功能改变，可能与精神障碍有关。

5-HT 假说 该假说认为，5-HT 功能活动降低可能与抑郁发作有关，5-HT 功能活动增高可能与躁狂发作有关。阻滞 5-HT 回收的药物（如选择性 5-HT 再摄取抑制剂）以及抑制 5-HT 降解的药物（如单胺类氧化酶抑制剂）等均有抗抑郁疗效。而利血平和对氯苯丙氨酸等因可耗竭 5-HT 继而导致抑郁。有研究显示，5-HT 激动剂麦角酸二乙酰胺能导致幻觉。非典型（新型）抗精神病药，如利培酮、奥氮平除对中枢 DA 受体有拮抗作用，还对 5-HT_{2A} 受体有很强的拮抗作用。5-HT_{2A} 受体激动剂可促进 DA 的合成和释放，而 5-HT_{2A} 受体阻滞剂可使 DA 神经元放电减少，并能减少中脑皮质及中脑边缘系统 DA 系统的释放，减轻幻觉妄想等精神病性症状。

NE 假说 该假说认为 NE 功能活动降低可能与抑郁发作有关，NE 功能活动增高可能与躁狂发作有关。阻滞 NE 回收的药物（如选择性 NE 再摄取抑制剂等）具有抗抑郁疗效。利血平可以耗竭突触间隙的 NE 而导致抑郁。

DA 假说 该假说认为 DA 功能活动降低可能与抑郁发作有关，DA 功能活动增高可能与躁狂发作有关。阻滞 DA 回收的药物（安非他酮）和多巴胺受体激动剂（溴隐亭）等具有抗抑郁作用；能阻断 DA 受体的抗精神病药可以治疗躁狂发作。

生殖激素水平变化 妊娠期或产后女性生殖激素水平的波动是这一时期特征性的变化，生殖激素对情绪的调节起着一定的作用。雌激素调节 5-HT、DA 和 NE 的合成、代谢、受体浓度以及传输功能；孕激素以孕酮（黄体酮）为主，其代谢四氢孕酮不但作用于γ-氨基丁酸能系统，还能调节下丘脑-垂体-肾上腺轴（hypothalamic-pituitary-adrenal axis，HPA）的兴奋性，促进神经再生，起到保护神经、抗焦虑和抗抑郁的作用；催产素可以抑制 HPA 亢进而发挥抗焦虑、稳定情绪的作用；催乳素也具有抗焦虑的功能，被认为具有缓冲压力的作用。处于妊娠期的女性血液中激素水平在妊娠 40 周内持续增加，而产后的激素水平突然下降，这一生理现象打破了之前逐渐建立起来的平衡，可能成为疾病发作的诱发因素之一。

心理及生理因素 女性在产褥期经历巨大的社会心理和情感上的适应性变化，是心理较为脆弱的时期，若在此期间遭受不良刺激，不仅会对母体身心产生不良影响，对胎儿的生长发育及远期生命健康也会造成永久性的影响。产妇分娩后角色转变，对于初为人母的这个现实，产妇可能会感到迷惑，怀疑自己是否有做母亲这一能力，对此感到沮丧，并且不知如何哺育期待已久的婴儿，若产妇长期处于忧虑的精神状态，也影响婴儿的智力发育。产妇在产褥期的情绪变化也与家庭关系和环境等因素有关。同时因产后雌孕激素骤然下降，在此阶段易出现情绪突然的波动，易怒、犹豫不决及焦虑等现象。产妇因不能及时诉说导致产后各种并发症的发生。产后精神病的风险因素也包括家族或个人精神病史、低社会经济阶层等。

临床表现 主要包括以下几个方面。

常见心理反应 ①焦虑：产妇主要表现对母亲角色转化以及

养育孩子的担忧、紧张、思虑过度，伴有躯体不适的各种症状，如急性乳腺炎、产后便秘等。②情绪低落：产妇主要表现在对照顾婴儿缺乏自信心，原有工作不能胜任，生活能力下降，伴发身体疼痛，如会阴侧切疼痛、腹部切口愈合不良、子宫复旧不良（产妇血性恶露排出时间≥7天）。③情绪不稳定：常见，产妇情绪变化大，时而高兴时而兴奋，没有明确原因的委屈、哭泣，有时能达到周围人不理解的程度。④易激惹：表现为极易因为小事而引起较强烈的情绪反应，脾气大，或暴怒发作，持续时间短暂。

生理功能紊乱 ①睡眠障碍：分娩之后，白天照顾婴儿，夜间不断被婴儿吵醒，造成入睡困难、睡眠浅、多梦及早醒，白天感觉疲乏无力、头脑不清晰。②进食障碍：在产褥期多见的是紧张焦虑的同时，出现食欲减退、胃饱腹感、恶心呕吐，以及为改善体型故意控制饮食。③排泄功能障碍：主要表现为无原因无规律腹泻、便秘、排尿频繁等，特别是在夜间失眠时，排尿次数更加频繁，但尿量不多，这种生理功能的紊乱常伴随情绪焦虑和低落等。相应辅助检查结果均未见明显异常，对症治疗效果也不佳。

产后心绪不良 产后发生的最轻的一种情感障碍，其患病率可因诊断标准的不同而有较大的差异（26%～85%）。廖珍等对245名产妇进行调查，发现产后抑郁症的发生率约为21%。产后心绪不良的症状于产后3～7天起病，高潮在第5日，并于产后12天内消失。常见症状为心情恶劣、心绪不稳定、哭泣、焦虑、失眠、食欲减退、易激动。特征是症状轻微和一过性，不带来严重的损害。一些妇女的病程长，可发展为严重的产后抑郁症。一般不需用药，心理治疗有益。

产后抑郁 在产后数天到10天左右发生的一过性轻度抑郁状态。主要表现为情绪不稳、注意力不集中、担心自己或新生儿的健康、失眠、焦虑等。发生频率较高，约占产后妇女的50%以上，特别是既往存在经前期综合征的患者更为多见。曾有情感障碍病史者，若抑郁情绪持续2周以上时易过渡到重度抑郁状态。产后抑郁患者多在1周内自行缓解，必要时建议专科就诊治疗。

产后抑郁症 又称产褥期抑郁症。在现行的疾病分类中，产后抑郁症被包括在广义的产后精神病范畴内，是指在产后数周内呈现出明显的抑郁症状或典型的重性抑郁发作。发病率在15%～30%。典型的产后抑郁症于产后6周内发生，可在3～6个月自行恢复，但严重的也可持续1～2年，再次妊娠则有20%～30%的复发率。其临床特征与其他时间抑郁发作无明显区别。主要症状为疲劳感、食欲减退、失眠等躯体化现象。伴有想伤害新生儿念头者占产后抑郁症的40%，并认为有这类念头的产妇往往给新生儿的发育带来不良影响，易导致婴儿长期的认知与情绪发育不良及社会适应性障碍。产后抑郁症患者因常伴有扩大性自杀的高危风险，多建议住院观察治疗，以防治不良事件发生。

产褥期精神病 狭义的产褥期精神病是指在产后某一时期急性发生的精神病性状态。典型的产褥期精神病多在产后2～3天急性发病。通常是在心境障碍基础上伴有幻觉、妄想、错乱状态、智能缺损等症状。病程可持续数月，尤以初产妇多见。一般认为，发病率为产妇的1‰～2‰，曾在妊娠期出现精神障碍者约70%在产褥期复发，而且较少发现心理社会因素的影响。曾经认为多数患者是抑郁或躁狂发作，如情绪低落、兴趣下降、快感缺失、焦虑、自卑、自责、睡眠及饮食差，或者出现情绪高涨、思维奔逸、意志行为增强、语量多、睡眠减少和性欲亢进等表现，但部分患者也可伴有幻觉、妄想等精神病性症状。大多数产褥期精神病患者的症状严重程度足以损害其执行功能，极端严重病例可能有自杀或杀他风险，需住院治疗。

量表评估 要做出产褥期伴发的精神及行为障碍的诊断，还需做精神检查和心理测定。

对产后抑郁的研究多依靠量表类评定工具，使用最广泛的产后抑郁测量工具是爱丁堡产后抑郁量表（Edinburgh Postnatal Depression Scale，EPDS），该量表具有高度敏感性和特异性。

汉密尔顿抑郁量表（Hamilton Depression Scale，HAMD），汉密尔顿（Hamilton）于1960年编制，是临床上评定抑郁状态时应用得最为普遍的量表。评定方法简便，标准明确，便于掌握，可用于抑郁症、双相情感障碍、神经症等多种疾病的抑郁症状之评定，尤其适用于抑郁症。做一次评定需15～20分钟。这主要取决于患者的病情严重程度及其合作情况，如患者严重阻滞时，则所需时间将更长。

汉密尔顿焦虑量表（Hamilton Anxiety Scale，HAMA），汉密尔顿（Hamilton）于1959年编制。最早是精神科临床中常用的量表之一，包括14个项目。主要用于评定神经症及其他患者焦虑症状的严重程度。

简明精神病评定量表（Brief Psychiatric Rating Scale，BPRS），在精神科被广泛应用的专业评定量表之一，共有18项。BPRS是一个评定精神病性症状严重程度的量表，适用于具有精神病性症状的大多数重性精神病患者，尤其适宜于精神分裂症患者。

阴性和阳性精神症状评定量表（Positive and Negative Syndrome Scale，PANSS），由阳性症状、阴性症状、一般精神病理症状及附加症状4个分量表组成。阳性症状量表包含妄想、概念紊乱、幻觉行为、兴奋、夸大、猜疑/被害和敌对性7个症状条目。阴性症状包含情感迟钝、情绪退缩、情感交流障碍、被动/淡漠、抽象思维困难、交流缺乏自发性和流畅性以及刻板思维7个症状条目。完成整个PANSS检查需时30～40分钟。

诊断 不仅根据发病的时间、相关危险因素、病史及临床特征做出初步判断，而且还应进行全身和产科检查、实验室检查及辅助心理测验等综合分析，方能正确诊断。有关其生化和内分泌异常尚无定论，应根据全面检查有无特异性阳性发现，还应除外药源性抑郁、严重躯体疾病和脑疾病有关的精神异常等。但是对于无明显或不典型临床特征的患者，特别是对产后抑郁症早期预测力不强常被忽视。

治疗管理 为患者提供最佳的心理治疗与药物治疗综合应用，围生期保健医生与精神心理医生协作配合，能从整体水平上提高疗效。

心理治疗 对产后抑郁症患者常采用方法简单、应用广泛的认知行为疗法和根据患者难以排解的忧伤、角色转变与矛盾以及缺乏交往的人际心理治疗，可改善患者的情绪、兴趣和人际关系。要在详细了解心理状态及个性特征的基础上予以解释、疏导及鼓励，提出指导性建议或劝告，使其正确评估心理社会应激源，增强生活自信心，改变价值观念，以作好自我调整和适应。重视开展夫妻或家人间的矛盾冲突的心理治疗，但需要家庭成员及社会存方面的热情支持与协助。

药物治疗 一般说来，产后抑郁症的药物选择与普通抑郁症相同，只是药量、用药时程通常按轻度抑郁症处理，其中选择性5-羟色胺再摄取抑制剂（selective serotonin reuptake inhibitor，SSRI）常作为治疗首选。这种方法虽然可给哺乳新生儿带来较小影响，但却易使抑郁症状迁延化。斯托（Stowe）等曾对产后4周内和4周后发生的抑郁症进行药物治疗比较，结果认为对产后抑郁症即使用小剂量抗抑郁药也显示了较好效果，而且用药疗程也较短。然而，既往有双相情感障碍或产褥期精神病史的产妇属于易复发的高危群体，因此对这类患者斯图尔特（Stewart）等认为应在产前3个月或产后即给予锂盐加以预防。但锂盐易使新生儿甲状腺功能受损，并引起吸吮困难、呼吸急促、心率加快和肌张力下降，甚至引起死亡等。同时，分娩前后肾脏血锂清除率的改变、血钠浓度降低等都易引起锂中毒。在产褥期精神障碍的药物治疗中，药物对新生儿的影响是一个颇为棘手的问题。一方面，受哺乳是婴儿的权益，母乳哺乳将给婴儿的心理发育及免疫功能带来重大影响。另一方面，即使少量抗精神病药或抗抑郁药也可通过母乳传送给婴儿，而新生儿的解毒和排泄等功能都处于极为低下水平，因此当摄取了母乳中药物后很容易引起蓄积中毒。有资料认为，即使是地西泮与葡萄糖醛酸结合物被新生儿摄取后也可引起持久性的先天性黄疸，甚至发生核黄疸。所以在产妇用药时必须观察新生儿变化，当发现新生儿出现过度睡眠倾向、吸吮无力、啼哭声减弱等镇静或中毒症状时，都应立即终止哺乳。

躯体治疗 产褥期伴发的精神及行为障碍的发生与内分泌系统特别是性激素急剧变化密切相关。而当存在内分泌系统功能障碍时，全身组织液和神经信息传递功能都将处于紊乱状态，由此可引起认知功能损害。另外，电休克疗法与药物疗法相比具有显效快的优点，对产褥期重性精神障碍也往往产生特殊效果。另外，高强度光照疗法对产后抑郁症效果较佳。因此，当药物治疗不理想或担心给新生儿带来危险时，躯体疗法不失为一类较好的治疗方法。

预防 对孕产妇心理适应不良或针对其危险因素进行心理干预，将有助于减少产褥期伴发的精神及行为障碍的发生。①加强孕期保健、积极进行高危筛查，及时处理异常情况。重视孕妇心理卫生咨询与指导、对不良个性、既往有产褥期精神障碍史或家族史，以及对筛选出有精神症状的高危孕妇进行监测与必要的干预。办好孕期学校，讲授妊娠与分娩相关知识，介绍妊娠分娩过程的放松技术与配合以及科学育儿等。提高其对自然生物学过程的认知水平，消除她们紧张、恐惧的消极情绪。②改善产科工作环境，建立家庭化病房，以替代封闭传统式病房，孕妇住院分娩有亲人照顾，开展导乐式分娩，均可减少其并发症及心理异常的发生。③重视产褥期保健，尤其是心理保健更重要。实行母婴同室、鼓励指导母乳喂养，认真做好新生儿保健指导，减轻生活压力及心理负担，以激发产妇积极的心理反应。④积极开展生殖健康教育，改变传统婚育观念，提高孕产妇和家属的保健意识与心理素质，使其得到家庭和社会的关心与帮助。对有情感冲突的家庭，社会支持组织进行教育指导，改善人际关系与生活条件．以保证产妇有丰富营养和良好的休养与支持性环境，可减少不良的社会心理因素影响。⑤围生期保健工作者要转变单纯医疗服务观点，掌握孕产妇心理学知识和心理咨询技巧，提高服务技能与质量。建立良好医患关系，避免医源性的不良刺激。⑥培养社区妇幼保健人员，积极开展社区孕产妇心理卫生服务，掌握预测情绪状态的心理测验适宜技术，提高对产褥期伴发的精神及行为障碍高危人群的筛查能力。

（王育梅）

jìfāxìng jīngshénbìngxìng zōnghézhēng

继发性精神病性综合征

（secondary psychotic syndrome）

器质性疾病或物质/药物使用所致幻觉、妄想及类精神分裂样症状（如幻觉、妄想、思维异常、行为异常、阴性症状等）的继发精神障碍。常见的可能导致继发性精神病性综合征的器质性疾病包括脑外伤、自身免疫性疾病、染色体异常或其他先天性疾病、脑血管疾病、肿瘤、代谢性疾病（如嗜铬细胞瘤）、维生素缺乏（如维生素 B_{12} 或维生素 D 缺乏）、感染性疾病、神经变性疾病、癫痫及内分泌疾病等。除此之外，中毒、精神活性物质使用及一些处方药物也会引起或出现继发性精神障碍。不同疾病出现精神病性障碍的发病率各不相同，如脑外伤所致精神障碍的发病率约为8.9%，脑肿瘤所致的精神障碍发病率约为20%，内分泌疾病所致精神障碍的发病率为5%～15%。

病因及发病机制　原发病直接或间接改变或影响神经解剖、神经生化和表观遗传，包括个人的心理活动，上述变化从不同角度多因素综合作用构成精神病性综合征的病因学基础。先天性染色体异常所致的遗传学改变，增加了患病的易感性甚至引起神经元的变性，其他外伤、感染、内分泌变化往往会影响脑结构或脑内各类神经递质的变化，遗传易感性与环境因素等的共同作用导致疾病的发生。

临床表现　继发性精神病性综合征主要临床表现为幻觉、妄想、紧张综合征等，常伴有意识障碍、认知障碍、人格改变、情感症状、神经症样症状或以上症状的混合状态。患者常有日常生活能力或社会功能的受损。急性疾病常引起意识障碍，慢性疾病常引起智力障碍和人格改变，智力障碍和人格改变也可由急性期迁延而来。在急性期、慢性期、迁延期均可以叠加精神病性症状、情感症状及神经症症状等；但部分患者可能仅出现明显的行为异常，与精神分裂症、妄想性障碍等相比，该类患者的幻觉、妄想往往不固定，不系统并常有理解力、记忆力减退等认知功能减退表现，同时精神病性综合征的表现与认知功能损伤有密切关系。多数患者表现为行为紊乱，在行为紊乱过程中可见片段、凌乱的幻觉和妄想观念等，妄想内容常随时间、地点、对象而变化，甚至消失。

诊断　依据ICD或DSM的标准进行诊断，并进一步明确促发和诱发因素形成病因学诊断。

诊断标准　①存在幻觉、妄想、紧张综合征或类精神分裂样症状（幻觉、妄想、思维异常、行为异常、阴性症状等）症状。②从病史、体格检查或实验室检查发现的证据表明，该症状是器质性疾病或物质/药物使用的直接病理生理性结果。精神症状随着基础疾病的缓解或改善而恢复。③上述症状不能用其他精神障碍来更好地解释。④上述症状并非仅仅出现于谵妄的病程中。⑤上述症状引起了有临床意义的痛苦，或导致社交、职业或其他重要功能的损害，或存在精神病性特征，或必须住院治疗以防止伤害自己或他人。

辅助检查　脑电图、CT、MRI、各类实验室检查及精神症状评估。

症状评估　精神现状检查量表第9版，可以综合地、准确地描述患者1个月来的临床表现，提高疾病诊断的准确性；精神障碍诊断与统计手册定式临床检查，是进行诊断的一种半定式检查工具，适用于成人，不适用于儿童及严重认知损害者等；简明国际神经精神障碍交谈检查表，是与ICD及DSM相配套的标准化、简明、定式的面谈检查工具。同时，临床总体印象量表、简明精神病评定量表、阳性和阴性精神症状评定量表等，用以评定患者的精神症状及其变化。

鉴别诊断　与原发性精神障碍如精神分裂症、短暂性精神病性障碍、妄想性障碍、分裂情感性障碍等鉴别。

治疗管理 ①病因治疗：积极治疗原发病是改善继发性精神病性综合征的治疗原则和基础；大多数病例在采取相应的病因治疗后精神症状可得到缓解。②精神症状对症治疗：精神症状的存在会影响躯体或其他原发病的治疗，可以使用抗精神病药改善幻觉、妄想，使用抗抑郁药或心境稳定剂辅助稳定情绪，予以抗焦虑药改善焦虑等。但与治疗原发性精神病不同，在继发性精神病性综合征的治疗中，药物剂量宜小，充分考虑药物的副作用和禁忌证，待精神症状缓解后即刻停药。③支持治疗：存在意识障碍的病例应同时施行支持疗法，包括能量供给、维持水电解质平衡等。④心理治疗：疾病综合治疗的重要组成方面。心理治疗应在上述治疗基础上同时进行，一般须在急性期缓解后患者能接受时再进行，针对不同症状的病例，采用不同的心理治疗方法。⑤病因预防及危险因素控制：防止诱发或加重精神障碍的各类因素。

预后 与原发病和患者基础健康状况等相关。多数症状能够随原发病的缓解而消失或改善，部分可因原发病的原因残留认知损害及人格改变等。

（杨甫德 陈景旭 李 娟）

jìfāxìng shénjīng fāyù zōnghézhēng

继发性神经发育综合征

（secondary neurodevelopmental syndrome） 起病于发育早期，由明确的器质性疾病或物质/药物使用所致，以患者出现与年龄不相符的发育性异常（智力、言语、行为等）为主要特征的精神障碍。

病因及发病机制 各种原因导致的神经系统损伤，其中在发育过程中暴露于产后感染性疾病，产后损伤（如摇晃婴儿综合征、新生儿脑炎、婴儿期严重的脑肿瘤）以及环境的神经毒物（如人类免疫缺陷病毒、水传播污染物）是发生神经发育性缺陷的主要病因，饥饿、营养不良对于大脑早期发育也会产生严重影响。婴幼儿的各项脑功能有更多的可塑性，损伤的结果会影响神经可塑性导致神经认知缺损。很多儿童的发病还与环境中神经认知刺激缺乏、父母神经异常、紊乱的居住环境等因素有关。

临床表现 包括智力低下、日常适应能力缺陷、语音障碍、语言障碍、交流流畅度障碍、社会交往交流障碍、活动过度、注意力集中困难、情绪不稳、学习困难等言语、情绪和行为异常。在继发性神经发育综合征中行为异常更为常见，表现为抽动、刻板运动等。往往不像原发性神经发育障碍一样，表现为一组具有特征性的临床症状，而是以多组症状混合出现。

诊断 依据ICD或DSM的诊断标准进行诊断，并进一步明确促发和诱发因素形成病因学诊断。

诊断标准 ①从病史、体格检查或实验室检查发现的证据表明，该障碍是器质性疾病或物质/药物使用的直接病理生理性结果。②症状发生于发育早期（18岁以前）。③上述症状不能用其他神经发育障碍来更好地解释。症状造成临床意义的痛苦或导致社交、职业或其他重要功能方面的损害。④符合相关神经发育障碍的症状学诊断标准。

辅助检查 可采用各种实验室检查、遗传代谢病筛查、头颅MRI、头颅CT、脑电图等检查帮助明确病因。

疾病评估 交流和象征性行为发展评定量表、婴幼儿孤独症量表、丹佛发育筛查测验、格塞尔发展诊断量表、心理教育量表等工具可以分别从孤独症筛查、发育智力水平、社会适应能力等方面进行评估。

鉴别诊断 与正常儿童早期出现的短暂的学习、交流、行为异常相鉴别，与原发性神经发育障碍相鉴别。

治疗管理 临床医师需要在生物-心理-社会综合治疗框架下为此综合征患者制订个体化治疗方案。①危险因素控制及病因治疗：该综合征往往存在明确的神经系统或躯体疾病，早发现、早诊断、早治疗原发病是治疗的重点和核心，对原发病的有效治疗往往能够改善疾病的预后，甚至逆转已发生的神经发育异常。②行为干预：目的在于通过调整环境、改善影响因素，改变不适应行为的连续性，减少不当行为，是最常见的治疗形式。③心理治疗：有证据表明经过传统的支持性、动力学、认知行为治疗对改善患者的预后极为有效，但治疗师的能力和技术常制约了心理治疗的效果。对严重的智力缺损、语言和沟通能力缺失或受损的患者可实施多种形式的心理治疗。④对家长的心理教育和家庭治疗：能使患者的父母了解疾病的相关知识，减轻焦虑情绪，更有效的配合专业人员对患者实施教育和康复训练。

预后 该综合征为继发性，能找到病因，有些疾病随原发病的改善，症状有望部分缓解。但有些病因不具有可逆性，且诊断通常会被延误，治疗多只是对症治疗改善症状且疗效不佳。此类疾病只能通过早期干预尽可能让其能够正常生活。

（杨甫德 陈景旭 李 娟）

jìfāxìng xīnjìng zhàng'ài

继发性心境障碍（secondary mood disorder） 脑器质性疾病、躯体疾病、某些药物和精神活性物质等引起的，以显著而持久的心境或情感改变为主要特征的精神障碍。卒中后抑郁是脑卒中后常见的并发症，其发病率为6%～79%，而创伤性脑损伤后抑郁发病率为10%～77%。在美国，物质/药物所致抑郁障碍的终身患病率为0.26%。

病因及发病机制 多因素综合作用构成继发性心境障碍的病因学基础，但具体发病机制尚不清楚，其发生可能与神经解剖、神经递质、细胞因子、神经内分泌、脑源性神经营养因子等方面有关。了解最多的可导致心境障碍的躯体疾病有库欣病、多发性硬化、卒中和创伤性脑病。有些躯体疾病可导致“继发性躁狂”，如脑卒中、脑肿瘤、脑外伤、中枢神经系统感染、内分泌疾病等。与物质/药物所致的双相及相关障碍有关的物质/药物包括各类兴奋剂类药物等。

临床表现 有躁狂发作和抑郁发作等表现。①躁狂发作：情感高涨（易激惹）、思维奔逸、兴趣活动增多；睡眠需求减少、食欲增加、性欲亢进、精神病性症状（幻觉、妄想）。②抑郁发作：情感低落、思维迟缓、兴趣活动减少；自罪、自责、自杀；无助、无望、无价值感；睡眠障碍、食欲减退、性欲减退、体重减轻、疲乏无力；焦虑；精神病性症状（幻觉、妄想）。某些疾病导致的抑郁发作有时不具有抑郁发作的三主征（情感低落、思维迟缓、兴趣活动减少），而主要的情绪背景是紧张、苦闷和不满。

与抑郁发作不同，躁狂发作具有更强的特征性，可能伴随某些躯体疾病尤其是脑部疾病出现。躯体疾病所致的躁狂发作一般并不表现为典型的情感高涨，没有“愉快”的临床特点，而是以情绪不稳、焦虑紧张等体验为主，其发生与原发疾病密切相关。发生于脑器质性疾病的躁狂表现为以“欣快”体验为主，不具有鲜明性和感染力，患者并不主动参与周围环境的活动，其发作与原发疾病密切相关。某些药物可导致类似躁狂的表现。

诊断 依据ICD或DSM的诊断标准进行诊断。

诊断标准 ①一种突出的持续性的心境紊乱，主要临床表现为心境高涨、膨胀、易激惹（伴有或没有抑郁心境），或主要表现为抑郁心境，或对几乎所有活动的兴趣或愉悦感明显减少。②从病史、体格检查或实验室检查发现的证据表明，该障碍是脑器质性疾病、躯体疾病或物质/药物使用的直接的病理生理性结果。③精神症状随所推测的作为基础的疾病的缓解或者停止使用物质/药物而恢复。④上述症状不能用其他精神障碍来更好地解释，也并非仅仅出现于谵妄的病程中。⑤上述症状引起了有临床意义的痛苦，或导致社交、职业或其他重要功能的损害，或存在精神病性特征，或必须住院治疗以防止伤害自己或他人。

鉴别诊断 继发性心境障碍主要与原发性心境障碍鉴别，鉴别要点：①前者有明确的器质性疾病或有服用某种药物或使用精神活性物质史，体格检查有阳性体征，实验室及其他辅助检查有相应指标的改变。②前者可出现意识障碍、遗忘综合征及智力障碍；后者除谵妄性躁狂发作外，无意识障碍、记忆障碍及智能障碍。③器质性和药源性心境障碍的症状随原发疾病的病情消长而波动，原发疾病好转，或在有关药物停用后，情感症状相应好转或消失。④某些器质性疾病所致躁狂发作，如甲状腺功能亢进，其心境高涨的症状不明显，而表现为易激惹、焦虑和紧张；或如脑动脉硬化时，表现为欣快、易激惹、情绪不稳，均与躁狂症有别。⑤前者既往无心境障碍的发作史，而后者可有类似的发作史。

治疗管理 ①病因治疗：首先要积极治疗原发疾病，停止使用可能引起心境障碍的物质/药物等。②支持治疗：纠正酸碱平衡失调及水、电解质紊乱，补充营养、维生素和水分。③控制精神症状：病因得到控制后，大部分心境障碍可缓解，但症状严重时，可联合抗抑郁药、心境稳定剂、抗精神病药等药物治疗。因年龄、躯体疾病、药物间的相互作用等原因，对于躯体疾病所致精神障碍的患者，使用精神药物要慎重，起始剂量应更低，剂量应逐渐增加，若症状稳定，应考虑逐渐减少剂量。④护理：除了针对躯体疾病的护理以外，尤其要重视对其精神症状的护理。⑤心理治疗：在进行躯体疾病，或者停止物质/药物使用的同时，可根据患者的情况，选择合适的心理治疗方法，如支持性心理治疗、认知行为治疗、家庭治疗和集体治疗等。⑥康复治疗：包括物理治疗（如重复经颅磁刺激、生物反馈治疗等）、躯体疾病的康复训练等。

预后 与原发病严重程度或物质/药物使用情况，以及患者的躯体情况等相关。多数患者在积极去除继发因素后，短期内能完全康复；有些患者因继发因素的持续存在，或自身基础情况较差，可能导致心境障碍反复发作或持续存在。

（杨甫德　陈景旭　李　娟）

jìfāxìng jiāolǜ zōnghézhēng

继发性焦虑综合征（secondary anxiety syndrome）　脑器质性疾病、躯体疾病及物质或药物等引起的急、慢性焦虑状态的精神障碍。其临床表现与急性和慢性焦虑症并没有显著不同。能够引起继发性焦虑的原因有很多，多种内科疾病可有焦虑表现，尤以心血管疾病和内分泌疾病多见，脑卒中后第一年内焦虑障碍的患病率为 29.3%。可卡因、大麻、海洛因的服用或戒断都可引起焦虑状态及自主神经功能紊乱，甚至出现典型的类惊恐发作；抗精神病药可引起药源性焦虑。

病因及发病机制　多因素综合作用构成继发焦虑综合征碍的病因学基础，但具体发病机制尚不清楚，可能与自身的遗传因素，或躯体疾病、物质使用引起的神经递质紊乱、细胞因子失调、内分泌功能紊乱等各项因素发挥不同程度的作用有关。患有哮喘、高血压、胃溃疡、关节炎等患者，焦虑障碍的患病率较高。

临床表现　主要是惊恐发作和广泛性焦虑障碍。

惊恐发作　主要特点为反复出现的、突然发作的、不可预测的、强烈的惊恐体验，伴有濒死感或失控感，患者常体会到濒临灾难性结局的害怕和恐惧。突然出现的强烈恐惧或不适感，毫无预兆且症状迅速达到顶峰（10 分钟内），涉及下列 4 项或更多症状（DSM-5）：心悸或心动过速、出汗、颤抖或震颤、呼吸困难、窒息感、胸痛或不适、恶心、发冷或发热的感觉、感觉异常、感觉眩晕或欲晕厥、非真实感或人格解体、害怕失控或发疯、濒死感。

广泛性焦虑　基本特征为泛化且持续的焦虑，不局限于甚至不是主要见于任何特定的外部环境即“自由浮动”。优势的症状高度变异，常见主诉有总感到神经紧张、发抖、肌肉紧张、出汗、头重脚轻、心悸、头晕、上腹不适。患者常诉及自己或亲人很快会有疾病或灾祸临头。患者常具备三大特征：①无明显诱因。②与现实情况不符。③没有具体的对象及内容。

诊断　依据 ICD 或 DSM 的诊断标准进行诊断。

诊断标准　①以惊恐发作或焦虑为主要的临床表现。②从病史、体格检查或实验室检查发现的证据表明，该障碍是脑器质性疾病、躯体疾病或物质/药物使用的直接的病理生理性结果。③精神症状随着基础的疾病的缓解或者停止使用物质/药物而恢复。④上述症状不能用其他精神障碍来更好地解释，也并非仅仅出现于谵妄的病程中。⑤上述症状引起了有临床意义的痛苦，或导致社交、职业或其他重要功能的损害，或必须住院治疗以防止伤害自己或他人。

鉴别诊断　与原发性焦虑障碍鉴别。

治疗管理　①病因治疗：首先要积极治疗原发疾病，停止使用可能引起焦虑综合征的物质/药物等，并积极预防躯体疾病的复发及物质使用。②支持治疗：纠正酸碱平衡失调及水、电解质紊乱，补充营养、维生素和水分。③控制精神症状：病因得到控制后，焦虑情绪可得到缓解，但症状严重时，可联合苯二氮䓬类药物、抗焦虑药、抗抑郁药或抗精神病药等。因年龄、躯体疾病、药物间的相互作用等原因，对于躯体疾病所致精神障碍的患者，要综合考虑抗焦虑药与躯体疾病用药之间的相互作用，使用精神药物要慎重，起始剂量应更低，剂量应逐渐增加，而当症状稳定时，应考虑逐渐减少剂量。④护理：除针对躯体疾病的护理，尤其要重视对其精神症状的护理。⑤心理治疗：在进行躯体疾病，或停止物质/药物使用的同时，可根据患者的情况，选择合适的心理治疗方法，如支持性心理治疗，认知行为治疗、家庭治疗和集体治疗等。⑥物理治疗：如重复经颅磁刺激、生物反馈治疗等。

预后　该综合征与患者个体素质及所患疾病或使用物质/药物的状态有关，部分患者可短期内经适当治疗缓解；但如躯体疾病慢性化，或持续使用物质/药物，继发性焦虑可长期存在。

（杨甫德　陈景旭　李　娟）

jìfāxìng qiǎngpòxìng huò xiāngguān zōnghézhēng

继发性强迫性或相关综合征（secondary obsessive-compulsive or related syndrome）　脑器质性疾病、躯体疾病、某些药物和精神活性物质等引起的、以反复持久出现的强迫观念或者强迫行为为基本特征的精神障碍。特别是颅内的器质性病变可以在临床上表现出强迫综合征。

病因及发病机制　多因素综合作用构成继发性强迫性或相关综合征的病因学基础，但具体发病机制尚不清楚，是一种多维度、多因素疾病，病前人格、遗传风险、心理因素、环境因素都有影响。已知许多躯体疾病可以表现出强迫及相关症状，如导致纹状体损害的脑梗死，或风湿性舞蹈症等。卡明斯（Cummings）发现亨廷顿病（Huntington disease）与强迫障碍共病，并提出抽动秽语综合征、神经棘红细胞增多症、脑炎后帕金森综合征、尾状核梗死、一氧化碳中毒、锰中毒、缺氧、进行性核上性麻痹、风湿性舞蹈症、额叶损伤等疾病的患者都表现出强迫症状，可能是由于前额叶、尾状核、苍白球是构成强迫症状大脑环路的重要部分。

临床表现 不同患者所具有的症状可以完全不同，导致诊断困难。常见症状是强迫思维、强迫行为、强迫意向和强迫情绪。强迫思维包括强迫联想、强迫回忆、强迫疑虑、强迫性穷思竭虑、强迫对立思维；强迫行为包括强迫检查、强迫计数、强迫仪式动作；其他还包括外貌的先占观念、囤积行为、皮肤搔抓、拔毛发及其他聚焦于躯体的重复性行为或其他症状。

诊断 依据 DSM 的诊断标准进行诊断。

诊断标准 ①强迫及相关障碍的主要临床表现为强迫思维、强迫行为、皮肤搔抓、拔毛发及其他聚焦于躯体的重复性行为或其他症状。②从病史、体格检查或实验室检查发现的证据表明，该障碍是脑器质性疾病、躯体疾病或物质/药物使用的直接的病理生理性结果。③精神障碍随所推测的作为基础的疾病的缓解或者停止使用物质/药物而恢复。④上述症状不能用其他精神障碍来更好地解释，也并非仅仅出现于谵妄的病程中。⑤上述症状引起了有临床意义的痛苦，或导致社交、职业或其他重要功能的损害，或必须住院治疗以防止伤害自己或他人。

鉴别诊断 与原发性强迫障碍鉴别。

治疗管理 ①病因治疗：首先要积极治疗原发疾病，停止使用可能导致强迫性或相关综合征的物质/药物等。②支持治疗：纠正酸碱平衡失调及水、电解质紊乱，补充营养、维生素等。③控制精神症状：病因得到控制后，大部分强迫性或相关综合征可缓解，但症状严重时，可联合抗抑郁药、抗精神病药等治疗。因年龄、躯体疾病、药物间的相互作用等原因，对于躯体疾病所致强迫性或相关综合征的患者，使用精神药物要慎重，起始剂量应更低，剂量应逐渐增加，而当症状稳定时，应考虑逐渐减少剂量。选择治疗药物时，需要参阅肾脏与肝脏疾病对药物代谢的影响和潜在的药物相互作用提示。选择性 5-羟色胺再摄取抑制剂有诱发癫痫发作风险低、对心血管相对安全、对胃肠道刺激小等特点，可以用于癫痫、心律失常、充血性心力衰竭或血压异常、超重的患者。④护理：除针对躯体疾病的护理，尤其要重视对其精神症状的护理。⑤心理治疗：在进行躯体疾病，或者停止物质/药物使用的同时，可根据患者的情况，选择合适的心理治疗方法，如森田疗法、支持性心理治疗、认知行为疗法、家庭治疗和集体治疗等。⑥康复治疗：包括物理治疗（如重复经颅磁刺激、生物反馈治疗等）、躯体疾病的康复训练等。

预后 此综合征的预后通常与所涉及的躯体疾病的严重程度有关，如导致强迫综合征的原发病控制后，强迫症状可得到控制或完全缓解，如躯体疾病损伤为持续存在，则结局不容乐观。对于物质/药物所致强迫性或相关综合征，停止相关物质的使用后，症状可逐渐缓解，但酒精或其他物质滥用或依赖，有可能影响强迫障碍治疗依从性和疗效，并会增加药物相互作用的危险。

（杨甫德　陈景旭　李　娟）

jìfāxìng fēnlí zōnghézhēng

继发性分离综合征

继发性分离综合征（secondary dissociative syndrome） 脑器质性疾病、躯体疾病及物质或药物等引起的以分离性症状为主要临床特征的精神障碍。

病因及发病机制 多因素综合作用构成继发性分离综合征的病因学基础，但具体发病机制尚不清楚，可能与遗传、感染、免疫、环境、内分泌等各项因素发挥不同程度的作用有关。一部分癫痫患者，特别是颞叶癫痫者，容易出现解离障碍，表现为人格解体感和不真实感。15%的人格解体-现实解体障碍是由毒品如大麻、致幻剂、摇头丸等触发，其次酒精依赖综合征患者也会出现分离性症状。

临床表现 ①分离性遗忘：表现为突然出现不能回忆自己重要的事情，特点是丧失近期的阶段记忆，可为部分性和选择性，一般围绕创伤性事件。②分离性身份障碍：个体可能会在两种或两种以上不同的人格状态间转换，且伴有记忆障碍。③人格解体-现实解体障碍：个体与自我或环境分离开来，感到“不真实”（缺乏控制感或在自身“之外”），同时意识到这只是一种感觉，而非现实。④未经特殊说明的分离性障碍。

诊断 依据 ICD 或 DSM 的诊断标准进行诊断。

诊断标准 ①主要表现为分离性遗忘、分离性身份障碍、人格解体-现实解体障碍等。②从病史、体格检查或实验室检查发现的证据表明，该障碍是脑器质性疾病、躯体疾病或物质/药物使用的直接的病理生理性结果。③精神症状随所推测的作为基础的疾病的缓解或者停止使用物质/药物而恢复。④上述症状不能用其他精神障碍来更好地解释，也并非仅仅出现于谵妄的病程中。⑤上述症状引起了有临床意义的痛苦，或导致社交、职业或其他重要功能的损害，或存在精神病性特征，或必须住院治疗以防止伤害自己或他人。

鉴别诊断　与原发性分离性障碍鉴别。

治疗管理　①病因治疗：首先要积极治疗原发疾病，停止使用可能引起分离综合征的物质/药物等。②支持治疗：纠正酸碱平衡失调及水、电解质紊乱，补充营养、维生素等。③控制精神症状：病因得到控制后，大部分分离症状可缓解，必要时联合抗抑郁药、心境稳定剂、抗精神病药等。因年龄、躯体疾病、药物间的相互作用等原因，对于躯体疾病所致精神障碍的患者，使用精神药物要慎重，起始剂量应更低，剂量应逐渐增加，而当症状稳定时，应考虑逐渐减少剂量。④护理：除针对躯体疾病的护理，尤其要重视对其精神症状的护理。⑤心理治疗：在进行躯体疾病，或者停止物质/药物使用的同时，以心理治疗为主，如暗示疗法、个别心理治疗、系统脱敏疗法、认知行为疗法等。

预后　与原发病的严重程度或物质/药物使用情况，以及患者的躯体情况等相关。分离性障碍是一种容易复发的疾病，如不能及时消除病因，症状可持续存在，反复发作。给予患者心理学教育，使患者对自身疾病性质有正确的了解，同时改善患者的人际关系及改变某些不利的人格特点，可有助于预防疾病复发。

（杨甫德　陈景旭　李　娟）

jìfāxìng chōngdòng kòngzhì zōnghézhēng

继发性冲动控制综合征

（secondary impulse control syndrome）　脑器质性疾病、躯体疾病及物质/药物使用所致，以冲动控制为主要临床特征的精神障碍。其特征是通过重复的、过度的活动以获得某种快感，主要表现包括赌博障碍、强迫性购物、强迫性进食、强迫行为、刻板行为、拟多巴胺类药物成瘾、囤积行为、偷窃狂和冲动性吸烟等。多见于帕金森病等。发病率为5.9%～13.7%，其中赌博障碍的发病率为5.0%，性欲亢进3.5%，强迫性购物5.7%，强迫性进食4.3%，同时出现两种或两种以上症状者为3.9%。

病因及发病机制　此综合征可继发于帕金森病及对立违抗性障碍等。其发病机制可能与原发病如帕金森病的药物治疗有关，包括左旋多巴及多巴胺受体激动剂如普拉克索、罗匹尼罗、培高利特等。心理学家认为其形成机制为伴随在整个冲动过程中的不同阶段，在冲动前，继发性冲动控制综合征者体验到逐渐加重的紧张感；在冲动过程中，继发性冲动控制综合征者体验到轻松、愉快等类似的成就感；在冲动结束后（包括在间歇期内），产生一定程度的后悔、自责感等。发生冲动使得此综合征患者在多年前（幼年期或青春期）压抑到潜意识里的一种被人认可、理解、接纳、认同和尊重等类似的基本需要得到了满足。

临床表现　此综合征是在强烈欲望驱使下，难以自我控制而出现影响自身或他人的一组异常行为的统称。主要包括赌博障碍、病理性纵火、病理性偷窃、拔毛症、强迫性购物、强迫性进食、性欲亢进等，网络成瘾症也渐渐纳入其中。患者均具有行动前无法控制的强烈欲望、冲动、兴趣，以及行动中的愉快感，且往往并无明确的目的性。此外，此综合征患者还具有原发病相关的临床表现。

诊断　依据ICD或DSM的诊断标准进行诊断，并进一步明确促发和诱发因素形成病因学诊断。

诊断标准　①赌博障碍：是出现较早、较多的一类表现，难以控制的赌博欲望和浓厚兴趣，赌博行为持续、反复发生，不顾后果，伴有赌博行动前的紧张感和行动后的强烈的兴奋感，赌博的目的不在于获得经济利益。②病理性纵火：表现为没有任何明显动机，无经济利益、报复及其他目的性的强烈纵火烧物的欲望和浓厚兴趣，并有行动前的紧张感和行动后的轻松感，经常思考或想象纵火行为及其周围情景，不顾后果。③病理性偷窃：表现为无目的性的难以控制的偷窃欲望和浓厚兴趣，并有偷窃行动前的紧张感和行动后的满足感。④拔毛症：有拔除毛发的强烈欲望并付诸行动，并有行动前的紧张感和行动后的轻松感或满足感。虽然企图控制这一行动，但经常失败，引起毛发缺失。此意向并非皮肤疾病或妄想、幻觉等其他精神障碍所致。⑤强迫性购物：表现为无法控制、强烈的购物欲望，过度购物，置巨额债务于不顾，造成心理困扰。⑥强迫性进食：表现为反复发作、不可抗拒的摄食欲望及暴食行为，不可控制的反复多食、暴食，及强烈的控制体重的先占观念为特征的综合征，常采取极端措施以削弱所吃食物的“发胖”效应。⑦性欲亢进：表现为对性的欲望、需求增加，搜集淫秽书刊、召妓、性欲倒错，以露阴癖、摩擦癖等性偏好障碍为主要表现。⑧从病史、体格检查或实验室检查发现的证据表明，该障碍是脑器质性疾病、躯体疾病或物质/药物使用的直接的病理生理性结果。⑨精神障碍随着基础疾病的缓解或者停止使用物质/药物而恢复。⑩上述症状不能用其他精神障碍来更好地解释。⑪上述症状引起了有临床意义的痛苦，或导致社交、职业或其他重要功能的损害，或必须住院治疗以防止伤害自己或他人。

辅助检查　原发病相关的实验室检查。

疾病评估　主要包括赌博障碍量表、强迫性购物量表、性欲亢进量表等评估病情。

鉴别诊断　主要与双相障碍、强迫障碍、人格障碍等鉴别。

治疗管理　①病因治疗：积极治疗原发疾病，对帕金森病继发的冲动控制综合征，减少多巴胺受体激动剂用量有助于缓解病情。②控制症状：对于此综合征的症状方面主要应用抗精神病药如利培酮、喹硫平、氯氮平，以及心境稳定剂如丙戊酸钠、锂剂等。③护理方面：注意心理护理。④心理治疗：认知行为疗法、放松练习、寻求社会支援、采用系统脱敏疗法等一系列措施，形成自身危机处理技巧，重新建立一套认知行为体系，预防复发。

预后　积极治疗原发病，早期识别症状，早期诊断，及时治疗，预后较好，尤其女性预后相对较好。

（杨甫德　陈景旭　李　娟）

jìfāxìng shénjīng rènzhī zōnghézhēng

继发性神经认知综合征

（secondary neurocognitive syndrome）　脑器质性疾病、躯体疾病及物质或药物使用等引起的获得性的，以谵妄、遗忘、痴呆等认知缺陷为主要临床表现的精神障碍。

病因及发病机制　病因包括感染、戒断症状、代谢及内分泌紊乱、外伤、中枢神经系统病变、营养缺乏、血管性疾病、占位性病变、中毒、缺氧、代谢障碍和内分泌障碍等。

引起谵妄的机制有人血白蛋白水平下降；神经递质如内啡肽、乙酰胆碱浓度异常；脑氧化代谢降低，可导致乙酰胆碱合成减少；脑组织的非特异性改变如充血、水肿，因而是可逆的，多数预后良好。引起痴呆的机制有β淀粉样蛋白级联学说，中枢胆碱能损伤，兴奋性氨基酸毒性学说，tau蛋白学说，其他因素如炎症和免疫功能异常。

临床表现　①谵妄：一般急性起病，前驱期有焦虑、激越行为、注意涣散、睡眠障碍等，持续1~3天。意识清晰度下降，神志恍惚、注意力不能集中、夜晚意识混浊、昼轻夜重的特点；定向障碍和记忆力下降；出现感觉增强，大量的错觉、幻觉，以幻视多见，幻觉内容多生动鲜明，具有恐怖性，患者常恐惧、紧张；思维不连贯，理解困难，出现片断的妄想；可伴有紧张、焦虑、抑郁、愤怒等情绪，不协调性精神运动性兴奋或抑制，可有兴奋、激越、冲动、逃跑、破坏；也有活动减少，警觉性降低、思维不连贯、数问不答等。夜重昼轻，持续时间数小时至数日。意识清醒后可部分或全部遗忘。②痴呆：早期表现为近记忆力、学习新知识能力下降，焦虑、易激惹。个性变化有孤僻、自私、对人冷淡、缺乏主动性。中期表现为近记忆力、远记忆力、理解力、判断力、计算力、定向力均受损，思维失去条理，由于智力与个性受损，易出现妄想，行为控制力差。晚期表现为记忆力、自理能力、言语理解与表达能力全面下降，行为刻板，最后尿便失禁、肢瘫，死于感染、衰竭等。③遗忘综合征：以近事记忆障碍为主要特征，可伴有虚构。无意识障碍，智力相对完好。原发病相关的临床表现。

诊断　依据ICD或DSM的诊断标准进行诊断，并进一步明确促发和诱发因素形成病因学诊断。

诊断标准　①符合认知障碍的临床表现。②从病史、体格检查或实验室检查发现的证据表明，该障碍是脑器质性疾病、躯体疾病或物质/药物使用的直接的病理生理性结果。③精神症状随着所推测的作为基础的疾病的缓解或者停止使用物质/药物而恢复。④上述症状不能用其他精神障碍来更好地解释。⑤上述症状引起了有临床意义的痛苦，或导致社交、职业或其他重要功能的损害，或有精神病性症状，或必须住院治疗以防止伤害自己或他人。

辅助检查　行脑电图、全血常规、血糖、肝功能、肾功能、血氨、血气分析、尿液分析、胸片、心电图、CT、MRI等检查。

疾病评估　意识障碍评定法用于综合医院筛查诊断谵妄，其拓展版本用于重症监护室谵妄的评定。还有简易精神状态检查量表、蒙特利尔认知评估量表。

鉴别诊断　主要与精神分裂症、伴精神病性症状的情感障碍、应激反应等疾病鉴别。

治疗管理　①病因治疗：原

发疾病治疗，支持治疗，水、电解质平衡，保证能量供应。②控制症状：精神药物治疗应小剂量、短期治疗。治疗精神症状首选氟哌啶醇；睡眠障碍可适量选择苯二氮䓬类药物。10%～15%的痴呆病因如甲状腺功能减退、维生素 B_{12} 缺乏等，可医治。处理伴发的精神症状，试用一些促脑代谢药物，病情不可逆的患者应加强康复训练，减缓衰退。③护理方面：安静环境、柔和的灯光可减少因光线不足产生的错觉。保证入量，防止坠床，引发外伤。④心理方面：维护自尊，防止激动，调节应激。定向力训练，语言交流练习。

预后 谵妄预后取决于病因、体质以及有效的治疗。年龄较大，有精神因素、遗传因素、性格内向，以及过去有躯体疾病史，且躯体因素所致的谵妄时间长，则预后较差。痴呆预后主要取决于原发疾病的严重程度。积极处理原发病，早发现，早诊断，早治疗，能够延缓疾病进展。

（杨甫德　陈景旭　李　娟）

jìfāxìng réngé gǎibiàn

继发性人格改变（secondary personality change） 脑器质性疾病、躯体疾病及物质/药物使用等引起的人格改变，主要以成人的行为模式和人际关系显著而持久地发生改变为主的精神障碍。

病因及发病机制 与老年痴呆、二硫化碳中毒、绝经、阿尔茨海默病、脑外伤、肾病、甲状腺功能异常、脑垂体功能异常、系统性红斑狼疮、多发性肌炎和皮肌炎、白血病、围手术期、感染、酒精性脑萎缩等疾病，以及各种器质性病变有关。

脑结构与继发性人格改变有关。例如，颞叶病变或萎缩，通过长期向边缘系统发放冲动，引起其功能异常，导致人格改变。神经生化水平上，5-羟色胺与继发性人格改变关系密切。

临床表现 主要表现包括沮丧的情绪体验，调节情绪反应能力差，做决定不完美，目标指向性行为损害，显著缺乏自知力，冲动、情感不稳定和攻击等。器质性病变继发的人格改性表现为情感脆弱，对周围人包括家人漠不关心，对自身状况无动于衷，无明显内心体验的愉悦、欣快，愚笨，顽皮，谈话像小孩，言语欠考虑等幼稚情感；意志行为偏离时，可表现为没有主动性，没有自发积极性，生活懒散，无追求等意志减退或缺乏，无羞耻感，过分的冲动行为等；人际关系偏离，可表现为孤独、被动、退缩，与家庭和社会疏远，不与人主动交往，缺乏亲密的人际关系等；认知偏离时，会出现黏滞等。继发于颅脑外伤的人格改变一般以语言黏滞、情感脆弱、易激惹、情感淡漠、情感幼稚、意志缺乏、欲望增强、自我中心、道德伦理观念不强、孤僻退缩、缺乏亲密人际关系等为主要表现。另外，有原发病相关的临床表现。

诊断 依据 ICD 或 DSM 的诊断标准进行诊断，并进一步明确促发和诱发因素形成病因学诊断。

诊断标准　①行为模式和人际关系显著而持久地发性改变，至少持续 2 个月。②从病史、体格检查或实验室检查发现的证据表明，其是脑器质性疾病、躯体疾病或物质/药物使用的直接病理生理性结果。③精神症状随着基础疾病的缓解或者停止使用物质/药物而恢复或改善。④上述症状不能用其他精神障碍来更好地解释。⑤上述症状引起了有临床意义的痛苦，或导致社交、职业或其他重要功能的损害，或必须住院治疗以防止伤害自己或他人。

辅助检查　原发疾病相关的实验室检查。

疾病评估　卡特尔 16 种人格因素问卷、艾森克人格问卷、明尼苏达多相人格问卷等。继发性人格改变的评估应结合并充分考虑患者病前人格以及病后各种心理社会因素的影响。

鉴别诊断　与强迫型人格障碍、分裂型人格障碍鉴别。

治疗管理 ①病因治疗：首先积极治疗原发疾病。②控制症状：如情绪不稳定者可少量应用抗精神病药物；具有攻击行为者给予少量心境稳定剂；有焦虑表现者给予少量苯二氮䓬类抗焦虑药物。选择性 5-羟色胺再摄取抑制剂对继发性人格改变有效。③心理治疗：普遍认为心理治疗可能是有效的。治疗继发性人格改变的基本条件是真诚。要无条件积极关注，尊重来访者是独特的个体；尊重来访者的个体价值；尊重来访者是为了帮助其改变那些不适应的行为，一切为了来访者利益；开启来访者的内部资源；尊重来访者的自我决定。共情，是以人为中心治疗的关键。

预后 继发性人格改变在基础疾病的早期治疗尤为重要，人格改变一旦形成，治疗较为局限，治疗效果有限，预后欠佳，因此在幼年时期培养健全的人格尤为重要。

（杨甫德　陈景旭　李　娟）

jìfāxìng jǐnzhāng zōnghézhēng

继发性紧张综合征（secondary catatonia syndrome） 脑器质性疾病、躯体疾病及物质或药物使用等引起的以紧张为突出特征的精神障碍。症状包括木僵、僵住、蜡样屈曲、缄默、违拗、作态、装相、刻板运动、不受外界刺激影响的激越、表情怪异、模仿言语和模仿动作。其在神经发育障碍中的发病率为11.6%~17.0%，在65岁以上老年住院患者中的发病率为5.5%~39.6%。

病因及发病机制 继发性紧张综合征常继发于神经发育障碍、疱疹、获得性免疫缺陷综合征、脑型疟疾、伤寒等疾病以及物质使用等。疱疹、获得性免疫缺陷综合征、脑型疟疾、伤寒等疾病引起的紧张综合征，是病原体或寄生虫入侵神经所导致。自身免疫性脑炎如N-甲基-D-天冬氨酸受体脑炎、昏睡性脑炎、抗磷脂综合征、系统性红斑狼疮等引起的紧张综合征，常是免疫功能异常所导致。无菌性脑炎及物质/药物使用引起的紧张综合征，主要是副交感神经系统以及交感神经系统的异常所导致。

临床表现 最常见的症状为不受外界刺激影响的激越、木僵、僵住、违拗、作态，常出现在继发于躯体疾病及脑部疾病的患者。其他表现还包括蜡样屈曲、缄默、装相、刻板运动、表情怪异、模仿言语和模仿动作。另外有原发病相关的临床表现。

诊断 依据ICD或DSM的诊断标准进行诊断，并进一步明确促发和诱发因素形成病因学诊断。

诊断标准 ①症状方面：木僵，即无精神运动性活动，无主动地与环境联系；僵住，即被动地还原为对抗中立的姿势；蜡样屈曲，即对检查者摆放的姿势几乎无抵抗；缄默，即没有或几乎没有言语反应（如果已确诊为失语症，则不适用）；违拗，即对指令或外部刺激抗拒或没有反应；作态，即自发地、主动地维持对抗重力的姿势；装相，即奇怪地、矫揉造作地模仿正常的行为；刻板运动，即重复的、异常频繁的、非目标导向的运动；不受外界刺激影响的激越；扮鬼脸；模仿言语，即模仿他人的言语；模仿动作，即模仿他人的动作。12种症状出现≥3种。②从病史、体格检查或实验室检查发现的证据表明，该障碍是脑器质性疾病、躯体疾病或物质/药物使用的直接的病理生理性结果。③精神症状随着基础疾病的缓解或者停止使用物质/药物而恢复。④上述症状不能用其他精神障碍来更好地解释。⑤上述症状引起了有临床意义的痛苦，或导致社交、职业或其他重要功能的损害，或必须住院治疗以防止伤害自己或他人。

辅助检查 原发疾病相关的实验室检查。

病情评估 改良罗杰斯（Rogers）量表、罗杰斯紧张症量表、布什-弗朗西斯（Bush-Francis）紧张症评定量表、诺瑟夫（Northof）紧张症评定量表、儿童紧张症评定量表、勃劳尼（Braunig）紧张症评定量表和坎纳（Kanner）量表。

鉴别诊断 常与精神分裂症、抑郁症、分离转换障碍等相鉴别。

治疗管理 ①病因治疗：早期识别，密切监测，以及补液、营养支持、抗凝（预防血栓性浅静脉炎）、防误吸等支持性治疗均很重要。如果患者出现高热、自主神经功能紊乱，或怀疑恶性紧张综合征可能，应考虑重点监护。②控制症状：一旦确诊继发性紧张综合征，建议行改良电休克治疗。静脉给予劳拉西泮是继发性紧张综合征的一线治疗手段，注意监测有无呼吸抑制。

预后 近期起病的年轻患者预后较好，患病时间较长的患者治疗效果相对较差。电休克治疗还存在一些副作用，最显著的是未来3~6个月内记忆和认知功能受损。

（杨甫德　陈景旭　李　娟）

shuìmián zhàng'ài

睡眠障碍（sleep disorder）

以睡眠质量、睡眠周期和/或睡眠时间问题为主要特征，并导致日间痛苦和功能损害的一组障碍。睡眠障碍的发病率日益增高，全球患病率达9%~15%，是涉及全人类的重要医疗卫生公共问题。

在ICD-11中，睡眠-觉醒障碍作为独立的一章从“精神、行为或神经发育障碍”分离了出来，其分类主要包括失眠障碍、过度嗜睡障碍、睡眠相关呼吸障碍、睡眠觉醒昼夜节律障碍、睡眠相关运动障碍和异态睡眠障碍。

睡眠障碍经常与其他精神障碍共病，持续存在的睡眠障碍是后续发生精神障碍的重要风险因素，还可能代表精神障碍发作的前驱期表现，早期干预可能预防或减弱疾病的完全发作。

（于鲁璐　陆　林）

shīmián zhàng'ài

失眠障碍（insomnia disorder）

在有适当睡眠环境和睡眠机会的情况下，个体主诉睡眠起始困难、睡眠维持困难和/或睡眠质量下降，并且影响日间功能的睡眠障碍。又称失眠症，简称失眠。如果症状出现频繁（每周≥3次）而持续（超过3个月），并导致个体日间功能受损，则称为慢性失眠。如果个体主诉存在睡眠和觉醒障碍，但是发生频率或持续时间未达到上述标准，则称为短期失眠。失眠是临床中最常见的睡眠障碍，在普通人群中的发病率为4%~48%。失眠可以是一种独立的疾病，也可以是其他躯体疾病或精神障碍的伴随症状。

病因及发病机制 引起失眠的原因很多，包括社会心理因素、环境因素、生理因素、神经精神疾病、躯体疾病、药物与食物因素、睡眠节律变化、生活行为因素等。发病机制较公认的解释是“3P”模型假说和过度觉醒假说。“3P”即易感因素、促发因素和维持因素。易感因素包括生物学因素和心理因素，促发因素是指失眠起始的诱因，维持因素是指不良的睡眠行为和信念对失眠状态的维持。过度觉醒是指失眠障碍患者表现为24小时的高觉醒状态，并可体现在皮质醇水平、心率变异性和脑电图上。失眠障碍的发病机制还涉及遗传、分子、细胞、神经环路、生理及行为因素。

临床表现 睡眠起始困难和睡眠维持困难是失眠的主要临床症状。睡眠起始困难是指难以入睡，睡眠维持困难是指夜间觉醒后难以再次入睡或最后醒来的时间远早于期望的起床时间。睡眠质量差和醒后无恢复感常伴随上述症状出现，个体在觉醒期间也会出现不同程度的功能损害症状，即日间功能受损。日间症状通常包括疲劳、注意力和记忆力下降、情绪低落或易激惹、日间嗜睡和躯体不适等。

诊断 根据《睡眠障碍国际分类》第3版（*International Classification of Sleep Disorders third edition*，ICSD-3）的诊断标准进行诊断。

诊断标准 ①存在1条或多条睡眠异常症状，包括睡眠起始困难、睡眠维持困难、比期望时间过早醒来，在合适的时间不愿上床就寝，在没有父母或看护者的情况下入睡困难。②存在1条或多条与失眠相关的症状，包括疲劳或全身不适感、注意力不集中或记忆力下降，社交、家务、职业或学业功能受损，情绪低落或烦躁不安，日间瞌睡，行为障碍，精力或体力下降，易发生错误或事故、对睡眠感到焦虑不安。③失眠不能单纯用没有合适的睡眠时间或不恰当的睡眠环境解释。④睡眠紊乱和相关日间症状不能由其他类型的睡眠障碍来解释。⑤如果每周至少出现3次睡眠紊乱和相关日间症状，持续至少3个月，诊断为慢性失眠；如果不足3个月，诊断为短期失眠。

辅助检查 失眠的诊断主要依赖于患者自我汇报或者患者父母、看护者的报告，夜间多导睡眠图和日间多次睡眠潜伏时间试验主要用于除外患者潜在的其他睡眠障碍和评估日间过度嗜睡或警觉程度。

鉴别诊断 主要与睡眠觉醒时相延迟障碍、睡眠觉醒时相前移障碍、睡眠相关呼吸障碍、不安腿综合征等疾病鉴别。

治疗管理 包括心理治疗、药物治疗、物理治疗和中医治疗等。其中失眠的认知行为疗法是失眠的一线治疗方案。药物治疗包括苯二氮䓬类药物、非苯二氮䓬类药物、褪黑素类药物、具有镇静作用的抗抑郁药物等。

预后 针对疾病诱因和不同的失眠症状，经过治疗大部分患者预后较好，长期迁延反复者容易合并焦虑抑郁情绪。应注意苯二氮䓬类药物长期使用所导致的滥用和依赖问题。

（于鲁璐　陆　林）

guòdù shìshuì zhàng'ài

过度嗜睡障碍（hypersomnolence disorder）

以睡眠过量、觉醒困难、觉醒时有睡眠倾向、警觉性损害延长为主要特征的一组睡眠障碍。多数患者的思睡症状与中枢神经系统改变有关，称为中枢性嗜睡，可以分为发作性睡病、特发性嗜睡症、克莱恩莱文综合征、医疗状况引起的嗜睡症、药物或物质引起的嗜睡症、与精神障碍有关的过度嗜睡、睡眠不足综合征。其中发作性睡病和特发性嗜睡症最多见。

（于鲁璐　陆　林）

fāzuòxìng shuìbìng

发作性睡病（narcolepsy）

以难以抗拒的睡眠发作为主要临床特点的睡眠障碍。该病常在10~20岁起病，人群患病率估计在0.02%~0.18%，男女患病比例类似。中国人患病率估计在0.04%左右，起病于儿童时期者也不少见，男女比例约为2∶1。

病因及发病机制 病因不明，通常认为是遗传与环境因素相互作用的结果。8%~10%的发作性睡病患者具有家族史，人类发作性睡病与人类白细胞抗原（human leucocyte antigen，HLA）具有高度相关性，中国典型患者的HLADQB1*0602阳性率高达95%，远高于普通人群23%的阳性率。下丘脑外侧区促食欲素（下丘脑分泌素）神经元特异性丧失是发作性睡病的特征性病理改变。50%以上的病例出现症状前有一定的诱因，如情绪紧张、压力大和过度疲劳等。

临床表现 日间过度思睡、猝倒、睡瘫、睡眠幻觉和夜间睡眠紊乱是主要的临床症状。日间过度思睡表现为白天突然发生的不可抗拒的睡眠发作，通常持续数分钟至数十分钟，也有短至数秒，或长达数小时者。猝倒或无力发作可见于60%~70%的患者，多在强烈情感刺激时发生，是情绪诱发的躯体双侧肌张力突然部分或完全丧失所致。猝倒发作时患者意识清楚，记忆力无障碍。无力发作的表现比较轻微和局限，可持续数秒至数分钟。睡瘫多在入睡或起床时出现，是指患者从快速眼动睡眠期醒来时发生的一过性全身运动不能，持续数秒至数分钟，在正常人也可出现。睡眠幻觉是发生在觉醒-睡眠期转换时的梦境样体验，可有视、触或听幻觉，多为恐怖或不愉快的内容。夜间睡眠紊乱包括夜间觉醒次数增加、时间延长和睡眠效率下降。此外，还可伴有睡眠相关运动障碍或异态睡眠。

诊断 根据临床表现和脑脊液促食欲素的含量，ICSD-3 将发作性睡病分为两型分别诊断。

诊断标准 发作性睡病 1 型：①患者存在白天难以遏制的困倦和睡眠发作，症状持续至少 3 个月以上。②满足以下 1 项或 2 项条件，a. 有猝倒发作。经过标准的日间多次睡眠潜伏时间试验（multiple sleep latency test，MSLT）检查平均潜伏期≤8 分钟，且出现≥2 次睡眠始发快速眼动睡眠现象（sleep onset rapid eye movement periods，SOREMP）。b. 免疫反应法测量脑脊液中促食欲素浓度≤110pg/ml 或<正常参考值的 1/3。

发作性睡病 2 型：①患者存在白天难以遏制的困倦和睡眠发作，症状持续至少 3 个月以上。②无猝倒发作。③经过标准的 MSLT 检查潜伏期≤8 分钟，且出现≥2 次 SOREMP。④脑脊液促食欲素未查或免疫反应法测量脑脊液中促食欲素浓度>110pg/ml 或>正常参考值的 1/3。⑤嗜睡或 MSLT 结果无法用其他睡眠障碍所解释。

辅助检查 夜间多导睡眠图、MSLT、脑脊液促食欲素检测和血 HLA 分型是常用客观实验室检查。

鉴别诊断 主要与睡眠相关呼吸障碍、特发性嗜睡症、癫痫等疾病鉴别。

治疗管理 《中国发作性睡病诊断与治疗指南》指出，发作性睡病的总体治疗目标是减少白天过度睡眠，控制猝倒发作，改善夜间睡眠，调适心理行为，帮助患者尽可能恢复日常生活和社会功能，尽可能减少发作性睡病伴随的症状或疾病，减少和避免药物治疗带来的不良反应。

发作性睡病的行为心理疗法包括建立良好的睡眠卫生习惯、心理和社会支持。针对不同的临床症状表现，可给予相应的药物治疗，包括精神振奋药治疗日间嗜睡，抗抑郁药改善猝倒症状以及镇静催眠药治疗夜间睡眠障碍。

预后 发作性睡病是终身性睡眠障碍，部分青少年期起病的患者可能随年龄增长症状逐渐减轻或痊愈，多数患者疾病会持续终身。

（于鲁璐 陆 林）

tèfāxìng shìshuìzhèng

特发性嗜睡症（idiopathic hypersomnia） 以日间过度思睡但不伴猝倒发作为基本特征的睡眠障碍。该病的诊断需要进行电生理测试，并排除其他可能导致类似症状的疾病，因此人群患病率和发病率不详。该病起病年龄为 16.6~21.2 岁，女性患病率高于男性。发病机制不明，γ-氨基丁酸 A 型受体活性增加可能与本病有关。

日间过度思睡，即发生在白天的不可抗拒的睡眠需求或日间睡眠，是特发性嗜睡症的核心表现。其他临床表现还包括睡眠时间延长，白天小睡持续时间延长，醒后没有解乏感；难以从夜间睡眠或白天小睡中醒来，或称为“宿醉”式睡眠。此外，此类患者还可伴有记忆力和注意力下降等认知功能损害。

根据 ICSD-3，诊断标准须同时满足以下 6 条。①患者每日出现难以抑郁的嗜睡，至少持续 3 个月。②无猝倒。③日间多次睡眠潜伏时间试验期测试（multiple sleep latency test，MSLT）显示睡眠始发快速眼动（rapid eye movement，REM）睡眠现象少于 2 次，或在整夜多导睡眠图（polysomnography，PSG）检查中无 REM 潜伏时间≤15 分钟的睡眠始发 REM 期。④至少有下列发现之一：MSLT 显示平均睡眠潜伏时间≤8 分钟；24 小时 PSG 显示 24 小时内睡眠时间≥11 小时，或通过腕式体动仪结合睡眠日志（平均至少超过 7 天的自然睡眠）加以证实。⑤排除睡眠不足。⑥无法用其他疾病或物质使用更好的解释症状。

夜间 PSG 是诊断特发性嗜睡症的重要手段。该病主要与发作性睡病、器质性疾病引起的嗜睡、药物或毒品引起的嗜睡等相鉴别。

治疗管理以对症治疗为主，目的在于维持日间清醒。莫达非尼是一线治疗药物，兴奋剂盐酸哌甲酯也能部分或间断改善症状，部分患者使用褪黑素制剂也有一定疗效。

（于鲁璐 陆 林）

Kèlái'ēn-Láiwén zōnghézhēng

克莱恩-莱文综合征（Kleine-Levin syndrome，KLS） 以反复发作的严重嗜睡伴认知、精神和行为异常，发作间期功能状态正常为特征的睡眠障碍。又称反复发作性过度嗜睡或周期性睡眠过度。该病罕见，估计患病率为

（1~2）/100万，大部分患者起病于青春期，男女之比约为2∶1。成人和幼儿也可以患病。

病因及发病机制 发病机制不明，可能与下丘脑-垂体轴、间脑和丘脑-皮质回路干扰有关。上呼吸道感染和流感样症状是不少病例首发和复发的重要诱因，饮酒、脑外伤和劳累也可能是该病的触发因素。

临床表现 KLS的经典临床表现是嗜睡、食欲亢进和性欲亢进三联征，发作时持续时间的中位数为10天，极少数持续数周至数月，发作期间患者每天的睡眠时间可达16~20小时，可自动醒来进食和如厕，不伴尿便失禁。但多可表现为疲惫、淡漠、反应迟钝，近记忆减弱，有时存在定位能力减弱，对外界环境丧失真实感。在已有的病例报告中，贪食者只占66%，中国患者厌食表现居多。性欲亢进占53%，男性居多。其他还可有低龄化表现（话语和音调幼儿化）、饮食习惯改变、喜独处和不愿见陌生人，焦虑、幻觉和妄想症状也不少见。在一次发作结束时，患者可能出现健忘、短暂的烦躁不安或伴失眠的情感高涨症状。发作间期从数天到数月不等，患者在此期间的睡眠、认知、情绪和进食正常。在疾病发病早期，发作间隔时间短、频率高，随年龄增长，发作持续时间、严重程度和频率可减少，甚至不再发作。

诊断 依据ICSD-3的诊断标准来诊断该病。

诊断标准 ①患者至少经历2次过度嗜睡及睡眠期的反复发作，每次持续2天至5周。②通常此种反复发作每年超过1次，或至少每18个月1次。③发作期间患者的警觉性、认知功能、行为和情绪正常。④发作期间患者必须至少出现下列一项症状：认知功能障碍；感知变化；饮食异常（厌食或贪食）；无节制行为（如性欲亢进）。⑤嗜睡和相关症状不符合其他睡眠疾病、内科疾病、神经精神疾病（特别是双相障碍）及毒品或药物滥用等的诊断标准。

辅助检查 尚缺乏特异性的辅助检查，多导睡眠图（polysomnography，PSG）结果与记录时间相关，24小时PSG记录显示总睡眠时间延长，在发作期，前半段睡眠慢波睡眠减少，后半段快眼动睡眠减少。多次睡眠潜伏时间试验可见睡眠潜伏期缩短或者多次睡眠始发快速眼动睡眠现象。发作期间脑电图显示背景脑电活动总体减慢，常阵发性出现双同步、泛发性中至高波幅5~7Hz波。

鉴别诊断 首先要除外器质性疾病如脑室肿瘤、脑炎、肝性脑病、多发性硬化、复杂性癫痫状态等，精神疾病如双相障碍、抑郁症等也有反复嗜睡发作的报道。但这些疾病的嗜睡症状很少突然出现和消失，且在发作间期症状也会持续存在。另外，该病还要与发作性睡病、药物或物质引起的嗜睡症等相鉴别，但上述疾病每日均可出现过度嗜睡，无周期性、反复发作的特点。

治疗管理 尚无特效治疗，随着病程的延长，发作次数可减少、严重程度减轻甚至完全消失。发作期间以确保安全为主，尽量为患者创造舒适、安静的环境。锂盐对该病有治疗和预防复发的作用，但有效率仅40%左右。莫达非尼可以减少患者的睡眠，但是无法改善KLS患者的情绪和认知症状。

预后 KLS是周期性发作病程，通常认为其转归较好，有自行好转的倾向。

（于鲁璐 陆 林）

jíbìng xiāngguān guòdù shìshuì

疾病相关过度嗜睡（hypersomnia due to medical condition） 继发于其他疾病，表现为白天睡眠过度的睡眠障碍。以神经疾病和精神障碍最为常见，已有的报道包括代谢性脑病、脑外伤、卒中、脑肿瘤、脑炎、感染、神经系统变性疾病和某些精神疾病如双相情感障碍、抑郁症等。因继发于其他疾病，所以该病的发生、发展和转归取决于原发疾病。

白天睡眠过度是该病主要的临床表现，根据原发疾病的不同，患者的嗜睡表现也各有特点，可以与发作性睡病类似，患者经小睡后即短暂精力恢复；也可以像特发性嗜睡症一样长时间睡眠后仍没有解乏感。少数患者还可伴有睡瘫、睡前幻觉和无意识行为。

该病的诊断须满足以下所有标准：①患者每日出现难以抑制的嗜睡，并至少持续3个月。②白天嗜睡继发于明确的神经系统或其他基础疾病。③如进行日间多次睡眠潜伏时间试验（multiple sleep latency test，MSLT），平均睡眠潜伏期≤8分钟，睡眠始发快速眼动睡眠少于2次。④嗜睡和/或MSLT结果不能以另一种未经治疗的睡眠疾病、精神障碍和药物或毒品进行更好地解释。对睡眠呼吸障碍治疗后残余嗜睡者，睡眠潜伏期可多于8分钟，对于未进行睡眠监测的患者，可根据临床来确定诊断。

多导睡眠图是主要辅助检查，对诊断有重要意义，同时可发现其他有临床意义的睡眠障碍。MSLT主要用于除外发作性睡病。

明确诊断的关键是确定导致嗜睡的疾病。与精神障碍相关的睡眠过度可表现为夜间睡眠过长、白天嗜睡或小睡次数多，但往往会感觉睡眠质量差，不解乏。系统的精神检查是诊断潜在精神障碍的关键。对于其他疾病引起的睡眠过度，须彻底治疗原发病后才能确定是否能够诊断。

治疗原发病是该病治疗的关键，针对嗜睡以对症治疗为主，可参见发作性睡病和特发性嗜睡症的治疗。预后与原发病治疗情况有关。

（于鲁璐　陆　林）

yàowù huò wùzhì yǐnqǐ de shìshuìzhèng

药物或物质引起的嗜睡症（hypersomnia due to medication or substance）　镇静催眠药、兴奋性药物、毒品等滥用、撤除或戒断引起的以睡眠过度为主要特征的睡眠障碍。镇静催眠药物可作用于与睡眠觉醒转换相关的多个神经递质系统，当药效持续时间过长、作用靶点特异性弱、突然撤药或停药时均可导致嗜睡。

夜间睡眠时间过长，日间嗜睡或小睡次数增加是该病的主要表现，患者常有镇静催眠药物、酒精成瘾或毒品滥用史，酒精、毒品或其他药物的戒断史。

诊断须满足以下所有标准：①患者每日出现难以抑制的嗜睡。②日间嗜睡是正在使用的药物或物质所致，或与促醒药物或物质撤除、戒断有关。③症状不能以另一种未治疗的睡眠疾病、内科或神经精神疾病进行更好地解释。明确诊断的关键在于详细询问用药史，包括药物种类、使用频率、使用量、使用时间和使用目的。有些患者是在原有睡眠障碍的基础上出现日间嗜睡，此时需考虑二者同时诊断。同时，对所有睡眠障碍患者，应除外是否存在药物或物质滥用与依赖。

辅助检查需常规进行尿液药物或毒物筛查。当怀疑其他睡眠障碍时，可行多导睡眠图和日间多次睡眠潜伏时间试验，结果变化不一，与所使用的药物或物质及其使用或停用的时间有关。

鉴别诊断需先除外是否存在与过度嗜睡相关的其他睡眠障碍，必要时可做出相应疾病的诊断。

治疗管理方面，首先停用可疑药物或物质。疑有药物或毒品成瘾者需逐渐减量并进行替代治疗。存在其他睡眠障碍者，要考虑二者同时治疗。

（于鲁璐　陆　林）

shuìmián bùzú zōnghézhēng

睡眠不足综合征（insufficient sleep syndrome）　因急性或慢性睡眠剥夺导致睡眠不足，使个体出现日间嗜睡增加的睡眠障碍。又称行为导致的睡眠不足综合征。可见于任何年龄和性别，青春期更常见。社会和心理因素均可缩短夜间睡眠时间而导致日间嗜睡，某些生活习惯如午睡或倾向于晚睡时也可能导致睡眠时间不足。

临床表现是睡眠不足导致的正常生理和心理反应，具体症状与睡眠不足的严重程度和持续时间长短有关，可表现为情绪不稳定、焦虑、易激惹，注意力不集中、警觉性下降以及躯体不适症状。患者入睡及睡眠维持能力正常，通常不伴有其他精神障碍，病史和体格检查也没有解释患者嗜睡原因的基础疾病或用药史。

诊断须满足以下所有标准：①每日出现难以抑制的嗜睡，在青春期前儿童病例中，嗜睡可表现为行为异常。②根据患者或他人叙述的病史、睡眠日记或体动记录仪确定的睡眠时间通常短于对应年龄的预计值。③几乎每天出现睡眠减少并至少持续3个月。④被闹钟或他人唤醒时，睡眠时间缩短，如在周末或假期无须唤醒而睡到自然醒时，睡眠时间延长。⑤延长总睡眠时间后嗜睡及相关症状消失。⑥相关症状不能以其他未经治疗的睡眠疾病、药物或毒品及其他内科、神经或精神疾病进行更好地解释。

睡眠日记或体动记录仪相结合可确定患者的睡眠潜伏期、总卧床时间、总睡眠时间和睡眠效率。多导睡眠图和日间多次睡眠潜伏时间试验并非必须检查。

此病须与引起日间过度嗜睡的其他睡眠障碍鉴别。如果延长睡眠时间的治疗性试验使症状消失，则可诊断睡眠不足综合征。

治疗管理方面，首先应延长睡眠时间。养成良好的睡眠卫生习惯，保证充足的睡眠时间是避免和改善睡眠不足综合征的主要措施。

（于鲁璐　陆　林）

shuìmián xiāngguān hūxī zhàng'ài

睡眠相关呼吸障碍（sleep-related breathing disorder）　以睡眠过程中出现异常呼吸为特征的一类疾病。某些疾病在日间也可能存在呼吸异常。根据睡眠中的呼吸特征，将此类疾病分为中枢性睡眠呼吸暂停综合征、阻塞性睡眠呼吸暂停综合征、睡眠低通气综合征。诊断主要依赖多导睡眠图，根据所发现呼吸紊乱的特征而定，许多患者可能同时满足这几组疾病中一种以上的诊断标准。

此类呼吸障碍表现为呼吸节律（呼吸暂停）、呼吸幅度（通气不足）及呼吸相关结局（低氧）方面的异常，此类疾病存在一些共同的病理生理学基础，如上气道阻塞、通气控制系统的不稳定等。

（唐向东　李桃美）

zhōngshūxìng shuìmián hūxī zàntíng zōnghézhēng

中枢性睡眠呼吸暂停综合征

（central sleep apnea syndrome）　睡眠期间，中枢神经系统功能障碍所致呼吸暂停和低通气间断或周期性出现，以睡眠中呼吸努力下降或消失而引起呼吸气流降低或消失为特征的一类疾病。

根据特殊的病因及表现形式，中枢性睡眠呼吸暂停综合征分为原发性中枢性呼吸暂停、婴儿原发性中枢性睡眠呼吸暂停、早产儿原发性中枢性睡眠呼吸暂停、伴潮式呼吸的医疗状况引起的中枢性睡眠呼吸暂停、不伴潮式呼吸的医疗状况引起的中枢性睡眠呼吸暂停、高海拔所致的中枢性睡眠呼吸暂停、医疗状况或物质所致中枢性睡眠呼吸暂停和治疗后中枢性睡眠呼吸暂停。

中枢性睡眠呼吸暂停综合征是一类异质性很强的疾病。其共同之处是在睡眠中动脉二氧化碳分压低于驱动呼吸所需的水平即呼吸暂停阈值。

（唐向东　李桃美）

yuánfāxìng zhōngshūxìng shuìmián hūxī zàntíng

原发性中枢性睡眠呼吸暂停

（primary central sleep apnea，PCSA）　病因不明的中枢性睡眠呼吸暂停。又称特发性中枢性睡眠呼吸暂停。此种呼吸停顿可能会导致睡眠片段化、白天过度困倦、夜间频繁觉醒，或兼而有之。患者可出现嗜睡或失眠的症状。PCSA患者清醒动脉血二氧化碳分压（$PaCO_2$）通常是正常的（小于40mmHg）。既有的内科或神经系统疾病所致中枢性呼吸暂停的患者归为其他类别。

病因及发病机制　发病机制尚不明确。PCSA通常出现在清醒向睡眠过渡时，常见于非快速眼球运动1期和2期睡眠。通常认为，呼吸控制系统的不稳定是较为重要的机制。此类患者存在高二氧化碳（CO_2）通气反应，即一个二氧化碳分压（PCO_2）的较小的增加，就会引起通气的明显增加。这种通气的明显增加导致$PaCO_2$的下降，使得$PaCO_2$接近甚至是低于暂停阈值，从而导致出现呼吸停顿。PCSA受体位的影响，在仰卧位时加重。

临床表现　失眠或嗜睡是常见症状。其他症状和体征还包括打鼾、观察到的呼吸暂停、因气短而憋醒，但较为典型的是，这些患者比阻塞性睡眠呼吸暂停综合征患者体型更瘦，打鼾也更少。

诊断　依据ICSD-3的诊断标准进行诊断。

诊断标准　诊断时必须满足以下4条。①患者至少存在以下一种表现：困倦；睡眠起始或维持困难，频繁从睡眠中醒来或非恢复性睡眠；因气短而醒；打鼾；目击的呼吸暂停。②多导睡眠图（polysomnography，PSG）显示（诊断或气道正压通气治疗时）出现以下所有表现：每小时睡眠中枢性呼吸暂停和/或中枢性低通气事件≥5次；中枢性呼吸暂停和/或中枢性低通气事件的数量占呼吸暂停和低通气事件总数的50%以上；无潮式呼吸。③没有日间或夜间肺泡低通气的证据。④疾病不能以另一现患睡眠障碍、内科或神经系统疾病、药物或物质使用更好地解释。

辅助检查　PSG是PCSA诊断和鉴别诊断中相对有价值的辅助检查手段。PCSA患者PSG显示每小时睡眠中枢性呼吸暂停和/或中枢性低通气事件≥5次。

鉴别诊断　主要与其他原因所致的中枢性呼吸暂停鉴别，如药物或物质导致的中枢性呼吸暂停、内科或神经系统疾病所致中枢性呼吸暂停。

治疗管理　PCSA可选择的治疗方法有持续气道正压通气治疗、镇静催眠药物、呼吸兴奋药（如乙酰唑胺）以及氧疗。尚缺乏关于PCSA治疗的长期效果研究，治疗作用也未在大型随机对照试验中验证，因此最佳治疗方案仍未确定。

预后　未知。呼吸暂停会导致睡眠片段化，发生嗜睡或失眠。很少有证据表明PCSA会导致肺动脉高压、肺源性心脏病或其他心血管不良后果。

（唐向东　李桃美）

yīng'ér yuánfāxìng zhōngshūxìng shuìmián hūxī zàntíng

婴儿原发性中枢性睡眠呼吸暂停

（primary central sleep apnea of infancy）　出生后至1周岁的婴儿，呼吸暂停持续时间较长（超过20秒），并伴有低氧血症或心动过缓等生理指标异常的中枢性睡眠呼吸暂停。又称新生儿原发性睡眠呼吸暂停、婴儿睡眠呼吸暂停或婴儿呼吸暂停。

病因及发病机制　该病是由于呼吸控制异常所致，可以是生理性睡眠呼吸暂停，原因可能是脑干呼吸控制中枢发育不成熟，包括中枢驱动、化学感受器和机械感受器反应以及上气道反射发育不良等。

临床表现　睡眠中发现呼吸暂停，伴有皮肤颜色变化如发绀，肌张力明显的变化，窒息或作呕和心动过缓等症状群。

诊断　依据ICSD-3的诊断标

准进行诊断。

诊断标准 必须满足以下条件。①患者至少存在以下一种表现：发现呼吸暂停或发绀，或通过检测证实有睡眠相关的中枢性呼吸暂停或氧饱和度下降；婴儿出生后至1周岁。②多导睡眠图（polysomnography，PSG）或替代监测，如医院或家庭呼吸暂停监测显示以下之一：反复出现长时间的中枢性呼吸暂停时间（持续时间>20秒）；周期性呼吸占总睡眠时间≥5%。③疾病不能以另一种睡眠障碍、内科或神经系统疾病或药物使用更好地解释。

辅助检查 PSG是诊断的主要检查手段，个别病例可能适合其他诊断试验，如全导脑电图或食管反流评估。

鉴别诊断 应与睡眠期间发生的正常呼吸停顿进行区分。健康无症状婴儿常见中枢性呼吸停顿，为独立发生的事件，通常在快速眼动睡眠或叹气呼吸或睡眠中体动之后出现。反复发作、严重的婴儿睡眠呼吸暂停应考虑其他疾病，如胃食管反流、代谢性疾病或未确诊的神经系统疾病。

治疗管理 通常是支持性的管理。用于治疗呼吸暂停的主要药物是咖啡因和茶碱。

预后 一般良好，随着患儿的生长发育，呼吸暂停随后几年会消退，并且无残留后遗症。若呼吸暂停持续存在，需进一步评估潜在内科疾病，并可能出现缺氧相关的后遗症。

（唐向东　植少坚）

zǎochǎn'ér yuánfāxìng zhōngshūxìng shuìmián hūxī zàntíng

早产儿原发性中枢性睡眠呼吸暂停（primary central sleep apnea of prematurity） 胎龄超过28周但不满37周的活产婴儿，在睡眠时出现呼吸暂停，暂停持续时间长于20秒，或短于20秒伴血氧下降、心动过缓的等生理指标异常的中枢性睡眠呼吸暂停。又称早产儿呼吸暂停。主要是中枢性，但混合性或阻塞性呼吸暂停、低通气也均可能存在。

病因及发病机制 早产儿呼吸暂停在新生儿重症监护病房很常见，患病率与胎龄成反比，主要与早产相关的呼吸中枢和呼吸系统发育不成熟相关。这些因素包括中枢驱动、化学感受器或机械感受器反应和上气道反射的发育变化。其他因素如呼吸道感染、胃食管反流、代谢紊乱等均可诱发呼吸暂停。随着发育的成熟及诱发因素的纠正，呼吸暂停会逐步改善。

临床表现 发现患儿有呼吸暂停或发绀，伴心动过缓，可观察到患儿存在胸腹部矛盾运动。

诊断 依据ICSD-3的诊断标准进行诊断，必须满足以下条件。①发现呼吸暂停、发绀，或在产后住院期间监测发现睡眠相关中枢性呼吸暂停、氧饱和度下降或心动过缓。②症状出现于胎龄28~37周的活产婴儿。③多导睡眠图或替代监测显示以下之一：反复出现长时间的中枢性呼吸暂停事件（持续时间>20秒）；周期性呼吸占总睡眠时间≥5%。④疾病不能以另一种睡眠障碍、内科或神经系统疾病或药物使用更好地解释。

治疗管理 包括药物治疗和非药物治疗。但这些干预措施仍未被证明长期疗效。

药物治疗 基于其发病机制，主要使用黄嘌呤类呼吸兴奋药，包括茶碱、咖啡因制品，主要作用是增加分钟通气量、提高二氧化碳敏感性和缓解周期性呼吸等。

非药物治疗 对于反复发作的呼吸暂停，可考虑联合使用黄嘌呤类药物和持续气道正压通气治疗。俯卧位能增强早产儿胸腹呼吸运动的协调性，减少呼吸暂停发生率。

预后 对于大多数早产儿而言，无复杂因素的早产儿呼吸暂停远期预后良好。需要谨慎的是反复发作呼吸暂停以及频繁复苏的患儿，其预后与呼吸暂停的病因和相关合并症有关。长期的呼吸暂停和心动过缓会降低全身血压，导致脑灌注不足，可能导致未成熟大脑缺氧缺血损伤，但其长期后果尚不清楚。

（唐向东　植少坚）

bàn cháoshì hūxī de yīliáo zhuàngkuàng yǐnqǐ de zhōngshūxìng shuìmián hūxī zàntíng

伴潮式呼吸的医疗状况引起的中枢性睡眠呼吸暂停（medical condition induced central sleep apnea with tidal breathing） 继发于心脏疾病或和脑卒中等，以伴有反复出现的渐强-渐弱的气流形式（或潮气量）为特征的中枢性睡眠呼吸暂停。又称中枢性睡眠呼吸暂停伴陈-施呼吸（central sleep apnea with Cheyne-Strokes breathing，CSA-CSB）。

病因及发病机制 易感因素包括充血性心力衰竭、脑卒中和肾衰竭，其中前二者最常见。年龄超过60岁和在清醒期动脉血二氧化碳分压（$PaCO_2$）低于38mmHg的男性患者更容易出现。CSA-CSB发病机制主要与循环时间延长和高二氧化碳通气反应引起的呼吸控制系统不稳定相关。当患者入睡时，在其原发疾病的基础上可有$PaCO_2$升高而导致过度通气，在过度通气后，$PaCO_2$迅速下降，对呼吸中枢的兴奋减少，导致呼吸逐渐减弱继而暂停，随着呼吸的减弱和暂停 $PaCO_2$ 又开始逐渐积聚，升高到呼吸觉醒阈值，兴奋呼吸中枢，使呼吸恢复或加强，从而产生呼吸暂停与渐强-减弱气流形式相交替的周期性变化。

临床表现 除原发疾病的表现外，还可有夜间呼吸困难、失眠、白天过度困倦等。

诊断 依据 ICSD-3 的诊断标准进行诊断。

诊断标准 必须满足①（或②）③④项。①出现以下至少 1 项：困倦；睡眠起始或维持困难，反复从睡眠中醒来或非恢复性睡眠；因气短唤醒；打鼾；目击有呼吸暂停。②存在心房颤动或心房扑动，充血性心力衰竭或神经系统疾病。③多导睡眠图（polysomnography，PSG）显示（诊断研究或呼吸机滴定）出现以下所有表现：每小时睡眠存在 5 次及以上的中枢性呼吸暂停和/或中枢性低通气；中枢性呼吸暂停和/或中枢性低通气的数量占呼吸暂停和低通气总数的 50%以上；通气形式满足 CSB 标准。④疾病不能以现患睡眠疾病或药物及物质使用更好地解释。

辅助检查 客观的 PSG 检查发现中枢性呼吸暂停或低通气与渐强-渐弱的气流形式的通气反复交替出现。这种情况通常出现在入睡阶段或非快速眼动睡眠 1 期和 2 期。

治疗管理 首先是针对原发疾病的处理，如存在心力衰竭时，通过饮食、生活方式以及药物治疗控制心力衰竭。辅助通气如持续气道正压通气（continuous positive airway pressure，CPAP）和伺服通气是有效的。该病治疗仍有争议，需要进一步的研究支持。

预后 合并该病的心力衰竭患者，随着心力衰竭的内科治疗，该病可能会改善，心脏移植也可能治愈该病。仍不确定 CPAP、伺服通气治疗是否能否改善充血性心力衰竭患者的病死率。

（唐向东 植少坚）

bùbàn cháoshì hūxī de yīliáo zhuàngkuàng yǐnqǐ de zhōngshūxìng shuìmián hūxī zàntíng

不伴潮式呼吸的医疗状况引起的中枢性睡眠呼吸暂停（medical condition induced central sleep apnea without tidal breathing） 继发于内科或神经系统疾病的不伴反复出现的渐强-渐弱的气流形式（或潮气量）的中枢性睡眠呼吸暂停。又称内科疾病所致中枢性睡眠呼吸暂停不伴陈-施呼吸。

病因及发病机制 此类中枢性睡眠呼吸暂停（central sleep apnea，CSA）由内科或神经系统疾病所致，如基亚里（Chiari）畸形、脑卒中、退行性病变等。大多数患者存在发育、血管性、肿瘤、退行性变、脱髓鞘或外源性的脑干损伤。此类 CSA 是通气控制中枢功能异常，无法引起呼吸努力所致。如基亚里畸形导致脑干受压，使脑干通气控制中枢功能受损，造成中枢性呼吸暂停。

临床表现 患者通常有白天过度困倦或失眠，也可有打鼾、目击的呼吸暂停、因气短而唤醒等症状，由于导致中枢性呼吸暂停的病因多样，可能存在神经系统体征。

诊断 依据 ICSD-3 的诊断标准进行诊断。

诊断标准 必须满足①～③。①至少出现以下 1 项表现：困倦；睡眠起始或维持困难，反复从睡眠中醒来或非恢复性睡眠；因气短唤醒；打鼾；目击的呼吸暂停。②多导睡眠图（polysomnography，PSG）出现以下所有表现：每小时睡眠存在 5 次及以上的中枢性呼吸暂停和/或中枢性低通气；中枢性呼吸暂停和/或中枢性低通气的数量占呼吸暂停和低通气总数的 50%以上；无潮式呼吸。③疾病是某种内科或神经系统疾病的后果，不是由于药物及物质使用所致。

辅助检查 PSG 发现反复的中枢性呼吸暂停和/或中枢性低通气（≥5 次/小时）。其特点是典型的事件间呼吸相较短，且长度不大于 5 次呼吸，这些中枢性呼吸暂停不伴潮式呼吸形式。

鉴别诊断 与原发性中枢性睡眠呼吸暂停相鉴别。

治疗管理 积极治疗原发疾病可改善 CSA 的严重程度。基亚里畸形导致的 CSA 可通过外科解压术来改善呼吸暂停。

预后 未明确此类 CSA 的预后及其对相关疾病预后的影响。

（唐向东 植少坚）

gāohǎibá zhōuqīxìng hūxī suǒzhì zhōngshūxìng shuìmián hūxī zàntíng

高海拔周期性呼吸所致中枢性睡眠呼吸暂停（central sleep apnea due to high altitude periodic breathing） 新近到达高海拔地区后，在睡眠中出现与过度通气交替出现的中枢性睡眠呼吸暂停。这种交替出现的中枢性呼吸暂停和过度通气构成一种特定的呼吸形式，称为高原周期性呼吸（high altitude periodic breathing，HAPB）。周期性呼吸实际是对高原的正常适应性反应，因而只有出现临床症状才能诊断此病。

病因及发病机制 研究认为，海拔升高是 HAPB 的主要原因，与海拔的高度以及海拔上升的速度密切相关，同时也存在个体易感性。海拔越高，海拔上升速度越快，越容易出现 HAPB。在低氧环境中机体会出现通气增高，此反应称为低通气反应。而 HAPB 的出现与低氧通气反应增高相关。高海拔地区的主要特征是低压性低氧，这时低氧通气反应高的个体出现过度通气，导致动脉血二氧化碳分压（$PaCO_2$）下降至接近甚至是低于刺激呼吸的阈值（暂停阈值）。$PaCO_2$ 是睡眠中刺激呼吸的主要因素之一，低 $PaCO_2$ 导致呼吸驱动缺失或下降，从而出现中枢性睡眠呼吸暂停或低通气。呼吸暂停或低通气后，$PaCO_2$ 显著增高，进而出现过度通气。因此，出现过度通气和中枢性睡眠呼吸暂停交替出现的呼吸模式。有学者认为，到达高海拔地区后，机体睡眠连续性破坏、易醒、睡眠不稳定，也与 HAPB 的出现相关。

临床表现 到达高海拔地区后，家属或者同伴观察到患者夜间出现呼吸暂停，患者可能会报告夜间频繁醒来、睡眠质量差和呼吸困难，白天可有困倦、头痛等症状。

诊断 依据 ICSD-3 的诊断标准进行诊断。

诊断标准 必须满足标准①~④。①最近到达高海拔地区。②至少出现以下 1 项：困倦；入睡困难或睡眠维持困难，频繁从睡眠中醒来或非恢复性睡眠；因气短而醒或晨起头痛；目击的呼吸暂停。③上述症状临床上可归因于高海拔周期性呼吸，或多导睡眠图（polysomnography，PSG）证实反复出现中枢性呼吸暂停或低通气，主要发生在非快速眼动睡眠，频率每小时≥5 次。④不能以现患睡眠疾病、内科或神经系统疾病、药物（如麻醉镇静药物）及物质使用更好地解释。

辅助检查 对 HAPB 者进行 PSG 检测显示，反复出现中枢性呼吸暂停，周期时间小于 40 秒，并且通常为 20 秒左右，伴随某种程度动脉血氧饱和度（SaO_2）下降。呼吸暂停持续时间较短，一般为 8~10 秒。

鉴别诊断 应该与其他睡眠呼吸紊乱相鉴别。主要鉴别点是新近到达高海拔地区。

治疗管理 绝大多数患者会对高原逐渐适应。睡眠紊乱可使用苯二氮䓬类治疗，急性高山病包括睡眠紊乱可使用乙酰唑胺。

氧疗可通过增加吸入氧气浓度来迅速恢复正常的 SaO_2，直至过度通气逐渐减少，$PaCO_2$ 恢复正常，周期性呼吸和呼吸暂停才有改善。少量增加吸入 CO_2 浓度的稳定效果也有类似的报道。

预后 高原周期性呼吸时机体对海拔升高的一种生理性适应，最常在到达高海拔的第一夜出现。随着时间推移和机体的适应，在中等海拔地区，症状和 HAPB 逐渐改善；在高海拔地区症状可能有改善，HAPB 可能在较长一段时间内持续存在，其长期影响尚未清楚。

（唐向东 李桃美）

yīliáo zhuàngkuàng huò wùzhì yǐnqǐ de zhōngshūxìng shuìmián hūxī zàntíng

医疗状况或物质引起的中枢性睡眠呼吸暂停（central sleep apnea due to medication or substance） 因使用长效麻醉药品（包括吗啡、芬太尼和美沙酮等）后出现的，以持续时间较长的阻塞性呼吸暂停和呼吸不规则为特征的，一串被短暂通气相隔开的中枢性睡眠呼吸暂停。又称药物或物质导致的中枢性睡眠呼吸暂停。通常发生于药品使用至少 2 个月后，类似周期性呼吸。多见于麻醉或阿片类药物引发的中枢性睡眠呼吸暂停。

病因及发病机制 对此类中枢性睡眠呼吸暂停（central sleep apnea，CSA）的机制研究相对较少。主要机制可能是由于药物作用于延髓腹侧表面 μ 受体，损害低氧和高二氧化碳通气反应，产生呼吸抑制作用。阿片类药物还可能增加睡眠中上呼吸道的塌陷导致阻塞性睡眠呼吸暂停（obstructive sleep apnea，OSA），并可能通过此机制进一步促进中枢性呼吸暂停。停用阿片类药物后 CSA 消退。

临床表现 患者首先有长效麻醉药品使用史，患者通常报告有易醒、非恢复性睡眠或白天困倦等，家属可能报告有打鼾、呼吸暂停等。

诊断 依据 ICSD-3 的诊断标准进行诊断。

诊断标准 必须满足标准①~⑤。①患者正在服用阿片类药物或其他呼吸抑制药。②存在以下 1 项或多项：困倦；睡眠起始或维持困难，反复从睡眠中醒来或非恢复性睡眠；因气短唤醒；打鼾；目击的呼吸暂停。③多导睡眠图（polysomnography，PSG）（诊断或气道正压通气）出现以下所有表现：每小时睡眠存在 5 次及以上的中枢性呼吸暂停和/或中枢性低通气；中枢性呼吸暂停和/或中枢性低通气的数量占呼吸暂停和低通气总数的 50% 以上；无潮式呼吸。④该疾病是使用麻醉药品或其他呼吸抑制药的结果。⑤不能以另一现患睡眠障碍更好地解释。

辅助检查 PSG 发现一串被短暂通气（2~4 次呼吸）隔开的

类似周期性呼吸的CSA，通常发生在非快速眼动睡眠期。同时可能伴有呼吸暂停时间较长的阻塞性呼吸暂停和呼吸频率或呼吸深度不规则的呼吸。

鉴别诊断　与其他类型CSA最明显的不同是患者持续使用长效阿片类药物。

治疗管理　药物导致CSA的治疗具有挑战性。阿片类药物对CSA的作用被认为是剂量依赖性的，因此在减少剂量时，呼吸模式实际上可能会恢复正常。持续气道正压通气治疗可改善部分患者的睡眠呼吸暂停，但对另一些患者往往无效。伺服通气在临床上的应用还有待进一步的研究。呼吸兴奋药（乙酰唑胺）或氧气的使用的有效性尚未得到证实。

预后　此类患者在停用或减少使用相关药物后呼吸可恢复正常，预后较好。

（唐向东　植少坚）

zhìliáohòu zhōngshūxìng shuìmián hūxī zàntíng

治疗后中枢性睡眠呼吸暂停

（treatment-emergent central sleep apnea，TE-CSA）　诊断性睡眠监测时以阻塞性事件（阻塞性或混合性呼吸暂停或低通气）为主，实施无备频的气道正压治疗时持续存在或新出现的中枢性睡眠呼吸暂停。又称复杂性睡眠呼吸暂停。

病因及发病机制　许多因素都会导致TE-CSA，但暂无确切病因。通气控制系统和睡眠不稳定的患者更容易罹患TE-CSA，如低觉醒阈值、高环路增益的患者。诊断性多导睡眠图（polysomnography，PSG）时阻塞性睡眠呼吸暂停综合征（obstructive sleep apnea syndrome，OSAS）严重程度越高，或诊断性PSG存在更多的中枢性呼吸暂停，发生TE-CSA的可能性更大。

临床表现　经气道正压通气（positive airway pressure，PAP）治疗后，家属仍观察到有打鼾、呼吸停顿，患者可能报告睡眠维持困难、易醒、醒后无新鲜感，白天困倦、嗜睡等。

诊断　依据ICSD-3的诊断标准进行诊断。

诊断标准　必须满足标准①~③。①诊断性PSG显示每小时睡眠存在5次以上以阻塞性（阻塞性或混合性呼吸暂停，低通气或呼吸努力相关性微觉醒）为主的呼吸事件。②使用无备用呼吸频率PAP治疗期间，PSG显示阻塞性呼吸事件清除后，持续存在或新出现中枢性呼吸暂停或低通气，伴以下所有情况：中枢性呼吸暂停/低通气指数≥5次/小时；中枢性呼吸暂停/低通气事件数量≥呼吸暂停和低通气事件总数的50%。③中枢性睡眠呼吸暂停不能用另一种中枢性睡眠呼吸暂停呼吸障碍更好地解释（如药物或物质使用导致的中枢性睡眠呼吸暂停）。

辅助检查　基线PSG诊断性监测以及在无备频的PAP治疗下监测。

鉴别诊断　许多OSAS患者在进行PAP治疗时存在少量中枢性事件，但达不到诊断标准。另一些OSAS患者，在治疗时，残存呼吸事件以中枢性为主，但可被其他已知的中枢性睡眠呼吸暂停疾病解释，应归于他类。

治疗管理　治疗仍存在争议。部分患者可在长期使用持续气道正压通气（continuous positive airway pressure，CPAP）后获得显著的改善。如果患者症状没有改善或残存睡眠呼吸暂停低通气指数高，可选择适应性伺服通气或者具有自主呼吸/时间控制自动切换模式的双水平呼吸机治疗。

在药物治疗方面，镇静安眠类药物可改善改善睡眠连续性，进而减少中枢性睡眠呼吸暂停，然而此类药物需在呼吸机使用的前提下使用，否则可能加重阻塞性呼吸暂停。

预后　随着时间的推移，大部分患者（但不是所有患者）在CPAP治疗后，TE-CSA会自行缓解。部分患者可能由于持续存在的中枢性呼吸暂停，导致始终存在睡眠紊乱、日间嗜睡，降低患者PAP使用的依从性，增加失访率等。

（唐向东　李桃美）

zǔsèxìng shuìmián hūxī zàntíng zōnghézhēng

阻塞性睡眠呼吸暂停综合征

（obstructive sleep apnea syndrome，OSAS）　在睡眠中上气道反复完全阻塞（呼吸暂停）或部分阻塞（低通气）导致的以间歇性缺氧和睡眠紊乱为特征的睡眠呼吸障碍综合征。儿童和成人均可患病。

病因及发病机制　儿童腺样体扁桃体肥大和肥胖是最常见的诱发因素，颅面畸形，尤其是下颌畸形或面中部发育不全也可诱发。成人主要的诱发因素是肥胖，随着肥胖的严重程度增加，发生OSAS的可能性更大；年龄的增加、男性、绝经期后的女性也容易患OSAS。发病机制包括解剖学因素和非解剖学因素。解剖学因素方面，咽部软组织（如扁桃体肥大、舌、软腭）体积过大和/或颌面部结构异常如小下颌等导致上气道狭窄。非解剖学因素方面，低觉醒阈值、高环路增益及上呼吸道扩张肌代偿反射不足也是发病因素。如睡眠时上气道扩张肌肉代偿反射不足，难以抵抗气道闭合，这种变化也会导致上气道阻塞。总之，OSAS的发生是维持上气道扩张和引起上气道闭合的因素失衡引起的，这些因素导致患者在睡眠时气道塌陷，阻塞呼吸道，导致呼吸暂停。

临床表现 成人患者存在打鼾，可能有夜间憋醒或窒息等，常诉晨起口干、头痛、非恢复性睡眠，白天乏力、过度嗜睡等，有些患者可能以失眠为单一表现。家属报告，患者夜间存在反复发生呼吸停顿。儿童患者，除打鼾、呼吸停顿与成人类似外，可能表现为发育迟缓、学习困难、注意力不集中、多动等。

诊断 依据ICSD-3的诊断标准进行诊断。

诊断标准 成人必须满足（①+②）或③。①出现以下至少1项：患者主诉困倦、非恢复性睡眠、乏力或失眠；因憋气、喘气或气哽从睡眠中醒来；同寝者或其他目击者报告患者在睡眠期间存在习惯性打鼾、呼吸中断或二者兼有；已确诊高血压、情感障碍、认知功能障碍、冠脉疾病、卒中、充血性心力衰竭、心房颤动或2型糖尿病。②多导睡眠图（polysomnography，PSG）或中心外睡眠监测（out of center sleep test，OCST）证实：PSG监测显示每小时睡眠期间，或OCST每小时监测期间，发生的阻塞性为主的呼吸事件（包括阻塞性呼吸暂停、混合性呼吸暂停、低通气和呼吸努力相关觉醒）≥5次。③PSG或OCST证实：PSG监测显示每小时睡眠期间，或OCST每小时监测期间，发生的阻塞性为主的呼吸事件（包括呼吸暂停、低通气或呼吸努力相关觉醒）≥15次。

儿童必须满足①和②。①至少存在以下1项：打鼾；睡眠期间存在呼吸困难、矛盾呼吸；嗜睡、多动、行为问题或学习问题。②PSG证实存在以下1项或2项：每小时睡眠发生阻塞性、混合性呼吸暂停或低通气事件≥1次；阻塞性肺泡低通气形式，指至少25%睡眠时间内存在高碳酸血症［动脉血二氧化碳分压（$PaCO_2$）>50mmHg］，并伴随打鼾、鼻压力信号吸气波形扁平和矛盾呼吸中至少1项。

辅助检查 PSG检查发现以阻塞性事件为主，即阻塞性呼吸暂停/低通气，通常事件开始后伴随氧饱和度下降，事件结束时成人往往伴随有脑电觉醒反应，导致频繁觉醒、睡眠片段化、睡眠结构紊乱；而儿童的睡眠结构通常正常，PSG典型特征是胸腹矛盾运动。另外，X线片等显示扁桃体腺样体肥大或骨性结构异常。

鉴别诊断 OSAS应与单纯打鼾、中枢性睡眠呼吸暂停、肺泡低通气综合征、其他引起嗜睡的疾病相鉴别。还需与其他以夜间呼吸困难为表现的疾病相鉴别，如哮喘、充血性心力衰竭、夜间心绞痛发作等。

治疗管理 OSAS的治疗包括一般性治疗、口腔矫治器治疗、无创正压通气治疗和手术治疗。

一般性治疗 大部分患者都能通过减肥控制体重、侧卧位睡眠、避免饮酒或其他镇静药物等一般治疗方法获益。

口腔矫治器 病情较轻的患者可以选用口腔矫治器。

无创正压通气治疗 持续气道正压通气（continuous positive airway pressure，CPAP）是成人中重度OSAS的首选治疗方法，治疗机制类似“空气支架”，支撑塌陷的上气道，从而改善呼吸暂停，疗效与依从性有关，每晚佩戴时间及每周佩戴天数都较为重要。当患者不能耐受CPAP或治疗压力过高时，可改用双水平气道正压通气治疗。双水平气道正压通气或自适应伺服通气可用于耐受持续正气道压力的患者。

手术治疗 用于特定解剖因素引起的上气道狭窄，目的为减轻和消除气道阻塞，包括扁桃体腺样体切除术、鼻腔手术、下颌正畸手术等。

预后 OSAS会增加心脑血管代谢性疾病的发生风险，如高血压、糖尿病、脑卒中，也会导致神经认知功能损害，甚至会增加猝死的风险。儿童OSAS会导致生长发育迟缓，还可能出现认知行为异常，如注意缺陷多动障碍等。早期及时有效的治疗至关重要。预后较好，大部分成年患者通过CPAP治疗都可以达到满意的治疗效果，有手术指征的儿童患者在扁桃体腺样体切除术后能获得较好的治疗效果。

（唐向东　植少坚）

shuìmián dītōngqì zōnghézhēng

睡眠低通气综合征（sleep hypoventilation syndrome）

睡眠中以肺泡通气量降低、动脉血二氧化碳分压（$PaCO_2$）异常升高（>45mmHg）为主要表现的睡眠呼吸障碍综合征。又称睡眠相关通气不足综合征。当$PaCO_2$达到50~70mmHg时，与其相伴的低氧血症可以导致红细胞增多症、肺动脉高压、肺源性心脏病和呼吸衰竭等一系列病理生理改变和临床症状。

根据特殊的病因及表现形式，睡眠低通气综合征分为肥胖低通气综合征、先天性中枢性肺泡低通气综合征、迟发性中枢性低通气伴下丘脑功能障碍、特发性中枢性肺泡低通气、药物或物质使用睡眠低通气、医疗状况引起的睡眠相关低通气和睡眠相关性低氧血症。

与清醒相比，正常人在睡眠中的通气量会减少，引起 $PaCO_2$ 一定的升高，然而仍在正常范围内，而此类疾病患者的睡眠相关的通气不足更加明显，从而导致 $PaCO_2$ 异常升高，可能存在或不存在白天的通气不足。

（唐向东　李桃美）

féipàng dītōngqì zōnghézhēng

肥胖低通气综合征（obesity hypoventilation syndrome，OHS）

肥胖患者［体质指数（BMI）>30］在排除可能导致通气不足的其他原因（如心肺或神经肌肉疾病）之后出现的伴或不伴低氧血症的高碳酸血症综合征。日间高碳酸血症［动脉血二氧化碳分压（$PaCO_2$）>45mmHg］、睡眠期间高碳酸血症更重。80%～90%的OHS患者合并阻塞性睡眠呼吸暂停（obstructive sleep apnea，OSA）。

病因及发病机制　肺泡低通气的病因尚未完全阐明，肥胖被认为是肺泡低通气和低氧血症的主要生理病理学因素，且肥胖程度和睡眠低通气的严重程度呈正相关。神经系统抑制药（如酒精、苯二氮䓬类药物）可加重患者病情。推测OHS的发病机制可能包括以下几个方面：①肥胖尤其是中心性肥胖（脂肪分布在颈部、胸腹部），一方面，肥胖导致胸壁顺应性下降，肺不能充分扩张，导致明显的限制性通气不足和肺容量减少；另一方面，肥胖引起呼吸做功增加，导致呼吸肌疲劳。②合并OSA，呼吸暂停/低通气事件导致通气代偿不全，OSA严重程度是发生高碳酸血症的独立危险因素。③长期的低氧和高碳酸血症导致机体对低氧和高碳酸反应性下降，从而导致中枢呼吸驱动减弱。④肥胖相关的体液因子，如瘦素抵抗，可能参与OHS的发生。⑤肥胖本身导致 CO_2 产出。

临床表现　患者体型肥胖，常诉日间嗜睡、晨起头痛、疲劳、注意力不能集中等，同时表现出OSA症状，如打鼾、家属观察到呼吸暂停等。严重者可能出现肺动脉高压甚至是肺源性心脏病的相关症状和体征。

诊断　依据ICSD-3的诊断标准进行诊断。

诊断标准　必须满足以下①～③：①通过二氧化碳分压（PCO_2）、呼吸末 PCO_2 或经皮 PCO_2 监测，提示存在清醒肺泡低通气（$PaCO_2$>45mmHg）。②肥胖（BMI>30，儿童需大于同年龄性别第95百分位数）。③肺泡低通气不是肺实质或气道疾病、肺血管病、胸廓疾病（除了因肥胖导致的负荷增加）、药物使用、神经系统疾病、肌无力或已知的先天性或特发性中枢性肺泡低通气所导致。

注释：多导睡眠图（polysomnography，PSG）期间进行 $PaCO_2$ 监测或无创性 $PaCO_2$ 评估，显示睡眠期间肺泡低通气加重；通常存在OSA，在此情况下，应同时诊断OSA和OHS；通常存在动脉血氧饱和度下降，但不是诊断的必需条件。

辅助检查　清醒时的动脉血气分析显示存在肺泡低通气（$PaCO_2 \geq 45$mmHg）。在睡眠中，PSG同步的经皮或呼气末 PCO_2 监测提示肺泡低通气加重，伴有动脉血氧饱和度下降，伴或不伴阻塞性呼吸暂停和低通气。心电图、胸片、超声心动图可显示出肺动脉高压的相关表现。

鉴别诊断　需与引起清醒及睡眠肺泡低通气相关的疾病鉴别，包括气道及肺实质疾病、肺血管疾病、神经肌肉和胸壁疾病，严重未经治疗的甲状腺功能减退，使用呼吸抑制药，以及先天性或特发性中枢性肺泡低通气等疾病。

治疗管理　针对OHS的治疗大致包括两方面：第一是气道正压通气（positive airway pressure，PAP）辅助呼吸，改善通气以及OSA；第二是减重。①PAP辅助通气时，持续气道正压通气（continuous positive airway pressure，CPAP）是首选方法，当患者不能耐受CPAP或者使用CPAP后仍存在血氧饱和度（SO_2）下降或高碳酸血症，可换为双水平气道正压通气。经合格的PAP治疗后，若患者 SO_2<90%，则需要氧疗。②减重是OHS治疗管理的长期目标。通过饮食和运动，患者的肺功能、中枢呼吸驱动以及日间 CO_2 可存在一定的改善。外科手术干预是减重最有效的方法，并且可以维持较长的时间，尤其对于BMI>50的患者。另外，术后需再次评估病情，确定是否需要呼吸机辅助通气。

预后　慢性高碳酸血症和低氧血症可导致肺动脉高压、心力衰竭、心律失常、红细胞增多症等相关疾病，甚至增加死亡风险。

（唐向东　李桃美）

xiāntiānxìng zhōngshūxìng fèipào dītōngqì zōnghézhēng

先天性中枢性肺泡低通气综合征（congenital central alveolar hypoventilation syndrome）

罕见的*PHOX2B*基因突变导致自主神经功能障碍，以呼吸中枢自主控制功能障碍为主要表现的显性遗传综合征。疾病的严重程度与基因突变类型相关。大部分患儿在出生后就出现了发作性的肺泡低通气[动脉血二氧化碳分压($PaCO_2$) >45mmHg]，睡眠中比清醒期更加明显。但有些患者可能在成年期表现出来，通常在全身麻醉后或轻微呼吸系统疾病后才确诊。

病因及发病机制 该病是*PHOX2B*基因突变导致的遗传性疾病，确切的机制仍未知。*PHOX2B*基因在自主神经系统的发育中起重要作用。*PHO2XB*表达的斜方体后核神经元在中枢化学感受器中发挥重要作用，参与了呼吸调节。

临床表现 患儿出生后可能存在呼吸短促、呼吸频率快、发绀、喂养困难和肌张力低下，伴或不伴中枢性呼吸暂停，有些患儿以心血管性虚脱首次发病。部分患儿平时正常，但存在发作性通气不足而出现发绀。另外，有的患儿还可能存在其他自主神经异常，如先天性巨结肠、自主神经功能障碍（低血压）、吞咽功能障碍、体温调节异常、瞳孔对光反应迟钝和神经系统肿瘤等。

诊断 依据ICSD-3的诊断标准进行诊断。

诊断标准 必须满足①和②：①存在睡眠相关肺泡低通气。②存在*PHOX2B*基因突变。

注释：①睡眠相关肺泡低通气可伴随日间肺泡低通气($PaCO_2$>45mmHg)，日间$PaCO_2$水平也可以正常。②多导睡眠图(polysomnography，PSG)显示严重高碳酸血症和动脉血氧饱和度下降。可能会出现一些中枢性呼吸暂停，但主要的异常呼吸形式为气流/潮气量下降。

辅助检查 PSG显示存在低氧血症和高碳酸血症，可能伴有中枢性睡眠呼吸暂停。可疑病例进行基因检测，发现*PHOX2B*基因突变可确诊。

鉴别诊断 需与其他疾病引起的中枢性肺泡低通气相鉴别，如基亚里（Chiari）畸形、外伤、肿瘤和肌无力等。

治疗管理 该病为终身疾病，需制订多学科治疗方案，定期病情评估和辅助通气是关键。大部分患者需要终身夜间通气支持，严重者白天也需要辅助通气。对于年龄较大或病情较轻的患者，无创通气就能满足治疗目的。当病情严重时，可能需要气管切开术。全面识别和诊治相关疾病将有助于提高患者生活质量。

预后 此病为遗传性疾病，终身持续，不会随时间推移而改善，在病情进展中可能存在通气需求变化（不同模式的无创呼吸机辅助通气到有创通气）。通过合理的治疗管理，可防止不良后果的发生，若不积极治疗，可能出现肺源性心脏病、呼吸衰竭甚至是死亡。

（唐向东　张艳艳）

chífāxìng zhōngshūxìng dītōngqì bàn xiàqiūnǎo gōngnéng zhàng'ài

迟发性中枢性低通气伴下丘脑功能障碍（late-onset central hypoventilation with hypothalamic dysfunction，LOCHS-HD）

以患者出生时健康，先后出现饮食过量、重度肥胖为特征的中枢性肺泡低通气功能障碍。又称速发型肥胖伴下丘脑功能障碍。即使减重，这种肺泡低通气也会持续存在。通常2~3岁起病，如果与睡眠有关的低通气在出生后的前几年发生，则可诊断。

病因及发病机制 病因不明，可能存在遗传因素或潜在的变态反应，但尚未筛选出候选基因。

临床表现 患者体形肥胖，存在肺泡低通气相关表现，严重者可能以呼吸衰竭为首要表现，伴有下丘脑源性内分泌功能障碍，如性早熟、高催乳素血症、性腺功能减退、甲状腺功能减退等，有的出现情绪或行为异常，有的可能出现发育迟缓或孤独症，但大多患者认知功能正常。

诊断 根据ICSD-3的诊断标准进行诊断。

诊断标准 必须满足标准①~⑤：①存在睡眠相关肺泡低通气。②出生后的前几年无症状。③患者具有至少下列两种情况：肥胖；下丘脑源性内分泌异常；严重的情绪或行为障碍；神经源性肿瘤。④不存在*PHOX2B*基因突变。⑤疾病不能以另一种睡眠障碍、内科或神经系统疾病、药物或物质使用更好地解释。

辅助检查 多导睡眠图(polysomnography，PSG)显示存在睡眠低氧血症、高碳酸血症，也可能存在中枢性呼吸暂停，伴潮气量和呼吸频率降低。相关血液化验提示内分泌异常，如高钠血症、高催乳素血症等。头部影像学检查多正常。心电图、超声心动图或心导管检查可能出现肺动脉高压表现。肺功能检查可能正常或显示轻度阻塞或限制性肺疾病的表现。

鉴别诊断 患者体形肥胖，减肥后仍存在肺泡低通气，伴有内分泌异常等，借此可以与肥胖低通气综合征鉴别。患者不存在*PHOX2B*基因突变，可与迟发性、先天性中枢性肺泡低通气综合征鉴别。

治疗管理 患儿存在通气控制功能障碍，因此需辅助通气，包括无创的面罩通气支持、无创呼吸机辅助通气、气管切开后辅助通气及膈肌起搏等。

预后 此病的预后较差，早期诊断有助于改善通气和代谢紊乱。随着时间推移，患者开始出现呼吸衰竭、肺源性心脏病甚至是死亡。该病的死亡率较高。

（唐向东 张艳艳）

tèfāxìng zhōngshūxìng fèipào dītōngqì

特发性中枢性肺泡低通气

（idiopathic central alveolar hypoventilation） 罕见的以无任何器质性呼吸病变为特征的中枢性肺泡低通气障碍。又称肺泡低通气、原发性肺泡低通气。患者不存在任何导致肺泡低通气的器质性疾病，如气道或肺实质性疾病、神经或肌肉疾病、肥胖、胸壁疾病和其他睡眠相关呼吸障碍等。清醒时，患者通气可能正常，严重者清醒期也出现肺泡低通气，睡眠时肺泡通气更明显。

病因及发病机制 具体病因不详。有学者研究认为，日间和夜间肺泡低通气主要与 CO_2 和 O_2 通气反应下降相关，导致 CO_2 和 O_2 稳态平衡受损伴有呼吸驱动抑制。与清醒期相比，睡眠期对 CO_2 的敏感性更低，肺泡低通气更严重。使用中枢神经系统抑制剂如酒精或镇静安眠药等可加重病情。

临床表现 起病时间不详，通常在青春期或成年早起发病，疾病通常进展缓慢，患者通常表现出一系列反映自主神经功能障碍的临床症状。包括先天性巨结肠疾病和/或严重便秘、喂养困难、不适感降低、瞳孔异常、焦虑感降低、大量出汗和基础体温降低。

诊断 根据 ICSD-3 的诊断标准进行诊断。

诊断标准 必须满足标准①和②：①存在睡眠相关肺泡低通气。②肺泡低通气不是主因肺实质或气道疾病、肺血管疾病、胸壁疾病、用药或神经系统障碍、肌无力或肥胖及先天性中枢性低通气综合征所致。

辅助检查 多导睡眠图（polysomnography，PSG）被认为是诊断的金标准。当常规 PSG 检查结果与患者的临床表现不吻合时，不能因为患者有打鼾及肥胖等阻塞性睡眠呼吸暂停（obstructive sleep apnea，OSA）的临床表现，就把原本为中枢性睡眠呼吸暂停（central sleep apnea，CSA）的诊断人为地改为 OSA，而是应该考虑在 PSG 检查时，同时监测食管压或者膈肌肌电准确检测呼吸中枢驱动，以鉴别 OSA 与 CSA。

鉴别诊断 应与任何导致睡眠期间肺泡通气不足的疾病相鉴别，包括肥胖低通气综合征、气道和肺实质疾病等。

治疗管理 由于该疾病的罕见性，许多从业者没有看到过此种病例，因此没有及时做出诊断。尚缺少治疗相关的专家共识或指南，基本的治疗原则是维持正常的血氧分压和 CO_2 分压，提高患者的生活质量。①初步评估应包括详细的神经系统评估，可能需要进行肌肉活检、胸部 X 线检查、膈肌透视、支气管镜检查、心电图、动态心电图记录、超声心动图和脑/脑干 MRI。②采用药物治疗和持续正压通气治疗。理论上呼吸中枢兴奋药如阿米三嗪和黄体酮可作为治疗的选择，但副作用或疗效不确定，很少用于临床。针对特发性中枢性肺泡低通气的治疗主要局限于膈神经刺激、无创或有创呼吸机治疗、体外植入电极刺激膈神经，气管切开人工通气也是治疗的方法之一。

预后 长期严重高碳酸血症和低氧血症可导致红细胞增多症，肺动脉高压及肺源性心脏病相关改变。睡眠相关肺泡低通气/低氧血症的加重似乎有增加发病率和死亡率的风险，但具体关系不明确。

（唐向东 张艳艳）

yàowù huò wùzhì yǐnqǐ de shuìmián dītōngqì

药物或物质引起的睡眠低通气

（sleep-related hypoventilation due to medication or substance） 长时间使用抑制通气驱动和/或损害呼吸动力学的药物或物质，而出现的慢性肺泡低通气和高碳酸血症的睡眠障碍。药物主要包括长效麻醉药品、镇静药和肌肉松弛药，物质主要涉及毒品类。

病因及发病机制 病因明确，即呼吸抑制药物或物质的使用。发病机制是呼吸驱动、CO_2 和 O_2 化学感受器敏感性受损，容易出现肺泡低通气。同时药物的使用还引起阻塞性睡眠呼吸暂停（obstructive sleep apnea，OSA）和中枢性睡眠呼吸暂停（central sleep apnea，CSA），进一步加重高碳酸血症和低氧血症。基础肺储备量受损的患者，此类药物的使用可能诱发呼吸衰竭。

临床表现 患者可无症状也可出现呼吸困难、胸闷或疲劳，若使用毒品，可能出现神经认知功能障碍。

诊断 依据 ICSD-3 的诊断标准进行诊断。首先判断是否存在肺泡低通气；其次寻找病因，症状体征缺乏特异性，追问病史了解患者药物和物质使用情况及患者的并发症，可以辅助诊断。

诊断标准 必须同时满足①~③：①存在睡眠相关肺泡低通气。②已知能抑制呼吸和/或通气驱动的药物或物质使用是导致睡眠相关肺泡低通气的主要原因。③肺泡低通气不是主因肺实质或气道疾病，肺血管病变、胸壁疾病，神经系统疾病，肌无力或肥胖低通气综合征或已知的先天性中枢性肺泡低通气综合征所致。

注释：①尽管可能存在OSA，但不认为其是导致肺泡低通气的主要原因。呼吸形式以潮气量降低或共济失调性呼吸为主，伴动脉血氧饱和度下降。如果满足诊断标准，应同时诊断OSA和药物或物质导致的CSA，以及药物或物质导致的睡眠相关肺泡低通气。②常存在动脉血氧饱和度下降，但不是诊断所必需。③可能存在清醒肺泡低通气，但不是诊断所必需。

辅助检查　睡眠中动脉血气分析或多导睡眠图同步的经皮二氧化碳或呼气末二氧化碳，提示睡眠相关肺泡低通气；肺功能检查用于排除基础肺疾病。实验室检查还包括血常规、电解质分析、胸部X线检查，利于评估病情。

鉴别诊断　应与可以引起睡眠期间肺泡低通气的疾病相鉴别，如肥胖低通气综合征、肺气道和实质疾病、肺血管病变、神经肌肉和胸壁疾病、先天性或特发性中枢性肺泡低通气。

治疗管理　针对此疾病，非必要使用的呼吸抑制药物应逐渐减量直至停药，氧疗和无创呼吸机治疗的资料较少，仍需进一步探索。

预后　长期使用呼吸抑制药的后果不清楚，呼吸抑制药的使用可能诱发或加重CSA和OSA。尚不清楚长期使用呼吸抑制药，是否导致肺动脉高压或肺源性心脏病。

（唐向东　张艳艳）

yīliáo zhuàngkuàng yǐnqǐ de shuìmián dītōngqì

医疗状况引起的睡眠低通气

（sleep-related hypoventilation due to medical condition）　继发于呼吸系统和神经系统疾病的睡眠期高碳酸血症。常见疾病有阻塞性肺疾病、限制性肺病、肥胖、睡眠呼吸暂停、神经肌肉紊乱、膈肌麻痹、脊髓损伤等。这些疾病本身可能引起通气功能损伤，清醒期可能出现高碳酸血症，睡眠中通气受损更明显，肺泡低通气在快速眼动睡眠期更显著。

病因及发病机制　造成睡眠时肺泡低通气的基础疾病不同，发病机制亦不同，常见疾病机制：①肺实质疾病，引发通气功能障碍，并导致睡眠相关肺泡低通气。例如，慢性阻塞性肺疾病以换气不足为主。对于快速眼动睡眠期，辅助呼吸肌活动丧失，不能保证足够通气，更易出现高碳酸血症和低氧血症。②神经系统疾病、神经肌肉疾病和胸壁疾病的可能机制是通气泵功能异常（呼吸肌收缩力下降或胸壁解剖结构异常）引起通气不足，从而出现肺泡低通气。

临床表现　导致睡眠相关肺泡低通气的基础疾病不同，临床表现不一。肺泡通气不足患者可能没有症状或主诉睡眠差、晨起头痛、乏力、日间嗜睡等，这主要与夜间高碳酸血症的严重程度相关。严重慢性低氧血症患者可出现继发性红细胞增多症。

诊断　依据ICSD-3的诊断标准进行诊断。

诊断标准　必须满足①~③：①存在睡眠相关肺泡低通气。②肺泡低通气主要是源于肺实质或气道疾病、肺血管疾病、胸壁疾病、神经系统疾病或肌无力所致。③肺泡低通气不是主因肥胖低通气综合征、药物使用或已知的先天性中枢性肺泡低通气综合征所致。

注释：①常存在动脉血氧饱和度下降，但不是诊断所必需。②尽管可能存在阻塞性睡眠呼吸暂停（obstructive sleep apnea，OSA）或中枢性睡眠呼吸暂停（central sleep apnea，CSA），但不认为其是导致肺泡低通气的主要原因。呼吸形式以潮气量降低或共济失调性呼吸为主，伴有动脉血氧饱和度下降。如果满足诊断标准，应同时诊断OSA和内科疾病导致的CSA，以及内科疾病导致的睡眠相关肺泡低通气。③可能存在清醒肺泡低通气，但不是诊断所必需的。

辅助检查　睡眠中动脉血气分析或多导睡眠图同步的经皮二氧化碳或呼气末二氧化碳，提示睡眠相关肺泡低通气。基础呼吸系统疾病的评估可行肺功能、放射影像、超声心动图、肺动脉导管检查等；若怀疑神经或神经肌肉疾病类疾病，可行神经系统影像学检查或外周神经及肌肉功能检查。

鉴别诊断　需与其他导致睡眠期间肺泡低通气鉴别，鉴别点为此疾病存在明确的基础疾病。

治疗管理　积极治疗原发病，可部分改善睡眠相关肺泡低通气，通过药物、膈肌起搏、气管切开术或无创呼吸机辅助通气可改善患者通气状况。单独氧疗慎重选用，可能会加重高碳酸血症。

预后　慢性高碳酸血症可导致肺动脉高压、肺源性心脏病和神经认知功能障碍等，甚至增加死亡风险。上述疾病常相伴发生，多种疾病重叠出现肺泡低通气程度更重，持续时间更长。

（唐向东　张艳艳）

shuìmián xiāngguānxìng dīyǎngxuèzhèng

睡眠相关性低氧血症（sleep-related hypoxemia） 继发于某种内科或神经系统疾病，又不能被其他睡眠相关呼吸障碍所解释，主要表现在睡眠中出现明显的低氧血症。常见特征是睡眠中影响膈肌功能或中枢呼吸驱动机制紊乱。

病因及发病机制 慢性低氧血症可源于气道或肺实质疾病、胸壁疾病、肺动脉高压、神经和神经肌肉疾病。病因不同，机制不同。常见疾病的机制：①气道或肺实质疾病，主要表现为持续存在的低氧血症，若存在肺功能轻或中度受损，白天也会出现低氧血症、高碳酸血症和肺动脉高压。②神经肌肉紊乱，主要表现为通气控制异常，包括原发性（如肌强直性营养不良或先天性肌病）和继发性疾病（如夜间低通气和碳酸氢盐潴留的异常）可以导致睡眠期间和清醒时呼吸动力的减弱。③胸壁畸形，主要表现为肺功能受限，总肺活量减少、残余容积增加、肺活量随之减少；除了限制外，低肺容积呼吸或胸椎弯曲引起胸内气管和主干支气管移位造成机械性气道阻塞。

临床表现 患者基础疾病不同，临床表现不同。患者可以无症状，也可以表现夜间呼吸困难、胸闷或疲劳，可能有睡眠差、日间嗜睡等，严重者可出现红细胞增多症。

诊断 根据ICSD-3的诊断标准进行诊断。

诊断标准 必须满足①和②：①多导睡眠图（polysomnography，PSG）、中心外睡眠监测或夜间血氧监测显示，睡眠中成人经皮动脉血氧饱和度（SpO_2）≤88%，或儿童 SpO_2 ≤90%，至少持续5分钟。②未记录到睡眠相关肺泡低通气。

注释：①如果记录到睡眠相关肺泡低通气（通过动脉血气、经皮 CO_2 或呼气末 CO_2 传感器测定），应归类于睡眠相关肺泡低通气。②可能存在阻塞性睡眠呼吸暂停或中枢性睡眠呼吸暂停，但不是引起低氧血症的主要原因。③应注明已知的生理异常，如动静脉分流、通气/血流比值失调，低混合静脉氧和/或高海拔。

辅助检查 夜间PSG或单独血氧监测发现不同形式的（持续、间断或片段）的血氧饱和度下降。血气分析、肺功能等检查项目可以用以评估基础肺疾病。

鉴别诊断 应与能引起睡眠低氧血症的所有疾病相鉴别。

治疗管理 积极治疗原发疾病，在此基础上还可进行氧疗，如果存在高碳酸血症时可进行呼吸机辅助通气。

预后 慢性低氧血症可造成肺动脉高压、肺源性心脏病和神经认知功能障碍。慢性低氧血症常为多种疾病重叠出现，与单一呼吸障碍的患者相比，患有多种呼吸障碍患者的睡眠相关低氧血症可能更严重，持续时间会更长。

（唐向东 张艳艳）

shuìmián juéxǐng zhòuyè jiélǜ zhàng'ài

睡眠觉醒昼夜节律障碍（circadian rhythm sleep-wake disorder） 昼夜节律系统的改变导致的以持续的或反复的睡眠中断为主要表现的一类睡眠障碍。流行病学调查显示，此类障碍在普通人群中的总体患病率为5.8%。地球自转形成的昼夜变化引起生物体内生理活动发生规律性变化，这种与自然昼夜大致同步的变化就叫昼夜节律。临床上常分为7型：睡眠觉醒时相延迟障碍、睡眠觉醒时相前移障碍、不规律型睡眠觉醒节律障碍、非24小时睡眠觉醒节律障碍、倒班工作型睡眠觉醒节律障碍、时差型睡眠觉醒节律障碍、未分类的睡眠觉醒昼夜节律障碍。

病因及发病机制 下丘脑的视交叉上核是高等动物的生物钟所在部位具有对光周期的敏感性，产生与明暗变化相同步的节律。组织学研究发现视交叉上核有来自视网膜-下丘脑投射纤维的直接输入及来自中缝核的纤维投射，核内有密集的树突突触将细胞紧密连接，摧毁大鼠该核团，可破坏其内源性的行为和激素分泌的昼夜节律。夜间工作、不适应社会工作日程安排、跨时区旅行、倒班等均易诱发睡眠觉醒昼夜节律障碍等发生。过度饮用咖啡，服用兴奋剂可进一步延迟睡眠发生，加重已延迟的睡眠时间。缺乏光暴露，或因跨时区飞行，个体不适应目的地太阳光光照变化，或因视力障碍无法接受正常的光照，会导致不同类型的睡眠觉醒昼夜节律障碍。

临床表现 恰当的时间及场合睡不着，而在不恰当的时间和场合却出现嗜睡或睡眠，同时在不该醒来的时间醒来。

诊断 应首先排除其他类型睡眠障碍疾病，若同时符合2个诊断，则只列出原发疾病诊断即可。根据DSM-5标准，此类障碍的诊断必须满足3个总的标准：①一种持续的或反复的睡眠中断模式，主要是由于昼夜节律系统的改变，或内源性昼夜节律与个体的躯体环境或社交或工作时间表所要求的睡眠-觉醒周期之间的错位。②睡眠中断导致过度睡意或失眠，或二者兼有。③该睡眠障碍引起有临床意义的痛苦，或导致社交、职业或其他重要功能方面的损害。

睡眠评估方法 有以下评估方式。

睡眠日记 用于描述或记录患者每天睡眠觉醒期时相的重要方法，有助于了解患者睡眠觉醒类型，是评估睡眠觉醒时相延迟障碍必不可少的工作，要求至少完成7天的睡眠日记，最好是记录14天的数据，要求涵盖工作和非工作时间。睡眠日记适用于所有可疑睡眠觉醒昼夜节律障碍的筛查和评估。

清晨型-夜晚型问卷（morningness-eveningness questionnaires，MEQ） 该问卷为睡眠觉醒自评量表，共包含19个问题，以确定近几周每日睡眠觉醒时间跨度的自然倾向。按照睡眠习惯或自然倾向将患者分成早间型（早睡早起型）、晚间型（晚睡晚起型）或中间型（普通型），是睡眠觉醒昼夜节律自然趋向的分型工具。

体动记录仪 性价比较高的无创性睡眠状态评估工具，可长时间（数天至数月）监测记录患者的日常活动与静息周期。美国睡眠医学会发布的一项关于体动记录仪的指南，推荐临床医师使用体动记录仪评估成人和儿科患者的睡眠觉醒昼夜节律障碍。在使用体动记录仪诊断此类障碍时，至少要连续记录7天，最好是14天的数据（包括工作日和非工作日）。

昼夜时相标志物测定 ①微光褪黑素分泌试验：可通过测定24小时唾液、血浆褪黑素值或尿液中褪黑素代谢物6-羟基硫酸褪黑素来评估昼夜节律。临床常采用唾液测定法。微光褪黑素分泌试验是评估褪黑素水平及睡眠觉醒昼夜节律的金标准。②最低核心体温测定：人类的体温呈24小时节律性变化，临床上将核心体温的最低点作为昼夜节律时相变化的生物学标志。人类最低核心体温是在自身习惯醒来时的2小时前或睡眠中期后1～2小时出现。因直肠温度受外界影响小，评估时多采用直肠温度测定法。最低核心体温测定用于评估的重要性在于指导治疗。

多导睡眠图（polysomnogram，PSG） 可显示患者睡眠结构及昼夜节律变化，但不作为此类障碍的常规诊断评估手段，主要用于排除其他睡眠障碍。

（陆　林　白丽娟）

shuìmián juéxǐng shíxiāng yánchí zhàng'ài

睡眠觉醒时相延迟障碍（delayed sleep-wake phase disorder） 患者的主睡眠时间段向后延迟2小时以上的睡眠障碍。又叫睡眠时相延迟综合征。患者不能在常规或期望的时间较早入睡和觉醒。普通人群患病率为0.17%，青少年中可能大于7%。

病因及发病机制 尚不明确。遗传因素在发病中起一定作用，如昼夜节律基因的改变。睡眠觉醒时相延迟障碍和睡眠觉醒时相前移障碍具有常染色体显性遗传特性。家族史对睡眠觉醒时相延迟障碍的影响约为40%。睡眠觉醒时相延迟障碍和睡眠觉醒时相前移障碍的发病与*hPer3*、*hPer3*、*AA-NAT*、*Clock*等基因多态性有关。

临床表现 症状通常开始于青春期或成年早期，持续数月至数年，30岁以后起病罕见，症状随年龄而减轻，常复发，常因需要早起工作或上学而加重。具体表现：①入睡晚（一般在凌晨2～5时），即使提早上床，也要至自己长期形成的入睡时刻才能入睡。②起床晚，早上不能在固定时间醒来，甚至闹钟也常不能将其唤醒。③白天思睡，因常在早晨被强制性唤醒、上班，睡眠时间缩短，从而白天打瞌睡、疲乏、精力差，影响工作效率。④周末或节假日起床更晚。⑤病程至少持续3个月，多数有数年的病程。⑥夜晚和傍晚精力好，注意力集中，学习和工作最富成效。⑦各种催眠药物和心理行为治疗效果差，且可能加重症状，使病情复杂化。

诊断 依据病史、睡眠日记或睡眠活动记录仪（至少7天）、多导睡眠图监测等。必要时进行多次睡眠潜伏时间试验，诊断不清楚时可检测生物标志物。

诊断标准 ①个体所期望的睡眠和觉醒时间较社会所接受的睡眠周期延迟（通常超过2小时），导致失眠和过度困倦。②当允许制订自己的作息时间时，个体表现出正常的与其年龄相符的睡眠质量和时间，但仍呈现睡眠时点的延迟。③患者表现为入睡困难，早晨难以清醒，以及过早的日间困倦。

鉴别诊断 与正常睡眠变异鉴别。正常睡眠变异是指个体本身夜间睡眠时间比较晚，但没有引起个人痛苦、社交或职业功能障碍。此外，应与失眠及其他昼夜节律睡眠障碍相鉴别。

治疗管理 睡眠时限延迟型可以采用时间疗法（让患者逐渐推迟入睡时间，直至达到期望的睡眠时间）；清晨明光照射（持续30分钟至2小时），晚间限制光照；习惯睡眠前5～7小时给予褪黑素。

（陆　林　白丽娟）

shuìmián juéxǐng shíxiāng qiányí zhàng'ài

睡眠觉醒时相前移障碍（advanced sleep-wake phase disorder） 睡眠与觉醒时间早于期望或常规时间数小时，持续性的早醒或早睡的睡眠障碍。又叫睡眠时相前移综合征。在中年成人中的患病率为1%，在老年人中患病率更高。可有家族史，呈常染色体显性遗传模式，症状的起病可能出现较早，症状严重程度随着年龄而逐渐增加。

病因及发病机制：睡眠觉醒时相延迟障碍和睡眠觉醒时相前移障碍具有常染色体显性遗传特性，发病与 *hPer*3、*hPer*3、*AA-NAT*、*Clock* 等基因多态性有关。

临床表现：①典型发病年龄是中年，也可在儿童期发病（主要为家族型），老年人多见。②相对于常规或社会接受的作息时间，患者睡眠起始和结束的时间通常比预期或所需要的时间提前2小时或2小时以上。③早醒或持续性失眠和晚间过度困倦。④若患者按照前移的时间表作息，可提高睡眠时间和睡眠质量。

诊断：依据完整的病史、睡眠日志或睡眠活动记录仪记录，必要时进行多导睡眠图监测。主要基于主要睡眠周期时间提前的病史（通常超过2小时），相对于所期望的睡眠和唤醒时间，伴有早起和过度日间困倦的症状。当允许制订患者的睡眠时间表时，有提前睡眠时相型的个体可能表现出正常的睡眠质量和与年龄相匹配的时间。此障碍应与其他精神障碍、抑郁症及双相障碍进行鉴别。

治疗管理：睡眠时相前移型也可以采用时间疗法（让患者逐渐前移入睡时间，直到达到期望的睡眠时间）；晚7~9时进行明光照射；清晨给予褪黑素（需要关注由于镇静作用引起的安全问题）。经实践发现，时间疗法和光照疗法在临床中常难以实施。

（陆　林　白丽娟）

bùguīzéxíng shuìmián juéxǐng jiélǜ zhàng'ài

不规则型睡眠觉醒节律障碍（irregular sleep-wake rhythm disorder） 睡眠觉醒节律缺失，以间歇发作性、杂乱无章的睡眠觉醒行为变化为主要特征的睡眠障碍。24小时睡眠觉醒节律呈片段化，睡眠至少分为3个周期。最长的睡眠周期倾向于出现在凌晨2~6时，通常少于4小时。不规则型睡眠觉醒节律障碍常与神经退行性疾病有关，如重度神经认知障碍及儿童期神经发育障碍。

病因及发病机制：主要认为与内源性昼夜节律、调节睡眠觉醒的内稳态系统异常、生物钟基因多态性、视交叉上核生物时钟的解剖及功能异常等有关。*Clock* 基因突变是引发昼夜节律振幅及周期改变的重要原因。

临床表现：普通人群极少患该病，常见于患严重弥漫性脑功能损害的患者。起病年龄与脑功能损害时间有关。主要表现为夜间入睡和睡眠维持困难、日间频繁打盹等，患者完全丧失了睡眠、觉醒时间的规律性，以间歇发作性、杂乱无章的睡眠觉醒行为变化为主要特征。

诊断：依据完整的病史、睡眠日志或睡眠活动记录仪记录，必要时进行多导睡眠图监测。主要基于夜间失眠症状（在通常的睡眠周期中）和日间过度困倦（打盹）的病史。缺少明确的睡眠觉醒昼夜节律，没有主要的睡眠周期，在24小时内，睡眠至少被分为3个周期。患者在24小时期间至少有3次不规则的睡眠发作，病程至少3个月。CT或MRI提示脑功能障碍。该病应与持续性失眠进行鉴别。

治疗管理：行为治疗、光照疗法和褪黑素疗法。治疗措施包括白天明光照射、结构式日间活动和避免噪声及夜间光照，必要时也可用催眠药治疗。

（陆　林　白丽娟）

fēi 24 xiǎoshíxíng shuìmián juéxǐng jiélǜ zhàng'ài

非24小时型睡眠觉醒节律障碍（non-24 hour sleep-wake rhythm disorder） 与24小时环境不同步，伴持续的每天入睡和觉醒时间的漂移的睡眠觉醒障碍。在失明者中估计为50%，常见于先天性盲童和中老年盲人。

病因及发病机制：与24小时光暗周期和内源性昼夜节律之间同步化异常有关。

临床表现：为周期性失眠及过度疲倦，与短的无症状期交替出现。开始为无症状期，当患者睡眠时相与外界环境相一致时，睡眠潜伏期逐渐延长，表现为入睡困难。随着时间延长，睡眠相逐渐向后漂移，如睡眠时间出现于白天，患者则主诉为嗜睡。患者睡眠觉醒周期的不可预见性，导致患者不能上学或维持稳定的工作，可能潜在增加社会孤立。

诊断：依据完整的病史、睡眠日志或睡眠活动记录仪记录，必要时进行多导睡眠图监测。主要是基于与在24小时的光暗周期和内源性昼夜节律之间异常的同步化相关的失眠或过度困倦的病史。个体通常表现为周期性失眠、过度困倦，或两者皆有，且与短的无症状期交替。该病应与持续性失眠进行鉴别。

治疗管理：光照疗法和褪黑素疗法。褪黑素是治疗全盲非24小时睡眠觉醒节律障碍患者的有效治疗方法。研究表明，褪黑素持续治疗数天至几个月，能使全盲非24小时睡眠觉醒节律障碍患者的睡眠觉醒时相前移，且增强其内源性褪黑素和皮质醇节律，使之更趋向于24小时。视觉正常者可给予褪黑素和适当的定时光照治疗，定时光照能够对抗原本逐渐推迟的时相。

（陆　林　白丽娟）

dǎobān gōngzuòxíng shuìmián juéxǐng jiélǜ zhàng'ài

倒班工作型睡眠觉醒节律障碍（shift work type sleep-wake rhythm disorder）　倒班工作干扰了自然光周期对人体的调节作用，使机体内在的昼夜节律与环境周期不同步，机体不能迅速适应倒班的环境变化而引起的睡眠障碍。该病患病率为2%～5%，可发生于任何年龄，更常见于50岁以上的个体。患者有规律性的日常工作时间（早8时～下午6时）之外的工作史。

病因及发病机制：该病并非由单一因素引起，而是生物节律变化、睡眠障碍及社会和家庭问题等多种因素相互作用的结果。

临床表现：主要睡眠期出现于早上6~8时，不能保持正常的睡眠时间长度，睡眠减少可达1～4小时，主要是快速眼动睡眠期睡眠和非快速眼动睡眠期睡眠第二期减少，主观上感到睡眠不满意，易激惹。患者工作时警觉性下降，工作和生活质量下降。

诊断：主要基于个体规律性（如非上班）在正常的早上8时到下午6时日间窗口之外的工作史（特别是在晚上）。持续的工作时过度困倦的症状和居家时睡眠损害，较显著。通常，个体换为日间工作时间表时症状可消失。

治疗管理：加强倒班的健康教育，可试用“快速轮换”制，即工作2个早班、2个傍晚班和2个夜班。褪黑素对该病有较好疗效。患者换为日间工作表时，症状消失。

（陆　林　白丽娟）

shíchāxíng shuìmián juéxǐng jiélǜ zhàng'ài

时差型睡眠觉醒节律障碍（jet lag type sleep-wake rhythm disorder）　到达一个新时区时，体内昼夜节律不能快速转换，与外部时钟时间（睡眠觉醒模式）出现短暂不同步的睡眠障碍。可发生于任何年龄，老年人中表现更明显，约1/3的旅行者不出现时差变化引起的不适感受。

病因及发病机制：体内昼夜节律与目的地时区不同步造成了睡眠、警觉和行为问题。功能障碍程度取决于：①跨越时区数。②旅行方向（西向旅行）更易耐受。③旅行时间睡眠缺失程度。④目的地自然光暴露情况。⑤昼夜节律失调的耐受能力（随年龄增长而减退）。

临床表现：白天疲倦或日间警觉性降低，夜间难以入睡（东向飞行），早醒（西向飞行），定向障碍、胃肠功能障碍（食欲减退）、排便时间紊乱、尿频、月经失调（空勤人员）、代谢异常和心脏问题。

诊断：依据完整的病史、睡眠日志或睡眠活动记录仪记录，必要时进行多导睡眠图监测。诊断时差型睡眠觉醒障碍最重要的是详细的病史询问，明确失眠或嗜睡症状是在飞行后发生。①主诉由于飞行跨越至少2个时区而引起失眠或白天过度嗜睡。②旅行后1～2天出现日间功能障碍，全身不适或躯体症状如胃肠功能紊乱。③这种睡眠紊乱不能被其他现存的睡眠障碍、内科、神经疾病、精神心理疾病、药物使用或物质滥用而更好地解释。

该病需与经休息调整后可迅速好转旅行疲劳、其他类型的睡眠障碍（症状在飞行后持续存在）以及持续存在的精神情绪及躯体症状的精神及躯体疾病鉴别。

治疗管理：一般睡眠卫生措施包括黑暗、安静的睡眠环境，必要时佩戴耳塞或眼罩，在机舱中选择合适时间睡眠。

应对时差障碍的推荐：①东向旅行，旅行前提前1～2小时入睡，上午明光照射或旅行中如果可能尽量睡眠，以免睡眠缺失，或到达后的前2天，应避免日出后2~3小时明光照射，第3天开始寻求明光照射/药物治疗方面可考虑入睡前服用催眠药或褪黑素，直到适应新时区。②西向旅行，旅行前延后1～2小时入睡，下午明光照射/旅行中如果可能尽量睡眠，以免睡眠缺失/到达后前2～3天，避免傍晚光照，第3天开始，寻求傍晚明光照射/药物治疗方面可考虑入睡前服用催眠药，持续数日直到适应。

（陆　林　白丽娟）

bùníngtuǐ zōnghézhēng

不宁腿综合征（restless leg syndrome）　静坐、静卧引发的肢体不适感，促使肢体进行运动，并在活动后减轻的睡眠障碍。又称不安腿综合征。不适感的性质常很难描述，部位不是皮肤表面而是肢体深部。这种不适感一旦出现，一般会逐渐强烈，直到不能克制地要活动肢体，活动后获得不同程度的缓解或暂时消失。

该病在人群中较常见，综合不同地区、不同人种的流行病学调查数据，欧美国家的发病率达5.0%~18.8%。12%患者在10岁前起病，患病率随年龄增长呈线性增加趋势。

病因及发病机制 确切病因和发病机制尚不明确。遗传因素、中枢神经系统多巴胺能神经元异常、脑内铁缺乏是不宁腿综合征发病的主要病理生理学机制。按病因可分为原发性和继发性两类。不宁腿综合征具有家族聚集现象，原发性不宁腿综合征患者一级亲属的患病率比普通人高2~6倍。基于连锁分析研究发现，该病具有更为复杂的基因多态性与环境相互作用模式。继发性不宁腿综合征最常见的病因有贫血、慢性肾衰竭、妊娠、特殊用药史等。

临床表现 不宁腿综合征在任何年龄均可发生，发病率随年龄增长而增加，女性发病率高于男性，约为2∶1。特征性表现是夜间处于睡眠状态或静息状态时，肢体表现或肌肉深部出现难以描述的异常不适感，如蚁走感、蠕动感、烧灼感、针刺感、沉胀感、酸痛、痒或紧箍感等。其中蚁走感和蠕动感等非疼痛性不适感为常见，导致患者有活动肢体的渴望或冲动，不适感在肢体活动后随即不同程度减轻或暂时消失，肢体因此可以回到“静止”状态，但不久会再次出现不适感，如此反复，导致患者睡眠总被打断。不宁腿综合征累及的肢体最常见和典型的是下肢，上肢及其他关节的肢体也可受累。病程多样，轻者可在较长时间内处于缓解状态而在有限时间内发作。病程进展表现为强度加重，休息诱发的时间缩短，症状延伸到其他部位，一天中发作时间延长等。

诊断 依据ICSD-3的诊断标准进行诊断。

诊断标准 必须同时符合①~③项标准。①一种想活动腿的强烈欲望，常伴有腿部不适或由腿部不适而导致。症状必须符合以下条件：a. 在休息和不活动时出现或加重，如躺下或坐着的时候；b. 可在活动后部分或完全缓解，如走路或伸展腿部；c. 症状可仅出现在傍晚或夜间，或即使在白天出现，但与白天相比夜间症状更明显。②以上特征要除外由药物或行为习惯所致，如腿部痉挛、不适的姿势、肌痛、静脉曲张、腿部水肿、关节炎或习惯性的腿部拍动等。③以上症状引起担心、情绪低落、睡眠障碍，以及导致身心、社交、职业、受教育、行为或其他重要领域的功能障碍。

鉴别诊断 该病注意与静坐不能、夜间腿肌痉挛、痫样发作、生长痛进行鉴别。

治疗管理 包括非药物治疗与药物治疗。非药物治疗包括一般对症治疗及认知行为治疗。一般治疗指去除各种继发性不宁腿综合征的病因，如停用可诱发不宁腿综合征的药物或食物，减少烟酒或含咖啡因的刺激食物。关于认知行为治疗，有研究显示不宁腿综合征患者接受3个月认知行为治疗后，其症状严重程度下降，患者的生活质量和心理状态都得到明显改善。药物治疗（A级证据）支持使用普拉克索、罗替戈汀、卡麦角林和加巴喷丁。

（陆 林 白丽娟）

zhōuqīxìng zhītǐ yùndòng zhàng'ài

周期性肢体运动障碍（periodic limb movement disorder，PLMD） 周期性肢体运动所致以睡眠维持困难性失眠、白天嗜睡或疲劳为特征的临床睡眠障碍。虽然睡眠期周期性肢体运动（periodic limb movement during sleep，PLMS）常见，但PLMD罕见。

病因及发病机制：该病有较强的遗传易感性，儿童期发病多提示遗传因素在疾病发生、发展中起非常重要的作用。

临床表现：以反复发作的肢体运动为特征，常发生在下肢，以胫前肌的发作性收缩为主，表现为大脚趾节律性伸展，其他脚趾散开，类似巴宾斯基征阳性，称为周期性腿动。

诊断：ICSD-2中诊断标准如下。①存在周期性肢体运动：a. 持续时间0.5~10.0秒；b. 振幅较基线增高大于8μV；c. 序列运动事件4次及以上；d. 相邻肢体运动的起始点间隔5~90秒。②成人周期性肢体运动指数每小时大于15次，儿童每小时大于5次。③临床有睡眠紊乱或主诉白天疲劳。④周期性肢体运动和临床睡眠紊乱不能用其他现存睡眠障碍、内科或神经系统疾病以及精神疾病更好地解释。关于周期性肢体运动的客观评估主要依据多导睡眠图进行。该病需与不宁腿综合征、PLMS、睡眠痉挛及体动性不适相鉴别。

治疗管理：PLMD的一般治疗，包括养成良好的睡眠习惯，避免烟、酒及咖啡等，停用多巴胺受体阻滞剂、抗精神病药物等可诱发或加重周期性肢体运动的药物，治疗原发病等。目前尚无充分单独的关于PLMD药物治疗方面的证据，多巴胺能药物、抗癫痫药、阿片受体激动剂及镇静催眠类药物对减轻周期性肢体运动及PLMS有效。

（陆 林 白丽娟）

shuìmián xiāngguān xiàzhī tòngxìng jìngluán

睡眠相关下肢痛性痉挛

(sleep-related lower limb pain spasm) 睡眠时突发的、强烈的、不自主的肌肉或肌群收缩引起的疼痛，出现肌肉抽搐和僵硬症状的疾病。又称夜间肌肉痉挛、夜间股四头肌僵硬、夜间腿抽筋。该病发病高峰在成年期，发病率和发作频率随着年龄的增长而增加。

病因及发病机制：睡眠相关下肢痛性痉挛发生的原因是年龄增长或缺乏伸展运动导致肌肉与肌腱缩短。电生理记录表明，肌肉痉挛通常开始于前角细胞的自主触发，随后运动单位放电引起高达300Hz的收缩（远远高于自主肌肉收缩）。疼痛可能是由于局部代谢产物积聚或局部缺血。诱发因素包括糖尿病、肌萎缩侧索硬化、痉挛性肌颤综合征、外周血管病、低钾血症、低钙血症、低镁血症和代谢紊乱。

临床表现：疼痛常发生在小腿或足部小肌肉。症状与之前的剧烈运动，长时间站立工作、脱水、水电解质紊乱、内分泌紊乱等相关。睡眠相关下肢痛性痉挛通常突然发生，肌肉收缩持续几秒钟到几分钟，然后自行缓解。发作频率从每年发作几次到每晚数次不等。肌肉痉挛影响睡眠，痉挛引起的疼痛以及为了缓解症状活动身体经常会干扰入睡或导致从睡眠中醒来。肌肉触痛和不适感在痉挛后可能会持续几小时，这些不适往往影响再次入睡。

诊断：依据ICSD-3的诊断标准进行诊断，必须满足下列的①~③。①小腿或足部疼痛，伴突然、不自主地肌肉僵硬或紧缩，提示强烈的肌肉收缩。②伴疼痛感的肌肉收缩发生于卧床期间，可能在清醒状态或睡眠状态下出现症状。③疼痛可通过伸展受累肌肉而缓解。

患者多导睡眠图监测，提示非周期性、阵发性腓肠肌肌电活动。该病需与慢性脊髓病、周围神经病变、不宁腿综合征、失张力障碍相鉴别。

治疗及预后：可通过用力伸展受累肌肉而缓解，有时可通过局部按摩、加热或活动受累肢体而缓解。

（陆　林　白丽娟）

yè móyázhèng

夜磨牙症

（sleep bruxism） 睡眠期间反复腭肌活动导致的以牙齿磨损、牙痛、下颌肌肉疼痛、颞部疼痛为特征的疾病。又称睡眠相关磨牙症、夜间牙齿研磨、咬牙嗜好。起病可以在儿童期、青春期和成年期，儿童夜间磨牙症较常见，老年人发病率稍低。

病因及发病机制 大多数节律性咀嚼肌活动发作伴发觉醒。夜磨牙症通常出现于一个明确的觉醒后，在节律性咀嚼肌活动发作前几秒到几分钟，出现交感神经兴奋性心脏活动和快速脑电波，下颌肌肉收缩，紧接着或同时伴发血压增高和通气增加。

临床表现 其特征为牙齿咬紧或研磨，和/或下颌骨的前后推压。根据临床表现可分为睡眠期磨牙症和清醒期磨牙症。磨牙声令人不适，甚至相当响亮，不仅影响本人，也影响同寝者。夜磨牙症可引起下颌肌肉疼痛，咬肌、颞肌区触痛，晨起头痛或疲劳。其他症状包括各种肌肉或牙齿的不适感，也可能出现牙齿磨损、牙齿断裂、颊黏膜撕裂。

诊断 依据ICSD-3的诊断标准进行诊断。

诊断标准　必须满足下列的①和②。①睡眠中规律、频繁的磨牙声。②存在下列与上述睡眠期间磨牙现象一致的1项或多项临床症状：a. 牙齿异常磨损；b. 晨起短暂腭肌疼痛与疲劳；c. 和/或颞部疼痛；d. 和/或醒后颞颌关节僵硬。

鉴别诊断　需与面下颌肌肌阵挛、吞咽异常、胃食管反流、夜惊等进行鉴别。

辅助检查　多导睡眠图监测提示伴随磨牙声的咬肌和颞肌活动增加。节律性咀嚼肌活动可发生在任何睡眠期，但常见于非快速眼动睡眠1期和2期，而快速眼动睡眠期发作不到10%。为获取更高水平的诊断特异性和灵敏性，建议记录双侧咬肌、颞肌肌电图，参考电极建议为耳、乳突或颧骨电极。

治疗管理 许多夜磨牙症患者一生几乎无自觉症状。有些有相关症状，如疼痛可能干扰生活质量和/或睡眠，则需要处理。如果与其他严重的睡眠或内科疾病关联，则需要进一步检查和评估。

预后 此种睡眠障碍的自然病程通常是良性的，预后良好。

（陆　林　白丽娟）

jiélǜxìng yùndòng zhàng'ài

节律性运动障碍

（rhythm movements disorder，RMD） 睡眠中机体出现反复、刻板而有节律的运动行为且造成不良后果的疾病。绝大多数婴儿和儿童RMD患者发育及智力正常，大多数青少年和成年患者也如此。该病通常于幼年起病，身体摇摆型的平均发病年龄为6个月，撞头型9个月，转头型为10个月，通常在2~3岁缓解。

病因及发病机制 对于婴幼儿，推测节律性运动是通过刺激前庭系统而促进运动的发生。研究认为，运动中枢发生器的抑制控制是儿童和成人发病的生理机制。

临床分型及表现 ①身体摇摆型，可能累及整个身体，包括手和膝盖，处于坐位时可能局限于躯干。②撞头型，常发生于俯卧位，反复向上抬头或整个上身，用力向枕头或床垫上撞头，或者坐位时枕部反复敲打床头或墙。③撞头或身体摇摆并存时，患者可能摇摆手和膝盖，同时顶部或额部撞击床头或墙壁。④晃头型，表现为头由一侧转向另一侧，通常在仰卧位时容易发生。⑤少见的节律运动形式，包括身体转动、撞腿或腿部转动。伴随着身体、头部或肢体运动，患者常发生节律性嗡嗡声或含糊不清的声音，有时声音很大。

诊断 根据ICSD-3的诊断标准进行诊断。

诊断标准 必须满足下列的①~④：①出现累及大肌肉群重复、刻板、有节奏的运动。②动作多与睡眠相关，发生在临近小睡或就寝时，或在困倦时或睡眠中出现。③导致至少以下一种不适主诉，主要表现为干扰正常睡眠、日常功能显著损害，以及若不采取预防措施，会导致自身伤害或存在这种可能性。④节律性运动不能以其他运动障碍或癫痫更好地解释。

注释：若节律性运动没有造成临床后果，只标注节律性运动，不诊断节律性运动障碍。

鉴别诊断 需与其他局限于小肌肉群的重复性动作相鉴别，如夜磨牙症、吸吮拇指、睡前足震颤等。成人RMD可能误诊为快速眼动睡眠行为异常，视频多导睡眠图监测可进行鉴别。

客观检查 视频多导睡眠图研究表明，节律性运动最常发生于非快速眼动睡眠1期和2期，46%发生在入睡期和非快速眼动睡眠期，30%在非快速眼动睡眠和快速眼动睡眠期均有，24%仅在快速眼动睡眠期。

治疗管理 大多数RMD患者无须治疗，一些存在暴力行为的患者需要采取床垫等预防性措施。

预后 良好。

（陆 林 白丽娟）

yīng'ér liángxìng shuìmián jīzhènluán

婴儿良性睡眠肌阵挛（benign sleep myoclonus of infancy，BSMI）

发生于新生儿和婴儿睡眠中出现的肢体或全身突发抽动的睡眠障碍。又称良性新生儿睡眠肌阵挛。常于出生后1个月以内发病，病程呈自限性和良性，可以仅出现几天或持续数月。最明显的阶段通常介于15~35天。典型发病年龄为出生到6个月之间。

病因及发生机制 年龄是该病的重要相关因素。有假说认为，该病是下传通路髓鞘发育不成熟，颈髓发生器未被完全抑制所致。摇摆或反复的噪声可诱发发作。

临床表现 通常表现为肌阵挛现象，可为局灶性、多灶性和全面性。BSMI的抽搐只发生在睡眠中，多为双侧和广泛的，通常累及大肌群，可全身发作或仅限于四肢、躯干，或极少数情况下累及面部。多导睡眠图监测显示肌阵挛常见于非快速动眼睡眠期，快速动眼睡眠期少见。婴儿醒来时停止，脑电图通常正常，无神经系统异常，无神经后遗症。

诊断 依据ICSD-3的诊断标准进行诊断。

诊断标准 必须满足下列的①~⑤：①观察到累及四肢、躯干或全身的反复肌阵挛。②发生于婴儿早期，通常在出生后6个月内。③只在睡眠中发生。④唤醒婴儿后运动立即停止。⑤此病无法用其他睡眠障碍、内科或神经系统疾病或药物使用来更好地解释。

鉴别诊断 应与癫痫肌阵挛、婴儿痉挛症、吡哆醇依赖性癫痫、肌阵挛性脑病、惊跳症、惊恐症、停药反应等疾病鉴别。

辅助检查 视频多导睡眠图监测表明，BSMI主要发生于安静睡眠期，但也可发生于活跃睡眠期，肌肉抽搐通常以每秒4~5次，成簇出现，每次抽搐持续40~300毫秒。BSMI的肌阵挛通常以不规则序列重复1~15分钟，某些情况下，可能持续60分钟或更长时间。

治疗管理 婴幼儿出现抖动时，家长用手轻轻按住其身体的任何一个部位，就可以使其安静。如果是癫痫发作，轻轻按压肢体是不会制止其抖动的。

预后 良好，但苯二氮䓬类药物可诱发或加重。

（陆 林 白丽娟）

rùshuìqī jǐsuǐxìng jīzhènluán

入睡期脊髓性肌阵挛（propriospinal myoclonus at sleep onset）

清醒到睡眠过渡期，数个神经节段区域肌肉出现的突发抽动的睡眠障碍。而脊髓性肌阵挛又叫节段性肌阵挛、多节性肌阵挛、节间性肌阵挛、轴向性肌阵挛。罕有在睡眠中觉醒或清晨临近醒来时发生，不同于广义的脑性肌阵挛。一般成年期起病，通常为慢性、病情无缓解。可能导致患者恐惧入睡、焦虑和抑郁。强烈的肌阵挛性抽搐可能会导致患者或同寝者受伤。

病因及发病机制 病理生理学未知，认为源于局限在脊髓内的发生器，由棘上去极化促发运动，典型发作于放松的清醒或困倦的状态。该病是更常见的白天脊髓固有束肌阵挛的变异型，白天的肌阵挛抽搐累及胸腹、椎旁或颈部肌肉并向尾侧或头侧传导至其他肌节，卧位可诱发或加重，不能被意识控制。白天患者出现频繁的睡前恶化，提示患者可能存在轻度或变异的临床神经生理疾病。

临床表现 抽搐主要累及腹部及躯干肌肉，并逐步传导到四肢近端和颈部肌肉。运动形式通常是屈曲，但也可能是躯干伸展。很少发声，抽搐通常是自发的，某些情况下由外部刺激诱发，抽搐可能与卧位或清醒松弛状态相关，特别是当患者试图入睡时。任何思维活动均可使抽搐消失。该病通常与严重入睡困难相关，由于反复肌肉活动的干扰，患者无法入睡。

诊断 依据 ICSD-3 的诊断标准进行诊断。

诊断标准 必须满足下列的①~⑤：①患者主诉突然抽搐，主要累及腹部、躯干或颈部。②出现在放松的清醒和困倦状态下，即当患者试图入睡时。③当思维活跃和进入稳定的睡眠期时，抽搐消失。④抽搐导致入睡困难。⑤此病不能以其他睡眠障碍、内科或神经系统疾病，精神障碍、药物或物质滥用所解释。

鉴别诊断 应与睡眠惊跳、时相性快速眼动睡眠抽搐、节段性肌阵挛及癫痫肌阵挛鉴别。

治疗管理 氯硝西泮对该病部分有效，是治疗的首选。地西泮、卡马西平、左乙拉西坦对一些患者有效。

预后 整体预后较差。

（陆 林 白丽娟）

yīliáo zhuàngkuàng yǐnqǐ de shuìmián yùndòng zhàng'ài

医疗状况引起的睡眠运动障碍（sleep-related movement disorder due to medical condition） 潜在内科或神经系统疾病所致以睡眠期出现的各种肢体不自主运动为主要表现的睡眠障碍。该病由潜在内科或神经系统疾病导致，如脑卒中、帕金森病等。

临床表现：许多神经系统疾病，可能与清醒期和睡眠期存在明显的异常活动有关，有些情况下，在神经系统疾病诊断之前，夜间的异常活动已很明显。

诊断：依据 ICSD-3 的诊断标准进行诊断，必须满足 3 个标准。①存在睡眠相关运动症状，并导致睡眠紊乱或入睡困难。②运动障碍由潜在内科或神经系统疾病导致。③疾病不能以其他睡眠相关运动障碍、其他未治疗的睡眠障碍、物质滥用或精神障碍解释。当 ICSD-3 所列睡眠相关障碍是由神经或内科系统疾病诱发或加重时（如不宁腿综合征），优先使用具体诊断，并说明与内科或神经系统病症的关系。

治疗管理：以治疗原发疾病为主。

（陆 林 白丽娟）

yàowù huò wùzhì yǐnqǐ de shuìmián yùndòng zhàng'ài

药物或物质引起的睡眠运动障碍（sleep-related movement disorder due to medication or substance） 药物或物质（毒素或其他生物活性物质）使用所致的以睡眠期出现的各种肢体不自主运动的睡眠障碍。该病与使用药物或物质有关。

诊断：依据 ICSD-3 的诊断标准进行诊断，必须满足 3 个标准。①存在睡眠相关运动症状，并导致睡眠紊乱或入睡困难。②运动障碍由当前使用的药物或物质所导致，或者由于戒断促醒药物或物质所致。③疾病不能以其他睡眠相关运动障碍、其他未治疗的睡眠障碍、物质滥用或精神障碍解释。当 ICSD-3 所列睡眠相关障碍是由药物或物质引起或加重时（如不宁腿综合征），优先使用具体诊断，并说明与药物或物质的关系。

治疗管理：减少或停止使用相关药物或物质。

（陆 林 白丽娟）

yìtài shuìmián

异态睡眠（parasomnia） 入睡时、睡眠期间或从睡眠中醒来时发生的各种令人不愉快的异常动作、行为、情绪、事件的一组睡眠障碍。又称睡眠异态。可出现在非快速眼球运动（non-rapid eye movement，NREM）睡眠、快速眼球运动（rapid eye movement，REM）睡眠或醒睡转换期间。

根据事件发生在不同睡眠期，临床上将异态睡眠分为 NREM 睡眠觉醒障碍（包括意识模糊性觉醒、睡行症、睡惊和睡眠相关进食障碍）和 REM 睡眠觉醒障碍（包括 REM 睡眠行为异常、复发孤立性睡眠瘫痪和梦魇）。

异态睡眠包括睡眠相关的各种复杂的异常身体活动、行为、情绪、感觉、梦境和自主神经系统活动。如果由此导致受伤、睡眠受扰、不良健康影响或社会功能受损，则属于临床睡眠疾病的范畴。

（唐向东 薛 佩）

fēi kuàisù yǎndòng shuìmián juéxǐng zhàng'ài

非快速眼动睡眠觉醒障碍（disorder of arousal from non-rapid eye movement sleep） 主要发生在非快速眼动睡眠期不完

全觉醒后的缺乏高级认知功能行为或表现的异态睡眠。又称觉醒障碍。根据临床表现，分为以下四类：意识模糊性觉醒、睡行症、睡惊症和睡眠相关进食障碍。

此类睡眠障碍多为从深睡眠即非快速眼动3期睡眠中部分觉醒，通常出现于主睡眠时段的前1/3或前半夜。发作时认知功能缺失或不全，对前次发作全无记忆。意识混乱、判断力失常的状态也可持续至发作后数分钟或更长时间。存在遗传倾向，可能与睡眠剥夺、生物心理社会压力以及外界环境刺激有关。此类障碍均符合以下通用诊断标准：①反复出现睡眠中的不完全觉醒。②发作期间对他人的干预或引导反应不当或无反应。③症状有限（如单一的视觉场景），即无相关认知或梦境情景。④部分或完全遗忘觉醒障碍的发作。⑤症状不能以其他睡眠疾病、精神疾病、内科疾病、药物或物质使用更好地解释。

（唐向东　薛　佩）

yìshí móhuxìng juéxǐng

意识模糊性觉醒（confusional arousal）　无法用其他疾病或物质使用合理解释的以从睡眠中反复觉醒且出现精神模糊或错乱行为为特点的非快速眼动睡眠障碍。又称埃尔普诺尔综合征、睡醉。常发生于前半夜，非快速眼动（non-rapid eye movement，NREM）3期。无明显性别差异，最常出现于童年早期（2岁左右），13岁以下儿童患病率约为17.0%，年龄>15岁发病率为3.0%～4.0%，终身患病率为18.5%。

病因及发病机制　意识模糊性觉醒与年龄和遗传因素有关。常见诱发因素包括睡眠剥夺、环境改变、发热、压力、头部创伤、其他内科（如甲状腺功能亢进、胃食管反流等）和神经精神疾病（如脑炎、卒中、抑郁障碍、双相情感障碍等）、其他睡眠障碍（阻塞性睡眠呼吸暂停综合征）和药物使用（如抗精神病药、镇静安眠药等）。

发病机制尚不清楚。研究认为与睡眠惯性、睡眠状态不稳定和蓝斑驱动/中枢形式发生器有关。意识模糊性觉醒的患者中大多无明确神经病理改变，但NREM睡眠可见大脑活动的功能变化，导致大脑某些区域受抑制（入睡），而另一些区域保持活跃（清醒）。部分意识模糊性觉醒病例可有脑部促觉醒区的损伤，如下丘脑后部、中脑网状区和脑室周围。

临床表现　反复从睡眠中不完全觉醒，出现意识模糊或不恰当行为。通常发生在睡眠时段的前1/3，常与睡行症重叠。行为通常是简单的，如床上活动、翻来覆去、发出声音或伤心哭泣，也可能出现复杂行为，甚至暴力行为。无震颤、无离床行走。发作时难以被唤醒，即使被唤醒，亦为意识模糊状态。缺乏高级认知功能，如注意力、策划力、互动性、目的性。发作时意识混乱、判断力失常的状态，可持续至发作后数分钟或更长时间。事后对发作无记忆。

意识模糊性觉醒存在变异型：睡眠相关异常性行为，包括长时间或暴力手淫、性折磨和性暴力（未成年人和成年人）、不顾同寝者经期而强行性交（与其清醒时性交判若两人）及激烈的（性）语言，晨起无相关记忆，又称睡眠期间异常性行为、睡眠性交症或睡眠性行为。

诊断　依据ICSD-3的诊断标准进行诊断。

诊断标准　必须满足下列的①～③：①疾病符合NREM睡眠障碍的通用诊断标准。②发作特点为睡眠期间出现意识模糊或行为混乱。③无震颤、无离床行走。

辅助检查　通常不需要多导睡眠图（polysomnography，PSG）监测，除非是导致损伤、潜在损伤或出于治疗考虑。脑电图可见持续的δ活动。颏肌电图检查可见颏肌活动增加，并且在脑电图导联常见颏肌电伪迹。发作时心率加快。

鉴别诊断　主要与快速眼动睡眠障碍、梦魇、夜间癫痫、创伤后应激障碍和夜间惊恐发作、酒精中毒等相鉴别。

治疗管理　首先，应避免相关刺激和诱因，如改善睡眠卫生，避免服用可能引起该类情况的药物，防止睡眠剥夺。其次，需完善环境安全保护措施，做好防护。对于存在暴力、潜在暴力行为或损伤的患者可采用药物治疗。研究认为，可使用苯二氮䓬类药物、褪黑素、三环类抗抑郁药或选择性5-羟色胺再摄取抑制剂进行治疗。定时唤醒，在入睡后1个小时唤醒，对部分患者有效。

预后　儿童的意识模糊性觉醒通常是良性的，一般在5岁后可消失。少数患者亦可持续至青少年或成年。

（唐向东　薛　佩）

shuìhángzhèng

睡行症（sleepwalking）　以在睡眠期间发生从床上坐起、走动等复杂行为为特征的非快速眼动睡眠障碍。又称梦游症。发作期双眼睁开目光呆滞，不易被唤醒，如果唤醒则处于意识错乱状态。可出现于儿童学会行走后，也可见于几乎所有年龄，甚至70多岁仍可发生。睡行症的发病高峰期在4~8岁，患病率在10.0%~20.0%，也可见于成人，绝大多数成人睡行症患者在儿童期有发作。睡行症的终身患病率达18.3%。

病因及发病机制 遗传作用较为明确，如果父母一方或双方有睡行症病史，儿童发生睡行症的风险明显增加。有学者已提出多因子遗传、隐性和不完全显性、常染色体阴性伴外显率降低等不同遗传模式。发热、睡眠剥夺、某些药物（唑吡坦和其他苯二氮䓬受体激动药、三环类抗抑郁药、锂制剂）、未经治疗的睡眠呼吸暂停等可能诱发睡行症。发病机制不完全清楚。有研究认为，与睡眠惯性、睡眠状态不稳定和蓝斑驱动/中枢形式发生器有关。

临床表现 通常发生于意识模糊性觉醒之后，可表现为睡眠期间离床行走，甚至迅速离床奔跑。常发生于睡眠时段的前1/3。可出现常规行为或异常行为。异常行为可以是简单的、非目的性的，也可以是复杂、持续性的，还可见不适当的性行为（对自己或同寝者）。活动可自行终止，有时在发作后的不当地点入睡，有时可无意识的自行回到床上继续睡眠。睡行者定向力受损，语速缓慢、意识状态改变，反应迟钝。感觉传入系统受阻，导致对外界感知功能减低、警觉性下降、认知反应受损，痛阈升高，因此患者发作期间可能出现不同程度的自我伤害，甚至是造成死亡。成人睡行症患者，特别是男性，可出现暴力行为。暴力形式主要为防御性攻击，如推搡、撞击、踢打或投掷物品。儿童患者通常较为平静，表现为朝向光源或父母房间行走，有时出现走向门或窗户，甚至走向室外的危险行为。症状可偶发，也可频发。睡行症可在童年首次出现，成年后在睡眠剥夺或压力大时可能再次发作。意识混乱的状态可持续至发作后数分钟或更长时间。

诊断 依据ICSD-3的诊断标准进行诊断。睡行症不会出现自主神经兴奋性活动、恐惧感或发出令人毛骨悚然的惊叫。

诊断标准 必须满足以下标准：①疾病符合非快速眼动睡眠障碍的通用诊断标准。②伴行走或其他离床的复杂行为。

辅助检查 通常不需要多导睡眠图（polysomnography，PSG）监测，除非是导致损伤、潜在损伤或出于治疗考虑。PSG监测发现非快速眼动3期（N3期）存在突然觉醒的情况。觉醒期间通常伴有心率增快和持续脑电慢波活动，肌电波幅升高。觉醒前不存在δ活动、心率增快和颏肌电波幅增强。觉醒后脑电表现有3种模式：①弥漫性节律性δ波。②弥漫性δ和θ活动。③明显的α和β活动。心率通常在发作开始阶段加快。

鉴别诊断 主要与快速眼动睡眠障碍、梦魇、夜间癫痫、创伤后应激障碍和夜间惊恐发作等疾病相鉴别。

治疗管理 首先，应当避免诱发因素，如睡眠剥夺或饮酒等，治疗合并症如睡眠呼吸暂停等。其次，做好安全措施，环境预防等，如关闭门窗，卧室安排在一层。在发作前30分钟提前叫醒患者，对儿童发作有效（要求父母提前记录患儿发作时间）。如果采用药物治疗，可使用苯二氮䓬类、三环类抗抑郁药或选择性5-羟色胺再摄取抑制剂。首选氯硝西泮或替马西泮睡前服用。睡前服药，以防止在第1个睡眠周期慢波阶段发病。此外，放松训练和心理治疗被证明对部分患者有效。

预后 较好，大多数儿童睡行症一般在青春期前后自行消失，但也可持续至青少年阶段。

（唐向东　薛　佩）

shuìjīngzhèng

睡惊症（sleep terror） 睡眠期间突然发生的以哭泣或高声尖叫起始，伴随自主神经系统兴奋及极度恐惧为特点的非快速眼动睡眠障碍。又称夜惊症。通常从床上坐起，对外界刺激无反应。儿童患病率为1.0%~6.5%，成人患病率为2.2%。5岁以下儿童中25.0%可出现间歇夜惊。

病因及发病机制 应激、发热性疾病、睡眠剥夺以及大量摄入咖啡因可诱发睡惊症。应激事件和睡眠剥夺有时能使儿童时期的疾病再现。慢波睡眠反弹，如经鼻持续气道正压通气治疗阻塞性睡眠呼吸暂停，也可导致睡惊症发作。部分精神疾病，如抑郁、焦虑、强迫等也被认为与夜惊有关。发病机制不详，可能与蓝斑驱动/中枢形式发生器、睡眠惯性、睡眠状态不稳定有关。

临床表现 常表现为夜间睡眠中突然哭泣或尖叫，伴极度恐惧和自主神经功能亢进，如心动过速、呼吸急促、皮肤潮红、出汗、瞳孔扩大、肌张力紧张等。当受到阻挡、控制、限制或唤醒时，可能会出现暴力行为。常会从床上坐起，对外界刺激无反应；即使醒来，也是茫然迷惑的，发作时可见无条理地喊叫。有时可见长时间无法平静的睡惊发作。

诊断 依据ICSD-3的诊断标准进行诊断。

诊断标准 必须满足以下①~③：①疾病符合非快速眼动

睡眠障碍的通用标准。②特点为突发惊恐，通常以惊恐发声为起始，如惊叫。③发作时可见紧张、恐惧，伴自主觉醒表现，如瞳孔扩大、心动过速、呼吸急促、出汗等。

辅助检查　通常不需要多导睡眠图（polysomnography，PSG）监测，除非是导致损伤、潜在损伤或出于治疗考虑。进行PSG监测需采用视频PSG，如监测到睡惊症发作，可见从慢波睡眠突然觉醒，颏肌电波幅明显增高，脑电图显示α波。有时也可见持续的慢波活动。

鉴别诊断　主要与快速眼动睡眠障碍、梦魇、夜间癫痫、创伤后应激障碍和夜间惊恐发作等疾病相鉴别。

治疗管理　一般不需要特殊治疗，应避免刺激和诱因，对环境进行适度预防措施，对部分患者可进行心理治疗。治疗睡行症的药物可用于治疗睡惊症，如苯二氮䓬类、三环类抗抑郁药和选择性5-羟色胺再摄取抑制剂类。

预后　此症通常发生在儿童，随年龄增长而减少，成人罕见。

（唐向东　薛　佩）

shuìmián xiāngguān jìnshí zhàng'ài

睡眠相关进食障碍（sleep related eating disorder，SRED）

以反复发作的睡眠觉醒后自主进食为特征，伴有意识水平下降、记忆受损的非快速眼动睡眠障碍。又称睡眠进食。起病年龄为22~39岁。可为隐匿或偶发起病，亦可骤然暴发，呈快速进展性夜间进食。病程为持续性。女性比男性常见。

病因及发病机制　病因较多。①特发性SRED较少见。②与其他睡眠疾病有关：与睡行症（最常见）、不宁腿综合征、周期性肢体运动障碍、发作性睡病、阻塞性睡眠呼吸暂停综合征和睡眠觉醒昼夜节律障碍（特别是无规律醒睡模式）有关。超过半数的SRED患者在夜间进食出现之前即存在其他异态睡眠病史，提示其他异态睡眠是SRED的主要危险因素。③与药物相关：包括苯二氮䓬受体激动药（如唑吡坦、苯二氮䓬类药物）、抗精神病药物（如米氮平、利培酮、喹硫平、碳酸锂）以及抗胆碱药。④其他因素：烟、酒或其他物质的戒断、精神压力、日间节食、躯体疾病如自身免疫性肝病、脑炎等。

发病机制不详，可能与蓝斑驱动/中枢形式发生器、睡眠惯性、睡眠状态不稳定有关。增加睡眠深度、增强睡眠惯性、睡眠片段化可能会通过损害正常的唤醒机制而促进异态睡眠发作。SRED患者意识水平可以在完全无意识和残存部分意识水平之间的任何状态，脑电以清醒波形为主。即患者脑电和意识水平之间存在着交错。

临床表现　同时存在睡眠障碍和进食障碍。反复出现睡眠觉醒后不自主进食，通常伴有难以控制的饮食过量。通常进食倾向使用高热量的食物，缺乏细致的食物处理。当进食发作受到干预时，可见易激惹和焦虑反应。进食可出现在睡眠周期的任何时段，通常在部分觉醒时发作。伴有意识水平下降和记忆受损。意识和记忆受损的程度存在个体差异。有些患者的表现与睡行症类似，表现为难以从发作中唤醒，事后对进食全无记忆；而另一些患者发作时貌似保持部分意识，晨起可有大致记忆。SRED还存在以下特点：①食用特殊形式或特殊搭配的食物、非食品或有毒物质。②产生睡眠相关伤害。③身体出现不良后果。④体重增加。⑤肥胖。⑥各种代谢异常。⑦继发抑郁障碍。

诊断　依据ICSD-3的诊断标准进行诊断。

诊断标准　必须满足下列的①~④。①反复发作的主睡眠期觉醒后异常进食。②不自主进食伴以下至少一项：a. 进食特殊形式或特殊搭配的食物、非食用品或有毒物品；b. 在寻找食物或烹饪食物的过程中出现睡眠相关的伤害或受伤倾向；c. 夜间进食反复发作，对健康产生不良影响。③进食发作期间意识部分或完全缺失，记忆功能受损。④上述现象不能用其他睡眠疾病、药物、内科或神经疾病、精神障碍或物质使用更合理地解释。

辅助检查　使用多导睡眠图（polysomnography，PSG）监测不是常规检查方法，但视频PSG通常发现阳性结果。通常在慢波睡眠时发作，最常表现为多次意识模糊性觉醒，伴或不伴进食。异常觉醒偶见于快速眼动睡眠。脑电图通常出现持续高波幅的δ波。有时合并阻塞性睡眠呼吸暂停或周期性肢体运动障碍。

鉴别诊断　主要与夜间进食综合征、克莱恩-莱文综合征（Kleine-Levin综合征）以及日间进食障碍、神经性贪食、神经性厌食、暴饮、暴食、暴饮暴食/清洗型的夜间发作相鉴别。

治疗管理　如果是药物（唑吡坦等）相关的SRED，应停用相关药物。若存在相关原发睡眠疾病或其他临床情况，应治疗相应情况。如果SRED与睡行症有关，氯硝西泮有时有效。药物治疗方面，托吡酯报道最多，但不良反应较大。

预后 如果是药物相关的SRED，停用相关药物后，症状可逐渐消失。有时药物引起的SRED在停用后还会持续存在，至少是短时间存在。与其他异态睡眠相关的SRED，在相应疾病治疗后，SRED好转。由于难以控制的进食，身体可能出现体重增加、肥胖、代谢异常等不良后果，还可能继发抑郁障碍。

（唐向东 薛 佩）

kuàisù yǎndòng shuìmián juéxǐng zhàng'ài

快速眼动睡眠觉醒障碍（parasomnias related to rapid eye movement sleep） 主要发生在快速眼动睡眠期以异常行为或表现为主的异态睡眠。包括快速眼动睡眠行为障碍、睡瘫症和梦魇障碍。此类障碍多与做梦有关，常发生在后半夜。

（唐向东 薛 佩）

kuàisù yǎndòng shuìmián xíngwéi zhàng'ài

快速眼动睡眠行为障碍（rapid eye movement sleep behavior disorder） 以快速眼动睡眠中出现异常行为并由此导致受伤或睡眠受扰为特征的快速眼动睡眠障碍。异常行为通常与暴力的梦境演绎相关，快速眼动（rapid eye movement，REM）睡眠存在肌电异常。以男性为主，50岁后起病居多。此病可急性或慢性起病，呈进展性病程。

病因及发病机制 急性快速眼动睡眠行为障碍可为药物相关，也可发生在戒酒、物质滥用或戒断后。药物尤其是抗抑郁药物可以诱发此病，如文拉法辛、选择性5-羟色胺再摄取抑制剂等（不包括安非他酮），还有β受体阻滞剂（如比索洛尔、阿普罗尔）和抗胆碱酯酶抑制药等。慢性快速眼动睡眠行为障碍原因较多，可能存在遗传因素。主要易感因素包括男性、50岁以上，存在基础神经系统疾病特别是帕金森病、多系统萎缩、路易体痴呆、发作性睡病或脑卒中。诱发因素有其他与此病相关的疾病，包括缺血性或出血性脑血管病、多发性硬化、进行性核上麻痹、吉兰-巴雷综合征、脑干肿瘤、脊髓小脑共济失调、线粒体疾病、正常颅压脑积水等。主要危险因素有吸烟、头部创伤、杀虫剂暴露、务农等。

动物实验中损伤脑桥区域（猫的蓝斑下区、大鼠的下外侧背核）可引起REM睡眠期间身体运动。脑桥张力迟缓区域下行通路引起REM睡眠期脊髓运动神经元超极化和抑制。损伤这一脑区或其下行通路，导致REM睡眠肌张力失弛缓。人类与REM睡眠肌张力迟缓相关的精确解剖变化和病理生理仍存在争议。大脑的某些区域，如边缘系统可能也参加了暴力梦境和相关情感的产生。运动模式发生器抑制功能紊乱和快速眼动睡眠行为障碍病理生理过程有关。也有假说提出，此病可能与纹状体有关。此病与神经退行性疾病之间存在特定关联。这类突触核蛋白疾病包括一系列神经退行性疾病，主要为帕金森病、多系统萎缩、路易体痴呆，具有相似的病理损伤——非可溶性的α突触核蛋白聚集物选择性地侵犯大量神经元和胶质细胞。这些病理聚集物似乎与此病临床症状的出现、进展与大脑受累区域的神经退行性改变存在紧密联系。

临床表现 REM睡眠期缺失正常肌张力弛缓，伴随带有暴力性质的梦境演绎行为，并导致睡眠相关伤害。梦境演绎的动作通常与不愉快的暴力梦境有关，如袭击、反抗、被陌生人或动物追赶等内容。发作结束后患者一般很快清醒，恢复正常警觉性，并且能够清晰复述梦境。其梦境内容与旁人看到的动作一致。因为与REM睡眠相关，多见于凌晨时段（后半夜），通常每周发作3~4次。此病的就诊原因通常是患者本人或同寝者受伤，很少因为睡眠受扰而就诊。

异态睡眠重叠障碍属快速眼动睡眠行为障碍的变异型，指快速眼动睡眠行为障碍和非快速眼动睡眠障碍重叠（睡行症、意识模糊性觉醒、睡惊症）。诊断必须符合此病和一种或多种非快速眼动睡眠障碍的诊断标准。儿童绝大多数异态睡眠重叠障碍患者，有非快速眼动睡眠障碍表现。异态睡眠重叠障碍，可能是特发性或与发作性睡病、多发性硬化症、脑干肿瘤以及精神障碍有关。

诊断 依据ICSD-3的诊断标准进行诊断。

诊断标准 必须满足下列的①~④：①反复发作睡眠相关发声和/或复杂动作。②异常行为经多导睡眠图（polysomnography，PSG）证实出现于REM睡眠，或者基于梦境扮演病史推测异常行为出现在REM睡眠。③多导睡眠图监测提示REM睡眠无肌张力缺失。④不能以另外一种睡眠疾病、精神疾病、药物和物质使用所解释。

辅助检查 使用视频PSG，同时记录下肢和上肢肌电。一次PSG监测并不一定能捕捉到异常行为和/或肢体运动，因为绝大多数患者并不会每晚发作。但即使没有记录到异常行为，通常也会存在REM睡眠肌张力迟缓缺失，表现为颏或肢体（胫骨前肌、指伸肌）肌电存在时相性和/或紧张性肌电活动。

鉴别诊断　主要与睡行症、睡惊症、阻塞性睡眠呼吸暂停、夜间癫痫发作（夜间额叶癫痫、夜间复杂部分癫痫发作）、节律性运动障碍、睡眠相关交错障碍、惊恐性醒后幻觉和创伤后应激障碍等鉴别。

治疗管理　最重要的是采取安全保护措施，包括同床睡眠者分居在不同的卧室、关闭或紧锁卧室门窗、移除带有尖锐棱角的家具以及在患者床架、接触的墙壁四周和地板加用气垫或软衬垫。药物治疗方面，证据最多的是氯硝西泮，入睡前30分钟服用氯硝西泮可以使80%～90%的患者获得满意疗效。氯硝西泮可明显减低发作频率和严重程度，但通常不能完全改善REM睡眠肌肉张力失迟缓。褪黑素治疗快速眼动睡眠行为障碍也有效，可单用或与氯硝西泮连用。

预后　此病可急性或慢性起病，呈进展性病程。常见的危害是本人或同寝者睡眠相关伤害，干扰自身或同寝者睡眠。50岁以上的患者在特发性快速眼动睡眠行为障碍起病的10余年后通常可出现神经退行性疾病，如帕金森病、多系统萎缩、路易体痴呆。

（唐向东　薛　佩）

shuìtānzhèng

睡瘫症（sleep paralysis）

发生在睡眠起始或醒后以反复发生的意识清楚但无法随意活动为特征的快速眼动睡眠障碍。又称复发性孤立性睡眠瘫痪、睡前和睡后瘫痪。通常青少年起病，多出现于20～30岁，女性更常见。约7.6%的人一生中至少经历过一次睡瘫症发作。学生和精神疾病患者的发病率较高，分别为28.3%和31.9%。

病因及发病机制　睡瘫症的发作存在个体差异，可能与性格特征有关。睡眠剥夺、觉醒睡眠时间不规律、精神压力、仰卧位睡眠、轮班/倒班可能诱发睡瘫症。双相障碍、服用抗焦虑药物、睡眠相关腿部痉挛可能加重睡瘫症。发病机制不明确。存在遗传倾向。睡瘫症发作可能与从快速眼动（rapid eye movement，REM）睡眠醒来有关，REM睡眠中的肌张力弛缓延续至清醒期。

临床表现　睡瘫症的特点是在除外发作性睡病的前提下，在睡眠起始（睡前型）或睡醒时（睡醒后）不能随意活动。通常表现为不能移动躯干、肢体、头部或不能说话，不影响呼吸。患者意识清晰，可回忆发作过程。每次睡瘫症发作持续时间为几秒至几分钟。症状一般可自行缓解或随感觉刺激而消失，如被触碰、听到讲话声或努力尝试活动。常伴严重焦虑，至少在最初数次发作期间如此。25%～75%睡瘫症时伴有幻觉。幻觉内容包括听觉、视觉、触觉等。

诊断　依据ICSD-3的诊断标准进行诊断。

诊断标准　必须满足下列的①～④：①入睡时或醒来时出现躯干或四肢不能活动，症状反复发作。②每次发作持续数秒或数分钟。③导致睡前精神压力增加，包括卧床焦虑或对睡眠感到恐惧。④不能以另外一种睡眠疾病（特别是发作性睡病）、精神疾病、内科疾病、药物和物质应用所解释。

辅助检查　使用多导睡眠图（polysomnography，PSG）不是必需的条件。对强制唤醒后的睡瘫症患者的PSG分析发现，事件期间意识清醒后仍持续存在REM相关的肌张力迟缓。

鉴别诊断　主要与猝倒、失张力发作性癫痫、夜间惊恐发作、低钾周期性瘫痪、家族周期性瘫痪综合征、高钾周期性瘫痪综合征、正常血钾周期性瘫痪综合征相鉴别。

治疗管理　绝大多数情况下不需要治疗。避免睡眠剥夺和保证规律充足的睡眠有助于防止睡瘫症。心理治疗、认知行为治疗对部分患者有效。尚无批准的药物治疗，但有研究表明选择性5-羟色胺再摄取抑制剂、三环类抗抑郁药治疗睡瘫症有效。部分研究表明，羟丁酸钠可用于治疗睡瘫症，但仍存在争议。

预后　良好。青少年起病后可持续至以后的时间。除发作期间并发焦虑外，无已知并发症。

（唐向东　薛　佩）

mèngyǎn zhàng'ài

梦魇障碍（nightmare disorder）

以反复出现的使患者极度焦虑不安的梦境为特征的快速眼动睡眠障碍。简称梦魇，又称噩梦、快速眼动睡眠噩梦、复发性噩梦、梦境焦虑障碍、焦虑梦境、睡梦焦虑发作。主要发生在快速眼动（rapid eye movement，REM）睡眠，因此常见于后半夜。常见于儿童，50%～80%的成人报告有1次或多次梦魇体验。

病因及发病机制　基础病理机制仍需研究，存在遗传倾向。频繁梦魇与忍耐型性格、精神病理有关，此类人很少有“自我良好”的感觉。梦魇可由药物的使用或停用引起。影响去甲肾上腺素、5-羟色胺和多巴胺等神经递质的药物，如抗抑郁药、降压药和多巴胺受体激动药等可能与梦魇发生相关。而影响γ-氨基丁酸、乙酰胆碱和组胺的药物，以及REM睡眠抑制药的停药也可能与梦魇有关。曾经历躯体或性虐待和创伤后应激障碍（posttraumatic stress disorder，PTSD）者梦魇多见。创伤后梦魇的内容可能是受创事件，或者其中某些元素或体验的再现。

临床表现 主要表现为反复发生的令人极度焦虑不安的梦境，并导致患者从睡眠中醒来，伴有负性情绪感觉体验，如焦虑、恐惧、愤怒、窘迫、厌恶。梦的内容主要与个人生存危机相关，也可能是其他痛苦事件。患者醒来后通常能够较详细复述梦的内容。在一夜的睡眠中相似内容的梦魇可能多次发作。梦魇在儿童中很常见。儿童梦魇一般在夜间后1/3时段发作，导致从睡眠中彻底醒来，并可以详细叙述当时的恐怖梦境。

诊断 依据ICSD-3的诊断标准进行诊断。

诊断标准 必须满足下列的①~③。①反复出现极度焦虑不安的梦境，涉及生命安危或躯体伤害，梦境内容可清晰回忆。②从焦虑的梦中醒后，定向力和警觉性恢复正常。③梦境体验或睡眠中断使患者从睡眠中醒来，感到明显困扰，或造成社会、职业、其他重要功能损伤，符合以下之一：a. 情绪紊乱，如噩梦影响持续存在、焦虑、心境恶劣；b. 睡眠抵抗，如睡前焦虑、因噩梦而害怕入睡/继续入睡；c. 认知功能受损，如突然想起噩梦影像、注意力不集中、记忆力下降；d. 对照护者或家庭产生不良影响，如导致他人睡眠中断；e. 行为问题，如逃避就寝、怕黑；f. 日间困倦；g. 疲劳或精力不足；h. 职业或学习功能受损；i. 人际交往或社会功能受损。

辅助检查 使用多导睡眠图（polysomnography，PSG）虽然不是梦魇的常规评估方法，但是有助于其他异态睡眠的鉴别诊断，如非快速眼动睡眠障碍和睡眠相关癫痫。有限PSG资料显示梦魇者在REM睡眠中突然醒来，伴心率增快和呼吸频率增加。整夜睡眠结构无明显改变。脑干诱发电位、听觉诱发电位基本正常。

鉴别诊断 需与其他神经疾病或睡眠疾病导致的梦境紊乱鉴别。主要与癫痫、睡惊症、快速眼动睡眠行为障碍、睡瘫症、发作性睡病、夜间惊恐发作、睡眠相关分离性障碍鉴别。

治疗管理 与药物有关的梦魇，应审慎停用或更换药物。心理治疗、认知行为疗法、意象复述疗法也可用于梦魇的治疗。药物治疗方面，尚无批准的相关药物。有研究显示，哌唑嗪对梦魇有效。托吡酯可治疗PTSD相关的梦魇。

预后 通常在3~6岁起病，6~10岁报告梦魇的比例最高，随后下降。症状持续至青少年或成年者，易终身存在。梦魇出现的频率和强度通常数十年后减轻，但也有些患者60~70岁时仍频繁发作。

（唐向东 薛 佩）

bàozhàtóu zōnghézhēng

爆炸头综合征（exploding head syndrome，EHS）

入睡前或夜间醒来时，以突然出现响亮的声音幻觉或头部剧烈爆炸感为特点的感觉性异态睡眠。又称睡眠起始感觉异常或睡眠起始冲击感。EHS是一种良性的罕见体验，尚无法获得其准确患病率。失眠以及睡瘫症患者中EHS的发病率高于普通人群，可在任何年龄阶段发病，中老年患者占多数，中位发病年龄58岁，女性患者多于男性。

病因及发病机制 EHS的危险因素包括焦虑、抑郁、情绪紧张、生活压力等心理因素以及过度劳累。病因及发病机制尚不完全清楚。有研究认为，通常情况下，在由清醒到睡眠的过程中，脑干网状结构活动逐渐减少，大脑半球中听觉、视觉、运动等各部分脑区活动减弱，但EHS患者的这些区域的活动减弱发生延迟，局部神经元活动的暴发，从而表现出巨响、闪光以及肌阵挛等。

临床表现 患者在清醒至睡眠转换的思睡状态中，或从睡眠中醒来再次入睡时，突然听到巨大的声音或感到头部爆裂感，声音种类复杂多变，如爆炸声、枪声、轰鸣声、关门声、碰撞声、铃声、人的叫喊声等，还可伴有闪光感和阵挛性肌肉抽动。异常感觉持续数秒，随入睡而再次发作。患者通常被惊醒并伴有强烈恐惧感。

诊断 依据ICSD-3的诊断标准进行诊断。

诊断标准 必须满足下列的①~③：①醒睡之间或夜间醒来时突然听到响亮声音或感到头部爆炸感。②事件伴突发觉醒和恐惧感。③通常无明显疼痛。

辅助检查 EHS的检查手段有限，主要依据问卷评估，包括杜克结构睡眠访谈、慕尼黑异态睡眠筛查问卷以及包含EHS条目的自评问卷。视频多导睡眠图并不是诊断EHS必需的检查，仅对鉴别其他异态睡眠有益。

鉴别诊断 EHS是一种罕见的疾病，给患者带来较大困扰，常发生误诊。需与各种头痛综合征（如睡眠性头痛、原发性针刺样头痛、霹雳性头痛、睡眠相关偏头痛、丛集性头痛等）、夜间癫痫发作、夜间惊恐发作等疾病相鉴别。

治疗管理 非药物治疗中，患者教育是有效的，告知患者此病为良性疾病。药物治疗方面，暂缺乏大型对照研究。少量病例报道，钙通道阻滞剂（氟桂利嗪、硝苯地平）、三环类抗抑郁药（氯米帕明、阿米替利）和抗癫痫药（卡马西平、托吡酯）对部分病例有效，但研究资料不充分。

预后 此病无相关后遗症，若频繁发作可造成失眠和焦虑，对于大多数患者而言，EHS 有自发缓解趋势。另外，若存在合并症如阻塞性睡眠呼吸暂停，经治疗后，EHS 可能完全缓解。

（唐向东　孙一凡）

shuìmián xiāngguān huànjué

睡眠相关幻觉（sleep-related hallucination，SRH） 发生在睡眠起始或醒后幻觉体验的睡眠障碍。幻觉内容以视幻觉居多，也可能有幻听、幻触和运动幻觉。睡眠相关幻觉包括睡前幻觉、醒后幻觉和夜间复杂幻视三种亚型。睡眠相关幻觉可见于正常人，在发作性睡病和特发性嗜睡患者中更为常见。睡前幻觉、醒后幻觉常见于年轻人，女性患者较男性略多。夜间复杂幻视罕见，尚无流行病学报道。

病因及发病机制 服用某些药物（如 β 受体阻滞剂）、心境障碍、焦虑和饮酒等是睡眠相关幻觉的诱发因素。发病机制尚不明确，有假设认为睡眠相关幻觉是快速眼动（rapid eye movement，REM）睡眠的梦境混入清醒期的表现。夜间复杂幻视可能与中脑和间脑病变、神经退行性疾病（如路易体痴呆、帕金森病）或影响视觉的基础疾病相关。

临床表现 患者在夜间睡前或清晨醒后，看到丰富生动的人或动物的影像，可伴有形状和大小的扭曲，一般持续数分钟，随周围光照增强而消失。患者很难确定这种经历出现在睡眠还是在清醒。夜间复杂幻视是睡眠相关幻觉的变异型，幻觉发生在从睡眠中突然清醒时，往往伴有恐怖感，此时患者明确知道自己是清醒的。

诊断 依据 ICSD-3 的诊断标准进行诊断。

诊断标准　必须满足下列的①~③：①以夜间睡前或清晨醒后幻觉为主诉，症状反复出现。②幻觉内容为幻视为主。③不能以其他睡眠疾病尤其是发作性睡病、精神疾病、内科疾病、药物或物质使用更好地解释。

辅助检查　多导睡眠图监测发现，睡前幻觉主要发生在睡眠起始 REM 睡眠，少量夜间复杂幻视以非快速眼动睡眠起始。头部影像学检查和神经生理检查有助于鉴别诊断和发现基础疾病。

鉴别诊断　需与以下疾病鉴别：①梦魇，患者因恐怖梦境而从睡眠中醒来，患者能明确意识到自己是在做梦，症状不会持续到清醒期。②爆炸头综合征，患者在刚入睡时出现巨大声音或头部爆炸感，仅持续数秒。③与睡行症、癫痫发作等鉴别。

治疗管理 REM 睡眠抑制药如选择性 5-羟色胺再摄取抑制剂或三环类类抗抑郁药，对发作性睡病引起的睡眠相关幻觉有效。服用 β 受体阻滞药引起幻觉时，停用相关药物。积极处理基础疾病（帕金森病等）可能对夜间复杂幻视有效。

预后 睡眠相关幻觉在青年人中常见，随年龄增长，发作频率减轻。

（唐向东　孙一凡）

jíbìng xiāngguān yìtài shuìmián

疾病相关异态睡眠（parasomnia due to medical disorder） 由基础神经或内科疾病导致的异态睡眠。此时异态睡眠症状可以是神经和内科疾病的一种表现形式，如快动眼动睡眠障碍与神经退行性疾病（帕金森病、多系统萎缩和路易体痴呆）有关，夜间复杂幻视可见于发作性睡病、视力丧失、中脑和间脑病变（大脑脚幻觉症）等。

病因及发病机制：神经和内科基础疾病是其病因。根本机制尚不清楚，如快动眼动睡眠障碍被认为可能与一种非可溶性的 α 突触核蛋白积聚有关。夜间复杂的幻视可能与疾病导致的视觉输入缺失或网状激活系统活动减弱有关。

临床表现：可表现为相应异态睡眠症状，如快动眼动睡眠障碍的主要表现是反复发作的梦境演绎行为，夜间复杂幻视表现为夜间突然清醒后出现的视幻觉。

诊断：此类异态睡眠符合异态睡眠相关诊断标准，且由基础神经科或内科疾病所致。

辅助检查：多导睡眠监测是医疗情况引起的异态睡眠诊断和鉴别诊断中相对有价值的辅助检查手段。同时还应对相应内科、神经疾病进行必要的评估。

鉴别诊断：与原发性及其他原因导致的异态睡眠鉴别（如药物或物质导致的异态睡眠）。

治疗管理：积极处理原发疾病，以及对快动眼动睡眠障碍患者进行睡眠安全教育及药物治疗。

预后：与基础疾病的预后相关，目前尚无有效的预防措施阻止神经退行性疾病的发生发展。

（唐向东　孙一凡）

yàowù huò wùzhì yǐnqǐ de yìtài shuìmián

药物或物质引起的异态睡眠（parasomnia due to medication or substance） 使用某些药物、物质或生物制剂后睡眠时出现异常行为或表现，存在明显时间相关性，症状可随药物或物质停用而消失的异态睡眠。

病因是药物或生物制剂的使用。可能引起快速眼动睡眠障碍的药物或生物制剂包括选择性5-羟色胺再摄取抑制剂、文拉法辛、三环类抗抑郁药、单胺氧化酶抑制药、米塔扎平、比索洛尔和胆碱能抑制药等。咖啡因、苯丙胺、酒精、巴比妥盐、甲丙氨酯滥用后的撤用时也可引起快速眼动睡眠障碍。β受体阻滞药的使用可能引起睡眠相关幻觉。镇静安眠药（如唑吡坦、佐匹克隆）与非快速眼动睡眠障碍相关。酒精被认为是睡行症的诱发因素。其根本机制尚不清楚。

临床表现多样，可表现为非快速眼动睡眠障碍如意识模糊性觉醒、睡行症、睡惊症、睡眠相关进食障碍和睡眠驾驶等，也可表现为快速眼动睡眠障碍症状如反复发作的梦境演绎行为。这些异态睡眠症状可以在药物或物质使用后新发，也可以加重原有异态睡眠，或再次激发曾经的异态睡眠症状。

异态睡眠症状的出现与药物或物质使用存在明显时间相关性，且异态睡眠症状随药物或物质停用而消失。辅助检查有血药浓度检测、尿液检测等方法，可以明确药物或物质使用史。多导睡眠图用于不同异态睡眠的鉴别诊断。此类疾病需与其他原因导致的异态睡眠相鉴别，如内科疾病导致的异态睡眠等。

对于明确由药物引起的异态睡眠，应考虑减量、停药和换药，物质使用导致的异态睡眠应予以戒断。此类异态睡眠随药物或物质停用而消失。

（唐向东　孙一凡）

jīngshén zhàng'ài pínggū

精神障碍评估（assessment of mental disorder） 精神科医师通过与患者交谈，对患者的精神状态进行初步评估，结合相关辅助检查及心理测量等，综合判断患者是否存在精神症状及其频度、持续时间及严重程度，为临床诊疗做准备的过程。

评估特点 与其他临床学科不同，精神障碍评估具有较多主观性。在评估过程中，医师需要通过与患者及其家属进行细致、全面的专业交谈（精神检查、病史采集）收集疾病线索，根据精神病理学识别精神症状，构筑精神科综合征，再结合相关辅助检查及心理测量评估，最终得出诊断结果。在大部分的精神障碍中，医师无法直接通过客观指标（如躯体检查、辅助检查）明确诊断。

评估内容 在大部分的医学诊断当中，评估的侧重点为患者症状、体征及生物学客观指标。但由于多数精神障碍存在生物-心理-社会因素，其治疗手段及疗效不仅取决于遗传学等生物学因素，也与应激性事件、个性特征、家庭及社会支持系统等心理、社会学因素密切相关，因此，为帮助患者消除精神症状，解决心理应激，全面恢复社会功能，在评估时还需要着重询问患者的家庭关系（包括父母、配偶、子女等）、社会背景、生活环境、工作状况、经济条件、性格特征及幼年成长发育特点等。

评估方法 主要分为病史采集、躯体检查、精神检查、辅助检查、心理测量等步骤。其中精神检查、心理测量是不同于其他躯体疾病的特殊检查方法。

评估技巧 包括职业素养和沟通技巧。

职业素养　①坦诚、接纳的态度：由于精神障碍表现方式的特殊性，经常不被大众所理解，精神障碍患者及家属经常受到歧视、排斥、孤立甚至是迫害。作为具有专业素养的精神科医师，应充分理解疾病状态下的不同表现，用宽容的态度接纳患者。②敏锐的察觉力：精神障碍许多症状不外显，需要通过敏锐的观察来发现潜在的症状。③良好的内省能力：由于精神障碍表现形式的独特性，患者可能出现病态的言行，其中包括对医师的攻击与侮辱。当遇到此类事件时，不可避免的会产生愤怒、不满等负性情绪。作为一名精神科医师，需要具有良好的内省能力，化解不良情绪、冷静分析内心感受。④丰富的经验与学识：精神障碍患者的社会文化地位存在多样性，只有具备丰富的知识阅历才能与患者建立有效的关系，并更好地理解患者的复杂内心体验。⑤得体的仪表与态度：帮助建立更好的职业认可感，更好地取得患者及家属的信任。

沟通技巧　①倾听：给予患者充足的时间来表达内心的痛苦与需求。②接受：无条件地接受患者。③肯定：认同患者感受的真实性。④澄清：了解事实经过，以及患者情感体验及情绪反应。⑤善于提问：以患者最关心的内容为切入点，逐渐进行深入交谈。⑥重构：用不同的措辞及语句总结、复述患者所说的话，突出内容并表示肯定的态度。⑦代述：

将患者不好意思说出，但又十分重要的内容用医师自己的话代为讲述。⑧鼓励患者表达：对患者所述内容给予积极肯定，引导鼓励患者更多的表达内心想法。

（孙洪强　齐　璐）

jīngshén zhàng'ài bìngshǐ cǎijí

精神障碍病史采集（history taking of mental disorder）　精神科医师通过知情者、既往诊疗记录等材料，收集并记录患者发病以来的疾病演变及治疗过程、既往史、个人史、家族史、月经婚育史等，为诊断及治疗做准备的过程。这是一个全面、完整了解患者基本情况的过程。由于精神障碍的特殊性，发病过程表现丰富、多样，因此在进行病史采集的过程中全面、细致尤为重要。通过详细了解患者的起病经过，重建起病至求治的整个过程，对患者进行全面的了解，构建初步的线索，为接下来的疾病诊断及鉴别诊断做充分的准备。

采集对象　包括就诊者和供史人。

就诊者　对于自知力良好、愿意主动配合的就诊者，可以由就诊者本人叙述病史，但由于疾病的特点，就诊者自述病史往往具有主观性，缺乏客观信息，因此还需要供史人补充完善病史。

供史人　患者亲属、朋友或工作单位同事等能提供患者病史的人统称为供史人。由于精神障碍具有特殊性，部分患者自知力缺乏，无法主动叙述病史，即使可以叙述，往往也缺乏客观性。精神障碍会影响患者的言行，患者周围人可以全面详细的观察到疾病对患者所造成的外显影响。供史人可以提供更加客观、详细、全面的病史，但供史人所提供的病史包含主观感受，具有局限性，所提供的病史存在不完整性以及不准确性，这其中：①强调精神因素而忽略躯体因素。②提供的外显症状多，忽视早期症状和不易观察到的症状，如情感淡漠、社会退缩等。③提供异常的情绪和行为多，忽视思维和内心的异常体验。因此在采集病史时，精神科医师需要通过观察供史人的心理状态，进行专业的引导及提问，来取得客观全面的病史材料。

采集病史的过程中，医师需要注意就诊者与供史人的顺序。若同时在场，需要征求就诊者意见，决定谁先介绍。对存在明确攻击性的患者，在问诊的过程中需注意自身安全，必要时有供史人在场陪同。对有隐私想单独交谈而无明显攻击风险的患者，可以让供史人回避，单独与患者交谈采集病史。

不同条件下的病史采集　根据采集地点和采集对象分为不同情况。

采集地点　①门诊病史采集：短时间内了解患者的整个发病经过，做出诊断并制订治疗方案，因此需要简明扼要，抓住重点，主要记录就诊的主要临床症状与对个体的影响。在制订治疗方案时还需考虑患者的躯体情况，因此还需记录异常的检查结果。②住院病史采集：收集门急诊病历及转诊记录。再次入院的患者，需要认真复习既往病历，重点询问末次出院后至此次住院前的情况，同时进一步补充既往病历中不完整部分。

采集对象　①儿童：需着重了解患者的成长发育史。采集过程中关注家长的情绪变化，了解家庭结构。必要时请幼儿园或学校老师补充病史，或做家庭访问。②老年：重点关注有无脑器质性疾病的表现，如意识障碍、人格改变或认知障碍等。

采集内容　主要包括以下几个方面。

一般资料　姓名，性别，年龄（儿童填写出生年月日），籍贯，婚姻（已婚、未婚、分居、离异、丧偶），民族，职业（工作单位名称、职务或职称、工种），文化程度，宗教信仰，现在住址或通讯处（邮政编码、电话及联系人），永久通讯处（邮政编码、家属电话及联系人），入院日期，病史采取日期，病史报告人（姓名、工作单位、职务、电话及与就诊者的关系），医生对病史资料的评估（详细、完整、客观及可靠性的程度）。

主诉　此次就诊理由，包括疾病主要表现、起病缓急、有无缓解期以及患病时间。

现病史　按照时间顺序描述疾病由发生至就诊时的表现，主要包括以下内容：①起病原因及诱因。②起病缓急及早期表现，2周内为急性起病、2周到3个月为亚急性起病、3个月以上为慢性起病。③发病过程。④发病后一般情况，如学习、工作、交往、饮食起居及睡眠等。⑤就诊及治疗情况，以及治疗效果。⑥有无消极厌世观念、自伤、自杀、伤人、冲动行为。

既往史　主要包括以下内容：①既往有无患其他躯体疾病。②既往精神障碍史。③食物药物过敏史。④个别患者需询问有无触犯法律，精神症状的关联性。

个人史　由母亲妊娠期起至发病前的整个生活经历，包括以下内容：①妊娠与出生，母亲妊娠期、生产时的情况，有无患病、早产等。②童年发育，婴儿期至青春期的生长发育史。③教育，儿童及青少年询问上学期间表现、成绩、与同学老师相处情况等。成人询问上学经历、既往学习成绩、当前最高学历、所学专业、是否喜欢本专业以及有无休学等。④职业史，既往工作经历，当前工作、工作能力与单位上级与同事相处情况。⑤性生活史，当患者以性功能障碍就诊时，需详细深入了解。但一般情况下，除非患者主动提及，尽量不要在第一次就诊时谈及此类问题。常见仅需要了解患者性生活与当前疾病有无关联。⑥婚恋史，恋爱史以及婚姻史。⑦子女，妊娠、分娩、流产以及引产史。⑧社会环境，住所、经济收入、家庭结构等。⑨物质使用，精神活性物质使用史，如烟、酒、毒品等，处方药的误用也应记录。⑩人际关系，有无朋友、朋友多少、性别比例、亲密程度、持续时间，与家人的关系，与同学、老师、同事、领导的关系等。⑪应激事件，对患者造成重大的生活事件。⑫人格评估及应对风格。

家族史　父母两系三代中有无神经疾病、精神障碍患者，有无个性偏离者，有无近亲婚配，家庭成员之间的关系是否融洽。

（孙洪强　齐　璐）

jīngshén zhàng'ài qūtǐ jiǎnchá

精神障碍躯体检查（physical examination for mental disorder）

精神科医师通过感官和使用简便检查工具对患者的身体进行检查，明确是否存在躯体体征，以期客观评估身体状况的过程。

精神障碍患者常共患多种躯体疾病，治疗前完善躯体检查在后续的诊断及治疗中起重要的作用。同时可以辅助诊断器质性精神障碍，并且有助于鉴别诊断。尤其某些躯体疾病会导致或恶化精神症状，早期识别发现并给予积极治疗，可以改善精神症状，并改善预后。精神障碍会导致躯体疾病，如酒精依赖患者长期饮酒可导致肝硬化、进食障碍患者长期呕吐等导致营养不良。对此类患者的治疗不仅是缓解精神症状，还需要改善躯体疾病。使用精神科药物还会产生躯体不良反应，如迟发性运动障碍等，全面检查可以早期发现不适并加以干预，预防严重不良反应的发生。许多患者就诊时并不了解自己是否存在其他躯体疾病，完善检查也有助于发现潜在的躯体疾病。

分类　分为以下几个方面。

内科检查　帮助鉴别内科疾病所致的精神障碍。检查过程中应注意一般情况（性别、年龄、发育、营养、面容表情）、生命体征（体温、呼吸、脉搏、血压），还要注意意识状态、体位、姿势步态、皮肤黏膜、头面部、胸腹部和脊柱四肢等检查，以及患者服饰仪容、个人卫生、呼吸或身体气味等。

神经系统检查　通过检查获得神经系统体征，为疾病诊断提供重要临床依据。①脑神经：检查瞳孔大小、是否对称、有无对光反射。其他脑神经是否有异常、异常的范围及其关联情况。②运动系统：观察肌容积、肌张力、肌力、不自主运动、共济运动、姿势步态等。③感觉系统：检查浅感觉、深感觉、复合感觉等。④反射：包括浅反射、深反射、病理反射等。⑤脑膜刺激征：包括颈强直、克尼格（Kernig）征和巴宾斯基（Brudzinski）征等，见于脑膜炎、蛛网膜下腔出血、脑水肿及颅内压增高等。⑥自主神经系统：检查皮肤黏膜和毛发指甲的外观和营养状态、排汗情况等一般检查，以及内脏和括约肌功能、自主神经反射等。

失语、失用、失认检查　失语是神经系统疾病的常见言语障碍形式，常与失用、失认伴发出现。失语指在意识清醒状态下，由于优势大脑半球语言中枢病变导致言语表达或理解障碍，检查分为以下几个方面。①言语表达能力：口语表达是否费力，有无实质词或错语、找词困难、刻板语言，能否达义，是否能对常用物品进行命名，复述检查者所说词汇或短语是否存在障碍，书写姓名、地址，进行听写或抄写等。②言语理解能力：听理解力和阅读能力。听理解力检查即要求患者执行简单口头指令、是非选择、左右定向及含语法的复合句；阅读能力检查是要求被检查者执行书面指令，朗读书报的文字等。

失用指患者无感觉或运动障碍，能理解检查者命令，但不能执行有目的的动作如伸舌、刷牙、划火柴等的病理状态。失用检查分为以下几个方面。①肢体运动性失用检查：检查能否完成目的性的简单动作，执行指令、模仿及自发动作是否受影响。②观念性失用检查：令患者先做简单动作，再做复杂动作。③结构性失用检查：检查患者执行涉及空间结构关系的复杂行为能力。④穿衣失用检查：观察患者穿衣是否正确，是否有内外不分。

失认指意识清楚、感觉通路正常前提下，患者不能经由某种感觉辨别熟识的物体。检查分为以下方面。①视觉失认检查：给患者辨认一些常用物品，如照片、风景画线条图和其他实物，并用语言或书写表达。②听觉失认检查：辨识熟悉的声音，如铃声、闹钟、敲击茶杯和乐曲声等。

③触觉失认检查：令患者闭目后触摸手中熟悉的物体加以辨认。④体象障碍检查：观察患者是否存在自体部位失认、偏侧肢体忽视、病觉缺失和幻肢症等。

（孙洪强　齐　璐）

jīngshén jiǎnchá

精神检查（psychiatric interview，psychiatric examination）

通过与患者交谈，对患者的言行及情绪变化进行分析，评估患者当前的精神状态，判断是否存在异常心理的过程。又称精神科访谈。

基本步骤　分为以下3个阶段。①开始阶段：通过简单的自我介绍以及交流，与患者建立基本的信任关系，顺利地开展谈话。在这个过程当中首要的任务为探索有效的交流方式；寻找有意义的症状线索；及时处理被检查者的情绪以便后续检查的开展；初步评估临床风险，如自杀、攻击行为等。在大多数情况下，谈话开始的几分钟包含了大部分的症状线索，因此需要采取“多看、多听、少问”的方式，了解主要问题，抓住线索，准确的识别临床症状。②深入阶段：为主要阶段，全面运用提问、引导等检查技巧，进一步找寻并核实与诊断、治疗、预后、风险评估等密切相关的信息。③结束阶段：为总结阶段，对整个检查过程进行概括和总结，进一步与患者核实症状，给予患者必要的解释和鼓励，为今后的长期治疗做准备。

基本方法　主要包括定式检查、半定式检查和不定式检查3种方式。

定式精神检查　规定了精神检查的具体内容与检查顺序，严格规定了提问语，检查者需要完全遵照执行。此种检查是常用的与DSM-5 Ⅰ的分类诊断标准配套的精神检查量表，重点针对主要的精神病性障碍，包括躁狂发作、抑郁发作、精神分裂症等精神病性障碍，以及物质滥用、创伤后应激障碍、强迫障碍、进食障碍及适应障碍等。

半定式精神检查　与定式精神检查相似，但在规定的范围内可以进行适当的开放提问。使用较多的有情感性障碍和精神分裂症检查提纲以及神经精神病学临床评定量表。

不定式精神检查　临床上常用的精神检查方法。没有固定程序和具体内容要求，以精神活动为主要内容，围绕被检查者临床症状所开展的精神检查。

不同类型患者的精神检查　包括合作者、不合作者和器质性精神障碍患者是的精神检查。

合作者的精神检查　包括一般表现、认知过程、情感活动、意识行为活动四大表现。①一般表现：检查包括意识状况、定向力、仪态及外表、接触情况、日常生活（进食、睡眠、大小便等）。②认知过程：检查包括感觉、知觉、感知觉综合障碍、思维活动、注意力、记忆力、智力。③情感活动：检查包括情感的性质与强度、情感的协调性与稳定性。④意志和行为：检查包括意志活动及本能、怪异动作行为、冲动伤人、自杀自伤行为等。

不合作者的精神检查　不合作者会有兴奋躁动、木僵或敌对的状态。检查前需详细收集病史，了解患者的一般情况。检查时需注意，患者的不合作正是精神症状的主要表现，重点需完善全面躯体检查和神经系统检查。

检查时患者的一般表现：①意识状态，意识是否清晰，有无意识模糊、谵妄等表现。②定向力。③姿态，是否自然、是否长时间固定不变或多动不定，肢体被动活动时有何反应，肌张力情况等。④日常生活，能否主动进食；若无法主动进食，观察对鼻饲、输液的态度如何；能否自行完成排尿便，有无尿便潴留；睡眠情况；女性观察是否可主动料理经期卫生。

言语表现有无主动言语，讲话时整体流畅程度；有无缄默不语、欲言又止。缄默不语时是否能通过书写文字来表达内心想法，字迹是否清楚，文字是否通顺，回答问题是否切题。对于兴奋患者，言语是否连贯，有无夸大，有无模仿性言语，吐字是否清晰，音调高低，有无用手势或表情表达意思。

面部表情与情感反应面部表情如何，是否会随环境变化而变化，与周围环境是否协调，对周围人有何反应。木僵患者受到刺激（如强光、噪声等）时，观察呼吸、脉搏、血压等基础生命体征有无变化，有无颤抖、出汗、流泪等表现。同时观察情感是否稳定、有无无法理解的情绪暴发，如哭笑无常、病理性激情等。

动作和行为活动有无增多或减少，有无本能活动亢进，有无蜡样屈曲、刻板动作、模仿动作等表现，有无冲动自伤、自杀行为，是否能服从命令等。

器质性精神障碍患者的精神检查　重点关注意识、记忆、智力等方面。①意识障碍：包括深度，以及对被检查者的影响。②注意障碍。③思维障碍：表现为缺乏自觉主动性、缺乏预见性；抽象思维障碍，对事物的分析、综合、归纳和辨析能力受损，不能恰当运用概念；持续言语、刻板言语、失语、失认、失用等；严重者出现思维不连贯、语词杂拌等表现。④记忆障碍和智力障碍。⑤情感障碍：如情感脆弱、情绪不稳、激动和易激惹，甚至情感暴发，情感平淡或欣快。

高级智力检查 包括识别记忆障碍、智力障碍、思维障碍、意识障碍检查。

记忆障碍 常见于脑器质性疾病，包括记忆减退、遗忘、错构和虚构，检查分为以下几种。①数字识记法：检测注意力和瞬时记忆。给出3~12位随机、无规律可循的数字，检查者以每秒1个数字的速度念出，让受试者以相同顺序重复（顺行性数字广度测验）或反向重复（逆行性数字广度测验）。正常成人能够顺向复述5~9位数字。②关联词组法：给出10对相关词和10对无关词，每一对词读过后，受试者复述并记住，检查者说出对词中的一个，受试者说出另一个，最后统计正确回答数、错答数和忘记数。正常成人的正确回答相关词8对以上，无关词7对以上。③故事记忆法：叙述简短故事，确定受试者听清楚后再继续进行其他测试，5分钟后受试者复述。④经历事件记忆测验：受试者回忆近期和远期经历过的事情或众所周知的国家社会大事。⑤成套测验：临床记忆量表和韦氏记忆量表。

智力障碍 常见于精神发育迟滞、痴呆及大脑弥漫性损害，有以下检查方法。①小儿发育筛查：主要包括个人-社交能区、精细动作-适应性能区、语言能区、大运动能区4个能区。②婴幼儿发育测定量表：发育诊断法，适用于0~3岁婴幼儿。检查内容包括适应性行为、大运动行为、精细动作行为、语言行为和个人-社交行为。③绘人测验：适用于5~12岁儿童。通过简单明了的指导语，令儿童画一个人像。④瑞文标准推理测验：适用于5岁半至成人。⑤中国比奈智力测验量表：适用于3~18岁，最适合年龄为6~14岁。⑥韦克斯勒智力量表：分成人量表、学龄儿童量表和学前儿童量表。⑦简易智力状态检查：适用于老年人。

思维障碍 常见表现：①缺乏主动性思维，主动与患者交谈时，言语流利，接触良好；将患者置于一旁时，思维停滞。②持续言语。③思维缺乏预见性，推理过程发生障碍，对事情和行为缺乏预见性，对事物理解能力下降。④联想加快，任何微小的刺激都可引发联想，但缺乏相应的情感高涨和精神兴奋状态。⑤抽象思维，对事物缺乏分析、综合、归纳和区分的能力，不能恰当地应用概念。通过与患者交谈进行判断。

意识障碍 ①觉醒度改变，嗜睡、昏睡和昏迷。②意识内容改变，包括意识模糊、谵妄状态。③特殊类型的意识障碍，包含去皮质综合征、无动性缄默症和植物状态等。

（孙洪强 齐 璐）

jīngshén zhàng'ài fǔzhù jiǎnchá

精神障碍辅助检查（auxiliary examination of mental disorder）

通过医疗设备对精神障碍患者的身体各项指标进行检查，以明确是否存在客观指标异常的检查项目。精神障碍的治疗过程中，根据患者的病史和临床体征，有针对性的完善辅助检查，可以为某些症状性精神障碍及器质性精神障碍的诊断提供证据支持，并且在制订治疗方案中起到重要辅助作用。检查主要包括实验室检查、神经电生理检查以及脑影像检查。

实验室检查 包括血常规、尿常规、便常规、生化常规、肝肾功能、血糖、电解质等。根据患者情况可完善血脂、催乳素、脑脊液、妊娠反应、代谢产物测定（如苯丙酮尿症），基础代谢率、骨密度、遗传学检查（基因多态性检测）等。当怀疑患者存在使用精神活性物质所致的精神和行为障碍时，需完善毒理学检查。在治疗期间，进行血药浓度检查，可以优化治疗并且确保治疗依从性。

神经电生理检查 包括脑电图、多导睡眠图、脑诱发电位等检查。

脑电图（electroencephalogram，EEG） 在安静无外界刺激时将引导电极置于头皮上进行描记，得到大脑持续性、节律性电位变化，是一种无创性生物物理检查方法。通过分析其波形、波幅、节律。主要用于评估癫痫和其他神经系统疾病，也可用于评估器质性疾病所致精神症状，如谵妄、痴呆等。

多导睡眠图（polysomnography，PSG） 记录、分析多项睡眠生理学指标，进行睡眠医学研究和睡眠疾病诊断的一种技术，监测的内容包括睡眠结构、呼吸事件、血氧饱和度心电图等。

脑诱发电位（brain evoked potentials，BEPS） 通过给生物体的神经系统及感觉器官以适当的刺激后，从神经系统及其效应器记录到一系列与刺激有固定时相关系的电活动。按刺激形式可分为视觉诱发电位、听觉诱发电位、体感诱发电位、嗅觉诱发电位、味觉诱发电位。脑诱发电位是了解精神障碍患者神经感知觉活动过程的一种可靠的检测手段，与脑神经影像同步结合可以更全面了解精神障碍脑结构和功能异常。

脑影像检查 分为结构性脑影像以及功能性脑影像。

结构性脑影像 ①计算机体层扫描（computer tomography，CT）：临床上常用的结构性影像技术，根据不同层次各种组织的衰减系数差异、显示人体有关组织、器官的解剖学横断面图像，可显示脑室的大小、脑沟宽度、脑实质密度的改变及局灶性异常。②磁共振成像（magnetic resonance imaging，MRI）：对脑白质和灰质的分能力优于CT，可清晰显示脑白质、灰质图像。利用质子和外部磁场的交互作用来成像，提供大脑横断面、矢状位、冠状位的结构细节。

功能性脑影像 分为单光子发射计算机体层扫描、正电子发射体层扫描、功能性磁共振成像。①单光子发射计算机体层摄影（single photon emission computed tomography，SPECT）：通过检测能发射单光子同位素标记的显像剂在体内的立体分布，定量、定性地检测脑血流及其变化，也可以通过检测受体的放射性配体以了解神经受体的占有率和功能情况。②正电子发射体层摄影（positron emission tomography，PET）：通过导入人体的不稳定放射性核素，标记体内的各种化合物及其代谢物，研究活体生理、生化过程的功能性影像成像技术。③功能性磁共振成像（functional magnetic resonance imaging，fMRI）：通过探测脱氧血红蛋白磁场的变化来推断神经元的活动性。具有较高的时间分辨率和空间分辨率，广泛应用于精神障碍的生物学基础及发病机制的研究。

（孙洪强 齐 璐）

xīnlǐ cèliáng

心理测量（psychological measurement） 通过标准化量表评定和量化精神障碍患者的症状、社会功能、药物副作用及患病相关因素，以期协助疾病诊断、治疗、康复和病因学研究的操作程序。心理测量工具按评估实施主体，可分为自评量表和他评量表；按用途，可分为筛查量表、诊断量表和症状严重程度分级量表；按内容，可分为人格量表、智力量表、症状量表、功能量表、心理健康量表、副作用量表等；按流程是否固定，可分为定式量表与半定式量表，定式量表只需按照固定流程询问被测试者即可，半定式量表需要在某些时候根据被测试者的回答进一步追问，以澄清症状的有无。信效度是量表优劣的评价标准，部分量表还需考察其灵敏度和特异度，建立常模。

流调诊断类量表 用于定式诊断评估和流行病学调查。

精神障碍诊断与统计手册定式临床检查（Structured Clinical Interview for DSM，SCID） 用于评定DSM轴Ⅰ和轴Ⅱ障碍的半定式他评量表。美国精神病学家施皮策（Spitzer）于1992年编制。轴Ⅰ障碍分研究版本、临床试验版本和临床版本，轴Ⅱ障碍为单本。轴Ⅰ研究版本还分患者、非患者及精神障碍筛查版本。轴Ⅰ研究版包括A~J的10个章节，评估各类精神障碍。轴Ⅱ版本用于评估各型人格障碍。

复合性国际诊断交谈检查表（Composite International Diagnostic Interview，CIDI） 与ICD-10配套，用于精神障碍流行病学调查的定式检查他评量表。美国精神病学家罗宾斯（Robins）等于1988年编制。1989年在世界卫生组织的组织下进行了现场测试。最初版本有15节，2004年的CIDI 3.0版有41节。评分方式大致可分为4种：是/否问题、对症状的严重程度或频度按1~4级评分、始/近问题、特殊编码。

神经精神医学临床评定量表（Schedule for Clinical Assessment in Neuropsychiatry，SCAN） 与ICD-10配套使用用于精神障碍诊断的半定式他评量表。华裔英国精神病学家温（Wing）等1990年编制。包括非精神病性症状、精神病性症状、项目组清单和临床病史资料清单四个部分。该工具不包括器质性精神障碍、成人的人格和行为障碍、精神发育迟滞、发育障碍、儿童和少年期行为情绪障碍。

简明国际神经精神障碍交谈检查表（Mini International Neuropsychiatric Interview，MINI） 用于筛查16个DSM-4轴Ⅰ障碍和反社会性人格障碍的定式他评量表。美国精神病学家希恩（Sheehan）等于1998年编制。MINI也可与ICD-10共用，包括130个问题，按"是""否"记分。

总体评估量表 用于评估精神障碍总体的症状和功能水平。

大体评定量表（Global Assessment Scale，GAS） 用于精神障碍患者病情及社会适应水平评定的他评量表。美国心理学家恩迪科特（Endicott）等于1976编制。用于评定患者病情概况，参考各类精神症状严重程度和社会功能水平进行评定。按1~100评分，分数越低，病情越重，大于90分可视为痊愈。

临床总体印象量表（Clinical Global Impression，CGI） 用于

评定接受任何精神科治疗和研究对象病情及疗效的他评量表。最初由世界卫生组织设计，美国国家精神卫生研究所（National Institutes of Mental Health，NIMH）于1976年修订。量表包括病情严重程度、疗效总评和疗效指数3项。第一项为横断面评估。第二项为与基线情况比较的纵向评估，均采用0~7级评分，病情越重，分数越高，评定范围一般为2~4周。第三项为疗效指数，需综合治疗效果和治疗引起的副反应，公式：疗效指数=疗效分/副作用分。疗效分和副作用分为1~4级评分。

精神分裂症相关量表 用于评估精神分裂谱系及精神病性障碍的症状严重程度。

简明精神病评定量表（Brief Psychiatric Rating Scale，BPRS） 用于评定精神分裂症患者近1周各种精神病性症状的他评量表。美国精神病学家奥弗拉尔（Overall）等1962年编制。评估焦虑抑郁、缺乏活力、思维障碍、激活性和敌对猜疑5个方面。常用于急性期患者的评估。常用版本为18项，采用1~7级评分。得分越高，提示病情越严重。

阳性与阴性精神症状量表（Positive and Negative Syndrome Scale，PANSS） 用于全面评定精神分裂症患者精神病性症状的他评量表。美国精神病学家凯（Kay）等于1987年编制。常用于精神药理学或临床研究中，包括7项阳性症状、7项阴性症状、16项一般病理症状及3项附加症状共33项。按1~7级评分，后3个附加症状不记入总分。总分越高，反映病情越严重。

护士用住院患者观察量表（Nurse Observation Scale for Inpatient Evaluation，NOSIE） 用于评定住院的成年精神障碍患者，特别是慢性的精神障碍患者各种精神症状的他评量表。又称精神护理观察量表。美国心理学家霍尼格菲尔德（Honigfeld）等于1965年编制。有30项和80项两种版本，中国修订的是30项版本。根据患者近3天或1周的情况进行评定。评估社会能力、社会兴趣、个人整洁、激惹、精神障碍、迟缓和抑郁7个方面。根据症状出现频度，按0~4级评分。得分越高，症状越重。结果可归纳为因子分、总积极因素分、总消极因素分和病情总估计。

躁狂相关量表 用于筛查双相障碍和评估躁狂症状的严重程度。

杨氏躁狂状态评定量表（Young Mania Rating Scale，MRS） 用于评定患者近1周的躁狂症状的他评量表。华裔美国精神病学家杨氏（Young）于1978年编制。评估包括情感高涨、活动增多、精力旺盛、性欲、睡眠、易激惹性、言谈、语言-思维障碍、思维内容、破坏-攻击性行为、外貌和自知力11个方面。除言谈、思维内容和破坏三项按0、2、4、6、8计分外，其余条目采用0~4级评分。0~5分为正常，6~12分为轻度，13~19分为中度，20~29分为重度，30分以上为极重度。

32项轻躁狂症状清单（32-item Hypomania Check List，HCL-32） 用于识别患者的轻躁狂症状及双相障碍的自评量表。瑞士精神病学家昂斯特（Angst）于2005年编制。共32项，按“是”“否”记分，分数越高，反映躁狂症状越明显。14分为单相抑郁和双相障碍患者的划分点。

心境障碍问卷（Mood Disorder Questionnaire，MDQ） 用于识别和筛查双相障碍的自评量表。美国精神病学家赫希菲尔德（Hirschfield）等于2000年研发。分为3个部分，第一部分共13项，按“是”“否”作答记分；第二部分用于确认以上症状是否在同一时间段内出现；第三部分主要评价以上症状对日常生活的影响，包括没有影响、轻微影响、中度影响和严重影响4个等级，仅记录第一部分阳性条目数，回答“是”计1分，相加为总分，以5分为划界分值。英文原版还包含针对症状共存及功能损害相关的条目，量表得分≥7，既往曾有同一时间出现≥2个症状，并在功能损害问题中评为“中度”或“重度”，则可被视为筛查阳性，需接受针对双相谱系障碍的全面评估。

抑郁相关量表 用于筛查抑郁障碍患者及评估抑郁症状的严重程度。

流调用抑郁自评量表（Center for Epidemiological Survey-Depression Scale，CES-D） 用于流行病学调查中筛查出具有抑郁症状的对象的自评量表。美国精神病学家西罗德福（Sirodff）于1977年编制。测量包括情绪低落、无价值感、绝望、食欲减退、注意力差、睡眠困扰等症状，但不包括食欲或睡眠增加、精神运动性激越、自罪感、自杀意念等症状。按0~3级评分，高于16分可初步考虑抑郁。

汉密尔顿抑郁量表（Hamilton Depression Scale，HAMD） 用于评定患者最近1周的抑郁严重程度的他评量表。德裔英国精神病学家汉密尔顿（Hamilton）于1960年编制。评估焦虑/躯体化、体重、认识障碍、日夜变化、迟缓、睡眠障碍和绝望感7个方面。有17项、21项和24项版本，按0～4级评分。总分越高，反映病情越重。

9项患者健康问卷（9-item Patient Health Questionnaire，PHQ-9） 以DSM-4的诊断条目为基础编制成的用于在基层机构筛查抑郁症的自评量表。美国克伦克（Kroenke）及同事在20世纪90年代开发，包含DSM-4中抑郁障碍的9项诊断条目，询问患者是否在过去的2周内被这些症状所困扰，以及困扰程度。按0～3级评分。5～9分提示存在抑郁症状，10～14分提示轻度抑郁，15～19分提示中重度抑郁，20分以上提示严重抑郁。总分分值≥10分，即可结合临床诊断抑郁障碍。

抑郁自评量表（Self-Rating Depression Scale，SDS） 用于评定患者最近一周的抑郁严重程度的自评量表。华裔美国精神病学家宗氏（Zung）于1965年编制。评估精神性-情感症状、躯体性障碍、精神运动性障碍和抑郁的心理障碍4个方面，广泛应用于门诊患者的粗筛、情绪状态评定以及调查、科研等。包含20个条目，按1～4级评分，10个为正向评分，10个为反向评分。SDS标准分的分界值为53分，53～62分为轻度抑郁，63～72分为中度抑郁，73分以上为重度抑郁。

贝克忧郁量表（Beck Depression Inventory，BDI） 用于评定患者最近一周的抑郁严重程度的自评量表，又称贝克抑郁问卷。美国精神病学家贝克（Beck）于1961年编制。该量表从心理动力学角度进行评估，强调负性认知。原版共21个条目，1971年第一版修订，1972年推出13项简版，1996年出版第二版。第二版包含情感和躯体两个因子，用激越、无价值感、集中注意困难和丧失精力替代了原版的体重下降、体像改变、躯体先占和工作困难。按0～3级评分。总分高于15分可诊断为抑郁。

医院焦虑抑郁量表（Hospital Anxiety and Depression Scale，HADS） 用于综合医院中患者的焦虑和抑郁情绪筛查的自评量表。英国精神病学家齐格蒙德（Zigmond）和斯奈思（Snaith）于1989年编制。包含14个条目，分为抑郁和焦虑2个亚量表，其中7个条目评定抑郁，7个条目评定焦虑，分别相加结算总分。按0～3级评分，各亚量表高于8分可判断为阳性。

爱丁堡产后抑郁量表（Edinburgh Postnatal Depression Scale，EPDS） 用于产后抑郁初步筛查的自评量表。英国精神病学家考克斯（Cox）等于1987年编制。包括10项内容，根据症状的严重程度按0～3级评分，总分为各项分值之和。得分为12～13分者可能患有不同程度的抑郁性疾病，得分≥13分者可诊断为产后抑郁症。

焦虑相关量表 用于评估焦虑素质和焦虑症状的严重程度。

汉密尔顿焦虑量表（Hamilton Anxiety Scale，HAMA） 用于评定患者最近1周的焦虑严重程度的他评量表。德裔英国精神病学家汉密尔顿（Hamilton）于1959年编制。评估包括躯体性和精神性焦虑两方面。共14个条目，按0～4级评分。躯体性焦虑须评估7～13项，精神性焦虑须评估1～6项及14项。若总分≥29分，严重焦虑；若≥21分，明显焦虑；≥14分，肯定有焦虑；>7分，可能有焦虑；若<7分，考虑正常。

状态-特质焦虑问卷（State-Trait Anxiety Inventory，STAI） 用于评定状态性焦虑和人格特质性焦虑倾向的自评量表。美国心理学家施皮尔伯格尔（Spielberger）等于20世纪60年代末编制，于1983年修订。1～20项为状态焦虑问卷（S-AI）用于评定目前的、近期某一特定时间的或情景的焦虑情绪体验，用作面临各种诱发焦虑情景时情绪状态的评价工具。21～40项为特质焦虑问卷（T-AI），用于评价人格特点和经常的情绪体验。每项按1～4级评分，正性情绪项目反向计分，分别记录总分。

焦虑自评量表（Self-Rating Anxiety Scale，SAS） 用于评定患者最近1周焦虑严重程度的自评量表。华裔美国精神病学家宗氏（Zung）于1971年编制。包含20个条目，按1（没有或很少时间有）～4（绝大部分或全部时间有）级评分，其中第5、第9、第13、第17、第19项按正性词陈述的，按4～1反向计分。粗分最后乘以1.25取整进行标准分转换。SAS标准分的分界值为50分，其中50其中分分为轻度焦虑，60轻度焦分为中度焦虑，70分以上为重度焦虑。

惊恐障碍严重度量表（Panic Disorder Severity Scale，PDSS） 用于评估惊恐障碍的严重程度，并用来监测病情变化以及进行疗效评定的他评量表。美国精神病学家希尔（Shear）于1997年编制。共7个条目，包括惊恐发作频率、惊恐发作带来的痛苦感、预期焦虑、场所回避、躯体感觉、社会功能影响和职业功能影响。按0～4级记分，严重程度逐步增加。

利博维茨社交焦虑量表（Liebowitz Social Anxiety Scale，LSAS） 对社交焦虑患者的社会交往的焦虑/恐惧和回避行为的严重程度进行评估的他评量表。美国精神病学家利博维茨（Liebowitz）于1987年编制。包括24个项目，13项与表演或操作有关的场景和11项与社交有关的场景。按0~3级记分，计焦虑/恐惧因子分、回避因子分和二者相加的总分，可另计表演和操作恐惧回避分和社交恐惧回避分。得分越高，症状越重。

强迫量表 用于评估强迫症状的严重程度，常用耶鲁-布朗强迫量表（Yale-Brown Obsessive Compulsive Scale，Y-BOCS）。该量表为用于评定强迫思维和行为的严重程度的半定式他评量表，美国精神病学家古德曼（Goodman）等于1989年根据DSM-3R诊断标准编制。共10个条目，1~5项评定强迫思维，6~10项评定强迫行为。按0~4级评分，得分6~15分为轻度严重，16~25分为中度严重，25分以上为重度严重。

创伤应激相关量表 用于评估创伤事件后是否符合创伤后应激障碍的诊断及事件的影响程度。

临床用创伤后应激障碍诊断量表（Clinician-Administered PTSD Scale，CAPS） 用于诊断创伤后应激障碍（posttraumatic stress disorder，PTSD）的半结构式访谈表。美国国立PTSD研究中心在DSM-4基础上开发建立的。最新版本根据DSM-5改编而成，共有30个条目，对患者过去1周内的症状进行评估，从频度和严重程度2个方面进行评分，严重程度按0~4级评分。最后根据是否满足DSM-5 A~G的标准做出是否是PTSD的诊断，并标注是否伴有解离症状和是否有延迟发作。该工具被公认为是PTSD诊断的金标准之一。

事件影响量表修订版（Impact of Events-revised，IES-R） 用于对被测试者对特殊的生活事件的灾难性体验进行测量和评估的自陈式问卷。美国心理学家韦斯（Weiss）和美国精神病学家迈尔迈尔（Marmar）于1997年对霍罗威茨（Horowitz）的事件影响量表（Impact of Events，IES）进行修订后完成的自评量表。包括3个分量表，共22个条目，6项评价高度唤醒症状，8项评价闯入性思维症状，8项评价回避症状。采用0~4级记分，0分为“从来没有”，4分为“极度”。得分越高，症状越重。

物质成瘾相关量表 用于筛查物质成瘾个体及成瘾的严重程度。

酒精使用障碍筛查量表（Alcohol Use Disorders Identification Test，AUDIT） 用于筛查有害饮酒和酒依赖个体的半定式量表。世界卫生组织于1982年组织多国研究协作制定。由10个项目组成，第1~3项关于饮酒量和饮酒频率，第4~6项涉及酒精依赖，第7~10项涉及酒精所致相关问题。≥7分提示有害饮酒，≥16分酒依赖可能性大。

密西根酒精依赖筛查量表（Michigan Alcoholism Screening Test，MAST） 用于在人群中筛出可能有酒精依赖问题的对象，同时评估其与饮酒有关问题严重程度的自评量表。美国精神病学家泽尔策（Selzer）于1975年编制。由25个条目组成，按“是”“否”记分。评估包括饮酒者对酒精的心理依赖、躯体依赖和饮酒对心理、躯体、职业功能和社交功能的影响等内容。评分≥5分，提示为有酒精依赖。严重程度分级，评分0分为正常，1~4分为严重程度低，5~6分为轻度，7~25分为中度，26~39分为较重，40~53分为严重。

成瘾严重程度指数量表（Addiction Severity Index，ASI） 用于评定成瘾者成瘾严重程度的半结构式访谈问卷。美国宾夕法尼亚州立大学医学院成瘾研究中心梅莱南（Melenan）等于1980年开发。分为7个分量表，包括了成瘾者生活状态中的医疗状况、就业状况、毒品使用情况、酒精滥用情况、违法犯罪情况、家庭社会关系和精神状况7个方面，每个分量表由两部分条目组成，第一部分反应成瘾者存在问题的数量，第二部分为调查员对问题严重程度的评估，严重程度按0~9级评分。

睡眠相关量表 用于评估睡眠行为障碍及其睡眠问题的严重程度。

匹兹堡睡眠质量指数量表（Pittsburgh Sleep Quality Index，PSQI） 用于评定最近1个月的睡眠质量的临床问卷。美国精神病学家布伊塞（Buysse）等于1989年编制。由19个自评和5个他评条目构成，其中第19个自评条目及5个他评条目不参与记分，其余按0~3级记分。国内多采用18项自评版本。包括主观睡眠质量、入睡时间、睡眠时间、睡眠效率、催眠药物及日间功能7个维度，各成分得分之和为PSQI总分，得分越高，睡眠质量越差。

埃普沃斯嗜睡量表（Epworth Sleepiness Scale，ESS） 澳大利亚墨尔本的埃普沃斯（Epworth）

医院设计的用于评估嗜睡症状的自评量表。包括8种不同情况，患者根据打瞌睡或睡着的可能性填写。按0~3级记分，0~9分为正常，10~13分为轻度嗜睡，14~19分为中度嗜睡，20~23分为重度嗜睡。

认知相关量表 用于评估个体认知功能状况。

谵妄评定方法（Confusion Assessment Method，CAM） 用于老年谵妄的临床辅助诊断的他评量表。美国精神病学家井上（Inouye）根据DSM-3R谵妄的诊断标准编制。有9个条目的全量表及4个条目的节选量表两种。后者适用较为广泛，包括A急性起病和波动性病程、B注意力分散、C思维混乱和D意识水平改变4项临床标准，诊断需同时满足A和B，以及C或D其中1项。

简明精神状态检查（Mini Mental State Examination，MMSE） 用于评定老年人的认知功能状况并进行痴呆筛查的他评量表。美国精神病学家福尔斯坦（Folstein）等1975年编制。评估定向、识记、注意和计算、回忆、语言5个认知方面。共11个条目，总分为30分。<27分为认知功能障碍，≥21分为轻度痴呆，10~20分为中度痴呆，≤9分为重度痴呆。

精神分裂症认知功能成套测验共识版（MATRICS Consensus Cognitive Battery，MCCB） 用于评估精神分裂症多维度认知功能的标准化他评工具。NIMH发起的改善精神分裂症认知功能测量与治疗研究（Measurement and Treatment Research to Improve Cognition In Schizophrenia，MATRICS），在美国加州大学神经心理学家格林（Green）和尼歇特莱因（Nuechterlein）博士的组织下，2004年前后编选的共识认知成套测验。该套测验从90多个测验中最终选定了10个分测验，代表7个认知领域。分别是：①信息处理速度，包括连线测验、符号编码测验及语义流畅性测验。②注意/警觉，即持续操作测验。③工作记忆，包括字母数字序列测验（及空间广度测验）。④言语学习和记忆，即霍普金斯词语学习测验。⑤视觉学习和记忆，即简易视觉记忆测验。⑥推理与问题解决能力，即迷宫测验。⑦社会认知，即情绪管理测验。中文版包括9个分测验，由北京大学第六医院于欣及石川等于2014年修订。

疾病自知力评估量表 评估个体对所患精神障碍的认识能力，常用精神障碍自知力评定量表（Scale to Assess Unawareness of Mental Disorder，SUMD）。该量表是用于精神分裂症及其他精神障碍患者的自知力评估的他评量表。美国精神病学家阿马多尔（Amador）等于1993年编制。包括74项完整版和9项简版，简版由米歇尔（Michel）等于2013年完成修订。评估是否意识到有病并需要治疗、意识到存在阳性症状以及意识到存在阴性症状3个方面。按1~3级评分。评分越高，自知力越差。

药物副作用评估量表 评估使用精神类药物后产生的相应副作用，常用治疗伴发症状量表（Treatment Emergent Symptom Scale，TESS）。该量表是用于评定药物不良反应的他评量表，NIMH于1973年编制，是世界卫生组织协作研究中的常用不良反应量表。原版要求对每项症状作3个方面的评定：严重度、症状和药物的关系以及采取的措施。中国翻译版本仅采用严重度和采取措施2个方面。严重度按0~4级评分，包括行为毒性反应、实验室检查、神经系统反应、自主神经系统症状、心血管系统反应及其他6个方面，共34项。采取措施则按0~6级评分。

功能相关量表 用于评估个体社会功能水平。

日常生活能力评定量表（Activity of Daily Living Scale，ADL） 用于评定个体的日常生活能力的他评量表。美国心理学家劳顿（Lawton）等于1969年编制。由躯体生活自理量表（6项）和工具性日常生活活动量表（8项）组成。共14个条目，按1~4级评分。得分越高提示日常生活能力越差。

个人与社会表现量表（Personal and Social Performance Scale，PSP） 用于评定患者的个人生活与社会功能的他评量表。意大利生物统计学家莫罗西尼（Morosini）等于2000年根据DSM-4社会和职业功能评估量表编制。评估包括对社会有益的活动、个人关系和社会关系、自我照料、扰乱及攻击行为4个方面，从“无”到“非常严重”按6级评分。总分按1~100分10个等级，得分越低，功能越差。

人格测量量表 用于评估个体的人格特征。

明尼苏达多相人格问卷（Minnesota Multiphasic Personality Inventory，MMPI） 用于评定被测试者的人格病理程度的自评量表。美国心理学家哈撒韦（Hathaway）和麦金利（Mckinley）1939年以经验效标法研究编制。包括10个临床量表、4个效度量表、13个内容量表和12个附加量表。临床量表分别是疑病、抑郁、癔症、病态人格、男性化/女性化、偏执、精神衰弱、精神分裂症、躁狂症和社会内向；效度量表则测查被测试者的防卫性及是否存在说谎的倾向；内容量表及附加量表评估被测试者对权威的态度、忍耐性、自我压抑、自我控制、自我力量、敌意、依赖性、支配性、社会责任心等方面的内容，以及个体家庭婚姻、道德、社会态度、宗教态度、政治态度等方面的取向。包括550条命题式条目，要求被测试者按自身情况答“是”“否”或“不能回答”。1989年和1999年分别在宋维真和张建新的主持下完成了对该量表第一版和第二版的标准化工作。

艾森克人格问卷（Eysenck Personality Questionnaire，EPQ） 用于评定个体的人格维度的自评量表。德裔英国精神病学家艾森克（Eysenck）于1952年编制，1975年正式成形。测验包括内外向、情绪稳定性、精神质3个人格维度量表和1个掩饰效度量表。龚耀先于1984年修订的成人版年龄范围为16~60岁以上，少年版年龄范围为7~15岁。原版共101个条目，修订版88个条目。按“是”“否”作答记分。

儿童评定量表 用于评估儿童的心理生理发育、注意多动及社会交往等病理行为的严重程度及提供辅助诊断。

注意缺陷多动障碍评定量表（ADHD Rating Scale-Ⅳ） 对5~17岁儿童和青少年注意缺陷多动障碍（attention deficit hyperkinetic disorder，ADHD）进行诊断和治疗效果评估的他评量表。美国精神病学家杜保罗（DuPaul）等于1998年编制。内容与DSM-4直接相关，评定过去6个月的情况，共有18个项目，其中评估注意9条，多动5条，冲动4条，按0~3级评分，得分越高提示症状越重。并包含了家长的家庭行为问卷和教师的课堂行为问卷。ADHD分级和计分根据家庭、学校及患儿性别而有所区分。

孤独症儿童行为量表（Autism Behavior Checklist，ABC） 用于儿童孤独症的诊断及孤独症相关行为的识别。美国精神病学家达文波特（Davenport）等于1980年编制。包括57个项目及5个亚量表，即感觉、关系、躯体及物体的使用、语言和社交和自助能力。按1~4级记分，分数越高表明患者孤独症行为越多。得分≥68可视为有高度可能患有孤独症，得分≤53则被认为不太可能患有孤独症。

丹佛发育筛查测验（Denver Development Screen Test，DDST） 用于评定0~6岁儿童的发育状况的他评量表。美国丹佛的心理学家费兰肯伯格（Frankenberg）等于1967年编制。又称丹佛儿童发展筛选测验。评估个人-社交、精细动作-适应性、语言和大运动4个方面。原版105项，中国修订版104项，删除“会用复数”1项。每项按通过“P”、未通过“F”、不肯做“R”和无机会或无条件做“NO”进行评定。筛查结果分为正常、可疑、异常及无法解释四种。

（石　川）

jīngshén zhàng'ài zhìliáo

精神障碍治疗（treatment of mental disorder）

根据疾病类型、严重程度及患者情况，对精神障碍患者实施的治疗措施。随着生命科学特别神经科学的不断发展，各种新的治疗方法的不断出现，社会及大众对精神障碍的治疗、康复及复发预防也越来越重视，精神障碍的治疗及预后状况都已经大为改观。

治疗方式 对精神障碍患者的治疗方式的选取主要取决于所患的精神障碍的类型、严重程度以及患者是否耐受等因素，主要包括药物治疗、心理治疗、物理治疗及康复治疗，实际临床运用中多种治疗方式组合使用，治疗效果更佳。

药物治疗 通过应用精神药物改变病态行为、思维或心境的治疗方法，是精神障碍最重要的治疗手段。人们对许多精神障碍的了解依然有限，药物治疗仍然是对症性的、经验性的。从20世纪50年代第一个治疗精神障碍合成药物氯丙嗪的出现，精神障碍的药物治疗学迅速发展，各种新型结构及靶点的药物不断上市。精神药物主要分为抗精神病药、抗抑郁药、心境稳定剂、抗焦虑药、催眠药及认知改善药。使用精神药物治疗应该遵循以下原则：①个体化的药物治疗方案。②靶症状与药物选择，结合患者的临床特点，有针对性地选择药物。③剂量滴定、评估有效适宜剂量和最低有效剂量的维持治疗。④注意用药方式和剂型的选择。⑤用药过程中要观察疗效，定期评估疗效变化，并注意药物的不良反应和副作用。

心理治疗 相关理论繁多，不同学派对心理治疗的理解有所不同。心理治疗是一种人与人之间相互作用的过程，在此过程中，由一个社会公认的专业治疗者去帮助一个无力摆脱痛苦或不能完全发挥其功能的人。纵观精神病学的发展历史，心理学对其有着深远而广泛的影响。临床常用的

心理治疗大多是对患者精神心理上予以安慰、支持、疏导和环境调整等方式。应用精神病学的科学知识和临床实践经验，结合患者的个性特点、发病经过和临床表现，帮助患者认识疾病发生的原因和有关因素，分析矛盾，并把解决矛盾的措施让患者理解，尤其是在提高对疾病的认识基础上，增强治愈的信心，充分调动患者的主观能动性。常用的心理治疗方法包括认知行为疗法、精神分析疗法、家庭疗法、森田疗法等。

物理治疗 利用电、光、声、磁等物理因素预防和治疗精神障碍的方法。临床常用的物理治疗有改良电休克治疗、重复经颅磁刺激、脑深部刺激、经颅直流电刺激、迷走神经刺激等治疗方法，对改善患者的情绪，以及改善患者的强迫、焦虑、抑郁、精神病性等症状都有很好的辅助治疗效果。

康复治疗 精神康复也是精神障碍治疗过程中的重要环节，致力于复原和完整的社区整合，以提高那些由于各种精神障碍而严重妨碍其享受有意义生活的精神障碍患者的生活质量。精神康复治疗不仅是针对疾病而且着眼于整个人，从生理、心理、社会以及经济能力方面进行全面康复。例如，通过给患者和家属及生活的社区进行精神障碍健康教育方面的知识讲座和宣传，为患者营造一个良好的疾病康复环境。精神障碍康复治疗的4个基本原则是功能训练、全面康复、重返社会、提高生活质量。最终的目标是提高精神障碍患者的生活质量，恢复其独立生活、学习和工作的能力，使得患者能在家庭和社会中过有意义的生活。

治疗特点 ①由于疾病的复杂性、病因的不明确性以及对患者的生活及社会功能影响的巨大性，精神障碍的治疗常会持续很长时间，甚至终身治疗。②由于可能存在患者的自知力丧失、否认有病甚至拒绝治疗的情况，因此许多精神障碍的治疗需要依据患者自身的自知力情况进行教导说服，有时甚至要进行强制性治疗。③由于很多精神障碍的病因尚未明确，许多针对精神障碍的治疗还是以对症治疗为主。④相比其他躯体疾病，精神障碍治疗效果的判断要相对困难得多，临床上多采用的症状量表评分以及医师主观判断的方法评定。⑤恢复社会功能是精神障碍治疗的一个重要目标。临床上针对不同的精神障碍，治疗的目标可能有所不同，虽然精神障碍的治疗也是以疾病的完全缓解为最终目标，但使其达到社会的缓解状态、维持其社会功能也是现有诊疗水平能实现的重要目标。

治疗原则 ①综合治疗原则：精神障碍患者自身具有生物学、心理学和社会学的特征，许多精神障碍的发生和发展又与具体的生物、心理、社会因素密切相关，因此在治疗上也要综合考虑，良好的社会及家庭环境对于精神障碍康复治疗也是极其重要的。②持续治疗原则：精神障碍多系慢性疾病，其治疗与康复需要相当长的时间，因此应有长期治疗计划。即使是急性或亚急性精神障碍，在症状缓解后的巩固疗效和防止复发等，都需要持续的精神卫生支持。③治疗个体化原则：每个患者的生理情况、心理素质及其所处的社会环境各不相同，即使诊断相同，也要因人而异，为每一位患者制订出具体的治疗方案，并根据治疗中病情的变化及时调整治疗方案。

（袁 凯 陆 林）

jīngshén yàowù zhìliáo

精神药物治疗（psychotropic drug therapy） 为达到缓解精神心理症状与预防精神心理疾病复发的目的，采用精神药物治疗精神障碍的方法。此为现阶段治疗精神障碍的主要方法。治疗精神心理疾病的药物统称为精神药物（psychotropic drug），是指主要作用于中枢神经系统而影响精神活动的药物。药物的治疗作用是对精神心理疾病的大脑神经病理学过程进行修复，达到缓解精神病理性症状，改善和缓解病理性的思维、情感和行为等障碍，预防精神心理疾病的复发，促进恢复社会适应能力并改善患者的生活质量。精神障碍的药物治疗仍以化学合成药物为主，在中国，也有少数中药产品被批准用于轻中度的抑郁与焦虑障碍。

有些化合物可以使人产生异常的感知觉、思维与情感，如苯环己哌啶、去甲基苯丙胺类化合物可使人出现亢奋、幻视觉等精神症状。但此类化合物不用于治疗精神障碍，故不属于精神药物范畴，或称为拟精神病药物。

从20世纪50年代初期发现氯丙嗪具有抗精神病作用而开创了精神障碍的药物治疗，随后治疗精神分裂症、抑郁症和焦虑症的药物不断涌现，药物品种不断丰富，包括镇静催眠、改善认知与大脑代谢的药物达到上百种之多，药物治疗成了治疗精神障碍的主要方法。

药物种类 精神药物的化学结构复杂、品种繁多，分类困难，主要以临床治疗作用（适应证）分类，可分为抗精神病药、抗抑郁药、心境稳定剂、抗焦虑药、镇静催眠药、精神兴奋药、促认知药。各类药物的适应证与临床使用详见各类药物词条的介绍。

治疗原则 使用精神药物治疗精神障碍应遵循以下原则。

制订个体化药物治疗方案 精神药物的治疗反应存在很大的个体差异，为每个患者制订治疗方案时需要考虑患者的性别、年龄、躯体情况、是否同时使用其他药物、首发或复发、既往对药物的反应等多方面因素，选择适宜的药物和剂量；还要根据患者用药后的反应随时调整药物治疗方案。随着精准医学与药物基因组学的发展，将来有望实现精准的个体化药物治疗。

考虑靶症状选择药物 同一类的精神药物在作用谱上也有一定的选择性，例如抗抑郁药中有些镇静作用较强，有些振奋作用突出；抗精神病药中有些药物的镇静作用较强或抗兴奋激越症状的作用较强，有些对阴性症状或认知改善作用有一些治疗效果。在选择用药时需要分析患者的临床特点，优先选择针对性强的药物，以期获得较好治疗反应。但作用谱是相对而局限的，例如抗精神病药物对阳性症状都有效，大多数抗抑郁药都具有抗抑郁作用和抗焦虑作用。

滴定剂量、评估有效适宜剂量和最低有效剂量 不同个体对药物剂量的耐受程度有较大的差异性，首发患者的起始剂量通常从较低开始，根据患者的反应逐渐滴定剂量，以免发生严重不良反应影响患者治疗的依从性。过去接受过此类药物治疗者，可根据既往的耐受性，适当加快滴定速度，以期较早获得疗效。药物剂量达到治疗范围后，应密切观察以确定一个有效低剂量作为患者的治疗量，当明确疗效不满意后再考虑加量。

选择合适的用药方式及剂型 绝大多数精神药物的剂型为口服剂型，对于自愿治疗的患者服用方便，大多数药物可依据代谢半衰期不同，采取日服一次或多次。由于精神障碍的特殊性，对于兴奋躁动、对治疗不合作的患者以及吞咽困难的儿童、老年患者，口服水剂、快速崩解片、注射针剂等是比较方便的剂型。对于某些需要长期服药维持治疗但治疗依从性不良的患者，长效注射针剂也是较好的选择。

定期综合评估疗效与安全性 在选择药物品种时，通常须对疗效和安全性做综合性考虑，对病情严重，特别是兴奋躁动、攻击性强或有严重自伤、自杀行为的患者，快速起效和镇静作用强常要优先考虑。但由于精神药物常导致较多不良反应，安全性也是重要的考虑因素，对非住院治疗的患者是首要考虑因素。一旦患者开始进行精神药物治疗，需要密切观察患者的反应，随时根据治疗反应和副作用调整治疗剂量和及时对症处理不良反应，对难以耐受不良反应的患者应考虑更换药物，避免产生严重不良反应，导致患者的依从性不良。

（赵靖平）

kàngjīngshénbìngyào

抗精神病药（antipsychotic drug，antipsychotics） 一类用于治疗精神分裂症及其他精神病性精神障碍的药物。又称强镇静剂，曾称神经阻滞剂和强安定剂。抗精神病药能有效控制患者的幻觉、妄想、思维障碍、精神运动兴奋和异常行为等精神病性症状。此类药物主要通过调节中枢神经系统多巴胺等神经递质传递功能。

药物分类 按照药物作用特点与不良反应分为第一代（典型）与第二代（非典型）抗精神病药两大类。

第一代抗精神病药 又称典型抗精神病药，按化学结构可以分为：①吩噻嗪类，如氯丙嗪、硫利达嗪、奋乃静、氟奋乃静及其长效针剂、三氟拉嗪等。②硫杂蒽类，如氯哌噻吨及其长效针剂、氟哌噻吨及其长效剂、氯普噻吨等。③丁酰苯类，如氟哌啶醇及其长效剂、五氟利多等。④苯甲酰胺类，如舒必利等。吩噻嗪类按与多巴胺 D_2 受体的亲和力不同又可分为高效价药物（治疗剂量低）如奋乃静、三氟拉嗪等；低效价药物（治疗剂量高）如氯丙嗪、硫利达嗪等。此类药物自20世纪50年代以来广泛应用于临床治疗精神分裂症与各种精神病性障碍，主要治疗各种精神病性症状，对阳性症状的疗效较好。

第一代抗精神病药物主要作用于脑内多巴胺 D_2 受体，为 D_2 受体阻滞剂。其他药理作用包括对 α_1、α_2 肾上腺素能受体，毒蕈碱M受体、组胺H受体具有阻滞作用。第一代抗精神病药的优势在于对阳性症状效果好，具有明显的抗幻觉、妄想作用，但是第一代抗精神病药存在很大的局限性：①不能改善认知功能。不能改善执行功能、工作记忆、口语、视觉运动、语流、精细运动功能；但有时能改善注意力障碍。药物的抗胆碱能作用可能会使记忆恶化。②对阴性症状作用微小，也会产生继发性阴性症状。③约30%的患者阳性症状不能得到有效缓解。④引起锥体外系反应和迟发性运动障碍的发生率高。

⑤患者的服药依从性较差。⑥对患者社会功能的改善作用较小。

第二代抗精神病药 又称非典型抗精神病药，与第一代抗精神病药之间有一些不同，主要体现在神经递质的受体结合及不良反应方面有差异。此类药物不仅阻断中枢多巴胺 D_2 受体，同时阻断5-羟色胺（5-HT）$_{2A}$ 受体，对阳性症状和阴性症状均有较好疗效，治疗剂量较少产生锥体外系不良反应和催乳素水平升高相关症状。主要药理作用为阻断 5-HT_{2A} 和多巴胺 D_2 受体。与第一代抗精神病药相比，第二代抗精神病药与多巴胺 D_2 受体亲和力较低，而与5-HT和去甲肾上腺素受体的亲和力较高，对中脑边缘系统的作用比对纹状体系统的作用更具有选择性。

第二代抗精神病药按药理作用可分为4类：①5-HT和多巴胺受体阻滞剂，如利培酮、帕潘立酮、齐拉西酮、舍吲哚等。②多受体作用药，如氯氮平、奥氮平、喹硫平、佐替平等。③选择性 D_2/D_3 受体阻滞剂，如氨磺必利（又称阿米舒必利）、瑞莫必利等。④D_2、5-HT_{1A} 受体部分激动剂和5-HT_{2A} 受体阻滞剂，如阿立哌唑、哌罗匹隆等。第二代抗精神病药治疗阴性症状的疗效要好，也可以部分改善精神分裂症患者的认知障碍与抑郁症状，锥体外系运动障碍的不良反应较少，导致迟发性运动障碍的风险较低，不良反应各药物之间有较大的不同。因为第二代抗精神病药治疗作用更广谱，耐受性更好，依从性更好，临床上更推荐优先使用。

棕榈酸帕潘立酮注射剂，是帕潘立酮的长效注射剂型，单次注射后，消除半衰期为25～49天。首次注射前应口服利培酮试验患者是否对该药物过敏，确定无过敏者才能进行长效针剂治疗。根据疗效与不良反应调整剂量。常见不良反应是注射部位反应、嗜睡/镇静、头晕、静坐不能和锥体外系症状，高催乳素血症也常见。

奥氮平长效注射剂，为长效奥氮平双羟萘酸盐，是第二代长效非典型抗精神病药奥氮平的长效注射针剂，治疗约3个月后达到长效制剂的稳态浓度。每2周给予一次或每4周给予一次长效制剂达到的稳态血浆浓度。对于从未使用过奥氮平口服片的患者，建议给予长效奥氮平双羟萘酸盐制剂治疗前，首先应使用奥氮平口服片确定耐受性。常见不良反应（≥5%）有头痛、迟滞、体重增加、咳嗽、腹泻、背痛、恶心、嗜睡、口干、鼻咽炎、食欲增加和呕吐。这些不良反应与奥氮平片剂一致，一般对症处理后可缓解。在长效奥氮平双羟萘酸盐临床试验中，与注射部位有关的不良事件的发生率约为8%。

阿立哌唑长效注射剂，是阿立哌唑以水合物多晶型被使用在其长效注射剂中。对于从未服用阿立哌唑的患者，需要在阿立哌唑肌肉首次注射治疗之前，口服阿立哌唑来建立耐药性。前一次注射之后26天之内不得再次注射。在首次注射阿立哌唑注射剂之后，连续14天口服阿立哌唑或其他口服抗精神病药来维持初次治疗期间抗精神病药物的有效浓度。如果初始剂量产生不良反应，则将剂量酌情减少。安全性方面锥体外系不良反应与对催乳素、体重的不良影响小于其他抗精神病药物。对于CYP2D6弱代谢者，建议降低阿立哌唑长效针剂在弱代谢者中的用量。

适应证 抗精神病药用于控制精神病性症状，如幻觉、妄想、精神运动性兴奋等。这类症状多见于精神分裂症、分裂型障碍、分裂情感障碍、妄想性障碍、急性短暂性精神病性障碍等。抗精神病药也用于治疗伴有精神病性症状的情感障碍、脑器质性精神障碍、躯体疾病伴发的精神障碍和精神活性物质使用所致的精神障碍等，控制这些疾病的精神病性症状与行为紊乱。抗精神病药用于精神分裂症及其他精神病性精神障碍和分裂情感障碍的维持治疗，可以有效降低患者的复发风险。

不良反应与处理 第一代和第二代抗精神病药物由于在药物作用受体上的差异，表现在不良反应有较大的不同。第一代抗精神病药物如氯丙嗪、氟哌啶醇、奋乃静等最常见引起锥体外系不良反应，而第二代抗精神病药物如氯氮平、奥氮平、利培酮、喹硫平、齐拉西酮等则较少引起锥体外系不良反应，但引起体重增加及糖脂代谢异常等代谢综合征的不良反应。药物的不良反应明显影响服药人群的安全性、耐受性与治疗依从性。不良反应的及时处理与防治非常重要。

锥体外系不良反应 典型抗精神病药物最常见的不良反应，包括急性肌张力障碍、震颤、类帕金森综合征、静坐不能及迟发性运动障碍，与阻断多巴胺 D_2 受体密切相关。高效价的第一代抗精神病药物最容易引起锥体外系不良反应，而第二代抗精神病药物较少引起此不良反应，且药物之间存在比较大的差异。在第二代抗精神病药物中以利培酮和帕潘立酮较多引起，其次为阿立哌唑与齐拉西酮，而奥氮平和喹硫平较少引起，而氯氮平几乎不引起此不良反应。

锥体外系不良反应可发生在治疗的任何时期，急性肌张力障碍常发生在开始用药的1周内或药物加量时，特别是氟哌啶醇肌注时常见。约50%的患者在用高效价第一代抗精神病药物的第1周内出现急性肌张力障碍，第二代抗精神病药物也可引起急性肌张力障碍，如利培酮注射剂的发生率达7.2%。类帕金森综合征常出现在治疗的前几周，一直持续数月，是可逆的，但持续时间长短不一，第一代要高于第二代，如氟哌啶醇高达55%，奥氮平发生率为2.6%。急性肌张力障碍和类帕金森综合征可通过减低药物用量及使用抗胆碱能药物治疗。

锥体外系不良反应中50%以上患者表现为静坐不能，常出现在治疗的前3个月，第一代抗精神病药物的发生率高达25%，第二代抗精神病药物如利培酮和帕利哌酮、鲁拉西酮、阿立哌唑、齐拉西酮、奥氮平在高剂量时也有发生，但氯氮平和喹硫平的发生率最低。减量可减轻，β受体阻滞剂和苯二氮䓬类药物治疗有效。

迟发性运动障碍多在使用抗精神病药物数月或数年后出现，一般在治疗的前5年发生率较高，第一代抗精神病药物的发生率在24%~30%，约0.5%的精神分裂症患者伴发迟发性运动障碍。有些是不可逆的，即使在停药后仍存在，尚缺乏有效的治疗迟发性运动障碍的药物，对其治疗原则为首先换用迟发性运动障碍可能性小的第二代抗精神病药，不推荐使用抗胆碱能药物，以免症状恶化。

代谢综合征　抗精神病药物引起的体重增加及糖脂代谢异常等代谢综合征的症状已成为药物治疗中需要重视的问题，也是第二代抗精神病药物常见的不良反应，在很大程度上增加了患心血管疾病和糖尿病的风险。第二代抗精神病药物比第一代抗精神病药物更易引起代谢综合征，发生率约9%以上。在第二代抗精神病药物中以氯氮平和奥氮平居首位，约78%的首发精神分裂症患者服用奥氮平后在治疗的前3个月出现体重增加超过7%，超过50%的患者服用氯氮平或奥氮平后出现糖脂代谢异常，其后依次是喹硫平、利培酮、氨磺必利；阿立哌唑与齐拉西酮对代谢的影响最小。

治疗代谢综合征的原则：①预防为主，如患者偏胖或已有代谢方面的问题应尽量不选用对代谢影响大的药物。②若治疗时体重增加，可用疗效比较明确的二甲双胍治疗。几项随机对照研究均发现，二甲双胍在一定程度上能减轻抗精神病药物引起的体重增加和改善胰岛素抵抗，可分2次在餐后半小时内服用，持续用药3个月；生活方式干预，包括饮食控制和体育锻炼，制订个体化饮食管理和持续的体育锻炼方法。

内分泌系统紊乱　抗精神病药物可引起催乳素升高、月经紊乱、性激素水平异常及性功能异常，而高催乳素血症可加重溢乳、性激素水平异常、月经紊乱（闭经）及性功能改变等。以利培酮、帕潘立酮、氨磺必利、舒必利较多见，其次是鲁拉西酮、奥氮平和齐拉西酮，而氯氮平、阿立哌唑及喹硫平的影响最小。研究报道，小剂量阿立哌唑有降低高催乳素血症的作用，而有研究认为高催乳素血症与作用于多巴胺D_2受体有关。

心血管系统副作用　几乎所有的抗精神病药物均可能引起心血管系统方面的不良反应，表现为直立性低血压、心动过速、心动过缓和心电图改变（可逆性非特异性ST-T波改变，T波平坦或倒置和QT间期延长）和传导阻滞。直立性低血压与抗精神病药物作用于α肾上腺素受体有关，喹硫平、氯氮平、利培酮和帕潘立酮以及低效价第一代抗精神病药物如氟哌啶醇和氯丙嗪较多见，其次是阿立哌唑，而奥氮平和齐拉西酮少见，常发生在药物快速加量或剂量偏大时。此时应让患者平卧，头低位，监测血压。必要时静脉注射葡萄糖，有助于血压恢复。

抗精神病药物可减慢心脏复极，从而引起心动过缓、QT间期延长甚至房室传导阻滞，极大增加了患室性心律失常和猝死的风险。发生QT间期延长的危险因素包括服药前存在QT间期延长、女性患者、心电图异常、高剂量抗精神病药物。QTc间期正常上限值为440毫秒，超过此限即属延长。QTc间期延长被认为与多源性室性期前收缩和多形性室性心动过速有关，可引起晕厥、心脏骤停和室颤性猝死。QTc间期超过500毫秒可明显增加发生扭转型室性心动过速和心室颤动的风险，临床上表现为心源性晕厥或称为阿-斯综合征，猝死的风险很高。在第一代抗精神病药物中，注射用氟哌啶醇可引起轻度QTc间期延长，低效价药物如氯丙嗪、硫利达嗪引起的心电图异常与剂量呈依赖关系。第二代抗精神病药物中，以齐拉西酮和舍吲哚的影响最大，齐拉西酮和舍吲哚可引起明显的QTc间期延长。齐拉西酮引起轻度至中度、剂量依赖性的QTc间期延长，不应与已知延长QTc的药物合并使用。氯氮平可延长QTc间期，服用氯氮平治疗者1/（3000~4000）会发生猝倒，伴有呼吸抑制或心搏骤停。预防抗精神病药引起的QT间期延长的建议：①服药前收集患者既往史和治疗史等，对有长QT间期、显著心动过缓、电解质紊乱如低钾血症和低镁血症的患者建议使用心血管风险低的药物。②治疗中进行电解质和心电图监护，降低危险。

恶性综合征 严重的抗精神病药物不良反应。几乎所有的抗精神病药物均可引起，其发生率不明确，中国的调查资料显示其发生率为0.12%~0.20%，欧美国家的调查显示为0.07%~1.40%。男女比例为2∶1。恶性综合征的发生机制尚不明了，可能与多巴胺功能下降有关。临床表现为肌张力障碍（肌肉强直、肌紧张）、高热（可达41~42℃）、意识障碍、自主神经系统症状（大汗、心动过速、血压不稳等）等四大典型症状，实验室检查发现白细胞增多、尿蛋白阳性、肌红蛋白尿、磷酸激酶活性升高、肝转氨酶水平升高、血铁镁钙降低。发生恶性综合征的危险因素包括抗精神病药物剂量骤增骤减、多种抗精神病药物合用、紧张症者、合并躯体疾病或脑病、注射用药等。病程持续数小时至7天。严重者死于肾、呼吸功能衰竭，死亡率20%~30%。

一旦诊断是抗精神病药物所致恶性综合征，应立即停药，并进行支持治疗如补液、降温、预防感染、抗痉挛、吸氧等，大剂量胞二磷胆碱可增加多巴胺受体活性，也可用多巴胺激动剂溴隐亭治疗。有报道，电休克疗法治疗有效。

血液系统改变 抗精神病药物可以诱发血液系统改变如粒细胞缺乏症，氯氮平较多见，发生率约是其他抗精神病药物的10倍。1%~2%的接受氯氮平治疗的患者发生粒细胞减少或粒细胞缺乏。使用氯氮平应常规定期监测血常规。

（赵靖平）

kàngyìyùyào

抗抑郁药（antidepressants）

通过提高中枢神经系统神经递质传递功能而治疗各种抑郁症状的药物。此类药物能缓解各类抑郁障碍患者的抑郁情绪，同时对焦虑、恐惧、惊恐、强迫、疑病等症状都具有一定的治疗作用，但不会提升健康人的情绪。

分类 抗抑郁药根据作用机制或化学结构的不同分为以下类别。①选择性5-羟色胺再摄取抑制剂（selective serotonin reuptake inhibitors，SSRI）：有氟西汀、帕罗西汀、舍曲林、氟伏沙明、西酞普兰、艾司西酞普兰等。②5-羟色胺和去甲肾上腺素再摄取抑制剂（serotonin norepinephrine reuptake inhibitors，SNRI）：有文拉法辛、度洛西汀、米那普仑等。③多巴胺和去甲肾上腺素再摄取抑制剂（dopamine norepinephrine reuptake inhibitors，DNRI）：有安非他酮等。④选择性去甲肾上腺素再摄取抑制剂（norepinephrine reuptake inhibitors，NRI）：有瑞波西汀、米安色林等。⑤5-羟色胺阻滞和再摄取抑制剂（serotonin antagonist and reuptake inhibitors，SARI）：有曲唑酮、奈法唑酮等。⑥去甲肾上腺素能及特异性5-羟色胺能抗抑郁药（noradrenergic and specific serotonergic antidepressant，NaSSA）：有米氮平等。⑦褪黑素能MT_1/MT_2受体激动剂和5-HT_{2c}受体阻滞抗抑郁药：有噻奈普汀、阿戈美拉汀等。⑧三环和四环类抗抑郁药（tricyclic and tetracyclic antidepressants，TCA），有叔胺类如丙咪嗪、阿米替林、多塞平、氯丙咪嗪，仲胺类如地昔帕明、去甲替林。⑨单胺氧化酶抑制剂（monoamine oxidase inhibitors，MAOI），有苯乙肼、超苯环丙胺、吗氯贝胺等。⑩5-羟色胺再摄取抑制和5-羟色胺$_{1A}$受体激动剂，有伏硫西汀等。TCA和MAOI属传统的第一代抗抑郁药，其他均为新型的第二代抗抑郁药。

作用机制 抗抑郁药的作用机制，除褪黑素受体激动剂外，均以增强中枢单胺神经递质系统功能为主。中枢单胺神经递质包括吲哚胺类的5-羟色胺（serotonin，5-HT）以及儿茶酚胺类的去甲肾上腺素（norepinephrine，NE）和多巴胺（dopamine，DA）。TCA、SSRI、SNRI、DNRI、NRI和SARI是阻滞1种或2种，甚至3种单胺神经递质的胞体膜和突触前膜上的转运体，增加胞体间隙和突触间隙相应的神经递质浓度。不同抗抑郁药阻滞5-HT、NE和DA再摄取的作用是有差异的。此外，MAOI是抑制单胺氧化酶，减少突触前膜以及突触间隙的单胺递质失活；α_2肾上腺素能受体阻滞剂则是阻滞突触前α_2自身受体，促进神经末梢NE和5-HT的释放。

适应证 抗抑郁药物用于抑郁症的急性期治疗与维持治疗预防复发，同时也适用于各种原因引起的抑郁障碍和各种焦虑障碍的治疗。抗抑郁药的有效率为60%~80%。氯米帕明与SSRI类抗抑郁药也用于治疗强迫障碍。

不良反应 不同抗抑郁药之间各不相同。多数新型抗抑郁药比TCA耐受性好，过量时安全。

三环类抗抑郁药的不良反应较多，故临床使用已经明显减少，常见不良反应有：①抗胆碱能作用比较常见，有口干、视物模糊、尿潴留、便秘、心动过速等。严重者可出现明显排尿困难或麻痹性肠梗阻，需用拟胆碱药对抗。伴有躯体疾病、青光眼、前列腺肥大患者及老年患者不宜使用。②心血管方面可引起心动过速、直立性低血压。最危险的不良反应是奎尼丁样心脏传导阻滞，应定期进行心电图检查。有心脏疾患者应慎用。③其他不良反应有镇静及体重增加，与剂量有关，一般不需处理；也可降低癫痫发作阈值而诱发癫痫，偶可引起癫痫、过敏性皮疹、粒细胞减少，以及性功能减退。④过量急性中毒，有些抑郁症患者存在严重的自杀倾向，可能过量服用导致急性中毒。治疗剂量的10倍即可导致死亡。过量中毒的常见死亡原因是心肌缺血、房室或室内传导阻滞、室颤，伴有昏迷、痉挛、血压下降及呼吸抑制等。应给予积极的洗胃、对症及使用拟胆碱药物处理。

老一代MAOI药物因对酶具有非选择性和不可逆性的抑制作用，易引起高血压危象、肝损害、脑卒中、谵妄等严重不良反应，故临床上仅作为第二线药物。MAOI不能与其他抗抑郁剂和麻醉品合用，否则有可能引起致死性不良反应。

SSRI的不良反应是5-HT兴奋性增高所致。消化道反应有恶心、呕吐、腹泻及食欲减退。在早期有中枢神经系统的兴奋症状，如焦虑、失眠和头痛，也引起性功能抑制。与MAOI合用，有引起高5-HT综合征的危险。

SNRI的不良反应与SSRI类似。高剂量的文拉法辛可引起高血压的危险。米氮平可引起镇静、食欲与体重增加。

安非他酮常见的副反应有头痛、失眠、恶心和上呼吸道不适，有可能引起兴奋、激越以及易激惹。与SSRI类抗抑郁剂相比，该药对性功能没有影响，也不导致体重增加。不能与MAOI同时使用，可能引起高血压危象。

阿戈美拉汀常见副作用包括头痛、头晕、困倦、失眠、恶心、腹泻、便秘、上腹部疼痛、多汗、背痛、疲劳、焦虑等；有罕见的严重肝损害的案例报道。阿戈美拉汀禁用于肝功能损害患者、乙肝病毒携带者、丙肝病毒携带者。所有患者使用阿戈美拉汀治疗前均应检测肝功能，治疗第6周、第12周、第24周应常规检测，此后有临床迹象时检测。

5-羟色胺综合征，推测系脑内5-HT高水平所致。尽管该综合征可见于一个或多个5-HT能药物应用时，但MAOI与另一个5-HT能药物合用时最常见。从某一抗抑郁药换用MAOI以及MAOI换用另一抗抑郁药时，必须给予极大关注。在应用MAOI前后，清洗期是必不可少的。如果临床医师选择停用单胺再摄取阻滞类抗抑郁药（如SSRI、SNRI、TCA）并替换为某个MAOI，两药换用期间最好有至少2周的清洗期，以避免毒性相互作用。SSRI类的氟西汀及其代谢产物的半衰期更长，换用某个MAOI之前需5~6周或者更长的清洗期。

所有抗抑郁药在停药时应逐渐缓慢减量，不要骤停。因为在较长时间使用后如果突然停药，可能出现“撤药综合征”，表现为头晕、恶心、呕吐、乏力、易激惹与睡眠障碍等症状。

（赵靖平）

xīnjìng wěndìngjì

心境稳定剂（mood stabilizer）

治疗躁狂、轻躁狂状态和双相障碍的躁狂与抑郁交替发作，对反复发作的双相障碍有预防复发作用的药物。又称抗躁狂药。一些非典型抗精神病药物也用于治疗双相障碍，特别是躁狂急性期的治疗。因此有学者建议以“治疗双相情感障碍的药物”来命名更合适。

比较公认的心境稳定剂包括碳酸锂及抗癫痫药丙戊酸盐、卡马西平等。另有证据显示，其他一些抗癫痫药，如拉莫三嗪、托吡酯、加巴喷丁也具有一定的心境稳定作用。第二代抗精神病药中的利培酮、奥氮平、喹硫平、阿立哌唑、齐拉西酮、鲁拉西酮等也具有心境稳定作用，已经被美国和其他一些国家批准用于治疗双相障碍，可作为心境稳定剂的补充或辅助治疗措施，与心境稳定剂联合使用来治疗与预防双相障碍的发作。

碳酸锂 锂盐是治疗躁狂发作的首选药物，总有效率约70%，但起效较慢，需要持续用药2~3周的时间才能显效。

适应证 锂盐对躁狂和抑郁的复发有预防作用，也用于治疗分裂情感障碍。对抑郁障碍的治疗作用不够理想，但对双相抑郁有一定的疗效，对难治性抑郁有增效作用。一般来说，锂盐对轻症躁狂比重症躁狂效果好，对躁狂发作比混合性发作或分裂情感障碍好。对快速循环发作的疗效欠佳，有效率仅约25%。另外，

锂盐可使双相障碍维持治疗阶段的自杀行为减少 85.7%。强调在双相障碍维持治疗阶段应使用锂盐，尤其对自杀观念者及双相Ⅱ型患者。

不良反应　常见有口干、烦渴、多饮、多尿、便秘、腹泻、恶心、呕吐、上腹痛。神经系统不良反应有双手细震颤、精神萎靡、无力、嗜睡、视物模糊、腱反射亢进；可引起白细胞升高。上述不良反应加重可能是中毒的先兆，应密切观察。长期服用锂盐可能引起甲状腺功能减退（多为临床功能减退，尤以女性多见）和肾功能损害。服用碳酸锂患者需注意在体液大量丢失，如持续呕吐、腹泻、大量出汗等情况下易引起锂中毒。服用期间不可用低盐饮食。肾功能不全者、严重心脏疾病患者禁用。

血锂浓度≥1.5mmol/L，会出现不同程度的中毒症状。早期中毒表现为不良反应的加重，如频发的呕吐和腹泻、无力、淡漠、肢体震颤由细小变得粗大、反射亢进。血锂浓度 2.0mmol/L 以上可出现严重中毒，表现有意识模糊、共济失调、吐字不清、癫痫发作乃至昏迷、休克、肾功能损害。血锂浓度 3.0mmol/L 以上可危及生命。一旦发现中重度的锂中毒征象，应立即停药，注意水电解质平衡，用氨茶碱碱化尿液，以甘露醇渗透性利尿排锂，不宜使用排钠利尿剂。严重病例必要时行血液透析，并给予对症治疗及支持疗法。

用法与注意事项　抗躁狂治疗宜在饭后服，以减少对胃的刺激。从小剂量开始，逐渐增加剂量，并在治疗的前 3 周参照血锂浓度调整剂量达到有效血锂浓度。老年体弱者酌减用量，并应密切观察不良反应。12 岁以下儿童、妊娠前 3 个月禁用。哺乳期妇女使用期间应停止母乳喂养，改用人工哺乳。锂盐的治疗量和中毒量较接近，应对血锂浓度进行监测，帮助调节治疗量及维持量，及时发现急性中毒。急性治疗期可在连续服用 5 天左右，形成稳态血药浓度后，进行血锂检测，同时调整剂量使其达到并保持在理想水平，维持治疗期也可视情况安排复查。急性治疗的血锂浓度为 0.6～1.2mmol/L，维持治疗的血锂浓度为 0.4～0.8mmol/L，1.4mmol/L 视为有效浓度的上限，超过此值容易出现锂中毒。老年患者的治疗血锂浓度为不超过 1.0mmol/L 为宜。

丙戊酸盐　主要药物为丙戊酸钠与丙戊酸镁。

适应证　用于治疗双相情感障碍的躁狂发作，特别是快速循环发作及混合性发作效果较好，对双相障碍有预防复发的作用。对碳酸锂反应不佳或不能耐受者是较为理想的替换药物。

不良反应　常见有恶心、呕吐、厌食、腹泻等，少数可出现嗜睡、震颤、共济失调、脱发、异常兴奋与烦躁不安等。偶见过敏性皮疹、血小板减少症或血小板凝聚抑制引起异常出血或瘀斑、白细胞减少或中毒性肝损害。

用法与注意事项　抗躁狂治疗应从小剂量开始，逐渐增加。可参考血药浓度调整剂量，有效治疗血药浓度为 50～100μg/ml。治疗期间应定期检查肝功能与白细胞计数。用药期间不宜驾驶车辆、操作机械或高空作业。孕妇禁用。丙戊酸盐可泌入乳汁，故哺乳期妇女使用期间应停止哺乳。6 岁以下禁用。6 岁以上儿童与老年患者酌情使用。

卡马西平　具有抗癫痫、抗神经性疼痛、抗躁狂-抑郁症、改善某些精神障碍的症状、抗中枢性尿崩症的作用。

适应证　用于急性躁狂发作的治疗，适用于碳酸锂治疗无效，或快速循环发作或混合性发作患者。该药也可与碳酸锂合用，但剂量要相应减小。

不良反应　有复视、视物模糊、眩晕、头痛、嗜睡和共济失调。少见的不良反应有口干、恶心、呕吐、腹痛和皮疹等。偶见白细胞减少，血小板减少，再生障碍性贫血及肝、肾功能异常，黄疸等。系统性红斑狼疮与剥脱性皮炎也有报道。其他尚有心脏传导阻滞、充血性心力衰竭等。大剂量中毒可引起精神错乱、谵妄甚至昏迷。处理措施为洗胃、服用活性炭和对症支持治疗。

用法与注意事项　治疗剂量时的血药浓度为 6～12μg/ml，维持剂量时血药浓度为 6μg/ml。长期应用应定期检查肝功能、血常规及尿常规。孕妇、哺乳期妇女，有骨髓抑制病史及心、肝、肾功能损害者禁用。青光眼及老年患者慎用。

拉莫三嗪　食品药品监督管理局批准应用于双相抑郁障碍和双相Ⅰ型障碍维持治疗。作用机制和苯妥英钠相似，可能与谷氨酸以及鸟氨酸神经递质有关，同时可以轻度增加血浆 5-HT 浓度。

适应证　对双相障碍抑郁症状的作用大于躁狂症状，很少诱发躁狂、轻躁狂或快速循环。适用于双相抑郁及快速循环。

不良反应　常见的不良反应包括头晕、头痛、视物模糊或复视、共济失调、恶心、呕吐、失眠、疲倦和口干。拉莫三嗪可能引起危及生命的皮疹反应，包括史-约综合征（Stevens-Johnson syndrome）、中毒性表皮坏死松解症，以及其他与皮疹相关的死亡。

用法与注意事项　起始小剂量，缓慢加量。与丙戊酸钠或曲唑酮合用时滴定剂量减半，因为这两种药物会减缓拉莫三嗪的清除。皮肤反应多在开始治疗后2~8周出现，而且2~16岁的儿童发生率高于成年人。如果使用拉莫三嗪的同时使用了丙戊酸钠或双丙戊酸钠，或采用了更高的起始剂量，或增加剂量速度过快都有可能增加发生皮疹的风险。

（赵靖平）

kàngjiāolǜyào

抗焦虑药（anxiolytics，anti-anxiety drugs）　用于减轻焦虑、紧张、恐惧，稳定情绪兼有镇静、催眠、抗惊厥（肌肉松弛）作用的药物。一类为苯二氮䓬类药物（benzodiazepine，BZD），可以快速缓解焦虑、紧张、惊恐；另一类为非苯二氮䓬类的5-羟色胺（5-hydroxytryptamine，5-HT）能部分激动剂抗焦虑药，即阿扎哌隆类药物，有丁螺环酮、坦度螺酮等。具有抗焦虑作用的药物还包括抗抑郁药、抗精神病药、抗癫痫药、抗组胺药、β受体阻滞剂和γ-氨基丁酸（γ-aminobutyric acid，GABA）受体调节剂等，特别是抗抑郁药已被广泛用于焦虑障碍的急性期治疗和维持治疗。大多数抗抑郁药物也具有缓慢持久的抗焦虑作用，是用于焦虑障碍的急性期与维持治疗的一线药物。临床常用抗焦虑药的半衰期与适应证见表1。

表1　临床常用抗焦虑药的半衰期与适应证

药　名	半衰期（小时）	适应证
氯氮䓬	30~60	抗焦虑、催眠
地西泮	30~60	抗焦虑、催眠
奥沙西泮	6~24	抗焦虑、催眠
氯硝西泮	20~40	抗焦虑、催眠
劳拉西泮	10~20	抗焦虑、催眠
氟硝西泮	20~34	抗焦虑、催眠
三唑仑	1.5~5.5	抗焦虑、催眠
艾司唑仑	10~24	抗焦虑、催眠
依替唑仑	8~16	抗焦虑、催眠
阿普唑仑	6~20	抗焦虑、催眠
丁螺环酮	1~14	抗焦虑
坦度螺酮	1.2~1.4	抗焦虑

苯二氮䓬类药物　因有良好的抗焦虑效果，作用快速而得到广泛应用。

作用机制　BZD的药理作用是抗焦虑、镇静、催眠、抗惊厥和中枢性骨骼肌松弛作用。大脑广泛存在BZD受体，分布在各个脑区，而且其分布与广泛分布的大脑抑制性神经递质GABA受体近似。GABA受体既与氯离子通道偶联，又与BZD受体间存在功能联系。BZD可以增加突触后GABA受体的电流，增强GABA受体突触前和突触后的抑制效应。GABA受体分两类：GABA-A和GABA-B。GABA-A对BZD和巴比妥敏感。正常情况下GABA-A受体处于抑制状态，不与GABA结合，神经元处于兴奋状态。BZD与相应受体结合后，使GABA-A受体的抑制效应被解除，增加了GABA-A受体与GABA的结合，使细胞膜上的氯离子通道打开，氯离子内流增加，细胞内负电增加，细胞外正电增加，达到细胞膜超极化，造成神经元的兴奋阈值增加，达到中枢神经元抑制的目的。而GABA-B受体与钙离子的活性和cAMP偶联有关，协助调节其他神经递质的释放。因此小剂量BZD时就有抗焦虑作用，可以缓解患者的焦虑、恐惧、紧张、烦躁等症状，机制可能与药物作用于边缘系统、海马、杏仁核有关。BZD剂量加大时，引起镇静、催眠，与药物作用于脑干网状结构的上行激活系统及皮质有关，也与该系统GABA能神经传导增加有关。

适应证与作用　BZD起效快，通常1~2周即可见效，适用于焦虑障碍的急性期治疗。但国内外指南建议BZD的使用不宜超过1个月。理由是：①BZD对GAD常共病的抑郁症状没有疗效。②容易出现过度镇静、记忆损害和精神运动性损害等不良反应，导致交通事故等。③容易出现药物耐受或依赖，停药后出现戒断症状，药物依赖是严重的不良反应。④有中枢性呼吸抑制作用。⑤药物过量急性中毒。

不良反应　BZD药物容易产生耐受性，长期应用可产生精神依赖和躯体依赖，突然停用可引起戒断症状。BZD不具有受体选择性，抗焦虑的同时还带来肌肉松弛、镇静催眠和影响精神运动和认知功能的作用，并且BZD滥用在医学领域和非医学领域逐渐成为令人困扰的问题。

阿扎哌隆类药物 5-HT_{1A} 受体部分激动剂，为新一类抗焦虑药，以丁螺环酮和坦度螺酮为代表。丁螺环酮药理学特点与 BZD 不同，不与 BZD 受体结合或促进 GABA 作用，无耐受性或戒断反应，和 BZD 或其他镇静剂无交叉耐受，无镇静、肌松弛和抗惊厥作用，也无 BDZ 对呼吸的抑制作用。坦度螺酮的药理作用和丁螺环酮相似。此类药物的不足是抗焦虑作用起效慢，没有药物依赖性，适用于焦虑障碍的维持治疗，急性期治疗与 BZD 合用可加快起效速度。丁螺环酮和坦度螺酮的不良反应轻微，对认知功能影响小，早期可能有头晕、消化道反应。在临床中也得到普遍使用。

（赵靖平）

zhènjìng cuīmiányào

镇静催眠药 （sedative-hypnotics） 能改善睡眠障碍的不同时相，促进睡眠以治疗失眠症，提高睡眠质量的药物。镇静催眠药物是治疗失眠的主要方法之一。镇静药能降低中枢神经系统的兴奋性和运动活性，起到镇静作用；而催眠药物可以使人产生睡意，帮助维持生理性睡眠。

药物分类 镇静催眠药主要有巴比妥类和苯二氮䓬类等传统催眠药物、作用于选择性 γ-氨基丁酸受体的非苯二氮䓬类、褪黑素，以及一些抗抑郁药、抗组胺药、天然药物等。

巴比妥类镇静催眠药 过去应用最广的一类镇静催眠药，主要有巴比妥、苯巴比妥、异戊巴比妥等。随着剂量的增大而对中枢神经系统的抑制作用逐渐加深，产生镇静、催眠、意识清晰度下降、麻醉作用等，且作用时间长，有白天过度镇静作用和认知功能损害。该类药物毒性较大，治疗剂量与中毒剂量比较接近，容易过量服用而引起昏迷、呼吸抑制、心脏停搏等致死性毒性反应，已基本不再用于治疗失眠。其他镇静催眠药包括水合氯醛、副醛及哌啶酮类药物如甲喹酮等一些镇静催眠药，临床上使用越来越少，已不再作为首选药物。

苯二氮䓬类镇静催眠药 临床上最常用的镇静催眠药物，其产生镇静催眠的剂量与引起昏迷及呼吸抑制的剂量相差数十倍，故安全性远高于巴比妥类药物，也不具有麻醉作用。在治疗失眠方面基本上取代了巴比妥类药物。苯二氮䓬类药物被广泛用于失眠的治疗，品种甚多，各有特点，一般可根据药物药效和半衰期、副作用来选择。对于肝病或老年患者常选用劳拉西泮和奥沙西泮，因两者都是地西泮（安定）的最终代谢产物，不需在肝脏进行代谢。对仅为入睡困难者可选用短效作用药物，对易醒、早醒及白天焦虑者则选用中、长效药物，亦可根据临床症状和药理作用选药。抗焦虑作用以氯硝西泮、阿普唑仑、艾司唑仑为主；镇静催眠作用以氟西泮、硝西泮、地西泮和艾司唑仑为主；肌肉松弛作用以地西泮、氯硝西泮为主。不良反应有眩晕、乏力、反应时间延长、运动不协调、宿醉状态、顺行性遗忘等，长期应用产生耐受性和依赖性，应避免长期使用。

非苯二氮䓬类镇静催眠药 自 1990 年以后，一些新型的非苯二氮䓬类催眠药逐渐上市使用。此类药物的优点是起效快，作用时间短，比苯二氮䓬类药的副作用少，对认知功能和精细运动、协调性的不良影响少，次日“宿醉作用”少，依赖性少。代表药物有唑吡坦、佐匹克隆和扎来普隆等。因英文药名中都有“Z”，也被称为 Z 药。此类药物的主要特征有：①由于选择性拮抗 γ-氨基丁酸 A-苯二氮䓬复合受体，故仅有催眠而无镇静、肌肉松弛和抗惊厥作用。②不影响健康人的正常睡眠结构，可改善患者的睡眠结构。③治疗剂量内唑吡坦和佐匹克隆一般不产生失眠反弹和戒断综合征。④血药浓度达峰快，半衰期短，快速排泄。优点为快速诱导入睡，缩短入睡潜伏期，主要用于入睡困难，次日无“宿醉效应”，不易产生耐受性和依赖，对记忆的不良影响少，停药后失眠反弹少。不良反应可能有较轻的头痛、嗜睡、眩晕、口干、恶心、乏力、遗忘、多梦等，还可见震颤、站立不稳、复视、精神错乱等不良反应。佐匹克隆可能引起口苦。

其他 如抗精神病药、抗组胺药等也具有镇静催眠作用，但不属镇静催眠药一类，一般不用来治疗单纯失眠。

常用的镇静催眠药及其半衰期、适应证见表 1。

选择原则 ①选择较理想的镇静催眠药物，迅速诱导入睡，不妨碍自然睡眠结构，白天无残留作用，不影响记忆功能等特点。②从最小剂量开始，使用最低有效剂量。③若需避免次日效应，则选择半衰期短的药物，长作用药物可增加意外事故的发生。④间断用药，如每周 3～4 次。⑤短期使用，连续用药不超过 4 周。交替用药，一种药不要超过 2 周，避免产生耐受性。患者需要长期治疗时，应对其进行定期随访，确定催眠药是否依然有效，有无副作用的发生。⑥逐渐停药，不要突然停药，避免出现失眠反跳或撤药症状，特别是短效作用

表1　常用镇静催眠药及其半衰期、适应证

药　名	半衰期（小时）	适应证
氯氮䓬	30~60	抗焦虑、催眠
地西泮	30~60	抗焦虑、催眠
奥沙西泮	6~24	抗焦虑、催眠
硝西泮	18~34	催眠
氟西泮	50~100	催眠
氯硝西泮	20~40	催眠、抗焦虑
劳拉西泮	10~20	抗焦虑、催眠
氟硝西泮	20~34	抗焦虑、催眠
艾司唑仑	10~24	抗焦虑、催眠
依替唑仑	8~16	抗焦虑、催眠
阿普唑仑	6~20	抗焦虑、催眠
佐匹克隆	5~6	催眠
艾司佐匹克隆	6	催眠
唑吡坦	0.7~3.5	催眠
扎来普隆	1	催眠

的苯二氮䓬类药物。但非苯二氮䓬类催眠药的作用时间超短，无次日的“宿醉作用”，撤药症状少，可在停药前换用此类药，用几天后逐渐间断停药。⑦催眠药不要与其他中枢抑制剂合并使用。孕妇、睡眠呼吸暂停综合征患者不要使用，对老年、肝或肾功能损害者要减量使用。⑧入睡困难或老年人失眠，以短效催眠药为主，但应注意早醒和日间焦虑。易醒和早醒患者可用中效催眠药。长效催眠药可用于有明显日间焦虑和能耐受次日镇静的患者，也可用于有早醒的抑郁症患者。药物疗法应与良好的睡眠习惯结合。

（赵靖平）

cù rènzhīyào

促认知药（cognition promoter）

能选择性地作用于大脑皮质，对神经细胞具有激活、保护和恢复功能效应的药物。又称益智药。用以改善痴呆患者认知功能或延缓认知功能衰减，适用于治疗各类痴呆的认知功能障碍，主要是阿尔茨海默病（Alzheimer disease，AD），不适用于精神发育迟滞。

AD是老年痴呆的主要形式。1993年，美国批准使用胆碱酯酶抑制药他克林治疗AD的认知功能损害，取得了令人鼓舞的疗效，但却因其对肝细胞的损害而限制了在治疗痴呆类疾患的更广泛应用，并导致其于1998年后逐渐退出市场。此后一些药物特别是新型胆碱酯酶抑制药如多奈哌齐和卡巴拉汀的问世，在一定程度上改善了AD的症状，延缓了AD的进展，并避免了他克林的肝脏毒性副反应。另外，一些针对谷氨酸递质受体N-甲基-D-天冬氨酸（N-methyl-D-aspartate，NMDA）受体的药物如美金刚，被批准治疗中重度的AD患者，从药理机制上拓宽了AD治疗的领域。常用的益智药主要有以下几种。

多奈哌齐　通过竞争和非竞争性抑制乙酰胆碱酯酶，从而提高脑细胞突触间隙的乙酰胆碱浓度。用于治疗轻度、中度AD等老年性痴呆症状。可每日单次给药。常见的副作用有腹泻、恶心、睡眠障碍，较严重的副作用为心动过缓。推荐起始小剂量，可逐渐增加至大剂量。如果能耐受，尽可能用大剂量。

卡巴拉汀　属氨基甲酸类，选择性抑制中枢神经系统乙酰胆碱酯酶及丁酰胆碱酯酶，尤其对海马及皮质有高度的选择性，增加神经细胞突触间隙乙酰胆碱的浓度，改善AD患者的临床症状，可用于治疗轻、中、重度各期的AD患者。日剂量大于6mg时，其临床疗效较为肯定，但高剂量治疗时，不良反应也相应增多。主要副作用有恶心、呕吐、腹痛、腹泻、食欲减退、消化不良、头晕、头痛。卡巴拉汀的透皮贴剂已经上市，提高了该药物使用的方便性。

美金刚　作用于大脑中的谷氨酸-谷胺酰胺系统，为具有中等亲和力的非竞争性的NMDA受体阻断剂。适应证为治疗中重度至重度AD患者。治疗以小剂量起始，逐渐加大至维持剂量。常见不良反应（发生率低于2%）有幻觉、意识混沌、头晕、头痛和疲倦。

石杉碱甲　从石杉科植物千层塔中提取的生物碱，中国制药界首先开发和研制。是一种较强的胆碱酯酶抑制药，作用与毒扁豆碱相似，不良反应和肝脏毒性作用比THA明显少。临床试验显示对老年人良性记忆功能下降和AD均有疗效。不良反应包括头晕、食欲减退、心动过缓。大剂量时可引起恶心和肌肉震颤。

（赵靖平）

jīngshén xīngfènyào

精神兴奋药（psychostimulant）

能够提高中枢神经系统多巴胺

和去甲肾上腺素的功能，主要用于改善注意力的药物。又称精神振奋药。注意力的保持和集中与前额叶去甲肾上腺素通路和中脑多巴胺通路有关，通常认为注意力不集中是由于这两种神经递质功能不足所致。精神兴奋药主要通过加强多巴胺系统的功能起作用。滥用会出现精神障碍，如幻觉、妄想、欣快感，长期应用会引起药物依赖和成瘾。临床上主要用于治疗儿童注意缺陷多动障碍（attention deficit/hyperactive disorder，ADHD）。

苯丙胺：拟交感胺类物质之一，对中枢神经系统有强烈兴奋作用。该药的同类药物包括右苯丙胺及甲基苯丙胺。作用机制主要是通过影响多巴胺神经元促进多巴胺释放，对去甲肾上腺素能系统也有微弱的作用。适应证为ADHD。不良反应主要有心动过速、血压增高；中毒时出现瞳孔扩大、反射亢进、出汗、寒战、食欲减退、恶心或呕吐、失眠、攻击行为、夸大、过度警觉、激越等。长期应用会出现人格和行为改变，如冲动、攻击、易激惹、多疑和妄想性障碍，即苯丙胺精神病。

哌甲酯：有哌甲酯速释片、哌甲酯控释片、长效哌甲酯胶囊、右旋哌甲酯缓释片等剂型。适应证为ADHD、发作性睡病及难治性抑郁。作用机制是阻断去甲肾上腺素和多巴胺的重吸收，以及促进释放来增加其作用。常见的不良反应有失眠、头痛、抽动加重、神经质、易激惹、过度兴奋、震颤、头晕、食欲减退、恶心、腹痛、体重减轻，能暂时减缓正常发育以及引起视物模糊。

托莫西汀：是一种高度选择性去甲肾上腺素再摄取抑制剂，增加突触间隙去甲肾上腺素的数量、增加突触后神经元去甲肾上腺素的传递，同时提高前额叶皮质的多巴胺水平。它不会增加伏膈核部位的多巴胺活动，因此不会导致滥用或成瘾现象；不增加纹状体部位的多巴胺活动，不会诱导抽动症状或增加运动障碍。适应证为6岁以上儿童、青少年及成人ADHD。常见不良反应有恶心、呕吐、疲劳、食欲减退、腹痛、体重减轻、眩晕和情绪波动等。

（赵靖平）

xīnlǐ zhìliáo

心理治疗（psychotherapy）

一个社会公认的专业治疗者帮助因无力摆脱痛苦或不能完全发挥其功能的人，通过激发和调动其改善的动机和潜能，消除或缓解心理问题与障碍，促进其人格的成熟和发展的治疗过程。

分类 从以下几个方面进行分类。

按照理论分类 主要有以下3种主流学派：心理动力学派、认知行为学派和存在-人本主义学派。后现代的心理治疗学派越来越受到重视。

按照治疗时间分类 ①长程心理治疗：一般治疗时间大于3个月，有时可达十几年甚至终身，每周1~2次，也可少达每月或每年1次，多达每天1次。常见于精神分析和分析性心理治疗。②短程心理治疗：治疗时间少于3个月，一般十几次，短则5~6次，有时1~2次。③限期心理治疗：在治疗之初就将治疗时间和次数商定好，做完为止，一般情况下不会改变。常见于团体心理治疗、家庭治疗、个别治疗等。

按照治疗对象分类 ①个别心理治疗：针对的是个体，是心理治疗最常见的方式。患者是一个人，治疗者一般也是一个人，较具私密性，能较深入地谈及个人隐私性的内容。②团体心理治疗：面对的是一个团体，团体的成员可以是患有同类疾病或有同类心理问题的人，也可以是心理问题各不相同的人。③家庭治疗：治疗的对象是整个家庭，着眼点亦是在家庭的互动模式和家庭结构功能上。④婚姻治疗：面对的是一对夫妻，着重于夫妻之间的功能及其沟通上。

根据治疗的媒介措施分类 如音乐治疗、艺术治疗及运动治疗等。

适应证与禁忌证 广义的心理治疗没有绝对的禁忌证，但狭义或专门的心理治疗并不是适用于所有的、各个病期的患者，对有些患者只能谨慎而有限度地使用。心理治疗的错误应用不但不能帮助患者，反而可能会伤害他们或加重病情。例如，对伴有强烈自杀观念的抑郁症患者如一味纠正其“错误认知”或分析其心理冲突，则会加重患者的负担，甚至会带来危险；对精神分裂症急性期患者的病态思维如一味挖掘其无意识冲突，则可使患者陷入更深的混乱，导致更严重的疾病状态。

适用人群 不同的心理治疗种类可能有各自的适用范围，同一类障碍也可用不同治疗方法。以下几种类型的人更可能得益于心理治疗。

与心理社会因素密切相关的障碍 无论是躯体疾病，还是精神障碍，其发病与心理社会因素关系越明显，心理治疗在其康复和预后中的地位就越重要。精神障碍包括神经症性及应激相关障碍、心理因素相关的生理障碍、

人格障碍、习惯与冲动控制障碍、性心理障碍、情感障碍及各种重性和器质性精神障碍恢复期；躯体疾病包括各种心身疾病，甚至所有的躯体疾病都可以说是心理治疗的适应证。

有求治动机 心理治疗是两人或多人合作的过程，它不像药物治疗，不管患者主观上是否认同，只要吃进去就会有作用，而心理治疗的疗效取决于双方的配合，如果患者不合作，治疗者一切努力都是徒劳。

有一定领悟力 心理治疗的重点是促进患者自身的成长，能更好地处理现实的困难及自我潜能的发挥。患者在治疗互动中的领悟力是关键，必要的智力及一定的文化程度在治疗中起重要的基础作用。

愿意暴露内心体验 心理治疗可能会涉及患者的一些隐私性或禁忌性的话题，并且这些话题常是患者的病因所在，越是能在治疗中袒露内心体验者越能得益于心理治疗。当然这也要求治疗关系的安全与信任。

为了长远利益能忍受暂时的痛苦 心理治疗中常会涉及患者的痛处，或促使患者做一些自己不愿意做的事情，如面对既往的伤痛、现实的压力、羞于启口的情欲等，而这些都需要得到患者的配合。

人格有一定可塑性 心理治疗的重要目标之一在于促进患者健康人格的成长，心理治疗的短期疗效在于症状的改善，而持久的疗效则取决于人格的成长。患者的人格可塑性越大受益也就会越多。

治疗师资质 需要具备一定知识储备和心理条件。

知识储备 治疗师不仅要有较熟练的心理治疗理论和技术，还要有较广博的知识面，包括：①心理治疗的专业理论和技术。治疗师要有足够的理论知识和系统的技术训练，如对几种主流流派的了解，至少熟练掌握一种流派的基本理论和技术，对一些共同性的理念和技术也要较好地掌握，如倾听、澄清、积极关注、共情、中立等。②临床医学、精神病学知识，包括各种心理障碍以及重性精神障碍的诊断与治疗。③相关心理学知识，如发展心理学、普通心理学、社会心理学、人格心理学、心理测量学、实验心理学等。④其他相关的社会科学知识，如人类文化学、宗教、艺术、社会学、政治经济学等。⑤哲学，任何心理治疗理论的产生都有其哲学背景，心理治疗需要治疗者有一个好的对人性、对世界的哲学思考。

心理条件 心理治疗中治疗者不仅仅要用自己的理论和技术，而且还要用自己的经验、人格、情感等自身的条件，治疗者的心理条件是治疗中的关键因素，有时，治疗者自身的人格魅力比其所用的理论和技术还要有用。以下几方面的素质和条件对心理治疗是重要的。

共情的能力 治疗者能设身处地地感受患者的感受，它本质上是一种替代性情绪、情感反应能力，其突出表现为能够将自身投射到他人的心理活动中去，分享其对外界事物的心理反应。

对人性理解的能力 治疗者没有足够的对人、对人性的理解就很难真正进入患者的内心，去理解那些被压抑的情和欲、内在的心理冲突或心理病理，也就会常流于对患者表面言语的理解，而难以真正帮助患者。

内在动力 心理治疗是耗费精力的助人过程，要求治疗者有较强的内在活力或生命力，即内在动力。这种动力并不是指体力，而主要是指一种心理的活力、较强的内在欲望。

积极关注的能力 心理治疗者是一个善于发现他人长处并乐于欣赏他人长处的人。心理治疗者用积极关注的倾向去与患者互动，将会产生很好的治疗作用。

好奇心 心理治疗中治疗者需要有一种对患者的心理及痛苦尽可能好奇的心态和能力，在对患者好奇的过程中会促进患者对自身不同视野的探索和好奇，并不断成长、解决自身困难。

自省的能力 心理治疗者的成长是一个终身的过程，治疗者在与患者互动的过程中要有一种内省的能力，不仅要对患者的内心活动保持敏感，也要对自身内心同样敏感。

各种价值观下工作的能力 治疗者所面对的是具有各种价值观和生活方式的人，当患者的价值观和生活方式与治疗者相冲突时，治疗者难免会有一定的情绪和行为反应，从而影响到治疗的关系和进程。治疗者应有能力将这种影响减低到最小。

相对健康稳定的人格 在心理治疗中，治疗者的人格特征和行为方式被作为重要的非技术性的治疗性因素。

较丰富的人生经验 治疗者较丰富的人生经验将会有利于对患者的理解和沟通。

治疗协议 心理治疗是两个人或多个人相互作用的过程，在这个过程中一定的协议是必要的。治疗协议应在治疗正式开始之前签署。当然，这些协议并非全部以书面的形式签署，有些可以是告示的、约定俗成的、口头协商的等。

协议分类　一般包括以下几种类型。①经济协议：学校的、公益性的或福利性的心理治疗可以是免费的，而医院的、开业性的治疗机构则是收费的。②时间协议：一旦确定，最好不要轻易更改，一般的个别治疗是每周1~2次，每次30~50分钟。③关系协议：在治疗中，由于双方的互动，或如精神分析强调的移情、反移情的作用，使得治疗关系几乎包含生活中的所有人际关系的元素，但最后一定是落脚在治疗性的工作关系上。④疗效协议：疗效取决于双方的配合，治疗者会尽可能地帮助患者，但治疗者不可能完全包办代替，疗效与治疗所采取的理论技术，治疗者的人格、阅历，患者的合作程度、领悟力、人格、问题的类型等多种因素有关，但只要患者能积极配合，一般都是有疗效的。另外，在治疗的过程中，任何一方都可随时提出中断治疗。这种看似松散的疗效协议可以充分调动患者的主观积极性，并使得患者感觉治疗者的态度更中肯、更具亲和力。⑤专门性协议：如果治疗过程中需要录音、录像等，要征得来访者的同意，专门签署有关的协议。

协议签署　治疗协议是为了保障来访者的，特别是确保保密原则的实行。同时治疗协议也保护治疗师的利益。如果出现因利益而发生的纠纷，治疗协议是处理纠纷的重要依据。协议的主要内容：①介绍什么是心理治疗。②心理治疗的范围。③心理治疗的原则，特别是保密原则。④治疗师的权利与义务。⑤来访者的权利与义务。⑥签字。

治疗设置　包括心理治疗室的建立及心理治疗的预约。

心理治疗室的建立　心理治疗要有专门的工作场所，心理治疗室应设在安静、方便易找、有安全感的地方，不同的流派对治疗室会有不同的要求。

心理治疗的预约　在接受心理治疗之前应有预约。预约可以通过电话和面谈两种方式。预约时应简单填写情况表。如果是面谈预约，同时可以签署心理治疗协议。

伦理要求　①心理治疗人员应有责任意识，在自身专业知识和能力限定范围内，为服务对象提供适宜而有效的专业服务。当自身的专业知识和能力以及所在场所条件不能满足服务对象需要时，应及时转介。②心理治疗人员应建立恰当的关系及界限意识。尊重服务对象（包括患者及其亲属），按照专业的伦理规范与服务对象建立职业关系，促进其成长和发展。③应尊重服务对象的知情同意权，让服务对象了解服务的目的、主要内容及局限性、自身权益等信息，征得服务对象同意后提供服务。④应遵循保密原则，尊重和保护服务对象的隐私权；向接受治疗的相关人员说明保密原则，并采取适当的措施为其保守秘密。但如果发现患者有危害其自身或危及他人安全的情况，有虐待老年人、儿童的情况或未成年患者受到违法犯罪行为侵害的情况时，不能保密，应该及时向所在医疗机构汇报，并采取必要的措施以防止意外事件的发生，及时向其监护人通报；如发现触犯刑律的行为，医疗机构应该向有关部门通报。心理治疗人员应该参照医疗机构病案管理办法，对心理治疗病案做适当文字记录。只有在患者签署书面同意书的情况下才能对治疗过程进行录音、录像。因专业需要进行案例讨论，或采用案例进行教学、科研、写作等工作时，应隐去那些可能会提示患者身份的有关信息（在得到患者书面许可的情况下可以例外）。心理治疗工作中的有关信息需妥善保管，无关人员不得翻阅。

（唐登华　易　凌）

jīngshén fēnxī

精神分析（psychoanalysis）

奥地利犹太人西哥蒙德·弗洛伊德（Sigmund Freud）所创立的心理治疗流派。包括3个方面：①一种本质在于揭示特定研究对象的语言、行为及其想象性的产物（梦、幻想、妄想）的潜意识含义的研究方法。此种方法的主要基础是将研究对象的自由联想作为解析或阐释的有效工具。②一种建立在此种研究方式基础之上的心理治疗方法。此种方法的特征为对阻抗、移情以及愿望等的有节制性的阐释。③一种对通过精神分析性的研究和治疗方法所获得的资料进行系统阐述的正常心理和病理心理的理论体系。精神分析是以心理动力的即发展的、变化的、有内在相互联系的观点，而不是用心理静止的、不变的和孤立的观点看待心理，同时把运动、能量、特别是冲突视为心理生活的本质。习惯上，将使用躺椅、每周3~5次的高频精神分析治疗称为经典精神分析；将基于精神分析理论和技术，但使用或不使用躺椅、每周1~2次的心理治疗称为精神动力性心理治疗，又称精神分析心理治疗。

精神分析创立的标志是弗洛伊德完成于1896年、出版于1900年《梦的解析》一书的问世。精神分析不仅在心理学和医学的领域得到了广泛的应用，而且还渗透于文化、艺术、哲学、道德、社会等各个领域，也是了解人性、探索自我最有力的工具。在其学说创立100多年后的今天，精神分析仍被广泛地应用于临床，并不断得以发展。随着精神分析的发展，精神分析概念的内涵和治疗技术也将有所改变。

理论背景 精神分析理论的各种假设之间是相互关联的，其中有些假设较之其他假设更为基本，更为明确，且已经得到较多的证据的证实，从而被认为是心理规律。以下几条是精神分析学说的最基本的观点和最为重要的理论。

心理决定论原则 此原则认为心理现象与躯体现象一样，都不是偶然的或碰巧发生的。每一心理事件都有其前因后果。生活中常见的失误现象（如口误、笔误、失手、疏忽、非故意性的忘记等）、梦以及神经症性的症状等，均有其原因。精神分析理论认为，一个人现在的和将来的状况，是由其早年经历决定的。早年经历中所发生的事情，主要是跟重要人物的关系，决定了一个人的内心世界，这一内心世界包括情感、认知以及行为的模式。按此理论，个体幼年和早年的心理创伤必然影响其以后心理发展，而神经症性的心理疾病均与幼年和早年的心理创伤有关。据此理论，了解一个人的成长过程对理解其行为模式和现状以及理解其症状的含义和功能至关重要。

潜意识理论 弗洛伊德将人的心理活动划分成3个领域，即意识、前意识和潜意识。意识部分是指人们所能感知到的、能够主动回忆出、能够认识到的或是预见到的一切；潜意识部分则是那些不为人们所知、人们意识不到但又确实存在，并且影响着甚至是左右着人们的心理活动的部分。介于意识和潜意识之间的是前意识，通过注意的努力可以从潜意识中回到意识中的思维、记忆等都属于前意识。

潜意识的内容常是人们在早年成长的过程中因受到各种挫折而被深深地压抑于内心深处的某种愿望、某种冲动或某种幻想。这些愿望、冲动或是幻想构成了人们内心世界的诸多冲突，并且在人们不知不觉的情况下始终影响着甚至是左右着人们的心理活动。根据精神分析的理论，在某种特定的情景中，会激发被压抑在潜意识中的愿望和冲突，而当这些存在于潜意识的愿望和冲突过于强烈之时，便会经过自我的斡旋，以妥协的形式，穿过前意识而进入意识。这种妥协的形式，便是具有象征意义和兼有多种功能的各种各样的神经症性的症状。

心理结构理论 1923年，弗洛伊德提出了心理结构模型，即将人的心理结构分成本我（Id）、自我（Ego）和超我（Superego）3个部分。①本我，又称伊德、私我，是与生俱来的，代表人的本能；本能的能量或势能称为“力比多（Libido）”；本能可以理解为“内驱力”，其中最重要的是性驱力和攻击驱力，而“力比多”一词多用于性驱力。本我按“快乐原则”行事。②自我，后天形成的，按“现实原则”行事。本我的要求要靠自我来实现。③超我，后天形成的，代表人的道德和良知，是道德化的自我，按“至善至美原则”行事；它通过对自我的监察，使自我的行为符合道德规范。

自我存在于本我和超我之间，既要满足本我的要求，又要顾及现实环境是否允许本我的要求，同时还要接受超我的严厉的监察，因此自我受到来自本我、现实环境以及超我三方面的压力，始终处于各方矛盾和冲突的焦点所在，只能通过斡旋，采取妥协的办法，力争使三方力量保持平衡。任何一方力量的消长，都会使机体失去平衡，并由此导致焦虑。

驱力学说 精神分析理论认为，本能的内驱力是产生心理活动的能量。在精神分析文献中常将内驱力称为本能。弗洛伊德提出心理生活的本能存在两种驱力，即性驱力和攻击驱力。他假设，在人们所能观察到的所有本能现象中，不论是正常的还是病理的，性和攻击两种内驱力都参与其中。这两种内驱力是有规则地融合在一起的，尽管二者的量不一定相等。需要注意的是，弗洛伊德所说的“性”，并非单指两性性器官的接触，而是一个包括性心理在内的广义的概念。

防御机制 早在1894年弗洛伊德就提出防御一词，用于描述自我（在其发展中、贯穿其整个人生中）所做出的、目的在于抵御某种危险（尤其是失去爱的客体、失去客体的爱、被阉割以及违背超我等），以及与之相伴随的不愉快的情感体验的主动性的努力。弗洛伊德首次使用防御机制这一术语，并描述了诸如潜抑、置换、否认、退行、隔离、反向形成、投射、认同、抵消、转向攻击自身、幽默、升华等10多种经典的防御机制。

美国精神分析治疗师杰瑞姆·布莱克曼（Jerome S. Blackman）将防御机制定义为“是将不愉快的情感成分从意识层面消

除的一种心理操作”。在其《101种防御机制》一书中系统分类和阐述了101种防御机制。显然，防御机制远远不止101种。

心理防御机制是在发展过程中（尤其是早年）逐渐形成的，是由自我来执行的潜意识性（不同于在意识层面进行的“应对策略”）的精神运作，其功能是帮助人们保持一种心理平衡，主要作用是对被抛弃恐惧和对自卑、无价值感的抵御。防御是心理冲突解决方案的一部分，与此同时防御本身也是妥协的形成并具有多种功能，既有适应性（对自己有利）的一面，也有不适应（对自己不利的）的一面。每一个体都有其惯用的防御机制，且常是多种机制同时使用。防御机制具有相对稳定性，一经形成往往持续一生，并构成个体的性格倾向。

其他理论　精神分析在其发展过程中，还形成了许多其他的理论，如自我心理学理论、客体关系理论、依恋理论、自体心理学理论等。这些理论都是在经典精神分析的理论基础上发展起来的，是对经典精神分析的补充和发展。

适应人群　从症状学的角度看，以下症状属于精神分析与动力性心理治疗的适应证：①情绪，如焦虑、抑郁、恐惧、情感暴发、情感倒错、麻木、述情障碍等。②认知，如幻想、强迫（思维）、多疑、疑病、遗忘（选择性）、体像障碍等。③行为，如强迫（行为）、回避、攻击、施虐、受虐、抽动、多动、冲动、性行为和本人感到痛苦的性取向障碍、进食障碍等。④无器质性基础的躯体症状，如疼痛、异物感、失明、失聪、麻痹、抽动、抽搐、腹泻、气体游走、尿频、低热等。⑤睡眠，如失眠、做梦（焦虑梦、噩梦、反复同样的梦）等。⑥其他，如口误、失误、口吃、附体体验、双重人格等。

根据诊断（ICD-10标准）以下病种属于适应证：①焦虑症、强迫症、恐惧症、疑病症、分离（转化）性障碍（癔症）、躯体形式障碍、适应障碍、创伤后应激障碍。②情感障碍、轻中度的抑郁症。③进食障碍、失眠症、性心理障碍。④注意缺陷多动障碍、抽动症等。

以下病种属于相对适应证：①性偏好障碍、自我不和谐的性取向。②习惯与冲动障碍（拔毛症、病理性偷窃、赌博障碍）、人格障碍。③缓解期的躁狂症。

以下病种不属于适应证：①器质性精神障碍，如外伤、肿瘤、脑卒中、感染、衰竭、脑退行性改变。②智能障碍。③使用精神活性物质所致的精神和行为障碍。④严重的抑郁症、双相障碍、孤独症。⑤精神病性障碍，如精神分裂症、妄想性障碍。

随着精神分析治疗技术的发展，属于“缺陷型”的部分人格障碍、边缘障碍，甚至精神病性障碍也成为治疗的可能。

是否适合精神分析治疗或动力学心理治疗，患者的诊断本身不是决定是否是适应证的主要依据，关键在于患者有无神经症性的冲突、有无改变的动机、有无心理学头脑、有无禁忌证和急需其他处理的问题（如自杀或其他冲动、伴发严重躯体疾病、法律问题等）、有无接受精神分析治疗的条件（时间、空间、经济）、是否有良好的支持性环境，以及有无治疗师本人要回避或难以处理的因素、治疗师和患者是否匹配等。治疗师不宜接受和自己有双重关系的亲朋好友作为治疗对象，也不应在治疗过程中和患者发展双重关系。

常用技术方法　主要包括以下4种。

移情的识别和处理　移情是个体将早年对重要客体的情感转移到目前所面对的某人（如治疗师）身上的现象。移情既有正性移情，也有负性移情。正性移情是以“爱”为基础的积极感受，如感到关爱、温暖、钦佩、信任、欣赏、喜欢、奉献、尊敬等。负性移情是以“恨”为基础的消极性的感受，如感到怨恨、愤怒、蔑视、敌意、厌恶、嫌弃、不信任、嫉妒、忽视、害怕、和缺乏安全感等。

移情的存在会加强患者的阻抗，导致治疗关系复杂化，常使治疗陷入僵局，甚至过早终止。因此治疗师必须予以识别和妥善处理。治疗师可以通过直接询问患者对治疗师的感受或通过患者的言行、梦来了解患者的移情，也可通过治疗设置的变化如患者频繁迟到、忘记治疗日期，以及通过体察自己的反移情来理解患者的移情。

反移情的识别和处理　反移情是指在治疗过程中治疗师被患者唤起的指向患者的情感反应。反移情有直接反移情和间接反移情之分。前者指治疗师对患者的情感反应；后者指治疗师对分析情境外某个重要他人的反应，例如对涉及患者的同事或督导的情感反应。

治疗师可以通过自己的反移情来体察自己潜意识，防止本身的原因给治疗带来破坏性的作用，也可以根据自己的反移情来识别患者的移情，从而有助于探索和揭示患者潜意识的冲突；反移情是既是分析技术发展的体现，也是分析技术发展的要求。

阻抗的识别和处理 由于精神分析主要对潜意识中的愿望、冲突进行分析，而被分析者则因超我的作用惧怕面对这些愿望和冲突，便会动用心理防御机制，防止这些愿望和冲突被分析出来，这种防御分析的力量就是阻抗。阻抗意味着对抗，所有来自患者内部的、与分析程序和分析过程相对抗的力量都是阻抗，包括阻止、妨碍患者自由联想的力量，干扰患者试图回忆和获得内省的力量，与患者理性自我及想改变自己欲望的对抗的力量。

患者出现以下情况时，常提示可能存在阻抗：沉默、词不达意、不必要的反复解释、说客套话、频繁使用术语、不正面回答问题、回避主题、谈论琐事或外部的事件、话题固定、回避治疗师的问题和目光、躲避或不安的姿势、奇怪的动作、情绪突然的变化、迟到、不付费、遗忘不应该遗忘的事、无梦、与治疗师的关系发生变化、付诸行动、僵化、持续无改变以及移情等。

分析师发现阻抗时不是立即指出患者在阻抗，而是先收集足以证明阻抗存在的证据，然后与患者面质，通过澄清与解释，使患者明白其确实是在阻抗、是怎么阻抗的、阻抗什么以及为什么阻抗等，并通过与患者的共同分析，使患者克服阻抗，认识到隐藏在阻抗后面的潜意识里的冲突，以达到最终“修通”的目的。

梦的分析 精神分析的观点认为，梦是潜意识中的愿望的满足。人们在睡眠时，自我的功能削弱，此时在觉醒时被压抑于潜意识中的愿望、冲突很容易以梦的形式进入意识。但这些愿望和冲突不可能以本来的面目进入意识领域，因为此时自我的功能并未完全消失，而是经过凝缩、置换、象征、修饰等梦的工作机制，以乔装打扮后的面目出现。

梦的解析需要患者（或梦者）对梦进行自由联想，可以根据梦的前后顺序，让梦者依次对梦中出现的成分进行联想，也可以对梦中的某些特殊成分的解析开始，或者询问梦者前日有何事件与此梦有关，或者任由梦者自己决定应该从何处联想开始。

治疗过程 精神分析和动力性心理治疗一般包括初始阶段、治疗阶段、结束阶段。

治疗初始阶段 需要完成心理治疗的设置、初始访谈与精神动力学诊断。

心理治疗的设置 在开始治疗之前，治疗师需要为治疗安排一个治疗设置，相当于一个框架，主要包括总疗程的长短（短程还是长程）、事先规定结束时间还是无具体限期的开放性疗程，治疗师与患者会面的频率、具体会面的时间、每次会面时间的长短、收费标准及收费方式、休假和违约的处理、是否采用躺椅、是否允许他人在场、在何种情况下转诊等。

初始访谈 治疗开始时与患者的最初阶段的访谈。初始访谈阶段一般持续1~4次，有时首次访谈即可完成初始访谈的任务，有时需要延长至5~6次。初始访谈的主要目的有了解患者、做出诊断性评估、确定是否适合精神分析治疗及何种形式的治疗和治疗目标、建立治疗关系、强化治疗动机等。

精神动力学诊断 不同于精神科仅仅给出疾病名称的诊断，精神动力学的诊断是动态的、多维度的、发展变化的，以及假设性的，需要在后续治疗过程中不断验证、修订和补充甚至是更改。此外，不同流派的治疗师也常常有不同的诊断侧重面。以下方面是重点。①患者的人格结构：超我、自我、本我特征以及整合的程度。②患者的冲突性质：目前面临的现实冲突是什么？反映的潜意识冲突是什么？冲突是结构间的、是同一结构内部的？还是从集性的（如俄狄浦斯情结）？③患者的关系特征：包括既往的和现在的客体关系、患者对他人包括对治疗师的移情反应以及治疗师的反移情。④患者的防御机制：主要类型、组合形式及形成原因。

治疗阶段 要先向患者说明，心理动力学治疗的过程是为了学习一种新型的解决问题的方法，而要达到这个目的需要对个人生活经历、对意识范围外的心理活动及内心世界（心理现实）的了解和理解。个体的心理现实及目前的行为模式受过去经历的影响，而此种影响往往是潜意识的。

同时，也应让患者了解移情、防御和阻抗的概念，介绍和解释治疗师的角色。治疗师在治疗过程中也应保持医师的关切，鼓励患者说出浮现在脑海里的任何内容（自由联想），建立和巩固治疗联盟，营造安全的氛围，不伤害患者和处理患者最初的失望等。

通过和患者的定期会晤，进一步验证、修订和补充必要时更改在初始访谈期间建立的精神动力学的诊断，并在恰当的时机和患者面质、澄清和解释这些现象和机制，让患者达到修通。对于“冲突性”的患者，多采用阐释性技术，而对于“缺陷性”的患者，多采用抱持、肯定、支持性的技术。短程聚焦式的治疗常为每周1次，每次50分钟，共25～30次的治疗；长程治疗常需50次以上甚至持续2年以上的治疗。

结束阶段　可以结束治疗的标志是患者感到症状消失了，能够理解自己的特征性防御，认识和理解了自己的移情，以及能运用通过治疗学到的方法从事自我探索和解决内心冲突，并在行为上出现了持久的改变。

医患双方均意识到是结束的时候时，就要共同商量和设置结束治疗的确切时间。如果治疗已经持续了几年，则结束阶段会相应地持续长达数月。在结束阶段，需要患者回顾治疗，体验和掌控分离与丧失，重新体验和重新掌控移情，并开始自我探索。治疗师也要和患者一起，识别治疗中的失望、局限性和不成功的方面，讨论未来心理治疗的可能性以及对未来的计划等。

（李晓驷）

zhīchíxìng xīnlǐ zhìliáo

支持性心理治疗（supportive psychotherapy）　通过治疗师和患者建立积极信任的治疗关系，使用倾听、支持与鼓励、说明与指导等心理技术，给患者不同形式的支持，进而帮助患者提高应对困难能力、重建心理平衡的心理治疗过程。支持性心理治疗是基本的心理治疗模式，理论简单，技术单纯，初学者容易学习使用。如果治疗师学习了分析性心理治疗和认知行为治疗后，善用各种理论与技巧，更能深入浅出，熟练实施支持性心理治疗。

理论背景　支持性心理治疗建立在“应激与适应”理论基础之上。现代心理应激理论将心理应激看作是以认知因素为核心的一种作用过程，从“应激源”“中间影响因素”和“应激反应”3个方面来认识生活事件、认知评价、应对方式、社会支持、个性特征和心身症状等应激有关变量。中间影响因素按其在应激过程中的作用来源，还可分为个体内部资源（认知评价、应对方式、个性特征、经历、遗传素质等）和个体外部资源（社会支持、社会态度、社会环境条件等）。美国心理学家怀特·坎农（Walter Cannon）提出当个体面对应激事件时可引起躯体及心理的反应，个体需要额外的精力去应对和适应。对应激事件的应对方式取决于个体对事件的认识和评价，只有那些被个体认为是负性的应激事件才可以引起严重的反应。它不仅表现为焦虑、紧张等心理改变，还可有一系列的生理表现，如尿意频繁、血压升高等。在心理紧张状态下，人们常通过心理平衡调节系统，采取一系列的应对方式。应对方式分为以问题为中心应对方式和以情绪为中心的应对方式。这些方法有的是正确的，有的可能是病理性的、不正确的。有时心理紧张状态特别严重，超出了心理调节平衡系统调整的能力，因而就可以产生疾病。患者一方面焦虑、担心、害怕，一方面又希望疾病能很快治好。通过支持性心理治疗，增强心理平衡调节系统的功能，增强对心理紧张状态的承受力，支持患者采取正确的摆脱心理紧张状态的方法，以克服病理性的、不正确的危机应对方式。

适应人群　支持性心理治疗经常与药物治疗联合，治疗处于危机的患者或者慢性躯体、精神障碍的患者。与此同时，支持性心理治疗对冠状动脉搭桥术后、围产期、脑外伤等躯体疾病共病的抑郁、日间医院的抑郁患者及恐惧症患者均有效。

治疗目标　①常用目标：减少行为缺陷；减少主观精神痛苦；支持和强化患者的个人力量和应对技巧，以及利用周围环境支持的能力；主动治疗最大化；从精神障碍中获得最大限度的独立性。具体目标有化解面临丧失、自杀、创伤、灾难或精神障碍急性期的人的急性危机，提高药物治疗的依从性，减少不适切的行为，减少令人苦恼的想法，提高应对技能，提高社会技能，化解外部冲突，预防复发、恶化和住院，提高自尊，提高对自我、他人和世界的现实检验能力，强化健康的防御机制，弱化不良的防御机制，最大限度地提高家庭和社会支持。②不常用的目标：患者自省和自我洞察，探索患者的人际体验，探索患者的内心体验，化解内在精神冲突，重构人格。

常用技术方法　主要包括以下技术方法。

倾听　心理治疗的首要技巧是能细心地聆听患者的诉说，充分了解病情。倾听也分不同层次，从支持性治疗的角度来说，治疗者要以共情的心态来听取并理解患者的处境，是很重要的工作。共情与常人说的“同情”不同。当一个人以情感的层次去同情他人时，往往会卷入激动性的情感圈子里，失去其客观性，减少以旁人角色供给协助的功能。而共情则要求治疗者以理智的层次去体会，站在对方的立场去理解对方的感受，并将这些感受反馈给对方。治疗者让患者倾诉内心的痛苦和烦恼之事，可以产生情感的宣泄作用。治疗者要给患者提供安全的会谈环境，尊重其隐私，让患者能敞开心扉谈内心的事。有些人性格要强、爱面子，羞于向别人表达自己的内心感受，或者表达后又感尴尬、后悔，治疗师需要循循善诱，慢慢引导，不要急于一次就让对方完全暴露内心的感受。

支持与鼓励　当一个人面对心理上的困难或痛苦时，最需要的莫过于他人的同情、安慰、支持与鼓励。特别是一个人单独面对问题，心理负担很大；或者长期应付困难，丧失信心；或者面对的应激很大，难于应付时，特别需要旁人的协助或鼓励。支持性心理治疗能适当给患者支持和鼓励。治疗师不是一味地支持，还需要评估患者的自我能力，判断所需要的支持程度，适当提供帮助。要能发挥患者的潜在能力，自行康复，不过分保护、让患者依赖治疗师，而失去自行努力适应的机会。

说明与指导　有些患者的烦恼源于缺乏相关知识，或是受到不正确观念的影响。这时治疗师可以提供所需的知识，纠正错误的想法，可减除烦恼的来源。例如，有的年轻人对心身发育不了解；有的患者对疾病不了解；有的家属不知如何对待患精神障碍的患者；有的老人不能适应老年阶段等。治疗师可以给予相关医学知识的说明和指导，帮助其减少或消除烦恼。

培养信心与希望　支持性心理治疗通过鼓励与协助，来培养信心和希望。治疗师可以指出患者具有的优点和长处，所面临的问题具有可解决性，并承诺供给支持，共同去处理困难。但治疗师不能凭空保证，或夸大事实，要就实际情况加以说明，建立可行的出路。

调整对应激的看法　挫折的轻重可因主观的看法而有所不同。支持性治疗的技巧之一是协助患者对应激或挫折重新做评估与了解，经由感受层次的改变，减轻对挫折的反应。

控制与训练　有的人缺乏适当的自我控制，随心所欲、为所欲为。特别是成长中的年轻人，容易不加思考、冲动行事。需要治疗师加以劝导和训练，帮助其能自我管理，选择相对成熟的适应方式。有的人缺乏生活经验，需要帮助其采取行动，从实际生活里获得处理问题的能力。善用行为治疗的原则来改善行为，也是支持性心理治疗使用的治疗要领之一。

善用资源　治疗师协助患者去发现自己内在或外在的各种资源，看看是否充分运用了可用的资源。特别是别人可提供的协助常被忽略，或者不愿意去使用，减少了应付困难的力量与资源。治疗师可就此方向入手，帮助患者去获得来自家人、朋友或社会的支持。

改变环境　当困难超出患者的处理能力时，治疗者可把工作范围做大，替患者去改变外在困难，好让患者能应付。例如，青少年无法适应学校的环境，包括跟同学或老师相处的问题，有时可以经由治疗师与老师联系探讨，让青少年可以应付。

鼓励功能性的适应　心理治疗的最终目标是协助患者养成习惯，能够以比较有效、较有功能、较成熟的方式去处理问题或解决所面对的应激。这也是支持性心理治疗的主要原则，包括帮助患者采取预防性的措施，能防患于未然，减少应激的扩大。

（唐登华　潘成英　王玉璐）

rènzhī xíngwéi liáofǎ

认知行为疗法（cognitive behavioral therapy，CBT）　识别和矫正受检者歪曲认知和不健康的应对策略，促使个体的心理行为问题或精神障碍症状缓解或消失，甚至于人格不断完善的结构化、限定时间的心理治疗方法。又称认知行为治疗。

理论背景　认知行为疗法是行为理论和认知理论相互融合的结果。一个人对事物的情绪感受、身体反应和行为反应是由自己对该事物的看法、评价、态度、解释所引起；情绪的反应会进一步强化认知评价和行为反应；行为反应也会反过来影响到情绪感受和认知评价。如此循环反复，形成一个人健康的心理状态或心理行为问题，甚至于精神障碍。

适应人群　可适用于小学以上文化程度的非智力障碍人群。只要能与治疗或咨询人群建立良好的人际互动关系，即可以进行认知行为疗法或咨询。

常用技术方法　主要有问题识别技术、评估技术和矫正技术。

识别技术　在良好的心理治疗关系基础上，应用思维记录三栏表记录情境、想法和情绪感受，明确思维与情绪、行为之间的相互关系，识别出导致情绪和行为问题的不健康的想法、评价或解释以及问题行为的性质和严重性。

评估技术　应用苏格拉底式提问来评估问题行为的前因和后果，不健康想法的合理性、真实性和可能性。问题行为的性质、种类、频率、强度等。

矫正技术　包括认知矫正和行为矫正。

认知矫正　使用苏格拉底提问、优劣势分析、成本—效益分析、行为实验等技术方法，使人们意识到歪曲认知的不合理性或非适应性，从而产生新的相对适应性的想法或观念，并用新的适应性想法替换原来非适应性想法的过程。

行为矫正　通过对问题行为的成本效益或优劣势分析等方法使人们放弃问题安全行为的过程。

治疗过程　分为初始、中间和结束三个阶段。一般治疗不超过30次，每次治疗40~50分钟。

初始阶段　主要进行治疗关系建立与维持，收集资料、诊断和评估，在尽可能充分理解来访者的问题的基础上，进行心理教育与正常化，治疗目标和计划的初步制订。

中间阶段　主要是针对常见的主要的歪曲认知和问题行为的进行矫正，并通过家庭作业来巩固矫正效果和发现存在的问题以便进一步实施矫正干预。

结束阶段　主要是进行问题行为或精神障碍的复发的预防、提高对药物治疗或心理治疗的依从性，治疗回顾与总结以保持所取得的治疗效果，并结束治疗。

（李占江）

rènzhī lǐngwù liáofǎ

认知领悟疗法（cognitive and insight therapy，CIT）　将受检者心理问题及障碍中幼稚心理模式或异常的幼稚心理模式转变为正常的成熟心理模式的心理治疗方法。该疗法由中国著名的精神病学家钟友彬先生创立于20世纪70~80年代，是具有中国特色的心理治疗方法。其学生张坚学于80年代初学习、继承和发展该疗法并广泛应用于临床。该疗法通过识别和分析成人心理问题及障碍表现中所蕴含的“幼稚心理模式”或“异常的幼稚心理模式”，助其领悟到症状表现的本质。随着治疗不断推进，其“幼稚心理模式”逐渐改变，成长为“正常的成熟心理模式”，症状表现也随之减轻直至消失。

理论背景　儿童经常对听到的、看到的事物“不以事实为依据”地加以想象，并把想象的内容当成真事，从而产生以“想象为基础”的情感反应和行为。这些幼稚的思维、情感和行为被称为“幼稚心理模式”，个别遇到特殊经历会形成“异常的幼稚心理模式”。随着年龄的增长，身心不断地成熟，表达情感、思维和行为方式也越来越基于“客观事实”的基础之上，逐渐形成了“成熟心理模式”。青少年时期两种心理模式共存，随着心理的日趋成熟，“幼稚心理模式”所占比例越来越小，“成熟心理模式”成所占比例越来越大，甚至占主导地位。

一旦遇到不能应对和解决的现实困难，强烈的内心冲突形成外因，某个事件作为诱因，导致个体的“幼稚心理模式”占主导地位，或引发“异常的幼稚心理模式”再现，所形成的综合表现就是心理问题和障碍的症状。

正常人的心理问题是指人遇到某种环境变化（上学、结婚等）不能适应，内心冲突纠结，导致“幼稚心理模式”暂时占主流地位，“耍一耍小孩脾气”（如自我为中心），不能理性面对和解决问题，人际关系失调，为此感到烦恼和痛苦。

心理障碍是指有些“幼稚心理模式”从童年一直持续到成年，占据着主导地位，“成熟心理模式”发育形成很不完善，并占次要地位；或者心理发育成熟后受某种诱因的引发，“幼稚心理模式”占主导地位或再现“异常的幼稚心理模式”，表现出来就是各种心理障碍。

适应人群　该治疗方法适用于正常人的心理问题，如学习问题、人际关系、家庭婚姻等；还适用于心理障碍，如强迫症、恐惧症、疑病症、焦虑症、进食障碍、性心理障碍（露阴症、窥阴症、挨擦症、恋物症等）等。

治疗过程　采用一对一面谈方式，每周1~2次，每次60分钟（不超过90分钟）。治疗主要分为以下三部分。

建立治疗联盟　医师和患者共同努力，建立互相信任、交心、共同参与的合作关系，重视激发患者的主观能动性，强调“师父领进门，修行在个人”。

促进认识领悟　既重视对当前症状的分析，又重视早年经验的重要影响。通过和患者一起分析症状蕴含的“幼稚心理模式”的特点，用启发式谈话反复讨论，最终促使患者在不断成熟的过程中实现一种“领悟”，即症状是“成人身上表现出小孩幼稚的思维、情感和行为”，从而回到成人的立场，不再以症状形式维持童年模式。当患者领悟这一点，其症状便失去存在的意义，随之减轻直至消失。

咨询后作业　咨询后要求患者书写医师咨询要点，针对症状进行分析和反思，并提出有效问题，下次咨询时讨论。

治疗要点　针对不同的心理障碍有相应的治疗要点。

强迫症的治疗要点　童年经历导致患者存在持久的“紧张、恐惧、不安全感”情绪，不断地想象出各种可怕的事物（如传染病），并把想象当真，以及为摆脱想象的“可怕结果”而做出各种应对行为（如怕被污染而反复洗

手，怕出错误而反复核查等)。

通过提问和讨论分析，使患者逐渐认识到症状核心是处于“幼年的幼稚心理模式”，从而站在成熟成人立场上，看清症状都是想象出来的，这一切都不是事实。只有儿童才把想象当真（如2岁儿童害怕大人从衣袋中变出老虎咬他的鼻子，用手捂住鼻子甚至吓哭)，使患者领悟症状的幼稚性。

对人恐惧症的治疗要点 患者误认为别人能通过其异常表现（如脸红、不自然、眼神余光不对头）看出其内心违反道德标准的想法，并针对其做出相应的行为反应（咳嗽、吐痰、皱眉)。通过患者对周围人调查，用客观的真实结果纠正其错误想象，使患者认清是用成人教育孩子的“禁欲式的理想化道德标准”谴责自己，是幼稚的表现；认识到青春期出现性欲望、性幻想和手淫都是正常的，并进而领悟到自己仍停留在青春期情窦初开的“幼稚心理模式”，要长大起来，成为成熟的成人。

性心理障碍的治疗要点 多数患者性发育成熟后，遇到特殊的困难和挫折超过了其应变能力，便退行到幼年性经历状态，以“幼年的性取乐方式”满足成人的性欲，缓解成人的心理困难；表现为性心理障碍。通过分析症状的幼稚性，让患者认识到其是成人以儿童的方式方法解决成人的性欲，是不成熟的表现。同时分析儿童时期性游戏、性经历的取乐方式的“幼稚的性心理模式”，是症状形成的根源，也有少数人在性发育成熟前形成了“幼稚的性心理模式”，直到成年都没有长大。

（张坚学　丛　中）

zhǔ-kèguān fēnxī xīnlǐ zhìliáo

主客观分析心理治疗（subjectivity and objectivity analysis psychotherapy）　了解、接纳并善用客观心理现象，充分发挥患者主观心理现象能动性的心理治疗方法。北京大学精神卫生研究所唐登华医师所创，其结合了辩证唯物论、中国传统文化思想及西方现代心理治疗理论，将人类的心理现象分为主观心理现象和客观心理现象，强调对不以人的主观意志为转移的客观心理现象要理解、接纳并善用，而对主观意志能掌控的主观心理现象则要充分发挥主观能动性，真正负起责任。

理论背景　随着人类对自身认识的不断加深，原来那些被人们认为是主观的精神和意识的现象也成了被认识的对象，如脑科学的发展使得人们发现，人类的精神活动都有着客观物质的生理生化基础，在脑外科手术中电击大脑颞叶的某个区域可以让人产生音乐的知觉；脑内的5-羟色胺功能下降可以让人在毫无诱因的情况下产生抑郁的情绪；实验心理学的发展，对感觉、知觉、人工智能的成果等更是证实人类精神、心理活动的客观性、可认识性。在心理治疗实践中人们也逐渐意识到，很多人类的心理现象是自然的，是主观意志不能控制的，具有不以人的主观意志为转移的客观性特点，如青春期发育后就会对异性有明显的冲动、面对重大考试就会紧张、用脑疲劳后就会开小差、人人都会有的负面情绪……精神分析强调人的心理活动中的无意识作用与行为主义的环境决定论，也都充分说明了人的部分心理现象不受主观意志所控制的特性。

因此，人们将人类的心理现象分为主观心理现象和客观心理现象两部分，客观心理现象包括人的本能、本性（如人的嫉妒心、显示欲、自我性、好表扬、喜新厌旧性等)、基本情绪、条件性和非条件性的思维模式、习惯性的行为反应、非自主意识下及精神障碍状态下的行为、心理活动的一些基本规律（如心理效率的波动性、情绪的过程性、负性情绪对理性的损害等)，这些心理现象是客观的、是主观意志不能完全掌控的，可将其划为客观世界的一部分。主观心理现象仅包括人的主观意志、有意识的自主思维、有意识的自主行为、有意注意等。

人为什么产生病理性的痛苦？其心理病理机制就是分不清楚自己和他人心理现象的主客观性，对不由自主的客观心理现象意欲强行控制，而对主观可控制的主观心理现象又不负责任，包括如下方面。①病态的压抑：将一些自然的情欲从意识中完全排出，人们常会不恰当地将一些自然的、人人都会有的、所谓的“不应该的”情和欲从意识中完全排斥出去，如一个深受传统思想影响、情窦初开的少女不能接受自己对喜爱的异性老师的蒙眬性冲动而形成社交恐惧症。②病理性强求：a. 对自我心理现象的苛求，希望自己的心理现象完全由自己控制，不容许出现“不应该有的”欲望、情绪；希望将自己的所有精力都用在想做的事情上，如要求自己的注意力能完全集中、精力能永恒地保持饱满等。b. 对自我生理现象的苛求，不容许有不舒服的身体感受如心慌、憋气、头痛、头晕等。c. 对自我社会存在状况的苛求，要求自己绝对不丢面子、不失业、强求能得到所有人的好评。d. 对他人、社会、环境的苛求，希望自己的伴侣绝对没有对其他异性自然冲动、要求社会没有阴暗面、领导绝对的公正、他人没有一点私心等。③回避：患者对那些主观应该负责任的心理现象采取回避的、不负责任的态度，如一个见人紧张的社交恐惧症患者回避与人的交往。回避行为虽然可以暂时缓解紧张不安的情绪，但因其对患者社会功能的损害而加重自卑，导致更深在的恐惧和不安，形成症状的恶性循环。患者也常将回避行为的责任不恰当地归咎于主观不能控制的客观心理现象上，其对“见人紧张”（客观心理）欲强行控制，而对“回避见人行为”（主观心理）则不负责任。

常用技术方法 包括客观化技术、主观化技术与辩证化技术。

客观化技术 通过客体化、合理化、人性化、必然化与客观共情图，促进患者对客观心理现象的理解。客体化，指将心理现象作为认识的对象，如“这次失败了，我好像有些沮丧”；合理化，指对客观情绪的理解，如“面对重大考试我难免紧张”；人性化，指对客观人性的理解，如“我考试成绩比他好他有些嫉妒是可以理解的”；必然化，指对客观心理规律的理解，如“注意力不容易集中了，可能脑子疲劳了”；客观共情图，治疗师了解患者的客观心理参照系统，再将自己的主观心理带入，从而感受患者的感受并反馈给患者，帮助患者理解和接纳客观心理状态，如“你是个青春期男孩、情窦初开、第一次谈恋爱、你又很在乎感情、对方是个优秀的女孩子、你们还是青梅竹马，我能感受到你失恋后会很痛苦，你可能要容许自己需要一段时间来平复这段伤痛”。

主观化技术 通过选择多样化、积极化与归还责任，促进患者对主观能动性的认识，更智慧地发挥主观的积极作用。选择多样化，指对事物认知及对行为的选择的多样化，如“我一直喜欢回避冲突，我想尝试面对”；积极化，指对患者的改变动机及其资源强化，如“虽然是段艰难的日子，但我看到你在努力应对”；归还责任，指对患者行为的责任，如“我能理解你的情绪反应，真的不容易，我们会陪伴你的，那你接下来打算怎么办呢?”。

辩证化技术 主客观的相对性，指心理现象的主客观性并非绝对，人格有客观的一面，但人格也有经过主观努力而发展的一面。例如，宣称要改变自己完美主义特点的患者，只要其接纳了自己的完美主义特点的客观性，那么完美主义的特点就已经变得松动了，即接纳“不接纳”的人格特点就已经变得更接纳了；希望能给孩子更多成长空间、放下对自己独生孩子担心的妈妈，如果能认识到自己对孩子放不下的心理是客观的，其真正放下反而变得更容易了，即放下“放不下”，正是“无为而无不为”，不刻意要求掌控自己的心理现象反而能更智慧地掌控内心，心灵更自由。

治疗过程 ①症状层面：让患者理解症状的客观性，不以主观意志强行控制客观性的症状而形成症状的恶性循环，去除使症状得以持续的动力。冲动是一时性的，情绪也是过程性的，只要不给其持续的能量，症状就会逐渐衰减。在理解接纳症状的客观性的同时，要让患者认识到自己应该对所有回避症状的行为负责任，如不要去为了摆脱暂时的不安而去重复强迫行为、强迫观念，不要因紧张就回避与他人的接触，不要因为症状就回避正常的生活等，症状就都会得以缓解。②心理动力层面：分析症状背后的动力学原因的主、客观性，在症状的背后常有着被压抑的某些客观自然的情和欲，如所谓“不应该有的”对异性的冲动、对手淫的渴望、对阳痿的丈夫的不满情绪等。③人格层面：分析人格的客观成长经历，促进对自身人格特点的了解及接纳其客观性，同时让患者认识到人格的客观性是相对的，可以通过对自我认知和行为的有意识的改变而发展新的应对方式，使人格得以成长。

（唐登华）

rénjì xīnlǐ zhìliáo

人际心理治疗（interpersonal psychotherapy，IPT） 促进患者掌控当前社会角色、适应人际情境，以达到缓解症状、改善其社会功能的心理治疗方法。短程、限时和聚焦的心理治疗方法，它强调症状与当下人际背景的关联性，把治疗的焦点放在患者人际功能的1~2个问题领域，促进患者对当前社会角色的掌控和人际情境的适应，以达到缓解症状、改善社会功能的目的。最早是在20世纪70年代由美国精神病学家克莱曼（Klerman）及其同事创立的。经过大量的实证研究，与认知行为疗法一道成为1980年以来最引人注目的有肯定疗效的心理治疗方法。

适应人群 最早应用于成人抑郁症的心理治疗，后经过相应修订，已成功应用于老年人、青少年和围产期女性的抑郁障碍，以及进食障碍、焦虑障碍、人格障碍、精神分裂症康复期、精神活性物质滥用、艾滋病病毒感染阳性抑郁障碍的治疗。

禁忌证 有活跃的精神病性症状的重性精神病、持续精神活性物质使用状态、高度自伤自杀风险的个体禁用此疗法。

治疗过程 每周1次心理治疗会谈，每次45~50分钟，疗程16~20周。整个治疗进程分为初始阶段、中间阶段和结束阶段。

初始阶段 又称评估阶段，通常需要4次会谈，主要任务是收集信息，进行诊断性评估，建立症状与人际事件、情境的联系，最终确定将要开展工作的焦点人际问题领域。

中间阶段 通常有8~10次会谈（最多不超过14次），主要任务是针对焦点人际问题领域展开工作。人际心理治疗区分出的焦点人际问题领域有4种，对应不同的问题领域分别有着相应的治疗目标和策略。

哀伤反应 当患者的症状与过去或现在的某个重要他人的死亡明确相关时，就会将焦点问题领域确定为哀伤反应。治疗目标是促进患者完成哀伤的过程，帮助重建兴趣和人际关系，以取代失去的旧关系。治疗中治疗师要与患者一起回顾与逝者的关系，处理关系中蕴含的未完结的各种情感、愿望等，以促进患者走过哀伤，投入新的关系中去。

人际缺陷 当患者的症状与其长期的社会隔离或难以建立和维持人际关系直接相关时（因患病导致的人际隔离也属此类），就可以将焦点问题领域确定为人际缺陷。治疗目标是减少患者的人际隔离，促进新的人际关系的形成和维持。通过改善患者的社交技巧，或者通过加强现存人际关系的质量并鼓励形成新的人际关系来帮助患者减少人际隔离。

人际冲突 当患者与至少一位重要他人如配偶、其他家庭成员、同事或亲密的朋友，对相互之间的关系有着矛盾性的期待，如一方想有独立的空间，另一方则要求亲密无间，而这一点在其症状的发生和持续过程中显得很重要时，就应将焦点领域确定为人际冲突。治疗目标是修正不良的沟通方式，协助促进关系的协调发展或度过关系的结束过程。主要是通过评估冲突所处的阶段和双方对关系的期待来决定行动计划，然后专注于患者的人际策略，从中找出沟通的问题，探索解决方案。

角色转换 当患者的症状与生活中难以适应的改变如离职或离家、升学、离婚以及其他经济、健康或家庭的改变相关时，就可以把焦点问题领域确定为角色转换。治疗目标是协助患者处理旧角色的丧失，包括旧关系和相关的情感，更积极地看待新角色，发展新角色所需的技能，获得对新角色的掌控感。治疗中治疗师帮助患者客观地评估旧角色和新角色的正、负面因素，对于促进患者接受现实、投入新角色的适应中去是关键的一步。

结束阶段 通常是最后的3~4次会谈，主要任务是明确治疗即将结束，处理结束带来的情绪，总结治疗的收获，帮助患者认同其自身独立处理问题的能力，对未来可能遇到的问题进行预案讨论，鼓励识别症状复发的早期征兆并正确对待。

（李雪霓）

sēntián liáofǎ

森田疗法（Morita therapy）

基于东方顺应自然理念帮助焦虑、强迫等神经症患者的心理治疗方法。日本精神医学家森田正马（Morita Shoma）博士于1920年左右确立。

理论背景 森田博士将神经症中适合森田疗法的性格特征称为神经质，是一种人格方面的异常或倾向，表现为内省、敏感、认真、仔细、追求完美、胆小、谨慎、刻板、做事按部就班等特点。此类患者具有明显的疑病素质基调，有很强的求生欲，强烈恐惧死亡，极容易将注意力转向自己身心的一些细微的变化上，且往往用“必须这样”“应该如此”的求全理性优势来试图解决这些变化，而非理性地认识到诸如焦虑、烦恼、躯体不适感等属于人类普遍存在的身心现象，是不能通过主观愿望来克服的。此类患者因过分专注于身心的不适感，反而让这种感觉更加敏感，形成所谓的“精神交互作用”，从而使症状发展并固定下来。

症状或痛苦的存在，并不是通过人为的意志能马上克服的。基于此，森田博士提出坦然面对，接受自己情绪和感觉，以行动为本位，在症状存在的同时以建设性的态度去追求自己的生活目标，进而打破“思想矛盾”、阻断“精神交互作用”的发生。

适应人群 具有森田神经质或强迫人格特征、神经症水平（焦虑、强迫、恐惧、疑病、失眠等），并有强烈求助动机的个案是最佳适应证。慎重选择下列情况：对焦虑的耐受性差，常借用药物和酒精来解决问题的人；处于急性期的严重抑郁状态；频繁的自杀企图和严重的自杀倾向；对冲动的控制力差；因病情导致日常生活都需要依赖家属的患者。

分类与治疗过程 分为住院式森田疗法和门诊式森田疗法。

住院式森田疗法 又称住院

森田疗法，治疗过程首先评估和选择具有神经质个性特点的患者作为治疗的对象，用森田疗法的原理对患者的症状是如何产生和发展的做一些解释，获得患者的理解和共鸣，建立起良好的医患关系。告之森田疗法的要求，允许保留疑问，鼓励患者行动起来。

入院后即开始限制各类活动以适应治疗各期的要求。然后可进入1~4期的治疗。分绝对卧床期、轻作业期、重作业期和生活训练期4个阶段，共6周左右，在住院环境中进行治疗。

绝对卧床期1周，患者与外界环境彻底隔绝，禁止与外界接触及看书、听音乐等娱乐活动。除吃饭、大小便外须绝对卧于床上，以便使患者身心得到安静，养成对症状容忍和接受的习惯并激发活动欲望。主治医师一天查房1次，每次约5分钟，不过多地询问症状，只是鼓励和支持患者坚持下去。一般在第一天患者会感到比较舒服，第二天开始会不断地想自己的病，各种症状或烦恼都会加重。但由于患者处于隔离和卧床的状态，无法逃避症状，只好让症状自行发展到顶点后，这样症状反而会减轻。约第五、第六天起就会感到很无聊，持续1~2天就会感到很想活动，此时即可进入下一期。

轻作业期1周，仍然对患者的活动有所限制，禁止交谈和外出及过多的活动，白天可以到户外接触新鲜空气和阳光并观察周围的环境，晚上要求写日记，临睡前阅读一些枯燥的书。因有限制，患者会感到无聊，可进一步激发患者自发活动的欲望，消除预期焦虑，减少对症状的注意。每天记简要日记。日记指导原则：不要记述主观的烦恼，要求记录每天的活动内容，医师根据森田疗法原理每天做简要点评。

重作业期2~3周，逐渐减少限制。要求做一些较重的体力活，并可以阅读一些内容轻松一点的书籍，逐渐养成按自己目的行动的修养习惯，带着症状面对现实。继续记日记并作日记指导，仍然禁止交际、游戏、无目的散步等活动。在不知不觉中养成对工作的持久耐力，有了信心的同时反复体验工作成功的乐趣。不问症状。通过行动打破思想矛盾和精神交互作用的恶性循环。不去重视作业本身有多大意义。根据治疗环境条件组织安排各种作业，指导患者自己组织起来。可定期开展集体心理治疗。重作业期指导患者的原则：对精神交互作用的认识；关注现实生活，使患者从“情绪准则”转向“行动目标准则”；认识焦虑、恐惧、烦恼等情绪存在的必然性；分析目前行为方式的必要性；能带着症状行动，也容易养成合乎目标的行为模式；通过与现实的接触，对“理应如此”的观念引起注意并予以纠正。影响作业期效果的重要因素有稳定的医患关系、治疗环境的集体力量、作业内容的丰富性和合适性、作业活动的组织效率。

社会康复期1周，可让患者外出学习、上班，以适应外界实际社会环境的变化，1周回病房1~2次，主治医师与其面谈并作日记指导，同时可开始做出院准备。

门诊式森田疗法 又称门诊森田疗法，由于缺乏住院森田疗法具有的“形式”要素（卧床和作业），治疗者独自照料患者和维持治疗关系的能力是很重要的，即需要在技巧上弥补被省略的形式和内容，使患者能够边忍受痛苦，边在日常生活中获得行为适应，也就是通过与患者相互的理性和感性上的交流，以患者的日常生活行为作为具体关注的核心。

初始访谈，包含1~2次询问病史。决定患者是否是治疗的适应证，明确诊断和接受治疗的动机。以下特征者较适合治疗：内向性格或内省倾向；从症状中可见明显的“思想矛盾”和“精神交互作用”；现实的自我评价低下，理想的自我意识增强，对其差别苦恼；对森田原理能理解并愿意配合。了解患者对治疗的期待，发病诱因及生活目标的再确认；日记指导；治疗指示和程序的说明并明确患者同意合作；每周1次，每次50分钟，疗程3个月至半年。

（张海音）

jiātíng liáofǎ

家庭疗法（family therapy） 以家庭为单位进行心理干预的方法。又称家庭治疗。该疗法认为，心理障碍不仅仅是个人的问题，其发生、维持和转归与患者所处的人际系统有关，要通过促进家庭及其他相关人际系统的改变来引起患者的治疗性变化。治疗的设置是治疗师与多个参与人员同时互动；操作技术旨在改进家庭成员之间的关系，优化互动模式，激活资源，改善家庭的功能。

理论背景 家庭疗法有多个理论源流、多种流派。20世纪40~60年代，随着系统论、控制论、信息论的兴起，系统思想影响了心理治疗的理论构建和技术开发。一些重视社会文化因素的精神科医师提出家庭系统、家庭动力学等概念，强调个体与整体、内在心理体验与环境之间的关系，强调亲子互动、代际传承的意义。

1988年，系统式家庭治疗从德国传入中国，后来又有结构式家庭治疗、萨提尔治疗、叙事治疗、焦点解决等流派引进。系统思想成为多种流派共享的理论基础，并吸收了后现代思想、人本主义和东方哲学的成分，被应用于个别治疗、婚姻治疗、团体治疗。因此，有人用系统疗法来统称这类强调个人与社会系统关系的心理干预。

家庭疗法的理论及技术要点：①从部分与整体的关系角度看待病理现象。研究家庭对家庭成员心理行为的影响、家庭成员之间的交互影响，并在此基础上发展了改进家庭关系、提高家庭整体生活质量，继而对患病个体产生治疗作用的临床技术。②从纵向的历史脉络和横向的社会文化背景理解家庭生活周期。家庭生活周期从家庭中的子女成年开始划分，共有6个阶段。家庭生活周期中一个阶段向另一个阶段过渡、转化时，家庭成员较易出现成长、适应方面的问题，甚至出现临床症状。在治疗技术中，治疗师用家谱图直观地体现代际之间的传承及家庭成员之间的交互影响。③从促进心理健康和预防精神障碍的目的出发，帮助家庭克服困难，矫治不良的家庭功能，促进家庭成员执行好家庭的核心任务，即为家庭成员提供必要的生活条件；满足夫妻之间合法的性需要，完成生育，实现家族及种系传承；保障子女的养育和社会化；情感上提供家庭成员间的安慰、支持。④从处理临床精神病理现象的需要出发，研发和应用专门的沟通技术，对人际系统进行心理干预，终止不良的人际互动模式，即“恶性循环”；通过环境的改变、系统整体的改变，形成新格局、新规则，以此来改变相关人员的心理问题，塑造新的行为模式，促进系统内所有人的成长、进步。

适应人群 家庭疗法的适应证广泛，无绝对禁忌证。家庭成员在面临内外环境改变的压力，处于逆境、遭遇危机等情况时，会对整个系统中的成员造成心理、身体的不良影响；而要应对困难、解决问题，也需要整个系统的协同。所以，无论有无明显的精神障碍，家庭疗法都可以对有需求的家庭提供干预，既可用于有明确精神障碍诊断的患者的治疗，也可以用于并没有出现精神病理性问题的普通家庭。基于对精神分裂症、抑郁障碍及双相障碍的家庭动力学研究而提出的“双重束缚”“高情感表达”等理论假说，对发展康复技术、预防复发技术做出贡献；基于沟通理论、后现代建构论、叙事理论的治疗技术，广泛应用于对焦虑、恐惧、抑郁、强迫、躯体忧虑障碍、分离性障碍、进食障碍、性心理及性功能障碍、人格障碍等临床问题；对儿童少年期的心理问题，家庭疗法常是基本的疗法。但在重性精神病发作期、偏执型人格障碍、性虐待等较严重的情况下，不首选家庭疗法。

常用技术方法 家庭疗法有多种流派，每种都在使用一般性心理治疗技术的基础上发展了自己较独特的技术。以系统式技术为例，分为言语性和非言语性两类技术。

言语性技术 ①循环提问：治疗师向一位家庭成员询问有关其他家庭成员行为及相互间关系的问题，然后又轮流向另外的成员如此提问。这种当面议论在场的人的提问，可产生大量信息，继而对他们产生影响，有人称为循环催眠。循环提问是基本技术，以下几种提问也可以用这种形式提出来。②差异性提问：用故意忽视症状，而是扩展无症状的时间、场合或人事的情景性问题，提示症状性行为的出现是有条件性的。尤其注意提问“例外情况”，也即在某人生病后，本人及其他人因集中注意力于消极方面而不会积极留意的其他方面。③前馈提问：未来取向的提问，把家庭的优点、发展潜能，以及对病态、行为的积极赋义投射到将来，刺激家庭构想对于未来的人、事、行为、关系等的计划，故意诱导这些计划成为“自我应验的预言”。或者反过来，让有关人员设想在存在诱发因素的情况下如何使不合意的行为再现，以诱导针对这些因素的回避性、预防性行为。④假设提问：从多个角度提出关于家庭的假设性状况的疑问，并在治疗会谈中验证、修正或否定。这样的问答过程提出看问题的多重角度，相当于给受治者及家庭照镜子，或者让当事人将病态行为与家庭里的人际关系联系起来，使对方认识自己，愿意改变家庭行为模式。⑤积极赋义和改释：一定程度上相当于在系统背景下进行认知疗法，改变当事人对于人、事、物的看法，尤其是对当前的症状及系统从积极的方面重新进行描述，放弃对别人的轻蔑、指责或防御态度，代之以新的观点。引导当事人重新定义问题，可以使其领悟到，心理问题及其情境是相对的，依看问题的角度不同而可以改变。⑥去诊断，消除标签效应：医学诊断可能产生副作用，例如使家庭系统为了克服病理行为、避免受歧视和被污名化而进入“再加一把劲”的恶性循环，导致过度

诊疗，造成医源性损害，使症状慢性化。所以，在遵循常规诊断学原则的基础上，家庭疗法有时故意淡化诊断的重要性，利用患者及其家属普遍不愿被贴诊断标签、不愿长期服药的矛盾心理，促使他们尝试积极的解决办法。尤其是对于未成年人的心理行为问题，更要用重视资源、重视未来发展的积极心理学态度进行发展性帮助。

非言语性技术　包括以下的2种技术。

家庭作业　家庭疗法的各次访谈之间的间隔长达数周，让家庭有充裕的时间执行家庭作业，促进行为层面发生变化。有些作业源自行为治疗，但在人际系统背景中具有不同意义，发挥新的作用。常用的有：①反常或悖论干预，又称症状处方。要求患者故意保持或加重症状行为。此类技术，是用对方反感的、逻辑上矛盾的话语和指令来诱导对立反应，可以较快减弱、终止适应不良的行为。②单、双日作业，要患者在不同日子做出截然相反的行为，其他家庭成员则要观察、记录患者两种日子里的行为各有什么好处，以引起对原有症状问题，尤其是年龄退行、继发获益等产生领悟，帮助面对冲突处境、两难处境的人辨别自己的心理需要，澄清内心的和关系上的矛盾性。③记红账，令患者对自己的优点、才能、做过的好事进行盘点，要求家庭成员也回忆患者优点并秘密记录。规定要写够一定数量，下次会谈时交由治疗师当众宣读。引导家庭成员将注意力聚焦于患者或家人的好的方面，减少焦虑、沮丧、挑剔、防范等负性情绪和态度。④角色互换练习，让家庭成员定时，或因事而定，交换在家庭中互相之间承担的角色，最好具体化到与当前问题有关的情境、事务中。⑤做未来规划，让患者计划从现在起的一段时期内（如1年、3年或到下一个生日前等），做5~10桩新鲜、好玩、有意义，可以标志自己健康、正常的事情，而且尽量开始实施。

上述作业酌情选用，一般会成为下次治疗时的讨论内容。为了提醒、加强效果，有时治疗师以善意、戏谑的方式，直接对适应不良行为或关系进行干预，布置一些行为治疗的“厌恶治疗”技术，如弹橡皮筋、打水枪之类，用于对不合意行为的惩罚，常能快速终止某些适应不良行为模式。

表达性、创造性艺术治疗技术　家庭疗法有时酌情使用家庭雕塑、心理剧、系统排列、格盘、沙盘等技术作为辅助的方法。

治疗设置及过程　家庭疗法一般将作为患者来诊的一个家庭成员称为索引病人或被认定的病人，体现三种意思：一是减少对患者病态及对归因、归责的关注；二是针对广泛存在的“病耻感”、污名化现象，宣示平等对话的工作关系；三是提示在其家庭里或许还有问题更严重的家庭成员，或者存在着某种不健康的特殊情境，出现症状者。所以，家庭疗法往往并不是针对一个个体，而是对整个家庭里的所有人开展的。

首次访谈的主要内容：①评估家庭结构及功能特征。a. 家庭中人际互动的模式；b. 家庭的社会文化背景；c. 家庭在其生活周期中的位置；d. 家庭的代际结构；e. 家庭对“问题”起到的作用；f. 家庭解决当前问题的方法和技术；g. 绘制家谱图：用图示表现有关家庭信息。②共同协商、规划治疗目标与任务，旨在引起家庭系统的变化，创造新的交互作用方式，促进个人与家庭的成长。

治疗访谈的时间特点：首次及后续访谈每次历时1~1.5小时。家庭疗法是“长间隔的短程治疗”，2次访谈的间隔时间开始较短，一般为1周左右，以后可逐步延长至1个月或数月。一个疗程的总访谈次数一般为6~12次。有些家庭在疗程结束后，可以间隔更长时间，来做随访性、陪伴性会谈。如果有新的重大问题出现，可以开始另一个疗程。

（赵旭东）

xiǎozǔ liáofǎ

小组疗法（group therapy）　在接受过专门训练的一位或两位心理治疗师的主持下，在固定的时间和地点对一定数量组成的心理障碍患者及处于康复期的精神障碍者群体进行心理干预的治疗方法。又称集体治疗、团体治疗。小组疗法提供情感支持和可供选择的解决问题的思路与方法。团体过程中除了要运用各流派心理治疗的理论之外，还将团体交互作用过程中产生的团体动力作为改善、调节和缓解症状的主要工具。在治疗师的带领下借助团体成员间相互陪伴、分享、分担与支持所产生的影响力即团体动力，以实现情绪缓解与共同解决认知和行为问题的同时促进个人成长的目标。小组疗法从结构上分类，包括结构式与非结构式、开放式与封闭式、同质性与异质性。按治疗师所采用的理论分为精神分析的、行为主义的、认知-行为的、存在主义的、完型的、交互分析的以及整合式的等。经典的“谈话”疗法之外，小组疗法还包括以群体为基础的表达疗法，如戏剧疗法、心理剧以及非言语类型的治疗，如艺术治疗、舞蹈治疗和音乐治疗等。小组疗法始于团体咨询，后来又催生出团体辅导。

理论背景 参见心理治疗。

适应证与禁忌证 小组疗法的适应证是具有求治动机的各类心理障碍来访者以及阳性症状已得到控制的精神障碍患者。阳性症状未被控制的精神障碍患者不适宜接受小组疗法。

常用技术方法 与个别咨询一样，小组疗法的技术由各治疗师所遵循的心理治疗流派所决定，不同流派所聚焦的点有所不同，但是已有技术上的整合趋势。小组疗法技术与个体心理治疗技术相似的部分，包括共情、倾听、澄清、提问、反应、解释和沟通。与个别咨询不同的是，治疗师在团体中实施上述技术的同时还要在团体治疗过程中训练和培养团体成员学会基本的共情、倾听、反应和沟通。小组疗法技术还包括以下措施：对团体成员的保护性干预，必要时的介入性干预，支持性干预，对某些成员的特别关注，治疗者的示范，将相似个案进行归类的联接干预，对成员经历的系统加工，治疗师的自我表露，调动成员间的相互反馈。其目的是调动团体动力从而实现每个成员进入团体的最终目标。

团体动力是团体成员在团体内一切互动的动态过程与行为现象，正是由于团体动力的存在，团体中的个体乃至于整个团体都受到影响而改变。小组疗法过程中随着成员之间以及成员和治疗师之间的关系从紧张到缓解到相互依存再到达成共识之间的不断变化，团体的平衡与行为也在不断发生变化。团体具有较强的整体性，对个体具有很大的支配力。由于团体动力的存在，用团体介入去诱导成员变化，比直接通过个体更容易。

治疗过程 小组疗法从团体成员的筛选开始。治疗师首先对有求治愿望的来访者进行筛选。筛选标准由小组疗法的目标所决定，如社交恐惧症治疗团体、强迫症治疗团体及成瘾行为治疗团体等。10人左右的团体经筛选形成后，小组疗法正式开始，通常每周1次或2次，8~10周。小组疗法过程分作开始阶段、中间阶段和结束阶段三大部分。每个阶段都有不同的任务，开始阶段重点在于破冰、建立关系和团队凝聚力；中间阶段集中于问题或者认知与问题解决；结束阶段从倒数第二周开始计数，成员共同分享他们从团体中的收获与成长，并总结讨论如何将所学理念与技能用到日后的生活中，同时为即将到来的分离做准备。

治疗意义 ①与对同样症状的个体治疗相比，小组疗法更有效率也更经济。②提供了一个安全的社会学习场所。③团体成员中的分担促成了减压作用。④团体中的分享起到了很好的相互激励作用。⑤提供了多种对比参照。⑥可满足团体成员对安全、自尊、归属甚至自我实现的需要。⑦使团体成员面临更多的社会影响以及更丰富的信息资源。⑧团体中人与人之间由于相互陪伴、分享、分担、支持、帮助而产生巨大的正能量。

治疗局限 ①过度袒露有时会造成伤害。②有时团队压力会使人做出违心的决定。③解决问题要花费的时间有时会比个人时多。④团体很难满足所有人的愿望。⑤对治疗者的要求较高，否则有可能造成伤害。

疗效因子 ①灌注希望：团体成员在看到与自己有同样问题的人解决了问题会产生希望。而在其他成员的积极变化和改善中也能获得康复的启示和希望。②普遍性：团体中问题的正常化让大家产生希望。发现他人与自己有类似的困扰、经历、想法和感受，会让成员降低孤独感。③传递信息：指在团体过程中，心理教育以及其他相关心理学专业知识的科普会帮助来访者有效降低焦虑和恐惧。④利他主义：心理治疗中，患者的康复不仅通过接受，也通过给予。团体中组员可以通过向其他成员提供支持、建议和帮助而获得积极自我价值感。利他也可以帮助人产生意义感。⑤原生家庭的矫正性重现：团体在很多方面类似一个家庭。而大多数来访者都是带着原生家庭的问题进入团体的。在小组过程中会无意识地重现其在原生家庭的问题行为，而团体则可以提供大量矫正其行为的可能性，帮助来访者解决其在原生家庭中留下的很多未完成事。⑥发展社交技能：团体向成员提供了一种环境，使成员得以在小组中进行社会学习，如了解社交习惯与社会风俗，学习解决冲突和情绪表达。⑦行为模仿：治疗者给团体成员提供模仿的榜样，也鼓励大家通过观察他人的学习过程来解决自己的问题。⑧人际学习：人际关系是人与生俱来的、无法超越的需要，而很多精神与心理障碍都与扭曲的人际关系有关。小组疗法中最重要的目标之一就是人际关系的矫正。团体这个微型社会提供了接触、观察、信赖、学习他人的机会，使团体成员之间可以以一种更具适应性的方式互动并最终形成健康、满意的人际关系。⑨团体凝聚力：不仅包括来访者与治疗者之间而且包括来访者与来访者、来访者与小组之间所具有的“我们感”关系。在一个具有团体凝聚力的小组中，治疗师与来访者之间充满信任、温暖、接纳与共情式理解。⑩宣泄：在团体这种安全的微缩社会中，团体成员有机会坦率表达自己过去的经历和当下的感受，这种表达会使来访者减压。⑪存在性因素：治疗过程中，帮来访者了解如下事实，即生活有时候是不公平的；痛苦和死亡是无法逃避的；不论人们可以从他人那里得到多少支持，人最终都必须对自己的生活负最高的责任。

（杨　眉）

cuīmián liáofǎ

催眠疗法（hypnotherapy）　应用一定的催眠技术使人进入催眠状态，并用积极的暗示控制患者的心身状态和行为，以解除和治愈躯体疾病或精神疾病的心理治疗方法。催眠是一种专注的意识状态，在该意识状态下出现对周围注意力的缩减，对暗示的增强。

理论背景　催眠最早是从古埃及的歇斯底里症（癔症）的治疗与中世纪的驱魔仪式演化而来的，后德国医师弗朗茨·弗里德里希·安东·梅斯梅尔（Franz Friedrich Anton Mesmer）的动物磁力论所取代，试图通过当时的电磁学理论来诠释催眠。弗朗茨认为宇宙里存在着一种影响人类身体健康的磁力，即“动物磁力”，这一磁力的不平衡可导致神经性疾病，并发展了称为“磁流术”的技术来重新建立磁力的平衡从而治愈这些疾病。但这一理论遭到了当时的一批著名学者的质疑，并对其进行了试验验证，发现弗朗茨的治疗效果源自于“对实施者的想象与信任”，而非所谓的“动物磁力”。19世纪早期，英格兰医师詹姆斯·布雷德（James Braid）提出了另一假设，认为由于神经性的压抑，被催眠者（借助凝视造成的紧绷）从眼睛流回大脑造成一种类似于睡眠的状态，并借用希腊语“睡神”（Hypnos）之名，作为“催眠”。虽然后来布雷德意识到催眠和睡眠的差别巨大，但Hypnosis从此成了催眠的专业单词。

布雷德的早期理论影响了著名的法国神经病学家让-马丁·沙尔科（Jean-Martin Charcot，1825—1893年）。沙尔科专注于癔症的研究，认为其与催眠都是一种神经性的缺陷，因此推断只有这类患者可以被催眠。在每周三的教学示范中，沙尔科常在众人注视下针对一些癔症发作的女患者进行现场催眠，示范总是能获得惊人的效果。弗洛伊德作为沙尔科的学生，也曾跟随其学习催眠技术，在返回维也纳之后，弗洛伊德也尝试运用催眠来治疗病患。尽管弗洛伊德对催眠有相当成功的研究，但在19世纪晚期，他开始拒绝使用催眠来治疗病患，认为这一暗示效果无法持久。他对催眠的排斥，使得20世纪前半段催眠一直处在心理学的发展边缘地带。这一情形直到第一次世界大战爆发才有了转机。医疗物质的不足，镇痛片的缺乏，外科医师只能通过催眠来进行医疗，缓解患者的伤痛。同一时期许多临床医师和心理治疗师运用催眠来治疗神经症以及恐惧症，使催眠的疗效得到了美国医学协会的认可，使得催眠再次回到治疗中。之后，美国著名行为学家克拉克·赫尔（Clark L. Hull，1884—1952年）通过系统化实验研究，对催眠领域产生了重要影响，他坚信应该通过科学观察和实验而得出结论，且逻辑推理也能得出一些科学结果。1933年，赫尔出版的《催眠术与暗示：实验与研究》开创了催眠走向正规科学和可以被研究的时代。1923年，米尔顿·海兰·埃里克森（Milton Hyland Erickson，1901—1980年）作为赫尔的学生，在课堂上看到了实际的催眠操作，开始对催眠进行研究，并在临床中运用该技术，成为日后催眠临床中极具影响力的人物。他创办了美国临床催眠协会并任第一任主席，还创办了《美国临床催眠期刊》。他注重每个人的资源，认为每个人都有可以利用的资源，其发展的催眠技术充满着创造性。

分类　按照催眠理论的时代发展，可将其分为权威型、标准型和合作型。

权威型催眠　即传统催眠，认为治疗师是具有特殊心理能力的人，透过治疗师的直接命令和暗示，让比较敏感的来访者进入催眠状态，旨在帮助其解除症状，尤其强调治疗师与来访者之间的不对等关系。

标准型催眠　即试验型催眠，研究者运用标准化的作业程序和指令语对受试者进行催眠，为了减少试验干扰，有时会采用播放录音的方式进行催眠引导，因此这一形式的催眠成功与否取决于被催眠者，而非催眠者。

合作型催眠　即现代催眠，借助治疗师与来访者的关系，治疗师通过善用来访者所呈现出的人格特质、生活阅历、行为方式等作为发展治疗性催眠的资源以及有用线索。与标准型催眠的标准化不同，这一类型的催眠治疗师会根据个体所展现的行为来进行引导。在治疗的过程中，治疗师也会根据来访者的个人情形来选择适当的催眠方式。

适应人群 有效的催眠应用包括各类疼痛（包括医疗过程中的疼痛、分娩疼痛等）、创伤后应激障碍、抑郁、强迫症、焦虑症、控制体重、心身疾病、失眠、头痛、癌症患者的照顾等。心理咨询范围的问题，如儿童遗尿、性功能问题、梦魇、提升学习成绩或运动成绩等。

禁忌证 对某些患者使用催眠风险会较高，如人格异常、精神分裂症的患者。因为这类患者往往已经分不清现实与想象，催眠所要引导的现象可能会令患者产生更多的精神症状。创伤后应激障碍出现严重的闪回时，以及严重的心脑血管疾病、严重的眼疾的患者，均不宜催眠疗法。

治疗过程 通常催眠过程分为3个阶段，即准备期（导入）、治疗性催眠期（入神工作状态）、治疗性改变确认期（导出），3个阶段相互重叠，依实际情况，可长可短，其中以状态时间最长，也是在这一状态中进行主要的催眠工作。

准备期 引导个人把注意力集中于身体或内在经验及当下的行为。包含许多技术，既包括意识分离也包括出神进入的加深和维持。①跟与领技术：跟随来访者的语言、动作或呼吸，达到同步，随后不知不觉让其跟随治疗师的语言、动作或呼吸。这一技术可与下一技术相结合。②“是”设定：治疗师每次描述的现象都是来访者当下的状态，来访者通过“是”来回应，直至来访者跟随治疗师的词语做出的判断都是“是”的时候，治疗师便可以用导入更深的词语完成导入了。③意识分离技术：意识分离指多个自我状态的唤醒，为主动的，正常的甚至是超常的状态，与生俱来、待开发、能够提升自我整合的状态，其常用语态包括有意识-潜意识、身体一部分与另一部分、外在的与内在的自我、传统的与现代的等。④混乱技术：对于特别理智、阻抗强的来访者，可使用混乱技术，即用逻辑无法跟随的指令使其混乱，然后加入催眠指令。⑤加深与维持技术：这一技术旨在保持入神状态，便于在入神状态下的工作，它包括数数、停顿、重复等技巧。

治疗性催眠期 埃里克森催眠技术强调以合作、发展和关系为基础，善用个体的自身资源来削弱习惯性的想法及日常架构。为了能够接受新的经验，常常借助转移注意力、冲击、混乱等方式来削弱来访者的自我限制。通过隐喻、矛盾等众多具有创造性的技术为来访者提供新的架构，从而找到新的解决方法。这一阶段包括：①集中注意力。治疗师通过引导来访者将注意力集中于自己的身体或内在的体验上，鼓励个体聚焦于自己的知觉或内在感受上，进一步提升催眠的效率。当治疗师能够识别和认可来访者此时此刻的体验时，个体通常便能够较为开放地接纳治疗师所说的话，进而认可治疗师并接受治疗师的暗示与引导。②削弱习惯性的架构与信念系统。此是最为有效的吸引注意力的技巧，通过质疑、惊讶、疑惑、分散注意力等技巧，试图减少或中断来访者的习惯性信念系统，所激发出来的新的体验有可能促使意识状态的改变，即入神状态。③潜意识搜寻。催眠治疗中，借助暗示、隐喻、提问等技巧来鼓励来访者进行潜意识的搜寻，从而带来新的体验或问题解决方法。④潜意识历程。当个体同自身的潜意识产生联结后，潜意识历程就会自行运作，从而对催眠引导产生不同的反应。⑤催眠反应。经由治疗师诱导搜寻潜意识而所获得的自然产物，同个体平常的反应有很大的差异，而这一自发的行为会令来访者体验到与以往不同的奇妙感觉。

治疗性改变确认期 通常时长较短，有时在数1、2、3之后，患者即可睁开眼睛了。多数人能顺利地回到现实，但如果导出困难，就需要调整速度，有些人觉得很难睁开眼睛，或者身体很重，无法移动，可以加上“您可以按您的速度，调整呼吸，动一动身体（手指），然后睁开眼睛”，或者开始倒数（如果导入是顺数的话）。在导出后，要避免做大幅的身体活动，催眠时也忌被打扰，如掉落某物产生的声音或处于特别嘈杂的环境下，但外面有无法排除的杂音时，可采用“与环境不合作”的技术。导出后还需要和来访者讨论催眠中的感受，在导出前增加的语句可成为重要的“催眠后暗示”。

（施琪嘉　余　萍）

jiēnà chéngnuò liáofǎ

接纳承诺疗法（acceptance and commitment therapy，ACT）

以有关人类语言认知的关系框架理论和功能性语境主义哲学为基础，主要通过接纳、认知解离、关注当下、以己为景、明确价值及承诺行动六大核心过程及相应方法技术提高心理灵活性的行为治疗方法。

ACT是美国内华达大学临床心理学教授史蒂文·海斯（Steven

C. Hayes）及其同事于20世纪80年代末至90年代初创立的一种新的行为治疗方法。其前身是综合解离疗法，主要利用认知解离技术来减少认知引发的情感反应及功能失调的行为问题，1991年5月以后才逐渐被更替为ACT。ACT与正念认知疗法、辩证行为疗法、正念减压疗法推动了行为治疗第三代浪潮，并在其中占据代表性地位。

理论背景 ACT是基于关系框架理论（relational frame theory，RFT）和功能性语境主义哲学的行为治疗理论和实践。ACT认为，人类主要的心理问题源于语言/认知与人们直接经历的偶然事件之间的交互作用方式，产生经验性回避和认知融合。这二者会导致来访者失去对此时此刻的真实体验，并依恋于概念化的自我；最终，会让来访者缺乏明确的价值方向，无法按照所选择的价值方向过有意义的生活。

基本假设 ①生活变化无常，僵化的语言规则成为心理问题的根源。②痛苦是人生常态，痛是机体反应无法消除，苦是言语所致，可以减少。一切痛苦情感是大脑功能反应，只有接纳，越控制越回避越痛苦。③没有不变的统一的“我”，经验性自我时刻在变，概念化自我相对僵化，观察性自我才是不变的。④观察性自我是无内容的、无边界的、恒久不变的，是一种观点采择，是人类才有的灵性智慧。

哲学背景 功能性语境主义，是一种基于语境主义和实用主义的现代科学哲学流派，其把心理行为事件理解成个体与具体情境（包括历史和环境）之间持续不断地相互作用，其根隐喻是“行动在语境之中”。治疗师会关注个体与所处情境之间相互作用，以整体性不遭破坏的方式分析心理行为事件，通过预测和影响心理事件与具体情境之间的连续互动，使行为分析达到一定的精确度、范围和深度。如果仅仅分析问题行为的症状表现，实际上是脱离了心理事件发生的语境，错过了认识问题的本质和解决途径。在ACT中，即便心理事件在形式上是“消极的”“非理性的”，甚至是“异常的”，治疗师也都保持着开放接受的态度。此外，功能性语境主义的实用主义取向使得目标变得尤其重要，ACT鼓励来访者投入到与自己价值观相一致的生活中，实现自己的生活目标。

心理学理论基础 RFT是有关人类语言和认知的全面的功能性语境模式。而关系框架是指一些具体的不同类型的关系反应，具有3个主要特征：①相互推衍性。如一个人学习到A在某一语境中与B有着特定的关系，则意味着在这一语境中B也对A有着这种关系。②联合推衍性。如果一个人学习到在特定的语境中，A与B有着特定的关系，而B与C有着特定的关系，则在这一语境下，A与C势必也存在某种关系。③刺激功能转变。例如，望梅止渴，听到“meizi”想到“梅子”，产生唾液分泌。当所有上述3个特征确定并形成某种特定的关系时，即称这种关系为关系框架。人类在分析和整合相关刺激并形成刺激关系方面具有非凡的能力，这也是RFT认为语言即是人类沟通的桥梁，同时也是心理痛苦根源的原因。根植于功能性语境主义的RFT与临床应用紧密相关，原因在于某一事件被赋予某些功能之后，往往会改变与该事件相关的其他事件的功能。ACT的心理病理模型和治疗模式与RFT紧密相关。

适应人群 ACT是美国心理学会推荐的有循证支持的心理治疗方法。在美国、加拿大和欧洲，针对不同文化背景和不同心理问题的来访者，越来越多的心理咨询师或治疗师在使用ACT的治疗策略。ACT被广泛运用于精神科及内科临床中，针对慢性疼痛、精神病性症状、抑郁症、焦虑症、强迫症、创伤后应激障碍、糖尿病、肥胖、艾滋病、癌症等都有着很好的效果。基于ACT理论技术开发的团体培训还用于提升企业员工绩效管理、压力管理、愤怒管理、沟通管理、家庭关系管理、婚姻管理等。基于RFT的教学方法可用于学校教育以提升学生学习效率，基于RFT及ACT的训练还用于改善孤独症患儿的行为适应性及促进患儿父母的情绪稳定。

常用技术方法 在ACT看来，人们的所有痛苦源于心理的僵化，不能适应变化的环境，并将人类的心理僵化直观地用一个六边形模型来表示。六边形的每一个角对应造成人类痛苦或心理问题的基本过程之一，包括脱离现实、回避控制、认知融合、概念化自我、价值不清、无效行动。六边形的中心是心理僵化，这是对六大心理病理过程之间相互作用的一个概括。从ACT的心理病理模型来看，六大基本过程是相互影响和联系的，打破了以往那种具体心理病理过程导致特定心理问题的传统模式，这六大基本过程会同时对特定的心理问题产生不同程度影响。基于此心理病理模型，ACT将最终目标确立为提高心理灵活性，即作为一个有意识的人更充分地接触此时此刻的能力，能够在行为上做出改变或持久努力以达到既定的价值目标。心理灵活性可以通过ACT的六大核心技术方法获得，它们不仅仅是避免心理病理症状的方法，同样也是积极的心理技能。常用的六大核心治疗方法和技术如下。

接纳 相对于经验性回避的另外一种选择。接纳指的不仅仅只是容忍，而是对过去经历的个人事件和此时此刻经验的一种积极而非评判性的容纳，是一种在明确价值方向时自愿做出的选择，是为痛苦感受、冲动和负性情绪让出心理空间，不抗拒、控制和逃避，而是将其作为客体去观察。例如，治疗师会告诉来访者把焦虑看作一种客观事物来面对，来体验观察其起伏消长、生生灭灭，而不去抗拒、逃避或消除。

大多数来访者的无效行为模式是“让痛苦停止，我才能开始正常的生活”。因此，来访者来时的求助目的往往是帮助其消除抑郁、恐惧或焦虑等情绪问题。而这些回避或控制策略已经让来访者更加痛苦或丧失生活方向。ACT往往先采取“创造性无望”策略帮助来访者认识到以往策略是无效甚至是更糟的原因。这时采用隐喻，帮助来访者放弃原有控制或回避策略，而是愿意面对症状，观察症状，理解症状的意义。通过接纳，减少内耗，停止恶性循环。

认知解离 将自我从思想、意象和记忆中分离，客观地注视思想活动如同观察外在事物，将思想看作是语言和文字本身，而不是它所代表的意义，不受其控制。ACT发展了很多技术来达到认知解离，如大声重复某个词，直到这个词只剩下声音，而没有意义；或者通过外化的方式，给某个想法赋予具体的形状、大小、颜色，使其成为客观的事物。

活在当下 ACT鼓励来访者有意识地注意此时此刻所处的环境及心理活动，不做评价，完全接受。目的是帮助来访者更直接地体验周围的世界，提高他们行为的灵活性，与自己的价值观保持一致。例如，在治疗过程的开始阶段做一个简短的1~2分钟的正念练习，如观察自己的吸气和呼气、从内心扫描身体感觉、做几个深呼吸、关注五个感官的感觉等，会帮助来访者培养出对当下的关注。

以己为景 痛苦的思维和感受对来访者的自我产生威胁，这种负面的感受在自我作为概念化对象时尤为显著。RFT证明了直证关系框架，如“我—你”“这儿—那儿”和“现在—过去”，会创造出一种视角感，视角采择形成了人类灵性的直接经验，以己为景的觉察可以帮助来访者关注自己真实的经验，促进认知解离和接纳。ACT通常采用正念技术、隐喻和体验性过程来帮助来访者达到以自我为背景的觉察。在ACT治疗中，要求来访者选取不同的角度看待问题，穿越时间、地点和人物的观点采择的技能，可能有助于帮助来访者建立更灵活的视角选择，扩大心理空间。例如，要求来访者站在将来回头看看现在的自己；甚至也许要求来访者给自己写一封信，谈谈关于如何以健康的方式来处理当前的状况；也有可能要求来访者将其自己放到空椅子上，从另一个人的角度与自己对话等。

价值 ACT中的价值指的是用语言建构的，来访者所向往的和所选择的生活方向。价值与人们的行为不可分离，有意识地贯穿在生活的每一个有目的的行动中。与价值方向一致的行动是有建设性的，选择的，而不是为了逃避或消除痛苦。选择的“自由”是指不受强迫的，没有“不得不”的情况的制约。价值选择如同轮船的舵，或者汽车的方向盘，只有某个方向，没有终点。在澄清价值方向时常用的练习是“墓志铭”“八十岁生日晚宴”等。

承诺行动 ACT不仅是一种接纳取向的治疗策略，更是一种改变取向的治疗策略，承诺行动就是选择一种指向目的的特别的行为方式。ACT的目的是帮助来访者按照自己的价值方向做出行为改变，对自己的行动负责，建构有效的与价值方向一致的生活。“开垦花园”的是经典隐喻，帮助来访者选择某个价值方向，采取一致性行为。

治疗过程 ACT的六大核心及相应方法技术相互依存，互为支持，而不是孤立的，割裂的。治疗时可以从任何环节切入，选择的依据是治疗师对来访者心理病理模型的评价，看看哪个维度最严重，可以从那个环节入手。例如，缺乏明确的价值方向，就可以探讨生活价值入手。从整体结构来看，ACT的六大核心过程可以划分为三种应对风格和两大基本过程。

应对风格 开放、中心化和投入。接纳和认知解离对应的是开放的风格，主要是对内在体验面对、接纳而不是逃避控制；体验当下和以己为景的觉察对应的是中心化的风格，主要是正念过程，不做评价和判断地觉察当下体验；价值和承诺行动对应的是投入的风格，主要是将心理能量专注于与价值方向一致的行动。

两大基本过程 这一治疗模

式之所以被称为接纳承诺疗法，其原因就在于接纳与承诺两大过程在ACT中被融合成一个有机的整体。①正念与接纳过程：ACT试图通过无条件接纳、认知解离、关注当下，以己为景来观察，来减少主观评判，减弱语言统治，减少经验性回避，更多地生活在当下。与此时此刻经验相联系，与我们的价值相联系，使行为更具有灵活性。②承诺与行为改变过程：ACT通过关注当下、以己为景的觉察，明确价值；承诺行动来帮助来访者调动和汇聚能量，朝向目标迈进，过一种有价值和有意义的人生。ACT在某些语境中是另一种缩写，指接纳、选择和采取行动3个关键行为策略。

（祝卓宏）

jiāodiǎn jiějué duǎnchéng liáofǎ

焦点解决短程疗法（solution-focused brief therapy，SFBT）关注问题的解决方案及其与现有可利用资源的配合的心理治疗方法。兴起于20世纪80年代的后现代心理疗法之一，是一种强调不究原因、面向未来；注重优势、关注成长的心理干预范式，由于融入了东方儒释道的扶正哲学，易被中国人接受和使用。因该疗法不探究过去，着力激发优势和资源的特点，越来越多地被作为成长性思维训练和积极对话实践技术，在中国各个领域迅速普及。

理论背景 SFBT服膺于社会建构论思想。该理论认为，没有独立于理论的绝对事实，所谓的事实往往是社会互动的产物与协商的结果，对话则是建构事实的重要工具，这种观点为SFBT提供了重要的理论依据。这一疗法还深受帕洛·阿尔托（Palo Alto）策略学派、米尔顿·埃里克森（Milton Erickson）催眠学派、维特根施泰因（Wittgenstein）语言哲学、佛教和道家认识论思想影响。通过对各种治疗性谈话的微观分析研究表明，与其他心理疗法相比，SFBT治疗师在对话的"倾听、选择、建构"环节更多地保留了当事人的原词、有更高比例的积极反馈及正向建构，并且在不同个案的对话中都始终保持了这种积极的对话特征。

在SFBT的实务中有一些经典理念，既可以充分展现出该疗法特点，也可视作该疗法的原则。①没破不补：体现了"能尽量少的干预就不要过多干预"的极简思想。从传统意义看，SFBT似乎只解决了表面问题，而没有触及当事人根本问题，然后根据后现代思想，SFBT认为根本问题就是要深入了解当事人日常生活以及其想在生活中看到怎样的变化。②有效多做：SFBT认为治疗师的任务就是帮助当事人知觉到自身优势以及哪些已有行动或资源在发挥效用，并多做哪些"有效的行为"并由此推动积极变化。③无效求变：SFBT倡导"只有不知变通的治疗师，没有顽固不化的当事人"。治疗师的任务是协助当事人找到真正能够启动的小步行动，从而实现滚雪球或者涟漪效应般的系统性改变。为此，不管一个解决方案看上去多么合理，如果没有发挥效用，就不是好的解决方案。④协商造就未来：即将治疗晤谈的重点放在"问题已经解决"的未来上，提示治疗师的一个重要任务就是帮助当事人能够从原有问题中跳脱与释放出来，憧憬和建构一个高度个性化和可视化的未来景象，而解决之道便在于此。

SFBT在发展中逐渐呈现出不深究过去缺陷与成因的特点，转而帮助当事人知觉自己究竟想要什么，在乎什么人、什么事以及自身已有成功经验与优势，并侧重通过对话共同建构出当事人所希望达成的目标及具体可行的积极行为改变。

适应人群 SFBT被广泛应用于临床，包括抑郁症、焦虑症及儿童青少年行为问题治疗、危机干预、哀伤辅导、药物滥用治疗及精神分裂症药物依从性辅助治疗，各类心身疾病的心理干预同时也被拓展应用到社会服务机构、学校教育部门和企业管理服务中。特别适用于儿童青少年及非自愿当事人的心理干预。

常用技术方法 采用SFBT的治疗师角色和任务与很多心理疗法不同，重在扩大当事人对更多解决方案可能性的意识，而非限定寻找某种标准解决方案。在角色上，更倾向于去病理化和去权威化，主张治疗师保持"未知"的学习心态，停留在当事人的认知参照框架中，尽量避免对当事人想法、期望和行为做出解释。治疗师是"站在当事人身后引导"，即"轻拍当事人肩膀"，用一种非常温和的方式与其一同明确思考方向，进而催化当事人启动小步行动。常用技术分为赋能技术和建构解决技术。

赋能技术 包括一般化、正向建构、赞许以及应对提问。

一般化 对当事人问题进行非病理性解读，是澄清问题时常用的技巧。一般化技巧使用时，首先立足于当事人认知参照框架，再加入其他可能的看法、解释或观点，而非直接驳斥当事人的观点。在回应当事人陈述时常会使用一些限定词，如"当然""自然""很多时候""难怪"，也可以对当事人描述状态通过"过去式”“阶段化”“暂时性”的用词加以回应。对于当事人以为的负向事实则改为“似乎”“看起来”“感觉上”。该技巧试图传递给当事人一切负面感受都是可理解的、是暂时性的、可改变的、是针对特殊情境而非生活的全部。

正向建构　即站在不同视角，用正向语言或观点来重新看待与诠释当事人同一个问题。晤谈中，正向建构的回应往往带来一个新视角，让当事人看到问题背后可能被忽略的正向含义，这一方面可以转化当事人负性情绪，另一方面可以带出当事人可能的行动策略。

赞许　SFT 中给出适当赞许是非常重要的基本功，常用赞许技术有三类，直接赞许、引用并说明别人对当事人的赞许、引发当事人自我赞许。哪怕当事人十分沮丧，在他们做的事情中仍有积极特征值得被关注和认可，这些特征可能是：①采取行动及各种努力。②愿望或承诺。③个性特质。④态度、想法和决定。赞许技术没有一定的使用限制，在谈话全过程中随时随地可以使用。但需要注意的是，赞许一定是治疗师有感而发并与当事人行动目标相关的欣赏。

应对提问　此类询问意在挖掘问当事人一些很小的、自己都不以为然地的已有自发行动或思考，也可以是对未来应对方法的打算。

解决建构技术　①例外提问：导引当事人去看问题不发生或比较不严重时候是什么状况，以及这些状况是如何发生的，特别是些与目标有关的例外。②预设提问：跳出问题看问题，SFBT 常以假设性引导词（如果、假如等）来询问当事人在未来某种特定情境下可能的想法与行动，特别是当事人期待未来实现的情境下，当事人和现在会有什么不同。③奇迹提问：是 SFT 最特征性的技术之一。它通常用来引导当事人想象当问题已经获得解决之后的未来美好景象、细节以及有何意义。④刻度提问：通常以 1～10，也可以是 1～100 为标定，请当事人根据自己最好的愿景（通常为 10 或 100）为标杆，对自己现状进行评分，进而询问如果分数增加若干会有什么不同、会如何行动。在当事人信心不足时，也可询问当事人为何不是更低评分而是现在评分。⑤关系提问：目的在于找出与当事人解决问题有关的重要他人，经由询问重要他人的观点、期待帮助当事人在现实中去思考自己应该如何。

治疗基本程序　①正向开场：治疗师在介绍晤谈流程同时会比较在意找到当事人正向之处加以肯定，也会询问其期待的目标，营造出一个积极善意的晤谈氛围。②问题简述：治疗师会倾听当事人对问题的描述，包括问题所造成的影响，在对当事人遭遇问题后反应进行“正常化”，同时也会探问当事人“治疗前改变”，即当事人针对问题已经做了什么，有什么有益的思考。③建构目标：治疗师在当事人充分倾诉的基础上，会协助当事人憧憬问题解决后会和现在有何不同，同时以此愿景目标为晤谈切入点进行细节探讨，最大化激发当事人改变的意愿和动力，并从愿景目标中共同发展出当下明确具体、个人能力所及的行动目标。④探讨例外：围绕目标，积极探讨当事人过去相关的成功经验，及相关的资源与优势，帮助当事人知觉到更多的可能性，意识到立即可以开始的行动步骤。⑤反馈：通常在与当事人完成 40 分钟晤谈后，治疗师会在欣赏当事人的基调上根据谈话内容进行总结，并布置一些家庭任务，鼓励当事人开始尝试行动。⑥后续晤谈：在第二次及后续晤谈中，治疗师通常会导引当事人进入“持续改进阶段”，即所谓的 EARS 询问，包括引出（eliciting）已有改变，扩大（amplifying）有效改变觉察，增强（reinforcing）改变信心和力量，再次启动（start over again）行动。

（骆　宏）

xùshì liáofǎ

叙事疗法（narrative therapy）

基于后现代叙事隐喻，通过把人和问题分开，寻找和丰厚未被问题控制的生活片段，改变求助者自我身份认同，实现治疗目标的心理治疗方法。澳大利亚人迈克尔·怀特（Michael White）和新西兰人戴维·艾普森（David Eptson）于 20 世纪 80 年代中期开创的后现代心理治疗流派。艾普森曾经说：“叙事疗法或许可以被视为一种世界观或者可以这么说，可是这还不够。或许它是一种认识论、一种哲学、一种个人的承诺、一种政治、一种伦理、一种践行、一种人生等。”因为该疗法深受后结构主义的影响，对现代主义的心理治疗文化做了深刻的反思，麦克劳德（Mcleod）称其为第一个（或许也是唯一的）后心理学的治疗。在诸多心理治疗取向中，该疗法仍属于十分新潮的疗法，不同的学者对如何界定叙事疗法尚有不同的理解。

有的学者会用“叙事疗法”指称一种理解人们的身份认同的视角，认为人们的身份认同深受人们所生活于其中的故事的影响。人们如何讲述自己的故事，别人如何讲述故事，会对人们如何理解“我是谁”起着决定性的作用。人们的身份，不是一个事实，而是一种讲述的方式。在不同的语境里面，人们会讲述不同维度的身份认同。既然如此，人们的身份一定是多元的，每个人的生活故事都是多元的。当人们面对生活困境时，应看到生活的多元性和各种可能性，人们的身份不能被一个版本的生活故事界定。

有的学者用“叙事疗法”指称理解“心理问题”对人的生活的影响的视角，探讨问题和人的关系、理解治疗性对话中的权力关系、与经历生活困境的人们探讨其人生的方法和技术等。

理论背景 叙事疗法深受法国后结构主义思想家米夏埃尔·富科（Michael Foucault）的影响。富科关于知识与权力的观点，给迈克尔·怀特和戴维·艾普森在家庭治疗中关于家庭成员间权力和政治的反思带来深刻的启发。在他们那个时代，家庭治疗领域存在一个论争：有些学者认为在家庭治疗中存在真实的权力关系，一部分人可以压制另一部分人；另一些学者则认为，并不存在真正的权力关系，所谓权力是一种语言运作的结果，那些体验到权力压制的人本身也参与了制造“权力关系”的行动。而富科关于知识与权力的观点为“话语权是知识-权力的统一”，为这个论争开启了一条路径。富科把那些被主流知识压制的发不出来的声音叫作地方性知识。例如，一个孩子在父母话语和心理专家话语的压制下，无法表达出来的自己的独特体验和生活技能。叙事疗法把很多富科的理念转化运用到了临床心理实践当中。

受贝特森（G. Bateson）的影响，迈克尔·怀特看到诠释方法的重要性。客观现实无从知道，人们对客观世界所有的认识本身都是一种诠释。他发现人们在认识人生的过程里面，不可避免地要借用叙事。人们只能把一个时间跨度之内发生过的一系列事件，按照一个主题，组织成为一个有意义的故事。

叙事疗法假设，如果一个人的人生故事，无论是自己讲出来的还是别人讲出来的，无法涵盖人们的生命体验，人们就会体验到心理问题。所以，心理治疗的过程就是通过改写这些人的人生故事和生命体验。让那些未被表达的体验在新的人们期望的故事里面得到表达，人们就可以活出不一样的人生。

叙事疗法的理论还受到认知心理学家布鲁纳、教育心理学家维果茨基、人类学家芭芭拉·梅耶霍夫等的影响。叙事疗法的发展动向，十分看重集体主义文化和地方性传统的价值，包括澳大利亚土著文化、非洲的民族文化的观念以及受中国传统文化影响的东南亚文化。

适应人群 叙事疗法适用的范围很广。在叙事疗法的早期，大多数案例都是关于儿童青少年的，包括儿童心因性尿便失禁、多动症、人际关系问题、情绪问题、学校适应问题、校园暴力和冲突、厌学、逃学等诸多领域。后来叙事疗法在家庭治疗、社区工作、创伤干预、哀悼心理、临终关怀、灾后心理重建工作等诸多领域都有大量应用。

迈克尔·怀特创立的达利奇中心为卢旺达种族大屠杀、马拉维艾滋病、巴勒斯坦加沙地带战争等诸多国际人道主义灾难之后的心理重建工作提供了大量的心理援助工作。

常用技术方法 叙事疗法常用的技术有双重倾听、外化对话、改写对话、外部见证技术、文档记录技术、治疗性信件技术、回塑技术、支撑性对话技术等。

双重倾听 叙事疗法的独特倾听方法。所谓双重倾听是指在倾听当事人讲述其生活困境——问题故事的时候，要同时倾听求助者生活中那些不能被视为问题的片段。例如，当求助者说自己遇到一个巨大的生活困扰，但是自己不准备放弃。困扰部分的内容属于问题故事，“不放弃”就是“例外”，即不应视为“问题”的生活经验。又如，求助者一个星期都不出门，除了周末回去看场电影，一直宅在家里。“宅在家里”的部分是问题故事，“看电影”就是例外。

外化对话 叙事疗法的核心技术。实际上叙事疗法最初就是从外化对话技术发展起来的。所谓外化就是把人和问题分开。人在生活中遇到了问题，不能说人就是问题了。通过4个步骤，帮助当事人把自己的身份认同和问题所造成的标签化身份分开。①让求助者为自己的困扰做一个命名。②询问所命名出来的问题给求助者的生活带来了哪些影响。③请当事人评估这些影响他/她能否接受，是好的影响还是坏的影响。④请当事人解释一下评估的理由。通过外化对话可以让求助者主动面对问题，而不是因为问题而产生病耻感，带着防御讳疾忌医。

改写对话 叙事疗法的关键技术。通过外化对话可以让求助者看到“人不是问题，问题才是问题”，从而可以让求助者重新评估自己要不要被问题牵着鼻子走。

求助者可以通过问题之所以成为问题的解释，看到自己想要的生活是什么样。然后可以通过探讨求助者为之付出的努力，以及成长经历中的那些反映了求助者追求的故事，让求助者看到不一样的自己。例如，如果一个人觉得自己“一无是处”，他为此感到非常苦恼。通过改写对话可以让他看到自己并不希望毫无价值。如果没有追求，则“一无是处”似乎也不会成为问题。然后可以探索其“有追求”的心路历程，帮助其看到自己的另外一面。

外部见证技术　叙事疗法独具创意的一个技术。这个技术来自芭芭拉·梅耶霍夫的人类学研究。没有见证的故事是没有力量的。如果一个求助者在咨询过程中取得了很大的进步，看到了自己的另外一面，这是一个值得庆祝和见证的事情。叙事疗法咨询师会邀请求助者在意且在意求助者的人们来组织一个团体，见证求助者的心路历程。这个过程有严格的结构设置，通常在咨询取得阶段性进展或结束时运用。

文档记录技术　叙事疗法的一个特色技术，是指求助者面对问题的一些个人化的技术和方法，咨询师会郑重的记录下来，在求助者允许的情况下，和其他遇到类似问题的求助者分享。叙事疗法把求助者当作自己问题的专家，认为他们自己的经验和技能是宝贵的地方性知识。除了这些记录之外，还会使用“证书”技术，给求助者取得的成绩颁发证书，让求助者的每一步进展都有文档记录。

治疗性信件技术　所谓治疗性信件，是指在叙事治疗的过程里面，咨询师会在咨询开始之前或者2次咨询期间，或者咨询结案之后，给求助者写非正式的信件或者电子邮件。邮件会按照外化和改写的结构，把求助者遇到的困扰、所做的努力以及取得的进展做一个梳理。有时候还会加上一些对求助者当前生活如何的好奇和探问。很多求助者反馈这类信件非常宝贵，保留下来可以持续发挥疗愈作用。

回塑技术　通过激活求助者一些温暖的记忆片段，重新调整求助者人生俱乐部的会员结构。叙事疗法把一个人一生中的重要任务比作一个人生俱乐部。而每个人都是自己人生俱乐部的主人。很多人不经意之间被某些影响力很大的会员给控制了。有时候这些影响力巨大的会员并不一定是给人带来好的影响的人。所以，可以通过回忆一些被淡忘的给自己带来好的影响的会员，来调整自己人生俱乐部的会员资格。

支撑性对话技术　咨询师带着具有建设性的好奇提问的时候，要注意不能提太大的问题，让求助者无法回答。要提那些他们不是很熟悉，但是也不是太难回答的问题。这个概念来自维果茨基的最近发展区的概念。如果问的问题求助者太熟悉，就会觉得没有吸引力。如果问的问题太大，求助者无从回答又会带来挫折感。所以要根据求助者的表达，适度的延伸提问的进度。

治疗过程　尽管叙事疗法反对把治疗的过程过于格式化、流程化，但它还是有一个基本的流程或者方向。总体而言，叙事疗法是要通过建设性的提问，帮助求助者从自己熟悉的问题故事，转向自己期望但不是那么熟悉的可选故事。第一步，以双重倾听的技术作为支撑，进行外化对话。实现把问题和人分开的目标。找到期望故事的切入点。第二步，运用改写技术，丰富例外或者特殊的发现，让求助者看到自己的另外一面。第三步，通过回塑技术，让求助者看到自己另外一面的发展历史。求助者形成新的自我认识，发生行为改变。第四步，通过见证技术，让求助者的改变被周围的人们看到。第五步，通过文档技术或治疗性信件，让这个变化的过程被记录下来。必要的时候，还可以分享给其他遇到类似问题的求助者，让求助者从被动的接受帮助者，变成可以帮助别人的“生活的专家”。

（李　明）

dāngshìrén zhōngxīn liáofǎ

当事人中心疗法（client-centered therapy）　以人本主义对人性的假设和治疗理论为基础，基于治疗师和来访者有效能的咨询关系的建立与发展，协助来访者自我探索和改变的心理治疗模式。又称来访者中心疗法、以人为中心疗法。由人本主义心理学家卡尔·罗杰斯（Carl R. Rogers，1902~1987年）创立与发展。最初发展出的是非指导性治疗，以区别于以诊断、解释、分析个体过去经验为主的治疗方法，到20世纪50年代定名为“来访者中心疗法”，后来又重新命名为“以人为中心疗法”。

理论背景　该疗法所涉及的概念如下。

人性观　罗杰斯坚信当出现可以促使个体成长的环境条件时，个体就能够自己走向建设性的行为方式中去；如果能进入一个人的内心世界，就可以发现一个值得信赖而积极的中心，因为人类均具有一种以积极和建设性态度去发展的倾向。他还坚信人是有能力的，能自我引导，而且能过着美好的生活；认为人需要“专家”或其他地位更高的人进行指导、激励、教导、出发、奖励、控制和管理的假设是错误的，心理治疗需要是非指导性的。

人的主观世界——现象场　罗杰斯认为人都是生活在自己的主观世界中，现象场就是个人特定的主观经验世界。某种意义上，这一主观世界仅仅是个体自己才能知晓的，别人不能进入只能接近它。所以，决定人行为的是现象的现实，而并非物质现实，只能从个人独特的角度才能理解人们的行为。心理治疗所要了解的正是人的主观世界，才能达成对人的理解。

实现趋向　人类和一切生物都具备的基本趋向，即求生存、求强大、求茂盛、求完满的趋向。罗杰斯认为在个体身上，实现趋向表现为充分实现在遗传限度内自己的潜能，促使个人探索环境、学习知识，并致力于追求更能充分发挥功能、更让自己满意的生活方式。心理治疗就是要激发人的这种潜能，趋向自我成长与生命的丰盛。

机体智慧　凡生物皆有一种“机体智慧”，人类个体借助于机体智慧来评估什么是好的，是符合自我实现趋向的，是有助于自我成长、发展的，对人有积极价值的，因此就接近和保持它们；同时也能评估什么是不好的，是阻碍实现趋向的，个体就倾向于回避它们或歪曲它们。机体智慧是自我的“评估中心”，评估的直接体现形式就是感受或体验。个体需要信任自己的有机体，让自己的经验自然流动，作为一个机体性的存在。

自我概念　自我知觉与态度和自我评价与监控的统一体。前者具有意识功能，后者具有执行功能，连接二者的桥梁是自我标准与规范。自我概念是从一个人的现象场中分化出来的一部分，但现象场的其他部分或多或少、直接或间接、此时或彼时都会与自我概念发生关系。一个人的自我概念直接影响着他的行为，是心理治疗中最为关注的部分。

价值条件与价值条件化　社会对个体的尊重和关怀是有条件的，这种条件包含了社会的价值，即价值条件。个体在早期亲子互动以及后来与重要他人的互动中存在的价值条件，会经由自我在自我关注和价值条件这二者协同作用下，透过防御机制，对经验进行了“为我所用”的加工，使经验在心理表征上与个体的自我概念及其价值条件相一致，即价值条件化。在这种价值条件化的过程中，个人就容易形成错误的自我概念。罗杰斯认为，价值的条件化作用对人的自我主观目标的评价影响很大，这种价值的条件化不仅会使一个人脱离了自己的体验，而且对自我的评价也很低，其结果会导致产生“自我压抑”。

适应人群　基本相同于心理治疗条目中“适合心理治疗人群的特点”。只是对来访者求助动机和是否愿意暴露内心体验没有特定的要求，而是采取接纳、尊重的态度，在治疗过程中达成改变。

常用技术方法　该疗法主要特点之一是不强调技术，而是重视治疗师本人及治疗关系，强调用治疗师本人去做治疗。

治疗师　“作为一个人”的治疗师是心理治疗的首要工具。治疗中是以治疗师本身的个人存在方式与态度为基础，而不是利用技术去指挥来访者。治疗师应该将自己这个真实存在的人看作是促使来访者改变的工具，而不是应该扮演的专家角色。当治疗师在人与人的关系上与来访者接触时，其“角色”就不具有任何角色功能。因此，治疗师的功能在于创立一种尊重、接纳、共情的治疗气氛，以协助来访者随着治疗过程的进展而成长。

治疗关系　罗杰斯坚信，重大、积极的人格改变只有在人际关系中才有可能发生，关系本身就是一种治疗。有效能的治疗关系需要具备6个充分和必要的条件：①治疗双方有心理上的接触。②第一个人，即来访者处在不一致、无助、焦虑和混乱的状态。③第二个人，即治疗师在“关系”中处于一致、和谐的协调状态。④治疗师对来访者产生一种无条件的接纳和尊重，以及真正的关怀。⑤治疗师对来访者的内在参照系有共情的理解，并竭力将这种理解传达给来访者。⑥治疗师的真诚一致、无条件积极关注和共情的了解，在与来访者的沟通中应达到让对方感受到的最低标准。

真诚一致　真诚意味着治疗师对此时此地流过自己心头的情感和态度保持开放，对来访者保持透明，来访者在咨询关系中对其能够看得真切，能体会到咨询者是毫无保留的，即要表里如一，治疗师所感受的实质内容、这些感受在他意识中的表现和他传达给来访者的东西之间，是切合的、一致的。同时，这并不意味着治疗师有权言所欲言、为所欲为，真诚一致的表达必须与来访者相关、与当时的治疗情境相关，并且其内容是建设性的。要注意：①表达是出于为了来访者的最佳利益。②表达与当下的治疗情境是相关的。③表达是自然、自发、真诚的，没有隐藏或操纵的意图。④治疗关系出现紧张或问题时，表达或反应是出于理解、积极地处理和修复这些问题。⑤对来访者有负面反应时，首先考虑这些反应可能是治疗师自己的议题带来的。⑥当表达可能伤害来访者，给其造成负担或伤害治疗关系时，抑制自己的感受与反应。⑦出于真的为了带来治疗上的益处，才将负面反应分享给来访者。

无条件积极关注 “无条件”意味着对来访者的消极的体验如痛苦、害怕、异常等，像对积极的体验如自豪、满足、自信、关心一样地接纳；对其表里不一致之处像对表里一致之处一样接纳；是对来访者的一种非占有式的关爱。要注意：①尊重、温暖，尊重人最深处的价值、潜在性与成长需求，体现出关怀与温暖。②包容、接纳，接纳来访者的想法、感受、行为等，如来访者难以接纳或不赞同时，要看到从来访者的角度，消极行为往往有其理由，以及一个正向的意图。③不评价，不做专家式的评定、诊断性反应。④肯定的态度，对来访者的消极部分不批判。

准确的共情了解 治疗师要去体验来访者的经历，把自己放在来访者的主观标准里，尽可能地接近其主观经验世界，达到准确的共情了解。这种了解若是最正确、最大，最有可能产生成功的心理咨询结果。同时，共情了解还需要通过共情性反应让来访者知道，这类反应包括：①安静的倾听，即令对方放松、话题由对方掌握、搁置自己的判断和推测、关注非言语信息、姿势和语气上的支持。②理解式共情，即试图领会来访者想要表达的基本信息，准确地与来访者沟通。③澄清式共情，即清楚地表达出来访者试图表达的内容，可能是对方努力想表达的，或者是用含糊的方式表达的。④情感性共情，即聚焦于来访者的情绪或对某个问题身体上的感受，传达出来访者表达或没有表达出来的感受。⑤探索式共情，即沟通的风格是探索或实验性的，试图协助来访者对其体验中不清晰或隐含的部分有所定位、探索、展开、检验和反思，以拓宽对方的体验。⑥唤起式共情，即希望使来访者的体验得到提升，更为生动、放大和有生命力，咨询师用较为丰富、暗示性、带有情境化的描述方式，唤起来访者的体验。⑦推论式共情，即努力对来访者所暗示或浅表提及的内容推出其含义，试图传达给对方试图表达的意涵或隐含的意思。⑧肯定性共情，即使来访者的体验或自我感觉得到确认，无论它是积极还是消极的。⑨面质式共情，即仍然在来访者的参考架构里，温柔的提供另一种理解或知觉，双方共同找出可能的、更好的理解方式。⑩推测或假设式共情，即表达出咨询师试图获得来访者意识之外或边缘的内容。⑪观察式共情，即传达来访者的非言语的状态，提升来访者当下的体验。

治疗过程 该疗法治疗的目的不仅在解决问题，更重要的是协助来访者的成长，使其更能克服目前与将来要面对的问题。要达到这样的目标，重要的就是“去伪存真”，“伪”就是一个人身上的与其价值条件化了的自我概念相一致的思想、情感和行动方式，“真”就是一个人身上代表着其本性，属于真正自我的思想、情感和行动方式。罗杰斯常用“变成自己”“从面具后面走出来”这样的话来表达以人为中心的治疗目标，表现为对经验的开放；信任自己的有机体；拥有内在的评价源；乐意将成长作为一个过程，而不是产品。

治疗师在适宜的治疗关系中与来访者互动，促进来访者自我探索与领悟，达成符合目标的变化，大致经历7个阶段。

第一阶段：来访者个人的体验是凝固的而且是冷漠的，难和外在交流，不承认或没有认识到自己身上的问题，没有自我改变的愿望，此时他很可能并不是自愿接受治疗。

第二阶段：如果来访者在第一阶段被置身于理想的治疗条件下，能够体验到自己被治疗师充分接受，那么他就会有所松动。表现为在涉及关于自我以外的主题时，表达开始具有一定的流动性，以象征性的表达为主；认为问题是外在于自我的，个人情感被描述为非我所有，或被描述成过去的对象，没有意识到个人对问题负有责任等。

第三阶段：如果来访者在第二阶段经验的轻微松弛与流动没有受到阻碍，而且能感到治疗师对他在这方面自我真实存在被充分地接受，他会更进一步释放和流露出其他一些东西。表现为开始能够将自己作为一个客观对象去谈论，更多的是过去而不是当下的经验；很少接纳情感，并常认为个人做出选择是无效的，个人建构仍然僵化等。大多数初次来寻求治疗帮助的当事人就处在这个阶段，而且这个阶段在整个治疗过程里占的时间比较长。

第四阶段：在第三阶段的水平上，来访者如感到自己的各个方面得到理解、欢迎、接受，这时僵化的个人建构逐渐松动，个人情感开始较自由地流动。表现为能够更多接触自己，开始描述对过去经验更真切的感受，趋向于体验当下的情感，有少许接纳，而又心存恐惧难以开放；对问题有“自己负有责任”的感觉，虽然这种感觉常常动摇，开始愿意冒险与他人在精神方面有所接触等。第四阶段在整个治疗过程中也要维持较长时间的，和第三阶段一起，构成了治疗过程的主要部分。

第五阶段：如果来访者在第四阶段感到他的表达、行为以及体验方面都被接受了，则这种在起作用的心理定势还会有进一步松动，机体流动的自由度和弹性得到提高。表现为经验被当作当前的体验得到自由的表达，情感被几乎完全的体验，和自己机体性的存在更贴近了；对自己的个人建构有了更多的自觉，且不断地检验它们，从而内里的活动更自由，更清晰，其意识反映也更准确等。

第六阶段：如果在治疗关系中继续得到充分的接纳，则在第五阶段的鲜明特点往往会戏剧性的出现新的变化。表现为以前曾被“卡住”，被抑制在过程特性中的情感流向完满的表达，在当下立即得到了直接的和丰富的体验，并被自己接纳，不再排斥、害怕或受抑制，自我和感受合为一体；主观意识里不再把自己当作客体来观察，感到自己从过去的固定框架中得以解放，呈现一种总体的和谐等。

第七阶段：第六阶段的变化趋向已经是不可逆转的，即使不需要治疗师太多的帮助，当事人也似乎经常能够自己进入第七阶段。表现为治疗关系内外，新鲜的情感都达到了直接和详尽的体验，对这种情感的体验被用作一个清晰的参照对象，接受自己是这些变化的情感的主人，进入一个更为自觉、自然、自由的人生境界。在某种意义上，如果当事人已经达到第六阶段，被治疗师充分接受仍然有一定的帮助作用，但这已经不再是必需的了，这个阶段的出现可能是在治疗关系之外，也可能出现在治疗关系之外。

（陶勑恒）

wēijī gānyù

危机干预（crisis intervention）

通过专业技术干预，使处于危机中的个体重新获得心理控制，使其至少恢复到危机发生前的功能水平，减少应激相关障碍发生的方式。

理论背景 危机是指当人们面对某一事件或境遇，感到在一定时间内使用其资源或常规的解决方法不能解决问题时产生的一系列失衡状态，包括认知、情绪和行为等的功能失调，甚至解体和混乱。危机不是指破坏本身，而是一种认识。

危机干预的目的是去除或克服应激源对自身造成的不利影响，使个体能够适应性生存。危机干预关注此时此刻，在非常短的时间内确定急需解决的主要问题，提出可替代的应对方式、制订计划并保证实施来缓解危机。强调短期目标，强调预防，要尽可能地使用预防措施；保证求助者的安全，评价求助者的死亡危险性，提供求助者和他人生理上和心理上的安全；提供支持，使求助者感到安全；验证可供选择的应付方式，提供可以立即减轻危机的有关建议或措施；根据求助者的应对技巧、危机干预工作者的经验，制订合适的系统计划步骤，帮助求助者付诸实施；需要求助者承诺或保证在一定的时间里自己会采取一定的行动来应对危机。

适应人群 危机干预适用于亲历事件的幸存者、事件遇难者或幸存者的家属、事件现场的目击者、其他相关人员。

常用技术方法 主要有心理急救、紧急事件晤谈、聚焦创伤的认知行为治疗以及药物治疗。

心理急救 对遭受创伤而需要支持的人提供人道性质的支持，包括在不侵扰的前提下，提供实际的关怀和支持；评估需求与关注；协助人们满足基本需求（食物、水、信息）；聆听倾诉，但不强迫交谈；安慰受助者，帮助他们感到平静；帮助受助者获得信息、服务和社会支持；保护受助者免受进一步伤害。

紧急事件晤谈 由一个单独晤谈环节组成，在创伤暴露几天内进行，持续3~4小时，共7个阶段。具体流程包括：①引入阶段，介绍框架并阐明目的不是心理治疗。②事实陈述阶段，要求参与者重述他们与创伤事件有关的故事。③认知唤醒阶段，邀请参与者描述对这种经历的认知反应。④创伤反应阶段，鼓励表达所体验到的情绪反应。⑤症状呈现阶段，识别出其应激反应，并关注症状或反应。⑥指导阶段，将应激反应正常化。⑦心理恢复阶段，提供晤谈报告及转介信息。

聚焦创伤的认知行为治疗 用于治疗有严重应激反应的个体。治疗从有关创伤反应的心理教育开始，重点是对焦虑情绪的管理、暴露和认知重建。焦虑管理主要是通过干预技术使个体减轻焦虑，包括呼吸训练、放松技巧及自我对话。暴露包括想象暴露和现实暴露。认知重建针对个体有关创伤、个人及为了的适应不良的自动思维寻找证据。

药物治疗 对创伤后急性应激症状，如失眠、警觉性增高、心悸、紧张等，可以给予药物治疗。早期单次中等剂量氢化可的松可以改善急性应激症状或随后出现的创伤后应激障碍的核心症状；在急性期使用普萘洛尔或吗啡，可通过降低去甲肾上腺素水平来预防创伤后应激障碍。

治疗过程 包括评估、确定问题、保证个体安全、给予支持和帮助等7个方面。

评估 需贯穿危机干预过程的整个过程。包括危机的严重程度、确定个体目前的情绪状态、可利用的内在和外在资源及自杀危险性。①危机的严重程度评估包括求助者的主观认识和工作人员的客观判断两方面。客观评价基于个体认知（思维方式）、情感（感受或情绪反应）和行为3个功能方面的评价。②评估个体情绪稳定性有2个主要因素，即危机的持续时间和目前求助者的情绪承受程度或应付能力。个体是机型或慢性状态、现有的情绪反应能力、影响情绪状态的个人因素等。③评估可替代解决方法、应付机制、支持系统和其他资源，必须首先考虑个体的观点、能动性以及应用这些方法的能力。④自杀危险性的评估，虽然不是所有的危机求助者都打算自杀，但在危机干预工作中要常规评估自杀问题。

确定问题 要从个体的角度，确定和理解其所认识的问题。尊重个体本人。

保证个体安全 危机干预中的首要目标，是把对自我和他人的生理和心理危险性降低到最小可能性。这是贯穿在整个危机干预工作中，是首要考虑的问题，无论在任何干预步骤中都必须予以同等的足够的关注。

给予支持和帮助 采用关怀、体贴、共情、接纳等的策略与个体沟通，目的是其在危机阶段随时能够得到关心、支持和陪伴。

提出并验证可变通的应对方式 帮助个体从不同途径思考变通方式，如环境支持、应付机制、积极的和建设性的思维方式。变通的方式不需太多，目的是要能现实处理个体的危机境遇。

制订行动计划 协助个体制订短期计划，帮助其克服目前的危机，以及适用于长期的应对方法。行动计划应是具体、积极和实用的，能激发个体自身的能力，发挥个体的应对优势。

得到承诺与保证 与个体达成合作的协议，保证制订计划的实施行动。

（杨甫德　梁　红　李　娟）

xīnlǐ zīxún

心理咨询（psychological counseling）

在良好的咨询关系基础上，由经过系统规范专业训练的心理咨询专业人员运用咨询心理学的有关理论和技术，对有心理困扰的求助者进行帮助，以此消除或缓解求助者的心理困扰，促进其心理健康和自我发展的过程。

咨询关系是一种存在于心理咨询专业人员与求助者之间的独特的人际关系。良好咨询关系的主要特征是信任与理解、情感联系、工作取向、承诺感。工作联盟是咨询关系的核心成分，是指心理咨询专业人员与求助者要以相互配合的方式进行工作。主要包括双方对咨询目标有共识、双方对于达成所要完成的任务有共识，以及双方以喜爱、信任为主要成分的情感联结3个方面的内容。

主要理论与方法 心理咨询的理论与方法是帮助心理咨询师假定解决问题的可能方法。主要有7种。

精神分析理论与方法 精神分析代表人物是精神病医生西格蒙德·弗洛伊德。主要理论包括：①人格结构理论。弗洛伊德假定人格是由3部分构成的，即本我、自我和超我。弗洛伊德认为，在一个健康的人格之中，本我、自我、超我三者的作用是平衡的。如果本我、自我、超我不能保持动态平衡，则将导致心理失常。②潜意识理论。人的心理活动分为3个层次，即意识、前意识和潜意识。被压抑在潜意识里的各种心理冲突，虽然感知不到，但并未消失，而是潜伏在潜意识之中，在一定条件下可通过某种转换机制以病态的方式表现出来，形成各种心身症状或精神障碍。③性欲论。人有生的本能和死的本能，生本能要使生命得以延续和不断发展，而死本能要使生命回复到无机状态，两种本能有机地结合在一起，生命就在它们的冲突和相互作用中表现出来。在弗洛伊德的经典精神分析之后，精神分析的理论与方法在不断地完善，发展出自我心理学、人际精神分析学、客体关系理论、自体心理学等理论和方法。

行为治疗理论与方法 以减轻或改善患者症状或不良行为为目标的一类心理治疗技术的总称。主要理论包括：①经典条件反射学说，强调条件化刺激和反应的联系及其后继反应规律，解释行为的建立、改变和消退。②斯金纳的操作条件反射学说，阐明

"奖励性"或"惩罚性"操作条件对行为的塑造。③班杜拉学习理论，强调社会性学习对行为的影响等。

认知行为理论与方法 一组通过改变思维或信念和行为的方法来改变不良认知，达到消除不良情绪和行为的短程心理治疗方法。主要理论包括：①合理情绪行为疗法，美国心理学家阿尔伯特·艾利斯认为人的情绪和行为障碍不是某一激发事件直接所引起，而是经受这一事件的个体对它不正确的认知和评价所引起的信念，最后导致在特定情景下的情绪和行为后果，也被称为ABC理论。②认知行为治疗，贝克在研究抑郁症治疗的临床实践中逐步创建。他认为认知产生了情绪及行为，异常的认知产生了异常的情绪及行为。认知是情感和行为的中介，情感问题和行为问题与歪曲的认知有关，因此辨别、评价和改变自动思维是咨询成功的关键。根据人的认知过程，影响其情绪和行为的理论假设，通过认知和行为技术来改变求治者的不良认知，从而矫正并适应不良行为。③正念疗法，被称为认知行为疗法第三浪潮，包含正念减压法与正念认知疗法。正念指有目的的、有意识的，关注、觉察当下的一切，而对当下的一切又都不作任何判断、任何分析、任何反应，只是单纯地觉察它、注意它，强调聚焦当下并全盘接受当下体验；鼓励求助者采取积极灵活的行动，改变生活中可以改变的领域；帮助求助者澄清自己的价值观，并过一种与自身内在价值观相一致的生活。

当事人中心理论与方法 当事人中心疗法是人本主义心理治疗的主要方法，代表人物是罗杰斯，以人为中心的治疗理论提供了一种良好的人际关系，把治疗者和求助者之间的关系转换为人与人之间的关系，充分尊重求助者个人的人格和尊严，以求助者为中心，建立一种关怀、宽松、理解的氛围，使求助者能够自我探索、自我理解并且自我成长。以人为中心的治疗理论认为促进人格改变有3个基本条件，即真诚一致、无条件积极关注、共情。

完形理论与方法 完形疗法的代表人物是皮尔斯，是以完形心理学为基础，并统合了其他多种心理咨询方法以及语义学、哲学等之后形成的独特学派。其博采众长，又有自己鲜明的特征：只重视现在，强调未完成事件的解决，重视非语言的交流，重视自我知觉能力。

家庭治疗理论与方法 家庭疗法将所存在的问题或症状从个体转向了关系。通过促使家庭或更大的机构在内的系统的改变，进而处理和消除个体所存在的问题或症状。家庭疗法的特点：不着重于家庭成员个人的内在心理构造与状态的分析，而将焦点放在家庭成员的互动与关系上；从家庭系统角度去解释个人的行为与问题；个人的改变有赖于家庭整体的改变。主要包括：①家庭沟通模式，以帕罗·阿尔托小组创立的家庭沟通模式认为家庭中每一个信息都受到另一个信息的高度限制，内隐信息在争夺控制权的斗争中有着重要的作用，症状本身反映了家庭沟通水平的不协调。治疗的目标是输入正向回馈以松动家庭原有的互动模式，重建家庭的稳定与平衡。②米纽钦结构式家庭治疗，视家庭为在一定社会环境中运作的结构功能系统，个体的症状来源于家庭结构的不平衡，干预的方式是增加家庭系统的压力，促使家庭结构开放，产生改变，进而重新达至平衡。③策略式家庭治疗，关注的是家庭系统如何被负性回馈所控制，他们认为家庭对于问题的出现采取了错误的解决方式，症状是不断重复出现的错误的行为模式的结果。治疗的目标主要是提出干预策略，寻找不同的解决方法。

后现代心理治疗理论与方法 一系列心理治疗理论与方法的总称。后现代心理治疗是建立在后现代主义的基础上的。后现代主义的两大代表是建构主义和多元化主义。建构主义强调探索并重新评价对问题的看法，问题的解释集中于关怀而非治疗。心理咨询和治疗的目的在于通过心理治疗专家与求助者的互动和相互作用，以一种的意义建构消除既有矛盾，帮助求助者恢复或达到某种理想的心理协调状态。多元化主义强调治疗理论与方法的本土化，应考虑不同阶层，不同民族，不同地域，不同时代的文化差异，提倡有弹性的多样化帮助。代表流派包括焦点解决短期疗法和叙事疗法。

折中整合治疗理论和方法 折中心理疗法倡导从认知（包括意识和潜意识）、情绪、行为3个互相联系的方面，采取适宜的理论和方法进行全面治疗。这种方法倾向于集中疗法整合、糅合，针对不同求助者的不同问题采取不同的疗法，同时主张以人为本，认为求助者仍然具备完整的人格价值，相信他们能够依靠自己的力量，攻破心理问题。强调心理治疗的整体联系性，反对只注意心理的某个部分。

基本技术 主要有倾听技术与影响技术。

倾听技术 从求助者的角度出发，对求助者发出的信息进行反应。倾听的内容包括被讲述的内容、叙事的样式、形式陈述的思维水平、叙事中包含的潜意识背景、叙事被讲述出来的方式、求助者内心的声音。主要技术包括：①澄清，用“你是指……”或“你正在说的是”等话语对求助者信息的再解释。②释义，对求助者的信息内容的再解释。③反映，对求助者信息情感部分的再解释。④总结，用两句或更多的释义或情感反映浓缩求助者的信息。

影响技术 咨询师对求助者直接产生影响的技术，既以咨询师的知觉和假设为基础，又以求助者的信息和行动为基础，是一种更为主动的改变人的方式。主要技术包括：①提问，通过开放和封闭式的问句来进行。②解释，理解和交流求助者表达信息的技术，根据求助者的隐含信息和咨询师的直觉，反映出求助者的行为、模式和情感。③提供信息，对个人经历、时间或人物的信息或事实进行的语言交流。④即时化，在咨询中描述当时正在发生的情感或过程。⑤自我暴露，咨询师通过言语和非言语行为有目的地表露关于自己的信息。⑥面质，咨询师运用言语反应来描述在求助者的感受、想法和行动中存在的明显差异、矛盾、冲突和含糊的信息。

咨询过程 心理咨询是一个有开始有终结的过程。这个过程由一系列不同的活动组成。活动又是围绕着一系列阶段性的任务组织的。根据工作任务可以将心理咨询过程划分为5个阶段。

初始评估阶段 此阶段是心理咨询正式开始之前的一个阶段，通常由首次会谈完成。这个阶段的核心任务是通过初步的了解，决定是否接受一个求助者进行正式的心理咨询。这个阶段的主要工作包括建立咨询关系、收集相关资料，进行基本的心理评估和危机评估、做出是否接案决定、如接案做出咨询安排。在某些机构此阶段由专门人员担任，多数机构由心理咨询专业人员进行。

问题-个人探索阶段 此阶段是前一个阶段的延续和深化，主要工作任务有建立良好的咨询关系、搜集有关资料、进一步界定和理解问题、协助求助者进行自我探索，达到对求助者的深入了解。

目标与方案探讨阶段 目标与行动方案的探讨是问题-个人探索的自然发展。心理咨询的目标的制订，一方面基于心理咨询不同理论流派对求助者核心问题产生的心理机制以及心理健康标准，另一方面根据求助者特定的情况。咨询目标是心理咨询专业人员与求助者共同探讨制订的。制订方案是结合目标，设计出达到目标的行动方案或计划。

行动/转变阶段 此阶段心理咨询专业人员根据目标和方案，以一种或数种咨询理论为指导，通过分析、解释、指导、训练等方式来影响求助者。求助者积极参与此阶段的活动，产生出理解、领悟、模仿、学习新的认知方式和行为方式等，向目标取得积极的改变。

评估/结束阶段 此阶段的主要工作包括评估目标收获、处理关系结束的问题、为学习迁移和自我依赖做准备、安排随访。

服务范围 ①心理困扰的范围：日常生活中的人际关系问题、职业选择方面的问题、教育求学过程中的问题、恋爱婚姻方面的问题、子女教育方面的问题、一般情绪困扰问题等。②心理咨询对象：儿童、青少年、成人、老年人，还有一些特殊群体如残障人士等。

（贾晓明）

jīngshén zhàng'ài wùlǐ zhìliáo

精神障碍物理治疗 （physiotherapy of mental disorder） 使用自然或人工的物理能量治疗和预防精神障碍的方法。非侵入式的治疗方法，包括电、光、磁、热等多种形式对神经系统起兴奋和抑制作用，缓解疼痛、痉挛、知觉障碍等症状，以达到防治精神障碍的作用，多用作康复治疗的重要手段。

发展历程：物理学的发展促进了精神科物理疗法的产生和完善，并不断丰富了其内容。早在17世纪就出现了静电疗法；18世纪产生了直流电疗法；18世纪后期，日光疗法得到了深入的发展；19世纪多种电疗法飞速发展并出现了红外线疗法和紫外线疗法；20世纪以来依次出现了中波、短波、微波、超声、水疗和磁疗等多种精神科物理疗法，并发挥着日益重大的作用。中国自20世纪70年代以来，精神科物理治疗逐步得到重视和发展，并应用于临床治疗中，如对难治性精神分裂症、抑郁症、强迫症等精神障碍的治疗，均获显著疗效。

分类：主要包括电休克治疗、经颅磁刺激、脑深部刺激、经颅直流电刺激和迷走神经刺激等。物理治疗也是治疗精神障碍的主要方法，特别是电休克治疗和经颅磁刺激对严重难治性精神分裂症有较好的疗效，是临床治疗的一个重要手段。

适应证：适用范围广泛，特别适用于各种难治性精神障碍、药物依赖、认知障碍、癫痫发作等涉及神经的精神障碍。

禁忌证：不同精神科物理治疗设备有不同禁忌证，包括严重的心脏病、动脉硬化、有出血倾向、恶病质及可刺激肿瘤细胞生长的物理因素，均属禁忌范围。

优势：精神科物理治疗是一种非侵入性，非药物性的治疗方法，安全性高，副作用少，可作用于病变相对集中的部位，与药物、手术等治疗方式有协同作用，常用于治疗多种难治性精神障碍并且疗效显著，现越来越多地应用于临床精神障碍的治疗和康复，尤其适用于躯体条件差，药物或其他治疗方式效果不佳者，也可与多种治疗方式联合使用。但有一些物理治疗，如经颅磁刺激、电休克治疗、深部脑刺激术及直流电刺激等，治疗机制尚不明确。

（董问天）

diànxiūkè zhìliáo

电休克治疗（electric shock therapy） 使用小量电流诱发全面性惊厥发作的治疗方法。又称电抽搐治疗（electroconvulsive therapy，ECT）。主要用于治疗抑郁发作，也可用于情感障碍、精神分裂症以及抗精神病药导致的恶性综合征的治疗。

发展历程 1934年，匈牙利神经精神病学家提出引发惊厥能缓解症状，同时启发了人工诱发癫痫发作来控制精神症状。20世纪50年代，全身麻醉和肌肉松弛技术用于电休克治疗，并增加了全程给氧和惊厥发作的监测，称为改良电休克治疗（modified electroconvulsive therapy，MECT），又称无抽搐电休克治疗。中国于21世纪初逐步引进MECT治疗技术，同时开始了临床应用和研究。

作用机制 电休克治疗的作用机制不明。很多研究显示，中枢神经系统可能与电休克治疗的抗抑郁及抗精神病作用有关。

适应证 精神科临床实践的多数情形会优先选择药物治疗，电休克治疗可以作为后续的选择之一，主要适用于：①难治性病例，需要考虑治疗药物的种类、剂量、治疗时间和依从性。②不耐受药物副作用。③治疗过程中精神障碍或躯体疾病的病情恶化，需要快速起效。在早期的临床实践和研究中发现，电休克治疗对情感障碍尤其是抑郁发作的效果优于精神分裂症，情感障碍从而成为电休克治疗的最佳适应证。在精神医学领域，电休克治疗的适应证主要是抑郁症、躁狂发作及精神分裂症。

禁忌证 电休克治疗没有绝对的禁忌证。相对禁忌证包括：①不稳定、严重心血管疾病，如近期心肌梗死、不稳定心绞痛、失代偿的充血性心力衰竭、严重的心脏瓣膜病。②动脉瘤或大血管畸形，血压急剧升高可能导致破裂风险。③颅内压增高，如脑肿瘤、颅内占位性病变。④近期脑梗死。⑤肺病，如严重的慢性阻塞性肺疾病、哮喘、肺炎。⑥麻醉师认为存在严重风险的其他躯体疾病。

不良反应及处理 电休克治疗相关的死亡率近似全身麻醉下的小型手术的死亡率，平均为1/10 000。死亡主要与心、肺事件有关，主要包括心血管并发症、呼吸系统并发症、惊厥延迟、头痛、肌肉疼痛、恶心、诱发躁狂及认知损害等。

优势和不足 电休克治疗公认的优势是快速缓解症状，对有高自杀风险者尤为有效；对其他治疗方法无效的患者可能有效；也可用于躯体状况差，药物治疗风险大的患者。对很多患者来说，电休克治疗是可以挽救生命的治疗，也是精神医学物理治疗中，唯一疗效确切、得到广泛应用的治疗。对电休克治疗的误解是阻碍其应用的原因之一，很多人会将电休克治疗与“电刑”联想在一起。电休克治疗也有一些不足，如费用较高，需要住院；造成认知损害；全麻的额外风险；某些躯体疾病是相对禁忌证。即使急性电休克治疗疗效好，无法继续电休克治疗巩固治疗和维持治疗的患者，单用药物治疗会出现症状复发。

（董问天 刘 琦）

chóngfù jīnglú cìjī

重复经颅磁刺激（repetitive transcranial magnetic stimulation，rTMS） 重复使用脉冲磁场在颅外作用于局部中枢神经系统，改变皮质神经细胞膜电位，使之产生感应电流，影响脑内代谢和神经电活动而引起一系列生理生化反应的治疗技术。经颅磁刺激（transcranial magnetic stimulation，TMS）是基于电磁感应和电磁转换原理，具有改变皮质兴奋性，大脑神经元可塑性及调节多巴胺等神经递质释放的非侵入性的神经刺激技术。rTMS是其常见刺激模式。高频重复经颅磁刺激可引起皮质长时程增强样的兴奋性增高，低频重复经颅磁刺激可引起皮质长时程抑制样的兴奋性降低。

适应证 rTMS主要适用于抑郁症、精神分裂症、双相障碍、焦虑障碍、睡眠障碍、认知障碍、物质依赖及神经疾病方面的治疗。

副作用 包括以下几个方面。

听觉影响 TMS使用时会产生振动和声响，输出频率较高时，有些线圈的声压可达140dB，超过预防听觉损伤的安全范围。已报道有少数患者在接受TMS后感觉听阈出现暂时性增加。但大多数研究未见TMS对听觉的显著影响。

癫痫发作 又称抽搐、惊厥，是TMS诱发的最严重急副作用。2012—2016年，全球研究者报告，30万次TMS治疗后仅发生24次癫痫发作，多发生于TMS安全指南颁发之前（1998年），且并不能完全证明均为使用TMS引起。如果严格遵守TMS安全指南，则诱发癫痫的可能性极低。使用TMS必须有临床医师监护。每个TMS操作室都应制订切实可行的晕厥和癫痫发作的处理流程及规章制度。

头痛和不适 头痛是rTMS较常见的副作用。产生原因包括个人的耐受性、刺激频率、刺激强度、刺激部位以及线圈类型等。使用TMS前需明确告知患者TMS可能会引起一些不适和头痛，不适感和头痛感多数是轻微的，但对身体无明显副作用，多数人能够耐受，且随治疗时间延长不适感可消失，以减轻患者的焦虑紧张感。

其他副作用 TMS也可能会引起认知心理、急性精神变化，对内分泌及免疫系统产生影响。但临床上罕见。

禁忌证与注意事项 以下情况禁用：①靠近线圈的作用部位有金属或者电子仪器（如脉冲发生器、颅内埋置有电极者、电子耳蜗、医疗泵等体内植入金属）。②有诱发癫痫发作的风险或不确定的危险因素。③患有严重躯体疾病者如心力衰竭、心肌梗死等。

优势与不足 rTMS因其对于大脑皮质、神经元及神经递质具有多种调节作用，且无创、安全、操作简便，已广泛用于多种神经精神障碍。经初步探索发现对抑郁症、精神分裂症、焦虑障碍、失眠障碍及物质依赖等多种精神障碍具有改善作用，但各种疾病的治疗参数尚未统一，如刺激强度、刺激频率、刺激脉冲数等，对治疗效果的不确切使得rTMS的应用受到了一定的局限。且对于治疗脑区的选取、脑区的定位也是亟待解决的问题。大样本、多中心的随机对照试验研究及在功能性磁共振成像（fMRI）导航下进行脑区定位的rTMS的应用，将很快地推进在精神障碍临床治疗及科研领域的应用。研发深部经颅磁刺激仪器和深脑磁刺激治疗仪，将会使得TMS定位更加准确，治疗更加深入，使TMS在精神医学的发展中拥有广阔的前景。

（孙洪强　曹延筠　马梦颖）

nǎoshēnbù cìjī

脑深部刺激（deep brain stimulation，DBS）

通过在脑的深部埋置刺激电极，直接将电刺激施加在与疾病相关的脑区内，刺激的强度、波宽、频率等参数可由脑外刺激器控制和调整的新型功能性神经外科手术方式。又称脑深部电刺激、脑起搏器治疗术。DBS系统主要由埋藏在锁骨下的脉冲发生器、探头和延长线3个部分组成，三者均需通过外科手术植入人体内。DBS取得成功的关键在于选择合适的手术适应证、正确的制订手术计划、精细的手术操作确保靶点定位精准及术后制订合理的调控模式。其中，DBS手术治疗作用靶点的选择是先决条件。

发展历程 DBS开始出现于20世纪50年代，最先是应用丘脑-脑深部电刺激术治疗慢性疼痛，之后尝试用于痉挛、小脑麻痹、癫痫等疾病，也有学者尝试用于精神障碍患者的治疗。1998年，中国报道首例DBS用于治疗帕金森病。DBS在中国主要治疗帕金森病和肌张力障碍，也有关于抽动秽语综合征、强迫症等精神障碍治疗的尝试。

作用机制 尽管DBS的临床效果已得到肯定，但是关于的作用机制仍不是很清楚，主要有两种不同的基本观点，抑制效应假说和兴奋效应假说。

适应证 随着DBS技术的发展，有越来越多的DBS治疗精神障碍的研究和报道，从强迫症到抑郁症、药物依赖等，DBS治疗精神障碍的范围在不断地扩大，对于DBS治疗精神障碍的机制研究也逐渐深入。但是精神障碍病因非常复杂，DBS的疗效并不确定，而且由于经济等因素，DBS治疗的精神科病例一般都是难治性的。一般认为，DBS对于精神障碍仅能改善临床症状，不能有效阻止病情进展，更无法治愈疾病，因此仅是提高患者生活质量的有效措施之一。

不良反应 DBS虽然具有微创伤、可恢复和可调节的优点，但也可能会引起多种不良反应。①与手术相关的不良反应，如感染或出血、定向力障碍、点痛发作、肺栓塞等。②与硬件相关的副反应，如电极错位等。③与刺激相关的不良反应，有感觉异常、构音障碍、眼睑抬起不能、偏身投掷症等症状。④由DBS诱导的药物治疗变化相关的不良反应，情况极少见。

优势与不足 DBS治疗难治性精神障碍，如强迫症、抑郁症、神经性厌食及物质依赖的研究取得了一定进展，并且DBS治疗具有可逆性，可根据患者的病程及症状的改善程度合理调整刺激电流，使手术更加可靠有效，这都提示DBS在精神科领域有着良好的应用前景。然而，相关研究大部分是个案报道或小样本研究，获得的临床资料有限，也难以对其治疗效果做出确定的评价。所以，仍需较大规模随机对照试验来评估其有效性及安全性，同时探索合适的治疗靶点和电刺激参数，以期达到最佳效果的同时尽可能减少术后的并发症及不良反应。

（董问天　孔庆梅）

jīnglú zhíliúdiàn cìjī

经颅直流电刺激（transcranial direct current stimulation，tDCS）　通过放置在头皮的两个电极，以微弱直流电作用于大脑皮质的非侵袭性、利用微电流调节神经细胞活动，具有改变大脑皮质兴奋性作用的技术。

发展历程　1998年普赖尔（Prior）发现微弱的tDCS可以引起皮质双相的、极性依赖性的改变。随后尼切（Nitsche）的研究证实了这一发现，从而tDCS的临床研究拉开了序幕。2008年，tDCS更广泛地应用于治疗抑郁、疼痛、癫痫等研究。该技术已经成为认知神经科学、神经康复医学、精神病学的研究热点。

作用机制　对于tDCS是如何调节大脑活动、改变行为输出的作用机制尚不明确。动物和临床研究表明，低强度的直流电能改变大脑皮质的兴奋性。tDCS可改变神经元的静息电位，调节神经元的兴奋性，从而达到调节神经活动的作用。

适应证　tDCS在精神科的临床应用主要包括抑郁症、精神分裂症、认知功能的治疗以及与功能影像学结合的展望。

对抑郁症的治疗　也许是受到经颅磁刺激调节前额叶皮质兴奋性的启发和经颅磁刺激治疗的疗效，tDCS成为治疗抑郁的潜在工具。tDCS可以为抑郁症状、难治性重症抑郁、中风后抑郁的药物治疗副作用不能耐受的患者提供新的治疗方案。

对精神分裂症的治疗　tDCS可以对精神分裂症患者的工作记忆、幻听症状等产生有效的改善作用。

对认知功能的作用　tDCS能改善局部的神经可塑性和局部脑损害患者的认知功能，因此tDCS可以结合功能性磁共振成像和脑电图对患者的认知功能产生改善作用。

与功能影像学结合的展望　随着神经生理学研究的深入，tDCS常与功能神经影像学手段结合起来，成为研究大脑神经可塑性和功能重组的有力手段。还有必要深入探索两种技术独特的作用机制，针对不同疾病的适宜刺激方式及参数，为临床应用提供理论依据。

不良反应　tDCS作为一种非侵入性物理治疗方法，临床试验证明是相对安全的，其不良作用是很小的。最常见的副作用为刺激部位的皮肤发红、麻感、痒感和刺痛等，但存留时间较短。tDCS刺激结束后，仅有个别人出现过轻度的头痛、耳鸣、恶心和失眠等，但其发生概率很低。

优势与不足　tDCS是一种非侵入性、安全、廉价的治疗方法，tDCS能调节大脑皮质兴奋性，与靶目标作用，临床效果确切。tDCS作为一种安全、有效的新型治疗方法，在国外已广泛用于多种神经及精神障碍的治疗，如帕金森病、耳鸣、卒中后偏瘫、纤维肌痛、偏头痛、抑郁症等。虽然有临床治疗表明tDCS疗效显著，但是也有许多需要改善之处，如tDCS用于治疗抑郁症的作用机制尚未完全研究清楚；此外，部分tDCS的治疗效果并非十分理想。在科研以及临床实践中，应更深入地发掘tDCS的作用机制，完善治疗方案以提升疗效，从而可以尽快将这一充满前景的新疗法推广到更多的临床治疗中。它不仅能有效提高中国的医疗水平，更重要的是，可以大大降低患者乃至家庭的负担和痛苦。

（董问天）

cíchōuchù zhìliáo

磁抽搐治疗（magnetic seizure therapy，MST）　用高频强脉冲磁场连续刺激大脑皮质，诱导抽搐发作的神经调控方法。又称磁休克治疗。磁抽搐的感应电流作用于大脑皮质局部，既可以像电休克治疗一样引起抽搐发作，取得电休克治疗的效果，又很少有电休克治疗的副作用。一般100Hz，2特斯拉，小于10秒的刺激即可完成一次治疗。

设备要求：MST对设备的要求比经颅磁刺激要高许多，主要表现在输出强度高、输出频率高、连续输出时间（串输出）长、设备功率大，刺激线圈要求能够更有效地刺激神经，更好的散热系统和连续工作。

适应证：MST在精神科应用广泛，对多种常见精神障碍有较好的疗效。①重性抑郁，有强烈消极、自杀行为或木僵者。②躁狂发作，有严重兴奋躁动、冲动、伤人损物者。③治疗困难的精神分裂症。④神经症性厌食症或贪食症、神经症性呕吐者。⑤抗精神药物治疗无效或不能耐受的其他精神类疾病。

优势：MST 在各方面都优于电休克治疗，治疗范围更广（更适合于老年患者），副作用小，尤其没有电休克治疗对认知与记忆的损害，相反还有增强认知与记忆的作用，而且治疗效果也不亚于电休克治疗。因此，MST 将有望取代传统的电休克治疗成为治疗精神障碍的新方法。

（董问天）

mízǒu shénjīng cìjī

迷走神经刺激（vagus nerve stimulation，VNS） 将电极植入位于颈部的迷走神经核团对迷走神经产生刺激作用的治疗方法。VNS 可以减少癫痫发作频率，同时减轻癫痫发作严重程度、缩短发作持续时间，提高患者注意力、认知力及行为能力等，辅助治疗药物难治性癫痫。

发展历程：1997 年植入式迷走神经刺激术（implantable vagus nerve stimulation，iVNS）通过了美国食品药品监督管理局（Food and Drug Administration，FDA）认证，用于 12 岁以上的难治性癫痫患者的辅助治疗。2000 年加拿大学者文图里拉（Ventureyra）通过结合针灸和 VNS 的方法，提出了采用经皮电刺激耳部迷走神经分布区的方法，克服 iVNS 的有创性及价格昂贵等缺点。随着对其作用机制的了解，VNS 还被应用于精神障碍如难治性抑郁症，2005 年 FDA 通过了对其治疗抑郁症的认证。

治疗原理：①治疗期间利用正电子发射型计算机体层显像（PET）进行检查发现，VNS 期间髓脑头侧、丘侧、下丘脑、脑岛和中央后回的脑血流明显增加，尤其是右侧（刺激对侧）更加明显。②神经生化方面，VNS 可激活中枢蓝斑（脑内去甲肾上腺素能神经元集中的区域），能导致 5-羟色胺、去甲肾上腺素能和谷氨酸等与抑郁症发病相关的神经递质的改变。③推测 VNS 引起的脑干、边缘系统和其他中枢神经部位的改变与其抗抑郁及稳定情绪的疗效相关。

适应证：①局限性发作和全面性发作的癫痫。②癫痫反复发作且顽固者。③癫痫的病灶部位难以确定或多个病灶难以切除者。④癫痫手术后仍反复发作者。

不良反应：常见的不良反应有呼吸困难，咽喉肿痛、嗓音改变等症状，但一般可以耐受。

优势：VNS 使用范围广泛，疗效显著，安全可靠，副作用小且效果持续时间长，操作简便，可以缩短住院时间并减少治疗费用。与药物治疗相比，VNS 避免了各种药物不良作用，因此患者有较好的依从性。此外，VNS 的优势还在于不易引发抽搐发作，不良反应少且程度较轻，对认知功能的损害较小，VNS 可以根据个体或病情的不同随时对治疗方案进行调整。

（董问天）

jīngshén zhàng'ài zhōngyī zhìliáo

精神障碍中医治疗（traditional Chinese medicine therapy of mental disorder） 运用中医学理论与辨证论治方法对精神障碍进行治疗的过程。

病因病机 中医将精神障碍病因分为外感六淫、内伤七情、病理因素、教养方式与生活经历、其他等病因五类。又将病因病理分为“外邪侵袭说”“阴阳失衡说”“脏腑失司说”“气血失调说”“痰瘀阻络说”“火热过亢说”。历代中医认为精神、心理疾病的主要病机为风邪、火热、痰浊、瘀血、情志失调等因素引起肝、脾、肾、胆等相关脏腑功能紊乱，阴阳失衡，导致心、脑之元神失司，最终神志异常，病性常属虚实夹杂证。

诸多学者在总结历代有关情志与疾病的论述和探索的基础上，结合临床实践，对精神障碍的病机有了更新的认识，如王彦恒从“脑神理论”论治精神障碍，张永华提出从“痰、火、气”论治睡眠障碍。在诊疗方面，汪卫东根据系统发展心理学理论编制的忆溯性人格发展量表，薛崇成、杨秋莉根据《黄帝内经》理论编制五态人格量表。对历代学说理论有所发挥，形成了现代中医治疗精神障碍独特之处。

治疗原则 精神障碍中医治疗的基本原则是整体观念和辨证论治。

整体观念 疾病所表现出的一系列症状体征称为综合征，在中医学中叫“证”或“证候”，辨认出“证候”就是中医辨证的过程，是辨证论治的基础。辨识精神障碍的中医证候，常需“四诊合参”，即将精神症状与全身症状与舌象、脉象综合分析。

辨证论治 辨证主要以舌质、舌苔、脉象为主要依据，以中医八纲（阴、阳、寒、热、虚、实、表、里）为基础，结合病因病机进行辨证。一般认为癫证属阴，多为虚证，治疗癫证以补虚扶正、宁心安神、壮阳兴奋为主；狂证属阳，多为实证，治疗以清热泻火、豁痰开窍、活血化瘀为主。但狂证久则伤阴转为癫证，宜滋阴降火。

中医历来重视辨证分型，已经公布的有抑郁症、精神分裂症、老年期痴呆和失眠的中医辨证分型及分证论治。

中医病证还有“不寐”“郁证”“健忘”“脏躁”等，辨证论治常采用疏肝解郁、清热解毒、益肾化浊、健脾养心、安神定志、豁痰开窍、活血化瘀等治法，通过气机通调、五行相依、阴阳平衡，达到治病求本的目的。

治疗方法 包括中药（含中成药）、验方、针灸（包括电针耳针）、中医心理等技术。

辨证分型治疗 ①清热泻火法：代表方有龙胆泻肝汤、凉膈散、黄连解毒汤。这3个方剂是清热泻火法代表方，治疗各种以精神运动兴奋为主的精神障碍，如精神分裂症、躁狂症和老年痴呆等精神障碍。②调气破瘀法：代表方有桃仁承气汤加味、新制柴胡汤、癫狂梦醒汤。这3个方剂适用于情绪不稳、行为紊乱、兴奋躁动、妄见妄闻者等精神障碍。③涤痰开窍法：代表方有温胆汤、三圣散、控涎丹等，凡有狂躁、易怒、伤人毁物、苔黄腻、脉弦滑等症状的精神障碍皆可按痰论治。④补虚扶正法：代表方有安神定志丸或甘麦大枣汤、壮阳汤、酸枣仁汤等，用于癫证和带有思维贫乏、情感淡漠、懒散呆滞、倦卧少动、虚烦失眠、心悸不安、头目眩晕、咽干口燥等症状的精神障碍。⑤滋阴降火法：代表方有服蛮煎、黄连阿胶汤、百合地黄汤等，主治抑郁症、失眠、百合病等精神障碍。⑥疏肝解郁法：代表方有柴胡疏肝散、逍遥散、抑肝散等，凡因情志失调，肝气不舒，气机郁滞引起的抑郁症、焦虑症和痴呆症均可辨证施用。⑦安神定志法：代表方有朱砂安神丸、天王补心丹、磁朱丸。这三个方子以安神定志为本，可根据阴阳偏盛和所涉脏腑选方。⑧补肾益髓法：代表方有七福饮、还少丹、知柏地黄丸。这三个方子适用于老年期痴呆等久病致精神障碍的治疗。

验方 基于民间流传的不少单方和中医名家的经验用方，中医针对精神障碍治疗用药已形成专科专病专药的治疗特色。

针灸 在治疗一些精神与心理疾病中发挥重要作用，如针灸可治疗痴呆症、戒断综合征、神经发育迟缓、强迫症、睡眠障碍、胃肠神经症、抑郁症、酒精中毒和梅核气等。遵循辨证论治、循经取穴的原则，一般头面部、督脉穴位为多，配伍远端四肢穴位。手法采取实则泻之即重刺提插，虚则补之即轻刺捻转，虚实夹杂即轻重兼施的原则。

中医心理 根据创新的中医心理量表如失眠首次结构化综合问卷、忆溯性人格发展量表、人格倾向量表等对精神与心理疾病进行评估之后，再运用创新的中医心理睡眠调控技术、中医调神导引技术，即低阻抗意念导入疗法有针对性地治疗。有学者又将上述本土化测量技术与量表与西方心理量表进行整合并软件化、网络化、信息化，形成了本土化中西医结合心理测量设备；将上述中医心理治疗技术与现代物理技术声学电、磁等相结合，形成了全新的复合性物理心理技术如声光振失眠综合治疗仪、抑郁症物理心理催眠治疗仪等。

（汪卫东）

jīngshén zhàng'ài jiànkāng jiàoyù

精神障碍健康教育（health education on mental disorder）

以健康为中心，为改善精神障碍患者及其家属的健康相关行为所进行的有组织、有计划、有目的的教育活动。健康教育是综合治疗的重要组成部分。加强健康教育，让患者和家属主动参与到治疗中来，是预防精神障碍发生，促进精神障碍患者康复并重新回归社会，恢复正常工作、学习和生活的重要保障。精神障碍由多种生物因素、心理因素和社会因素相互作用所致，不同年龄段的精神障碍患者其疾病表现形式、社会家庭环境、思维、情感、行为等存在相对独特的特点。因此，对儿童青少年、成人以及老年人分别开展健康教育将更具有针对性，能更好地促进精神障碍患者康复，防止复发。

（孙　黎）

értóng jīngshén zhàng'ài jiànkāng jiàoyù

儿童精神障碍健康教育（health education on childhood mental disorder）

以健康为中心，为改善精神障碍患儿及其家属的健康相关行为所进行的有组织、有计划、有目的的教育活动。常见的儿童期精神障碍主要包括神经发育障碍如智力发育障碍、孤独谱系障碍、注意缺陷多动障碍、抽动障碍，特发于儿童期的情绪障碍如分离性焦虑、恐惧性焦虑障碍、社交焦虑障碍，以及一些行为障碍如对立违抗障碍、品行障碍和青少年网络成瘾。治疗与其病因和严重程度有关，部分原因不明，给治疗带来了一定困难。儿童期精神障碍的发生与多种因素有关，被认为是多种生物因素、心理因素和社会因素相互作用所致。临床采用综合治疗，根据患儿及其家庭的特点，应用医学、教育、社会、职业训练等综合措施进行教育。主要的健康教育包括以下内容。

疾病及治疗知识教育 对患儿及家长详细介绍患儿病情状况，并向患儿介绍相关纪律制度的重要性，引导患儿理解治疗的重要性，并耐心对患儿家长介绍相关疾病知识、预防知识和治疗知识。

孕前及孕期教育　孕前优生检查及优生健康教育工作能够提升新生人口整体素质、减少神经发育障碍等出生缺陷。孕妇定期参加优生优育教育讲座，了解有关孕前检查、孕前及孕期健康保健的相关知识，如孕前检查作用、孕前注意事宜、孕期保健方法、各种传染病的预防知识、避免新生儿缺陷等相关知识，提高对优生优育知识的掌握程度。孕妇进行详细的体格检查、临床实验室指标检查（尿检、白带检查、血常规检查、血清学检查、血型鉴定、病毒筛查、肝功能检查、肾功能检查及甲状腺功能检查等）、妇科检查，综合评估以上各种检查的指标数据，尽量减少妊娠风险因素，若确定待孕妇为高风险者，要先治愈有关疾病后再次复查上述各项指标，显示正常才可妊娠。告知孕妇及家属精神上的压力可能会给其自身及胎儿造成的不良影响，保持乐观、积极、向上的心态，可建议以旅游、散步等方式来保持心情放松。加强围产期卫生保健，做到优生优育，防止烟、酒、毒等有害物质的侵害，正确开展早期教育。

家庭环境教育　不良的家庭环境是造成儿童行为和情绪问题的最主要因素之一。家庭生活环境较差，生活水平较低，面临的生活压力较大，家庭中各成员间会产生相应的冲突。家庭中如果存在过度冲突和矛盾，且得不到合适的化解，将会恶化家庭成员之间的关系，导致或激发儿童的破坏性行为以及情绪问题等。良好的家庭氛围应该是相互支持，冲突较少，情感表达恰当，矛盾性较低，各个成员间相对独立；而不良的家庭氛围则恰恰相反。因此，父母要努力创造良好的家庭环境，相互支持和帮助、共同参与家庭事务的意愿、建立和谐家庭氛围。良好的家庭氛围可以为儿童成长提供安全和睦的心理氛围，可以帮助儿童习得积极建设性的问题解决行为。反之，如果家庭成员相互冷漠、疏离，甚至矛盾冲突强烈，则会引发紧张、冲突、压抑的家庭氛围，一方面儿童会缺乏应有的安全感，易形成焦虑、孤僻等负面情绪；另一方面儿童还可能习得对抗冲突式的行为模式。此外，父母应该保持心理健康，养成良好习惯给儿童做正确的示范，注意教育方式，对其不宜过分溺爱，也不应过分苛责，正确对待患儿的不良行为。作为儿童的监护人，家长应在生活中给予儿童更多关心和照顾。

综合教育　临床采用行为干预和药物治疗等综合治疗手段治疗儿童期精神障碍。使用药物治疗时，要督促患儿按时服药，并注意观察服药有无不良反应，如皮疹、胃肠道不适等，有问题及时向医师反应。在缺乏特效治疗手段的情况下，早期发现、早期诊断、早期治疗的“三早”原则是治疗和预后康复的关键。发现问题不回避，及时到专业机构确诊，尽早进行康复训练与特殊教育，以免贻误治疗时机。家长应积极配合，按照专业机构制订的康复训练及教育方案，持之以恒地进行系统的康复训练。同时，通过宣传、讲座等形式，使患儿的父母了解儿童期情绪障碍发病原因、治疗和转归与整个家庭特征的密切关系，能够对儿童的外在行为进行早期识别，发现儿童内在的焦虑，掌握儿童期情绪障碍的异常行为的处理策略，从而采取及时有效的措施，配合医师一起商讨并做好行为矫正工作。

行为知识教育　行为干预对患儿改善临床治疗效果有着明显而持久的作用，包括针对患儿和针对家长以及预防性的干预。

针对患儿的行为干预　根据患儿实际状况引导患儿纠正个别特殊行为，从易到难，循序渐进，在干预过程中积极鼓励、表扬患儿。可以采取以下措施：①建立家庭/学校日报卡，建立一个家庭行为检查表，奖励在家庭和学校里好的行为。②强化正面行为，忽视或惩罚负面行为。③给予有效的命令。④制订和强制执行规定。⑤当儿童出现某种不良行为时，及时将儿童隔离在一个单独的地方，利用隔离这段时间，让儿童安静下来，懂得被隔离是因为自己的不良行为所致，需要改变这种不良行为。⑥家庭内的奖励和行为代价。⑦在家庭以外执行应对不良行为的预防措施，如不良行为出现前要有所计划。⑧问题解决方法，并定期与医师沟通来巩固和维持效果。

针对家长的行为干预　家庭因素是儿童情绪行为问题一个很重要的病因，家庭系统治疗对儿童情绪行为问题有明显效果。①在对儿童进行行为干预时加入解决家长抑郁情绪、物质滥用等内容，教授家长一些应对技巧，如放松技巧，来减轻家长自身的不良情绪体验，可以预防性地提高干预效果。②治疗者、家长和患儿共同参与，治疗者帮助家长管理儿童的异常行为，提供直接的辅导并得到家长的即时反馈，改善儿童的行为问题并进一步改善亲子关系。③教会家长在一些儿童极易出现行为问题的场合如何预防儿童出现问题行为，即在行为问题出现前已做好准备，能够识别并有应对措施。这些场合尤其是指除了家庭以外的场合，如购物商城、公园等场所。④对伴侣进行婚姻关系调试、家庭矛盾解决技巧、如何应对婚外情、婚姻沟通技巧等训练，来帮助那些存在婚姻问题（如家庭冲突、夫妻关系不和、伴侣不理解、不配合儿童治疗等）的患儿家长建立良好的夫妻关系，进而为患儿构建一个和谐愉悦的家庭环境。

预防性干预　主要是在儿童行为问题稳固之前减少这些行为，并发展有效社会技能。①筛选高风险儿童（显示出行为情绪问题早期症状的儿童），让这些儿童及其家长接受选择性干预，如社交技能训练、愤怒控制训练、学业指导、家长培训等，以降低高风险儿童的危险因素，增加保护因素。②进行全面评估，然后根据这些信息及对家庭需求的了解，制订独特的治疗方案。③对整个班级进行普遍性干预。④对老师、学校进行普遍性干预。

行为矫正必须循序渐进，不能期望立竿见影。来自医师的持续的支持和联系是必要的，促进对患儿正常行为的教育，特别是社会性行为的矫正，纠正异常行为，如刻板动作等，消除睡眠障碍、发脾气、多动症状等。同时对父母进行干预是一种有效的、经济的干预措施，使其了解疾病知识，掌握儿童管理及自我管理技能，改善家庭环境，进而巩固临床疗效。在有效干预中，家长、教师、学校、咨询者等关系之间的合作是很重要的，一个支持性的网络系统比单独只针对父母、儿童或教师的干预要有效得多。

生活知识教育　孤独症等儿童精神障碍表现为智力受损、社交能力及社会适应能力降低。对未来生活及重新进入学校，融入社会会造成很大的不良影响。可以对患儿与家长进行下述生活知识教育。

针对患儿的教育　①生活能力培训：起床、洗漱、进食、叠被、卫生清洁等，以增强患儿自理能力，减轻他人对其的照顾负担，降低因疾病引起的生活懒散及反应迟钝。②生活技能、社会能力训练：人工劳作如清洁地面及桌面、花草的种植方法、生活常识，以使其逐渐适应社会，培养良好的生活习惯和社会适应能力。③基础知识培训：针对不同年龄儿童所需掌握的知识，扩大范围给予讲解，并注意结合内容及形式的趣味性和多样性，从人文、历史、科普等方面给予患儿认知上的提高。④良好性格及修养培养：讲述有良好行为素质引导的事例，让儿童从中懂得什么是受社会及人们欢迎的品德和行为表现。练书法、绘画培养患儿的耐心细致的观察能力，从而改变患儿因疾病造成的原本性格中所存在的急躁、冲动、自控力差的行为。⑤记忆力训练：可运用积极暗示法、精细记忆法、奇特联想法、限时记忆法等方法，还可组织患儿定期做记忆保健操。⑥对患儿进行耐力性、力量性、放松性、技巧性项目的训练，以提高患儿的活动能力，提高患儿动作的平衡协调能力，增强体质。增加户外活动，呼吸清新的空气。有一部分患儿因为病情的缘故，只能暂时留在病区内活动，要组织他们在室内活动，如上跑步机跑步、打乒乓球、做操等。⑦文体训练：通过音乐、游戏，在玩中学、学中玩，根据病情及患儿的情绪，有选择性的组织欣赏不同音乐风格及不同的游戏项目。

针对家长的教育　①根据患儿实际状况为患儿制订饮食方案、运动方案、作息方案等，保证患儿营养均衡，睡眠充足，并避免劳累过度。②加强生活管理指导，告知患儿家属保持患儿规律生活作息的重要性，给予其必要的饮食指导、用药指导以及护理指导，如饮食选择遵循优质蛋白、高热量的原则，少吃辛辣刺激性食物等。③在家庭生活中，除关心儿童的生活外，家长还应注意对儿童进行实时的教育，培养儿童独立的生活技能，锻炼儿童的社会生活能力，引导儿童养成良好的生活习惯，培养各种兴趣。家长多陪儿童运动，不仅锻炼儿童的体能，也会拥有正确的身体形象，并从运动中发现乐趣与成就感，培养儿童的自控能力，增强自信心和学习动机，改进学习方法。④尝试带着儿童参与一些社交性的活动，但需要注意循序渐进，让儿童逐步接受与他人接触。

训练要有计划、有目的、有的放矢，并且要注意患儿的年龄、学习能力、学习兴趣、需要通过训练达到什么样的目的，并且按不同程度分组进行。训练要有趣味性、实用性，这样才能提高患儿参加的积极性，才能在各方面逐渐提高患儿的能力。

心理及社交干预　对儿童进行心理和社交干预，还需要家长、教师和学校的支持和配合。

儿童方面　教导儿童学会表达自己，有问题及时向家长、老师和医师求助。与儿童建立良好的关系，有计划、分阶段的帮助儿童根据事实，分析其认知活动与客观现实的差异，逐步教会其控制自己的不良行为，服从治疗计划，依次去塑造自己的新行为。例如，焦虑症患儿因英语考试不及格，认为自己脑子笨，整日情绪低落，灰心丧气，可以将患儿的主诉、自动思想与不同情境的问题记录下来，再让患儿找出规律，鼓励患儿将其自动思想作为假设，设计一种方法去调查检验这种假设，结果发现这些消极认识和信念均不符合实际，从而扭转了其错误认知，使焦虑症状消失。可以开展个人咨询与支持干预以及集体心理咨询干预。

家长方面 对患儿进行心理评估，并指导家长禁止打骂教育，积极与患儿沟通交流，通过与患儿一起玩游戏、玩玩具等方式缓解患儿心理压力，使患儿身心放松，积极表扬、鼓励患儿，引导患儿配合治疗过程；由护理人员辅助家长引导患儿积极参与集体活动，耐心引导患儿与人交流，并积极预防患儿攻击行为出现。患儿的家庭成员也要注意克服焦虑、自责、急躁情绪，父母要改变养育方式，多接近，多关心患儿，给患儿以温暖，创造良好的家庭氛围、医院氛围。

教师方面 向教师普及儿童心理卫生知识，动员教师参与患儿的防治，消除各种紧张因素，及时发现儿童的异常，调动儿童学习积极性。同时可以开展一些适宜的小任务，帮助儿童顺利地融入集体生活。学校老师应对身边的儿童进一步了解，发现优点，以经常开展小组活动的形式，培养儿童的自信心。培养儿童社会适应能力，让儿童多接触具有同情心的儿童，体验正常儿童的情感体验，提高社会交往能力，纠正其不良行为。克服粗暴、冷漠、歧视的态度，做到相互协助，耐心而有计划地进行教育。

学校方面 学校是培养儿童心理健康的重要场所，教师与医护人员的充分配合是治疗预防疾病复发的关键。家长可以与学校密切合作和联系，学校在教学过程中，可以建立学生档案，针对儿童的行为爱好来设计相对的教育策略，培养其解决问题、人际交往、应付压力等的能力。用循序渐进的方式对儿童进行教育和引导。通过讲授知识、与学生座谈、请专家做报告等帮助学生纠正和克服不良的认知，使其认知和思维更正，进而使其不良的情绪与行为恢复正常。丰富校园文化生活，通过组织各类有意义的文体活动，让有行为情绪问题的学生参与其中，从而转移他们的注意力并学习如何参与集体活动，可以改变不良的生活习惯；鼓励参与学校的各项社会实践活动，建立良好的人际交往。

（孙　黎）

chéngrén jīngshén zhàng'ài jiànkāng jiàoyù

成人精神障碍健康教育

（health education on adult mental disorder） 以健康为中心，为改善成人精神障碍患者及其家属的健康相关行为所进行的有组织、有计划、有目的的教育活动。又称成人精神障碍临床预防。针对成人的健康教育应该包括三级预防：一级预防，有关病因的预防、防止疾病的发生；二级预防，早发现、早诊断、早治疗，建立健全精神卫生防治服务网络，加强人员培训；三级预防，促进健康，防止精神残疾。针对发病后所采取的临床措施，防止病情恶化，预防并发症，减少精神残疾；对已丧失劳动力或残疾者主要促进功能恢复，心理康复，进行家庭护理指导，使患者尽量恢复生活和劳动能力，并能促进社会活动及延长寿命。在具体的实施中可以从疾病与治疗、心理健康及生活方式等方面进行健康教育。

疾病与治疗知识的健康教育

成人精神障碍主要包括抑郁症、焦虑症、睡眠障碍、双相障碍等，给患者及家庭带来了巨大的负担。

抑郁症的健康教育 抑郁症是情感性障碍的主要表现类型之一，以抑郁综合征为主要临床表现，可伴有思维和行为方面的异常。抑郁症的病因尚不明确，但可以肯定的是，生物、心理与社会环境诸多方面因素参与了抑郁症的发病过程。①生物学因素：主要涉及遗传、神经生化、神经内分泌、神经再生等方面。②心理因素：与抑郁症关系密切的心理学素质是病前性格特征，如抑郁气质。③社会环境因素：在成长过程中遭遇应激性的生活事件，是导致出现具有临床意义的抑郁发作的重要触发条件。这些因素并不是单独起作用，而是在各方面因素联合作用下导致疾病的发生。遗传与环境或应激因素之间的交互作用，以及这种交互作用的出现时点在抑郁症发生过程中具有重要的影响。

在抑郁症的预防中学会初步判断自己是否患有抑郁症，如果发现在日常活动中兴趣缺乏、不得不强迫自己完成该做的事，容易疲劳，食欲减退，性欲降低，甚至常常出现胸闷、心悸，去医院检查也查不出原因，应该找专业医师诊治，及早发现疾病。

针对明确诊断的抑郁患者，需要强调抑郁症可以被治愈，但75%~80%的患者多次复发，发作3次以上应长期治疗，甚至终身服药。在健康教育中需要强调抑郁发作的治疗要达到3个目标：

①提高临床治愈率，最大限度减少病残率和自杀率，关键在于彻底消除临床症状。②提高生存质量，恢复社会功能。③预防复发。药物治疗是中度以上抑郁发作的主要治疗措施，鼓励家属及患者坚持治疗。

焦虑症的健康教育　焦虑症，又称为焦虑性神经症，是神经症这一大类疾病中最常见的一种，以焦虑情绪体验为主要特征。可分为慢性焦虑即广泛性焦虑和急性焦虑即惊恐发作两种形式。主要临床表现为无明确客观对象的紧张担心，坐立不安，还有自主神经功能失调症状，如心悸、手抖、出汗、尿频及运动性不安。注意区分正常的焦虑情绪，如焦虑严重程度与客观事实或处境明显不符，或持续时间过长，则可能为病理性焦虑。

焦虑症病因尚不明确，可能与遗传因素、个性特点、认知过程、不良生活事件、生化、躯体疾病等均有关系。①遗传因素：对焦虑症的发生起重要作用，其血缘亲属中同病率为15%，远高于正常居民；异卵双生子的同病率为2.5%，而同卵双生子为50%。②病前性格特征：自卑、自信心不足，胆小怕事，谨小慎微，对轻微挫折或身体不适容易紧张，焦虑或情绪波动。③精神因素：轻微挫折和不满等精神因素可为诱发因素。④生物学因素：焦虑反应的生理学基础是交感和副交感神经系统活动的普遍亢进，常有肾上腺素和去甲肾上腺素的过度释放。躯体变化的表现形式决定于患者的交感，副交感神经功能平衡的特征。⑤长期使用某些药物：对一些人而言，长期使用某些药物，如治疗高血压、关节炎或帕金森病的药物会造成焦虑症状。⑥过度劳累：在工作、生活健康方面均追求完美化。稍不如意，就十分遗憾，心烦意乱，长吁短叹，老担心出问题，惶惶不可终日。

对明确诊断的患者，应该强调早诊断，早治疗，以改善焦虑症的预后。需要告知患者及家属经过专科规范治疗后，绝大多数患者会得到临床康复，恢复往日的愉快心情。特别应该强调的是症状缓解后，仍需要坚持服用1~2年时间抗抑郁药物；停药以及减药需咨询专科医师，切勿擅自调整药物治疗方案。

睡眠障碍的健康教育　睡眠障碍是指个体受心理和环境因素或各种精神疾病、神经系统疾病、躯体疾病的影响，或由于各种药物和精神活性物质的影响所产生的睡眠启动或维持障碍（失眠）、过度睡眠障碍（嗜睡）、24小时睡眠-觉醒节律障碍、睡眠中异常活动和行为（睡行症、夜惊、梦魇）的总称。临床表现包含以下一种至多种症状：①睡眠起始困难。②睡眠维持困难，特征是频繁的觉醒和觉醒后再入睡困难。③早醒，并且不能再次入睡。

睡眠发生的机制还不十分清楚，引起非器质性睡眠障碍真正确切的病因和机制也不十分明确。综合基础和临床的研究，以下因素值得注意：①人格因素，具有抑郁、焦虑倾向和敏感多疑个性特征的个体易产生失眠症状。②心理社会因素，不愉快事件造成的焦虑、抑郁、紧张、愤怒等情绪可以造成各种睡眠障碍。③环境因素，嘈杂、拥挤或所习惯的睡眠环境的突然改变、生活规律的改变（如经常倒班或出差）是诱发睡眠障碍的重要原因之一。④健康教育的误导以及医源性因素的影响。

睡眠障碍健康教育的目的是向患者提供有关干扰或促进睡眠的生活方式、环境因素等信息，以使患者避免不利睡眠的因素，改善患者的睡眠，指导原则如下：①就寝前的几个小时内避免使用兴奋剂（如喝咖啡、茶，吸烟等）。②就寝前避免饮酒，防止睡眠片段化。③定期运动（推荐傍晚时分）。④就寝前至少有1小时的放松时间。⑤保持卧室安静、黑暗和舒适。⑥保持规律的睡眠时间。

在具体的病因预防中，可以进行科学睡眠管理宣教：①温馨环境，有利于睡眠的卧室环境。主要包括色调、灯光、功能等。卧室色调应尽量避免鲜艳。失眠患者自我调整的方法中，最重要的是不在床上做与睡眠无关的事情，其次是没有困意就不要上床、无法入睡要离开床。这些方法的主要目的是重新建立床与睡眠之间的联系。②舒适寝具，主要是要符合人体工程学原理，让人在睡眠时感觉舒服。床主要是要注意床宽。床宽以人的肩宽的3倍为宜。床垫需软硬适中。枕头高度以自己的拳高为宜，宽度以自己的肩宽为宜。③规律作息，主要是要保持相对固定的入睡和起床时间，让人建立自己的生物钟。建议值夜班的人，下夜班后不要过度补觉，以上午适量睡眠为宜，下午尽量不睡并增加体育运动。④最佳睡姿，对没有特殊身体疾病者，仰卧是医师推荐的最佳睡姿。对打鼾者，仰卧睡眠会加重打鼾，可保持右侧卧的睡姿。⑤科学饮食。三餐按时，可以调整体内的运作机制，对睡眠也会有好的影响。三餐可以食用一些含有氨基酸、铁质等养分的食物，重点在于保持饮食均衡的生活习惯。睡前不要使用兴奋性物质。⑥适度运动，主要包括运动时间、运动量、运动方式等 3 个方面。运动时间以白天为宜，睡前 3 小时应避免进行运动。

针对尚未达到失眠疾病标准，处于失眠亚临床的人群，要在医师指导下，给予短程心理加药物综合治疗；对亚健康者，需要教给应对失眠的自我养生方法，使之恢复健康睡眠。针对明确睡眠障碍诊断的患者，应强调康复性预防。

失眠患者常同时存在焦虑、抑郁等心理问题，有的直接继发于心理障碍或躯体疾病，必须配合医师进行心理加药物的综合治疗。针对失眠障碍常用的心理行为治疗包括放松训练、刺激控制疗法、睡眠限制疗法、重建睡眠相关信念以及睡眠卫生教育。

双相障碍的健康教育 双相障碍属于情感障碍的一种类型，指既有躁狂发作又有抑郁发作的一类疾病。双相障碍的临床表现按照发作特点可以分为抑郁发作、躁狂发作或混合发作。双相障碍病因未明，生物、心理与社会环境诸多方面因素参与其发病过程。最主要的治疗药物是抗躁狂药碳酸锂和抗癫痫药。对有明显兴奋躁动者，可以合并抗精神病药物，严重的患者可以合并改良电休克治疗。对难治性患者，可以考虑氯氮平合并碳酸锂治疗。对双相抑郁患者，原则上不主张使用抗抑郁药物，因其容易诱发躁狂发作、快速循环发作或导致抑郁症状慢性化，对于抑郁发作比较严重甚至伴有明显消极行为者、抑郁发作在整个病程中占据绝大多数者，以及伴有严重焦虑、强迫症状者可以考虑在心境稳定剂足量治疗的基础上，短期合并应用抗抑郁药，一旦上述症状缓解，应尽早减少或停用抗抑郁药。

在急性抑郁期和维持期，联合心理教育、认知行为疗法、人际社会节奏疗法等心理治疗均可以有效降低双相障碍患者疾病复发率、减少住院次数和药物使用量，可以稳定情绪、增强社会功能和治疗依从性。

随访研究发现，经药物治疗已康复的患者在停药后的 1 年内复发率较高，且双相障碍的复发率明显高于单相抑郁障碍，服用锂盐预防性治疗，可有效防止躁狂或抑郁的复发。心理治疗和社会支持系统对预防双相障碍复发也有非常重要的作用。双相障碍是一种病因未明的慢性、复发性、进展性精神疾病，部分患者可以发展为精神衰退，需要进行早期预防。制订切实有效、不良反应少、患方经济能承担的治疗方案。强调积极参与自身治疗的重要性，提高治疗依从性。

心理健康的健康教育 成人的精神障碍多数与心理因素相关，对疾病的预防应注重心理健康的健康教育。对有明显心理社会因素作用的抑郁发作患者，在药物治疗的同时常需合并心理治疗。放松自己，舒缓压力，培养爱好、兴趣，平时多运动，散步、慢跑等，可以登山、游泳、打球、练太极等。提倡积极的思考模式，保持心理稳定，不可不喜大悲。

面临情绪紧张时，可以做深呼吸，以助于舒解压力消除焦虑与紧张。若焦虑袭来，可以反复地告诉自己，“没有问题”“我可以对付”“我比别人行”，等等；学会增加自信的方式。自信是预防焦虑症的前提，应该相信自己每增加一次自信，焦虑程度就会降低一点，恢复自信，也就是最终驱逐焦虑；一个人感到紧张、焦虑、恐惧时，可以选择一首自己喜欢的音乐，不论选择什么乐曲，听后能感觉轻松愉快即可。

如果出现严重的应激事件，难以通过自己及家人朋友的帮助摆脱不良情绪，应该尽快寻求专业人士的帮助，包括精神科门诊、心理咨询机构等。

生活方式的健康教育 提倡成人保持建立健康的生活方式。避免富含饱和脂肪酸的食物、辛辣腌熏食物，忌过量，忌烟酒；多食一些钾含量丰富的食物，如香蕉、瘦肉、坚果、绿色蔬菜等，可以有效稳定血压、舒缓心情；多食 B 族维生素含量丰富的食物，如鸡蛋、深绿色蔬菜、牛奶、谷类、芝麻、南瓜子等，能够有效缓解心情低落、全身疲乏、食欲减退等情况。早睡早起，经常到室外去锻炼，参加一些有益的文娱活动，不但能带来好心情，还能改善认知功能，使个体和环境、他人保持和谐。运动能使人脑内的脑啡肽分泌增加，有助于提高人的情绪，所以应该强调合理的运动时间、运动量及运动方式。

（王 丰）

lǎoniánrén jīngshén zhàng'ài jiànkāng jiàoyù

老年人精神障碍健康教育

（health education of mental disorder in the elderly） 以健康为中心，为改善老年人精神障碍患者及其家属的健康相关行为所进行的有组织、有计划、有目的的教育活动。随着时代的变迁，人口普遍老龄化带来的诸多社会问题也越发受到关注以及社会成员的普遍讨论。2020 年，中国 65 岁及以上老年人口数量达到 1.69 亿人，且仍以每年近几百万的速度迅速增长，而伴随老年人口数量和比重持续上升，中国的养老问题日益突出。老年人由于身体功能退化、自身躯体疾病、社会地位下降、活动受限等问题，相比中青年或少年人，会更容易出现心理方面的问题。加之老年人出现情感障碍时会同时伴有大脑萎缩及脑血管损伤等并发症，发病机制也要比青年人的发病机制更加复杂。

老年患者临床特点 中国社会人群对老年人精神障碍的基本防治知识了解甚少，这也使得人群中患有精神障碍的老年人数居高不下，因此广泛宣传和普及抑郁障碍的人群防治知识是一个极为关键的常规任务。针对管理人群，可侧重从老年人精神障碍的患病率及对家庭、生活和社会的影响，从而说明开展防治工作的重要性；针对患者家属及照料者，应强调精神障碍的早期表现，如何早发现、早治疗，在疾病康复期如何关心和护理患者减少环境中的应激因素；针对基层卫生人员，主要介绍常用抗抑郁药物及一般处理对策，强调维持药物治疗的重要性，并介绍一些切实可行的心理社会治疗方法等。

伴随着自然衰老，老年人会出现骨质疏松、肌力、听力、视力下降；动作迟缓、易发生跌倒、坠床、骨折及噎食；老年人因为复杂的躯体共患病，也增加其患精神障碍的风险；在心理层面，老年人的情绪和认知行为有所改变，一些老人性格变得固执、挑剔、敏感、多疑，易发生人际冲突；更严重则会出现明显的焦虑抑郁情绪，记忆力下降，可能出现自杀自伤、走失问题。对于老年人这个特殊群体，在健康教育方面需要注意早期观察与预防，在日常生活中关注老年人的活动能力及情绪变化。

疾病与治疗知识的健康教育 老年人常见精神障碍包括抑郁症、焦虑症、痴呆、精神分裂症等疾病。

老年抑郁症 老年人群常见的一种精神障碍，高复发、高致残，不仅影响老年人的身心健康，也给家庭、社会带来负面影响。老年抑郁症患者较多表现为焦虑和过分担心，常坐卧不安，搓手顿足，或反复以躯体不适而救助家人和医师。可在焦虑和抑郁的基础上合并妄想等精神病性症状。抑郁情绪、焦虑以及妄想体验可继发出现无助感和无望感，进而发生自杀企图和行为。老年抑郁症是导致老年人自杀的主要促发因素，对患者、患者家庭及社会均造成了沉重的负担。在老年抑郁症的预防中，首先要了解其风险因素，家属应该密切观察老人的心理健康及躯体健康，如果出现类似抑郁情绪的症状需要求助专业医护人员。对于以往有抑郁病史的患者，患者及家属要注意识别复发的预警症状，同时训练患者自我管理，自我保健的责任，及时就诊和调整药物治疗方案。

老年焦虑症 老年期首次发作的焦虑症与现实境或躯体方面的因素有关，临床躯体性焦虑伴睡眠障碍更突出，患者过分警觉，无明确原因出现过度担心和恐惧，伴自主神经症状、运动不安和入睡困难等。教育老年人正确处理社会心理应激因素，教会患者简单的应对不良事件的技巧，如有持续的、严重的心理社会应激，可配合心理咨询或心理治疗；如果出现对身体状况过度的担心可寻求专科医师的帮助。日常生活中家属应该采用说明、解释、分析、推理方法帮老年人认识焦虑症状，减轻焦虑行为带来的不安，同时帮助老年人掌握放松技巧如冥想、肌肉放松等，缓解焦虑情绪带来的紧张恐惧与不适感。

老年痴呆症 根据ICD-10精神障碍诊断标准，痴呆是脑部疾病所致综合征。2013年DSM-5中痴呆一词已被神经认知障碍取代。该综合征常见于阿尔茨海默病、血管性痴呆等。临床以记忆障碍为首发症状，逐渐出现认知功能受损，失语、失认、失用、执行功能损害。随着病情进展远记忆受累严重时出现全面痴呆，大多数患者出现精神行为症状如人格改变、幻觉妄想、焦虑抑郁和行为紊乱等，最终因营养不良、褥疮、并发症等衰竭死亡。在痴呆的发展中，年龄是最大的危险因素，大部分诊断为认知障碍的患者都超过了65岁，几乎每增加5岁，痴呆的患病率增加1倍；有一级亲属患阿尔茨海默病者比无家族史者更易患阿尔茨海默病；女性是男性的3倍多，可能与女性绝经后雌激素水平下降，或与女性寿命比男性长有关。上述3种因素是不可以改变的，但此类认知障碍发生的可能性最高，需要尽早进行预防，应从40~50岁就开始。研究已发现，高血压、糖尿病、身体低活动、抑郁、低认知活动、肥胖、高胆固醇、代谢综合征、饮食和吸烟、低教育水平，这些因素均被认为是可以改变的尽量降低与消除这些危险的存在，有利于降低认知障碍的发生。

老年人可以进行认知增强训练，鼓励老年人用脑思考、进行智力游戏等；对已经有早期症状的老年人可结合药物干预，包括抗氧化剂如维生素E、胆碱酯酶抑制剂以及银杏叶制剂、他汀类、姜黄素等，不过此类药物的治疗效果尚没有可靠的证据，需要遵医嘱使用。

老年精神分裂症　晚发型精神分裂症以妄想和幻听常见，临床多见被害、躯体和夸大妄想；慢性病程患者可见晚年症状加重，患者社会功能受损，行为退缩、缄默、情感淡漠等。老年患者临床表现形式多样，有主观感受、客观表现精神症状及躯体不适的症状，涉及暴力行为的危险相关因素有幻觉妄想、自知力缺乏、精神运动性兴奋、情绪波动。

患者及家属需要了解老年期精神分裂症的相关知识包括病因、主要症状、预后、维持治疗的重要性及监测药物不良反应的方法。对有家族史的老年人需要密切注意，如果出现性格变化、情绪不稳定、长期失眠、被害妄想等症状需要及时就医。日常生活中尊重老年人，满足老年人合理要求，给予其较好的社会心理支持。对诊断精神分裂症的老年人，家属需要学会评估患者现存和潜在的风险，认真倾听患者的诉说，接受其对幻觉妄想的真实感受，掌握妄想内容，了解症状特点，给予安慰、解释和疏导，稳定其情绪。防止老年人因幻觉妄想等症状出现自杀和攻击行为；在治疗过程中保证药物治疗的有效执行，口服给药需确认患者服下。同时，家属可帮助老年人进行社会技能训练，针对老年患者生活懒散、社会交往缺陷问题提供生活技能、社会交往及服药管理训练等，有助于患者改善疾病结局。

心理健康的健康教育　老年人精神障碍的发病与心理因素有很大关系。老年人容易出现神经质、人际交往差、终身性疾病导致家庭经济负担增加、言语交流障碍、丧偶等情况，进而出现心理应激反应，易出现焦虑、压抑、自卑等心理，如未得到及时排遣、疏导，则可能出现抑郁症。同时，受到传统观念影响，老年人在出现心理问题时通常不会找心理医师诊治，如此使得病情加重。老年人抑郁心理产生还和负性认知，如自责、回避等有关。

老年人精神障碍的发病与家庭因素有很大关系。老年人身患慢性病症、心脑血管病后致残，生活无法自理，长时间卧床，受病痛折磨，导致性格发生变化。同时，家属在日常护理患者中会逐步失去耐心，表现不耐烦，对患者训斥，导致患者无法得到家庭关怀、良好照顾，自感自己成为家庭累赘而担负很大心理和精神压力，表现出烦躁、激动，或不语不食等。而家属并不知患者性格、精神状态改变是病态反应，错误认为患者是故意磨人，更不耐烦。老年人再婚无法得到子女理解、家庭财产纠纷等都会引起老年人情绪距离变化，而出现焦虑、抑郁等心理，这些并未得到家人重视，使得患者的抑郁症无法得到及时诊治，导致病情延误而加重。

在健康教育中应该给予家庭治疗性引导，使家庭能够正确应对老人所患的疾病，接纳疾病带来的症状，掌握复发先兆，给患者心理支持与亲人的关爱，增强患者对治疗的依从性，减少疾病复发风险。帮助老人掌握和了解自身情绪变化的方法不用极端方式处理情绪问题，学会有效表达不良情绪，对无法自我调控的负性情绪积极寻求专科医师的帮助。避免各种生活事件对患者造成伤害，鼓励患者适度参加娱乐、健身、社会活动及家务劳动，保持良好心境。

生活方式的健康教育　鼓励老年人保持健康的生活方式，包括适宜的锻炼，避免肥胖、精神心理刺激，控制压力，治疗疾病和抑郁，控制血管风险因素。健康饮食，可以选择地中海饮食，包括蔬菜、豆类、水果、谷物、鱼、橄榄油、少到中量的酒精和极少量的饱和脂肪、奶制品、肉和家禽。体育锻炼，尤其是有氧运动，显著提高日常生活能力，能延缓认知损害、降低精神障碍风险。

（孙　黎）

jīngshénkē guǎnlǐ

精神科管理（management in department of psychiatry）　医护人员在精神科诊疗过程中进行有效的计划、组织、领导和控制，以实现诊疗目标的活动过程。精神科是由医护人员及非医护人员集体协作，运用医学、精神病学、临床心理学、护理学等专业理论与技术为精神障碍或心理障碍的人群提供疾病诊疗、预防、心理咨询与心理治疗、患者照顾等医疗活动的科室。精神科应包括如下基本条件：①精神科病房和门诊以及相应的场地、医疗设施，以保证医疗活动的正常进行，并为就医者提供一定的休养环境。②相应的人员配备，如医师、护士、心理治疗师、护工等，各类人员分工协作，共同完成医疗服务工作。③相应的规章制度，如人力资源管理制度、诊疗常规、医疗质量管理制度等。主要包括精神科诊疗过程方面患者风险评估、住院治疗形式管理、分级护理管理、安全管理及住院患者的管理。

（王高华　王惠玲）

jīngshénkē huànzhě fēngxiǎn pínggū

精神科患者风险评估（risk assessment of psychiatric patient） 医务人员在精神障碍患者的安全风险定期进行识别、分析和评价的过程。医务人员在精神障碍患者入院当天、住院后定期（一般每周1次，病情需要随时评估）采用体格检查、精神病史的询问与检查、量表评估等对患者进行擅自离院（出走行为）、危险性（冲动与暴力行为）、自杀、窒息、噎食、跌倒、坠床、压疮等不良事件的发生风险进行评估，将风险评估结果向患者、家属进行告知，并采取恰当的防范或干预措施。患者的风险评估结果也作为制订诊疗方案的依据。当然对于门诊及社区的精神障碍患者也存在风险评估的必要。以下简要介绍几种主要的精神科风险问题的评估。

擅自离院评估 擅自离院即出走行为或外走行为，是指精神障碍患者在住院期间，在精神症状或其他精神因素的支配或影响下，没有告知家属和医务人员并征得同意的情况下，无目的地或有计划、有预谋地或采取特殊手段逃离病室的行为。患者出走后，医院和家属将花费人力、物力和财力寻找患者，同时患者的治疗中断，可能导致病情未控制或加重，发生伤人毁物、流浪或自伤自杀行为，引发社会治安问题，容易引起医疗纠纷。

与患者出走行为有关的因素包括：①精神症状，有研究显示有外走行为的精神障碍患者中，精神分裂症比例最高，约89.79%，其次为心境障碍，占4.08%，患者受幻觉、妄想、思维障碍、情绪症状、自知力缺乏等影响而外走。②环境因素，住院病房尤其是封闭式管理的住院环境，可能使患者感到生活苦闷、单调、受拘束和限制，无法适应而外走。③治疗因素，精神药物可能引起患者的锥体外系反应、躯体不适等不良反应，引发或加重患者的焦虑、紧张、抑郁、敌对等情绪，导致患者服药依从性差，外走风险进一步增加。④其他心理因素，如想念家人、担心经济问题等。

外走行为评估表从既往外逃史、不安心住院常在门口逗留、认为病房不安全、认为自己没有病、听到有人要他出去、药物副反应明显、合理要求未被满足、强制性住院、对住院治疗感到恐惧、强烈思念亲人、住院时间长而焦虑等方面评估患者外走的风险。对于有明显外走风险的患者，应根据其具体情况进行相应的处理和干预，如及时控制症状、处理药物不良反应、帮助患者熟悉周围环境，减少或消除陌生感和不适应感、了解患者的想法和心理压力，给予恰当的心理疏导、请家人探望患者、加强病房管理、重点患者重点交班等。

精神障碍危险性评估 精神障碍患者在精神症状的影响下会出现暴力、冲动攻击行为，对他人、自身和其他目标造成语言上、身体上的伤害或者破坏，甚至危及患者自己或他人的生命安全，因而受到国内外精神临床工作者的关注。美国报道强制住院的精神障碍患者有2/3在入院的前3天会发生某种形式的暴力行为，90%的精神机构的医护人员受到过来自精神障碍患者的暴力攻击。

对患者暴力攻击性的评估包括非结构化专业判断（unstructured professional judgment，UPJ）和结构化专业判断（structured professional judgment，SPJ）。UPJ是指医务人员对患者的暴力攻击倾向的个人直觉或观点，其预测的可靠性和有效性较低。SPJ则是结合患者的既往情况和观察到的情况进行结构化的评估。研究显示，通过SPJ识别出高危险性的患者并予以相应的干预措施，能够明显减少病房工作人员和其他患者受攻击的次数。

暴力风险评估的量表有100多种，用于监狱、社区、综合医院、强制治疗的专科医院等不同类型的机构。在精神医疗机构使用的暴力风险评估量表又可以分为评估内部暴力因素、环境因素（如病房设置）以及医患关系三类。内部因素包括静态因素和动态因素。静态因素指患者的年龄、性别等人口学特征、个性特征、诊断、既往史等，它们不会短期内通过医疗干预发生变化，与患者远期的暴力风险有关。动态因素则指患者未治疗的精神症状，如精神病性症状，通过医疗干预，动态因素会发生变化，因而是短期暴力风险评估的主要内容。有研究者比较了8种急性期住院精神障碍患者常用的暴力风险评估工具的临床研究情况，包括住院患者版情景攻击的动态评估量表、心理变态清单筛查版、暴力风险筛查-10、风险与可治疗性短期评估、暴力风险评价指导、基于既往史的临床风险管理-20、麦克尼尔-宾德（McNiel-Binder）暴力筛查清单、Brøset暴力清单，认为Brøset暴力清单和暴力风险筛查-10适宜用于评估精神科急性期患者的暴力风险程度，有助于医务人员及时发现高暴力风险的患者，给予及时干预，避免其暴力发作。

自杀风险评估 中国以死亡登记资料为依据的数据显示，精神障碍患者约占全部自杀者的1/3，精神障碍患者的自杀率是一般人群的10~30倍；自杀事件有5.0%~6.5%发生于普通医院，其中3.0%~5.5%发生于精神病医院。由于精神障碍的特殊性、患者自杀观念隐蔽，一些自杀行动前的危险信号很难被发现，从而错过最佳干预时间，给患者及家庭带来严重后果。故对精神障碍患者进行自杀风险评估非常重要，医护人员须重视对高危人群的照护，及时有针对性地采取预防措施，降低患者的自杀风险。

国内外尚无统一的针对精神科住院患者自杀风险的评估工具，可以采用的工具包括三大类。①与自杀相关的精神症状评估量表：如贝克无望感问卷、抑郁程度和焦虑程度评估量表。②自杀保护因子评估：如生存理由问卷，为由6个维度48个条目组成的自评量表，用于评估潜在的不自杀的信念和期望，以区别自杀意念、自杀未遂及无自杀者。③自杀意念、态度、行为评估量表：如哥伦比亚自杀严重性评定量表，用于评估患者的自杀意念和自杀行为，包括严重程度、强度、行为和死亡4个分量表。严重程度量表用于评估受试者自杀想法的严重程度，从个体无自杀观念至有自杀计划；强度量表用于评估受试者的自杀观念强度，包括频率、持续时间、控制力、震慑因素和有自杀观念的理由；行为量表用于评估受试者自杀行为；死亡量表用于评估真实的自杀行为。

跌倒风险评估 预防患者跌倒或坠床等意外事件是住院患者安全管理的重要方面。跌倒是指患者突然、不自主、非故意地体位改变，倒在地上或较低的平面上。故跌倒包括同一平面的跌倒和从一个平面到另一平面的跌落，如坠床。有的患者没有跌到地上，而是跌倒床上、扶杆上，也是跌倒事件，需要报告。跌倒的危险因素包括：①患者本人的因素，称为内在因素，如年龄性别、营养状况、既往跌倒史、精神状况、躯体疾病、药物因素、社会心理因素等。②外部环境因素，如灯光、地面湿滑与否、鞋子防滑与否等。

许多学者针对不同人群编制了很多跌倒风险评估工具，可以根据患者的特点选择相对合适的工具。莫尔斯（Morse）跌倒评估量表、亨德里奇（Hendrich）Ⅱ跌倒风险评估量表、托马斯（Thomas）跌倒评估量表等量表较多用于老年患者跌倒风险的评估。

跌倒风险的评估，有助于预测患者跌倒的可能性大小及风险因素，医护人员针对高危人群的跌倒危险因素采用有效的干预措施，进行重点防护及相关的健康教育，减少住院期间患者跌倒的发生率。例如，患有神经系统疾病容易跌倒的患者，可以头部佩戴护具，避免颅脑损伤；对使用镇静安眠药等增加患者跌倒危险的药物，应告知患者及陪护人员患者可能出现的反应，患者未完全清醒时不要下床活动；对服用降压药、抗精神病药等可能致直立性低血压的药物时，嘱其缓慢改变体位；对一些怕麻烦别人的患者，要让其知道护士愿意帮助他；有坠床风险的患者应加床挡，必要时约束保护。

（王高华　王惠玲）

jīngshénkē zhùyuàn zhìliáo xíngshì

精神科住院治疗形式（psychiatric inpatient treatment form）

医务人员根据患者的病情、自知力、接受住院治疗的意愿、家属或照顾者的实际情况决定精神障碍患者采取在医院治疗的方式。精神科常见的住院治疗形式包括以下3种形式。

封闭式治疗 对处于急性期精神活动紊乱、有明显冲动攻击风险，或有自伤、自杀、外走风险的精神障碍患者，拒绝治疗或无家属陪护的重性精神障碍患者，在精神科封闭式管理病房接受精神科工作人员的监护和治疗的治疗方式。接受精神科封闭式治疗的患者多为非自愿住院的患者。非自愿住院，即非自愿强制医疗，是指精神障碍患者不能辨认或不能控制自己的行为，导致发生或可能发生伤害自身、危害公共安全或他人人身安全、扰乱公共秩序的危险，应该由患者的近亲属、所在单位、当地公安机关或民政等有关部门按照《中华人民共和国精神卫生法》的有关规定，将其送往医疗机构，由精神科执业医师进行精神障碍诊断和住院治疗。部分自愿住院的患者，如抑郁症患者，有明显的自伤、自杀、外走风险，出于安全性考虑，也需要接受精神科封闭式治疗。

封闭式管理的病房有严格的门禁制度，住院患者不能自行离开病房，病房有严格的危险物品管理制度和患者家属陪护与探视制度，以确保住院患者的安全并得到合理的治疗。当患者的病情得到控制、能够配合治疗，患者、患者家属与医师讨论并经医师同意且患者家属能够照顾和陪护的情况下，患者可以根据所在医院的制度转为半开放或者开放治疗模式。

封闭式治疗的作用：①精神障碍患者多无自知力，否认有病，拒绝住院，封闭治疗可以使患者在医院接受系统治疗。②精神障碍患者不认为自己有病，也就拒绝接受治疗，加之如果患者家属在场，患者反抗情绪往往更为强烈，影响治疗的顺利进行，封闭治疗下可以由医护人员给予患者适当的治疗。③精神障碍患者在幻觉妄想、兴奋等精神症状的支配下，可能发生自杀、伤人、外走、诉讼、损害家庭或社会财物、扰乱社会秩序等不良事件，封闭治疗可以控制或减少此类不良事件的发生。④对家属陪护有困难、病情不适合单独在开放病房治疗且有一定生活自理能力的患者，可以在封闭管理病房接受治疗。在封闭管理病房治疗的患者最多的是精神活性物质所致的精神行为障碍、情感障碍以及精神分裂症、分裂型障碍和妄想性障碍。随着医学模式及精神病学服务方式的改变，封闭式病房的患者比例呈明显下降，而开放病房的患者比例明显增加；需要被隔离和强制服药的患者比例也明显下降。封闭式治疗不一定能够帮助患者配合治疗、减少住院期间的攻击性，应尽量采用对患者限制少的开放治疗。封闭式治疗，患者的自由活动受到限制，可能限制患者和医师的交流，影响精神障碍的康复。

开放治疗 随着社会的进步、医学模式的改变，对精神障碍的治疗形式由开放式管理模式代替传统的封闭式管理模式，住院患者可以自由活动，并可参加一些娱乐或学习活动，增加患者与人沟通、与社会接触的机会，使患者得到早期社会生活功能锻炼。因此开放式的管理模式拓宽了精神康复的领域，适应了生物-心理-社会医学模式的发展。

精神障碍患者对自己的病情有自知力，知道疾病给自己、家人或者其他人造成烦恼、痛苦，主动到医院就诊，且经过医师的评估诊断，认为患者需要住院治疗，患者愿意在医院接受治疗，即为自愿住院。《中华人民共和国精神卫生法》第二十六条规定“精神障碍的诊断、治疗，应当遵循维护患者合法权益、尊重患者人格尊严的原则”，第三十条规定“精神障碍的住院治疗实行自愿原则”。除非患者的精神障碍诊断及病情评估表明其为严重精神障碍患者，且已经发生伤害自身的行为或者有伤害自身的危险、已经发生危害他人安全的行为或者有危害他人安全的危险的，均应实行自愿入院。

自愿住院的患者一般接受开放治疗。开放治疗患者住院期间一般需要家属或陪护人员陪诊，办理入院手续时医护人员告知家属或陪护人员需要注意的安全事项，并按照医院的要求签署开放治疗知情同意书。部分自愿住院的患者无家人陪诊，医务人员对其进行风险评估后确认其可开放治疗，可由患者本人签署自愿住院知情同意书，并将紧急联系人告知医护人员，然后办理开放治疗手续。开放治疗的患者可根据自己的情况随时要求出院，医疗机构应当同意并予以办理。

半开放治疗 即封闭式治疗的患者经一段时间的治疗病情明显好转、能够配合治疗且患者家属有能力监护的情况下，为了帮助患者更好地康复和回归正常社会生活，可以在主管医师和护师向患者及其家属充分告知患者外出注意事项和安全事宜，并由家属签署知情同意书后，由家属不定期陪同患者外出活动的治疗方式。半开放式治疗是介于封闭治疗和开放治疗之间的过渡方式，有利于医务人员和家属观察患者的病情缓解程度；如果患者经过一段时间的半开放治疗，病情稳定，无明显的冲动、自伤、自杀、外出及怪异行为等，可以考虑转成开放治疗；反之则需要继续进行封闭式治疗。

（王高华　王惠玲）

jīngshénkē fēnjí hùlǐ

精神科分级护理（grading nursing in psychiatric department） 依据精神障碍患者病情轻重程度、生活自理能力以及对自身、他人和周围环境安全的影响程度而给予不同级别的护理。制订不同的护理措施和管理方法，其级别可分为特级护理、一级护理、二级护理和三级护理。医护人员会根据患者的病情变化及时对患者的护理级别进行动态调整。

特级护理 对象包括：①精神障碍患者伴有严重躯体疾病，如伴有重度心功能不全、严重外伤、频繁癫痫发作或癫痫持续状态、生活完全不能自理者。②有极严重的消极自伤、自杀危险者。③自杀未遂但后果严重，生命体征不稳定、随时可能有生命危险者。

护理要点：①设专人护理，严密监测和评估病情，记录生命体征变化，保持水、电解质平衡、记录出入量，危重护理记录。②进行基础护理，落实各项治疗和护理措施，严防并发症，确保患者安全。③备好急救物品及药品，以应抢救之需要。

一级护理 对象包括：①处于精神障碍发作的急性期、精神症状不稳定的患者，如兴奋躁动、行为紊乱、严重的抑郁自杀、自伤、外走、拒食者。②伴有躯体疾病，生活自理能力差的患者。③特殊治疗需要密切观察病情和加强监护者，如电休克治疗者、药物临床试验、大剂量抗精神病药物治疗或有明显不良反应者。

护理要点：①安置于易观察的病室内，密切观察病情变化及治疗反应，每 15～30 分钟巡视 1 次，或根据病情需要随时巡视患者，并重点交接班。②根据医嘱正确实施治疗与护理，及时准确做好护理记录。③落实基础护理，看护服药与进食，观察睡眠及排便情况。④长期卧床者应做好皮肤护理，防止并发症。⑤加强安全护理，严防自伤、自杀、伤人、毁物等意外事件发生。⑥了解患者心理需求，及时沟通和疏导，做好心理护理。

二级护理 对象包括：①一级护理的患者病情好转，精神症状趋于缓解，不危害自己或他人，或可正确评估自己目前疾病状态者；仅合并一般的躯体疾病者。②有轻度自杀念头、外走企图，但能接受劝导、无行为者。③生活基本自理但有时需督促者，包括年老体弱、儿童患者等。

护理要点：①安置于一般病室，每30分钟巡视并观察病情变化。②根据医嘱正确实施治疗与护理，及时准确做好护理记录。③督促或协助患者生活料理，如熟悉、衣着、尿便等。④进行健康教育，加强心理护理。⑤督促或安排患者参加康复活动，促进患者精神康复。

三级护理 对象包括：①经治疗症状缓解、病情稳定，自知力逐步恢复的患者，待出院或康复期患者。②无冲动、自伤、杀伤、外走危险的患者。精神科护理的措施也更加强调安全方面的护理。

护理要点：①根据医嘱，正确实施治疗与护理。②有针对性的做好心理护理和健康指导，促进患者尽快康复。③做好出院前健康指导。

（王高华　王惠玲）

jīngshénkē ānquán guǎnlǐ

精神科安全管理（safety management of psychiatric department）

针对精神科病房的安全检查及危险物品的安全管理。

精神科病房安全检查 由医护人员按照既定的程序定期检查精神科病房的安全事宜及可能的安全隐患，如病房水电设施、消防通道通畅、病房内的危险物品等，以及检查新入院患者、探视家属是否有危险物品带入病房。精神科病房安全检查是预防自伤、自杀及其他不良事件、保障精神障碍患者人身安全的重要措施之一，尤其是在精神科封闭病房内。精神科病封闭房内禁止有利器、绳带、火种、药品、有毒的化学物质等可能的危险物品；护理人员在办理入院手续时即向住院患者及其家属告知，并检查患者或探视者带入病房的物品中是否有上述危险物品，并定期检查住院患者的日常物品中是否有上述危险物品，如果有应该立即收缴保存，请探视者带走或待患者出院时交还给患者家属。精神科开放病房的患者一般病情程度较轻或者是自愿住院治疗，且一般有家属或陪护者 24 小时照顾，但精神科医务人员仍应注意危险物品的管理，告知患者和患者家属上述危险物品应由陪护者随身携带或带走，不能放在病房内或让患者随意自行取用；一旦发现，医护人员应及时提醒陪护者处理好危险物品。患者家属、探视者或陪护人员应当接受精神科医务人员的建议和指导，如不听劝阻或者故意擅自将危险物品带入而导致意外情况发生的，需要承担相应的法律责任。

精神科危险物品安全管理 包括患者的危险物品管理和医疗危险物品管理两部分。①精神科住院患者在入院或返院时，当班护士应按照要求对患者及其陪护人员携带的物品进行检查，封闭病房禁止带入的危险物品有各种药品、器械、玻璃器皿、锐利器具、钝器、绳带、匙筷、刀剪以及易燃物品等；洗发水、沐浴露等存在安全隐患的生活必需品则由护理员统一加锁保管，班班交接，严防患者私自获取；开放病房患者及家属也应按照相关要求，不要携带相关危险物品进病房。医院护理人员应按照规定每日对病区进行相关安全检查；发现危险物品，向患者和家属做好解释后进行登记暂存，待家属结束探视或患者出院后领取并带走；护士每日进行晨间、午间、夜间护理的过程中，留心病区内有无危险物品，如有应及时收回。②精神科工作人员应对工作用相关物品，如注射器、输液器、体温表、止血带、约束带等，做好定量保存、定点专柜放置、严格交接班；发现数目不符时应及时查找；使用后的输液器、注射器等应及时带出病房，分类处理，针头丢入利器盒内，妥善保管回收。

（王高华　王惠玲）

jīngshénkē zhùyuàn huànzhě guǎnlǐ

精神科住院患者管理（management of psychiatric inpatient）

针对精神科的住院患者从入院至出院进行一系列的管理活动。

精神科保护性约束 利用约束用具，对有自伤自杀、冲动攻击、伤人毁物等异常行为的精神障碍患者进行躯体约束，以保护精神障碍患者及周围环境免遭损害的特殊的精神科护理操作技术。保护性约束不是简单的捆绑技术。由于其具有强制性、极可能导致激烈行为或护患纠纷，使用过程中必须遵循一定的医疗护理程序，包括其实施应由医师开出医嘱、约束期间应当定期进行评估，病情稳定后及时解除约束。但是具体的实施细则和程序还有待进一步完善。

约束应用原则　①患者当时有伤害自身或者危害他人的危害性。②保证患者得到及时治疗。③在其他较少限制的措施无法实施或使用无效后才使用。

约束形式　最常用的保护性约束形式为床上约束、椅上约束、患者自身约束。床上约束又分仰卧位约束和俯卧位约束；椅上约束为坐位约束；患者自身约束一般约束双手，但患者可以自由走动。约束用具有约束带、约束床、约束椅、约束手套、约束背心等，以约束带应用最广泛、经济。约束带应松紧适度，以穿过1~2个手指头为宜。

约束环境　约束的患者最好安排在单间或由专人守护，保护的体位应为功能位，同时应注意保护患者的隐私，遮挡患者被约束的肢体，使之感到舒适、安全并能保护患者的自尊。在约束期间应提供人性化的服务，如加强生活护理，注意患者的饮水、饮食，皮肤及大小便的护理，注意保护皮肤和肢端循环情况，保护患者以避免受其他病员的骚扰或伤害，医护人员应关心爱护被约束的患者，予以心理支持和安慰，以减少或消除患者对约束的偏见和焦虑、猜疑、怨恨、敌对、过激冲动等；并及时评估患者的风险行为，以较小的约束程度和约束时间达到患者和环境的安全，减少约束对患者身心的不利影响。

应用　保护性约束在精神科护理中应用广泛，有利于减少精神障碍患者意外事件的发生，但也存在潜在的危险，对精神障碍患者生理和心理方面可能有负面的影响。关于保护性约束的操作规范、使其更加人性化并安全有效，如何降低保护性约束的使用率，尚需要继续研究。

精神科监护　由于精神障碍的特殊性，精神患者特别是重性精神障碍患者受精神症状的支配导致某些行为不能自控，随时都有可能发生意想不到的安全事故。精神科监护即由护理人员全天对患者进行看护、巡视、密切观察每位患者动态，对有严重消极、冲动、出走言行的患者或者伴有严重躯体疾病的患者实行24小时重点监护，并做好交接班以及时发现不良预兆，严防意外发生。精神科监护的重要性在于：①预防或消除各种隐患和风险，最大程度的预防或避免意外发生。②通过规范医疗行为减少不安全行为因素，尽可能避免发生患者和医护人员受伤的事故，从而避免和减少患者、家属、医院的经济损失，避免医患纠纷发生。③对各种不安全状态的控制，保证医疗护理工作的顺利进行，提高护理质量。④通过制订相应的安全管理措施和培训教育提高医护人员的安全意识，具备意外事件的应急能力，降低意外事件的严重后果。

精神科医疗保护性措施　在医疗过程中，医护人员对精神障碍患者紧急实施的一种强制性限制其自由活动的措施；实施人员为精神科接受过保护性医疗措施技能培训的执业医师和护士，经过培训的其他工作人员如精神专科护工可以协助实施。处于意识障碍、智力障碍等特殊状态或在接受输液等治疗时所采取的临时限制措施，不属于此范畴。

当患者存在自伤自杀行为或可能发生自伤自杀行为的危险、伤人行为或可能发生伤人行为的危险的情况下，根据对患者的评估结果，由医师决定实施的、适宜的住院医疗保护措施，包括隔离、约束保护等。隔离为将患者与危险场景、物品及其他患者暂时分隔，只能在有限的安全空间内活动的措施，其躯体活动能力不受限。约束保护为限制患者全部或部分肢体活动能力的措施，其活动能力和活动范围均受限。

医师在实施保护性医疗措施前需要向监护人就实施医疗保护性措施可能导致的意外情况进行沟通，取得监护人同意的情况下由监护人在书面知情同意书上签字。如果在紧急情况下，为了患者和他人的安全可以先实施医疗保护性措施，随后告知患者的监护人约束保护。对住院治疗的精神障碍患者暂时采取约束或者隔离等保护性医疗措施的主要目的：①保障患者的人身安全。②保护其他患者的人身安全。③保障患者得到及时有效的治疗，早日康复。④保护医务人员的安全，维护正常医疗秩序。

《中华人民共和国精神卫生法》第四十条规定：精神障碍患者在医疗机构内发生或者将要发生伤害自身、危害他人安全、扰乱医疗秩序的行为，医疗机构及其医务人员在没有其他可替代措施的情况下，可以实施约束、隔离等保护性医疗措施。实施保护性医疗措施应当遵循诊断标准和治疗规范，并在实施后告知患者的监护人。禁止利用约束、隔离等保护性医疗措施惩罚精神障碍患者。实施保护性医疗措施之前，精神科执业医师、护士应当仔细评估患者的情绪、合作程度、行为表现等，努力劝导患者配合治疗。一般情况下，应当按照精神科执业医师的医嘱实施约束或者隔离等保护性医疗措施；特殊或者紧急情况下，可按精神科执业医师的口头医嘱实施紧急约束或者紧急隔离等保护性医疗措施，医师应当在患者被紧急约束或者紧急隔离后 3 小时内补充书面医嘱，并在病程记录内记载和说明理由。精神科执业医师每天至少要对被隔离的患者进行 1 次检查、对被约束的患者进行 2 次检查，并且对是否需要继续隔离或者约束进行一次评估。精神科护士每 30 分钟至少应当巡查一次被约束或者隔离的患者，密切观察约束保护带的松紧、约束部位的血液循环情况；每 2 小时应当松解约束保护带一次，并做好基础护理工作；患者被连续约束 48 小时或者隔离达 72 小时，应当由具有副主任医师以上职称的精神科执业医师对患者进行检查，并对是否需要继续采取约束或者隔离措施做出评估。对老年精神障碍患者实施保护性约束措施应审慎，注意其生命体征的变化及水电解质平衡，加强生活护理。被约束患者的护理交接班应当在床边进行，内容包括松紧情况、皮肤情况、保护带数目以及护理记录是否完整、正确等。对实施保护性医疗措施的设施设备定期进行检查和维护。

精神科住院患者健康宣教 即以医院为基地，以精神科住院患者及其家属为对象，利用精神医学、护理学和健康教育学的有关理论和方法，进行有目的、有计划的教育活动，提高患者及家属对精神障碍的诊断、治疗、预后评估、康复训练等知识的了解。对住院患者实施健康教育是整体护理的重要一环，尤其是对精神患者的健康教育，有利于患者遵守院规、配合检查及治疗，从而有利于精神障碍的治疗，可能缩短治疗周期，促进患者的心理康复。通过对患者家属的健康教育，家属了解精神障碍的相关知识，有利于减少家属对精神障碍的偏见或不正确认知，更好地帮助患者康复。

精神科住院患者健康宣教的形式很多，如一对一交流、小组教育、专题讲座、电化教育、宣传栏、宣传手册、患者及家属的联谊交流会等。有调查显示，精神科住院患者及家属最关心的健康宣教内容为疾病的原因及诱因、疾病的治疗方法及预后、精神障碍的临床表现、患者家属的陪护指导等。

精神障碍患者出院康复指导 医护人员在患者办理出院手续后，对患者及其家属就疾病相关问题及如何开展精神康复给予指导，尽可能帮助患者恢复正常的精神功能和社会功能。精神障碍患者的治疗目标不仅是消除患者的精神症状，更重要的是使患者恢复正常的精神功能，重新回归社会，成为自食其力的劳动者。精神障碍患者的出院康复是精神卫生保健机构的重要任务。

在为患者办理出院手续后，医护人员应告知患者及其家属出院后的服药方法及康复内容，提高患者对治疗的依从性，定期复诊，积极配合开展康复训练，逐渐提高患者的日常生活能力、人际能力、社会适应能力。康复指导的形式包括面对面告知患者及其家属、电话回访等。康复指导的具体内容：①药物治疗指导，即药品需由家人保管，严格按照医嘱按时按量督促患者服下，切不可因为患者病情稳定而掉以轻心，擅自减药、停药，而致病情复发。②家庭环境指导，建议家属在日常生活中对患者多关心、多沟通、多陪伴，家属尽量帮助患者恢复自信心，正确地面对精神障碍。③饮食睡眠指导，在饮食上尽量合理搭配，营养均衡，保证患者有适宜的进食量和饮水量，忌过饱或不足，尽量不吃刺激性食物，禁饮酒、饮茶、喝咖啡等。应注意患者的睡眠情况，观察患者是否有失眠，因为失眠往往是病情复发的首要信号。④生活指导，即鼓励患者接触外界的人和事物，不要与世隔绝，避免精神衰退。鼓励患者进行劳动或锻炼，恢复体力，劳逸结合，以不感疲劳为宜。⑤复诊指导，告知患者及家属在患者出院后应按时到精神科门诊复查，以便医生监测药物的疗效及副反应、根据患者的病情调整药物剂量；患者在家如病情出现变化，需及时复诊，避免病情加重致患者痛苦，也增加家庭的经济负担。⑥婚育指导，精神障碍患者在康复后也面临结婚和生育问题（除婚姻法严令禁止婚育的精神障碍患者），应如何对待是困扰患者及家属的重要问题。患者应正确面对自己的心理疾病，调整心态，在适当的时候坦诚告知对方病情，避免日后不必要的纠纷；在得到理解，病情稳定的情况下，可咨询主治医生的意见和建议，在医生的指导下有计划地处理药物治疗与婚育的问题，追求属于自己的幸福。

（王高华　王惠玲）

shēngwù jīngshénbìngxué

生物精神病学（biological psychiatry） 主要研究与精神障碍相关的生物学异常改变的学科。精神病学亚专科。这些生物学异常可能是精神障碍的原因或结果，或参与疾病的发生与发展。

简史 古希腊伟大的医学家希波克拉底（Hippocrates，公元前460~前370年）就提出了精神障碍的体液病理学说，他认为精神障碍源于人体内4种体液（血液、黏液、黄胆汁和黑胆汁）异常，一旦4种体液间的平衡性遭受破坏就会导致精神障碍，即精神障碍的体液病理学说，这是最早从生物学角度来推测精神障碍发病机制。生物精神病学发展史上最重要的事件是1953年氯丙嗪抗精神病作用的发现和应用，从此开始了精神药物的研究，人们通过研究其药效机制进而研究神经递质与脑中各受体之间关系，以及精神障碍发生的生物学机制，如抗精神病药物的发现与精神分裂症多巴胺假说的形成，抗抑郁药的问世与抑郁症单胺假说等。

随着生物学知识与技术的发展，特别是神经科学领域包括脑电图、脑电地形图、脑诱发电位、CT、MRI、单光子发射计算机体层扫描（SPECT）、正电子发射计算机体层扫描（PET）等技术的发展与应用，有助于对精神障碍进行客观检查与诊断。虽然仍很少能发现精神障碍中有明确的生物学异常，也未找到在疾病特异性、敏感性及稳定性方面比较有临床应用价值的生物学标志物。但生物精神病学领域的发展对精神障碍的病因、发病机制、生物学诊断与治疗是非常重要的。2010年国际知名杂志*Nature*提出了未来10年后，精神障碍最需要有所突破的是：精神分裂症、抑郁症的病理机制和早期识别标记以及高效的治疗方法。精神障碍最迫切需要解决的问题首先是生物学病理机制。

研究范围 研究内容涵盖多个领域，可分成多个研究分支。主要发展方向有以下几个方面。

精神障碍的遗传学研究 遗传因素是多种精神障碍的主要致病因素之一，尽管还不能明确是何种遗传方式与哪些确切的基因相关，但遗传因素在多种精神障碍的发病中具有重要作用。理解每个特定基因位点在完整病因学框架中的意义，基因与基因、基因和环境的相互作用，遗传变异在分子、细胞和神经网络等各层面引起的改变，基因型和表型之间的生物学机制等，这都是需要探索的问题。

精神障碍的神经生化因素研究 包括单胺类神经递质、氨基酸类神经递质、神经肽、神经营养因子与精神障碍的关系。

精神障碍的神经内分泌因素 包括各内分泌轴与激素与精神障碍的关系。

精神障碍的脑网络与神经连接因素 包括对精神障碍患者大脑结构、功能、神经网络等进行全面研究，揭示各类精神障碍神经环路和神经连接传导的异常。

精神药理学研究 氯丙嗪被用于治疗精神障碍患者并取得了疗效，开创了精神障碍药物治疗的纪元，药物治疗就成了治疗精神障碍尤其是重性精神障碍的最主要的有效手段。有关精神药物的作用机制、治疗作用及相关的临床理论与实践的学说不断地发展和丰富，已形成了一门新的分支学科——精神药理学。其理论主要是神经科学理论和药物药理学理论的有机结合。通过药物对精神障碍的治疗机制和对神经系统产生的效应来验证精神障碍的生物学病理机制。在药理学方面，研究范畴包括药物本身的药代动力学、药效动力学、药物的临床用途与效应、合理用药、指导新药研发和临床研究等。

研究方法 主要包括遗传学研究方法与神经科学研究方法。科学新技术尤其是神经科学、遗传学等技术的发展，使探索精神障碍的本质有了新的希望。例如，应用脑电生理技术（脑电地形图、脑诱发电位、多导睡眠图、眼动跟踪）、神经影像成像技术（MRI、SPECT、PET）、分子遗传学技术、光遗传学技术、神经生化及神经免疫检测技术等，从微观的角度对精神障碍的发病机制进行深入研究。在精神障碍的前沿问题中，有一个最关键的科学问题，就是寻找和确立从基因到临床表型之间稳定的生物学标志物。如果能够发现和确定一个或者一组明确的生物学标志物，既可以探讨基因、分子、蛋白质是如何影响精神障碍患者脑结构和脑功能，揭示精神障碍的病因与发病机制，也可以作为临床客观诊断工具和建立评估疗效和预后的指标。

同邻近学科的关系 生物精神病学的研究范畴涉及多个基础医学与临床医学学科，是神经科学、医学遗传学、生理学、生物化学、药理学与精神病学相互渗透、相互交叉联系、相互促进发展的跨学科领域。

（赵靖平）

shèhuì jīngshénbìngxué

社会精神病学（social psychiatry） 研究社会心理因素在精神障碍的发生、发展、治疗、康复和预防中的作用，以及对人群精神健康的影响，还包括利用社会心理因素达到人群精神健康促进和心理素质提高目的的学科。又称社会精神医学。精神病学亚专科，是一门交叉学科，内容其一是属于医学分支的精神医学、流行病学、社区医学，其二是包括文化学、人类学在内的社会学；方法学以精神障碍流行病学为主。

简史 作为一门交叉学科，社会精神病学的历史并不长。在20世纪30年代，有学者开始使用这一术语，见于一些社会学家和心理学家的研究论文中。1950年美国康奈尔大学开始设立社会精神医学教授职位；1955年第一本专科杂志《国际社会精神病学杂志》问世。世界精神病协会自1980年开始设立了社会精神医学分会。中国从20世纪80年代随着改革开放，开始发展社会精神病学的理论和实践，并在中华医学会精神病学分会中设立了社会精神病学学组，在全国开展培训，系统地介绍相关的理论；同时广泛和深入地进行了以精神障碍在社区人群的流行强度和社会心理危险因素为重点的研究。

研究对象 现代的生物-心理-社会的健康和疾病模式认为，所有疾病都应该与生物、心理和社会因素有关，相对而言，精神障碍与社会因素的关系更加突出。精神障碍在人口中的分布是均衡的，社会地位、受教育程度、职业水平、收入等低下，均是精神障碍的社会危险因素。社会精神病学研究的对象就是导致精神障碍发生、发展、结局的心理社会因素，实际上是研究精神健康、社会文化环境以及二者之间的复杂相互作用。

研究方法 涉及社会、文化、环境等因素对个体和群体精神健康影响的所有相关自然科学和社会科学的理论和方法，需要综合运用流行病学、卫生统计学、卫生经济学、卫生政策研究、卫生事业管理学、社会学、心理学等多个学科的理论和方法，流行病学描述性研究、分析性研究、实验性研究是主要的方法学。在精神医学领域中，除生物精神病学外，均属社会精神病学的范畴，而且其研究的范围和方法，也随社会的发展而变化，需要运用更多学科的方法学。社会精神病学的社会属性提示发展符合社会文化和理论的重要性，既有适合于世界各国的普遍规律，又有适应于当地的社会和文化特征的特点，因此需要应用社会科学的方法学。

同邻近学科的关系 精神障碍给社会带来沉重的负担，精神障碍所致的社会负担是社会精神病学的重要研究内容，研究涉及除自然科学的医学中精神医学、流行病学、分子遗传学等体系之外，还包括社会科学中的经济学、伦理学、社会学、心理学、管理学、人类学、民俗学、传播学等。社会精神病学除了研究社会文化环境因素之外，还关注卫生政策、卫生服务体系等系统性因素对精神健康的影响，也就是精神卫生服务研究。这类研究主要包括四部分，即精神卫生服务需求研究、精神卫生服务供给研究、精神卫生服务利用研究和精神卫生政策研究。

应用和有待解决的重要课题 精神障碍的病因有复杂的多因多果现象，精神障碍的预防和控制既涉及个体又注重关注群体，因此社会精神病学有广泛的应用价值。良好的心理适应、个性的充分发挥、自我实现的可能性，既需要健康的身心，也需要良好的社会条件，这些都是社会精神病学的研究领域。为了达到躯体、精神和社会的统一协调，符合生物-心理-社会医学模式，有待于将社会精神病学与生物学、心理学、社会学、人类学、哲学、法律、经济、宗教、民族、文化、艺术等领域有机地整合，达到精神健康促进的目的。

（黄悦勤）

jīngshén zhàng'ài liúxíngbìngxué

精神障碍流行病学（psychiatric epidemiology） 将现代流行病学原理和方法应用于精神医学领域，描述精神障碍的时间、地区和人群分布及其发生、发展的规律，探讨精神障碍的病因和危险因素，并制订预防控制措施的交叉学科。精神障碍流行病学具有精神病学的临床特征和流行病学的群体属性，涉及临床医学、预防医学、卫生政策以及社会科学等多学科和多领域。

简史 自20世纪中叶以来，精神病学理论的深化和方法学的改善，诊断标准、定式访谈工具及复杂的人群抽样技术的发展，推动了精神障碍流行病学研究的飞跃性进步。1991年，美国在流行病学调查责任区进行了精神障碍流行病学调查，继而进行了一次全国范围内的国家共病调查，并于2000年再一次进行了全国范围内的国家共病复测调查。2001～2003年欧洲多国开展了欧洲精神障碍流行病学研究。新世纪伊始，世界卫生组织支持美国组织了全球范围的世界精神卫生调查调查，采用统一的调查工具和方法，获得了全球范围内的精神障碍流行病学现况与服务利用现状，分析精神障碍患病的影响因素，进行跨国家、跨文化的比较，具有重大学术价值，同时加强了全球公共卫生对精神障碍负担领域的关注。

中国精神障碍流行病学开始于20世纪40年代末，50~70年代在海峡两岸一些地区进行了较大规模的精神障碍调查，如林宗义1953年和1973年在中国台湾地区进行过大规模的人群精神障碍流行病学调查；陈家鼐1993年在中国香港沙田社区人群中进行过大规模的精神障碍患病率调查。中国大陆1982年和1993年分别在11个地区和7个单位地区进行了二次大样本的精神疾病现况调查，为中国精神卫生事业开创了精神障碍流行病学研究的良好开端。进入21世纪以来，全国各省市地区在各类人群中开展了各种精神障碍流行病学调查，取得了大量的研究结果。2013年，在国家卫生和计划生育委员会和科技部共同支持下，开展了首次全国31个省自治区直辖市（不包括港澳台）精神障碍流行病学调查，掌握了各类精神障碍患病率及其分布和卫生服务利用现况，探讨了各种影响因素，是中国精神障碍流行病学研究的里程碑。

研究对象 随着中国社会经济水平快速发展，家庭结构和生活方式变化巨大，影响人们身心健康的多种因素持续存在，情感障碍、焦虑障碍等常见的精神障碍患者有增加趋势，精神分裂症等严重精神障碍患者救治问题尚未全面解决，精神障碍负担日显严重，精神卫生问题成为中国重要的公共卫生问题。精神障碍流行病学的研究对象就是从群体的角度描述精神障碍负担及卫生服务利用现况，探讨精神障碍发生、发展、预后的社会心理危险因素、保护因素、预后因素，评价治疗和预防精神障碍的药物和措施的效果。

研究方法 精神障碍流行病学研究的目的是为了从群体的角度描述精神障碍的流行强度，探讨病因，制订治疗预防措施并评价效果，主要方法学是流行病学观察法和实验法，包括现况调查、病例对照研究、队列研究、临床试验、社区干预试验等。随着信息理论和技术的飞速发展，精神医学的理论和实践都将进入日臻完善的快速发展时期。精神医学将突破以现象学为诊断依据的瓶颈，临床治疗和人群预防将实现疾病的三级预防策略，深入探讨精神障碍的病因和危险因素，精神障碍流行病学研究将以其临床医学和预防医学的属性充分发挥方法学的支撑作用。

同邻近学科的关系 精神障碍流行病学是将流行病学的理论和方法应用于精神障碍的研究，探讨影响疾病负担的各种社会危险因素和病因，制订和评价各种预防控制措施的效果，需要综合运用基础医学、临床医学、预防医学的理论和方法；卫生统计学是主要的工具体系，卫生经济学、卫生事业管理学，以及涉及精神障碍发生、发展、结局的社会人文科学等多学科的理论和方法，都与精神障碍流行病学有密切关系。

应用和有待解决的重要课题 精神障碍的分布、病因、控制有其特殊性和复杂性，还涉及医学伦理，因此精神障碍流行病学研究有广泛的应用领域。研究精神障碍的流行强度需要描述性流行病学的分布论作为方法学支撑，探讨精神障碍的病因需要应用分析性流行病学的方法建立和验证假设，精神障碍的预防和控制亦需要应用实验性流行病学的群体研究技术予以实施。当前亟待解决的是弥合临床精神病学与社会精神病学的裂痕，加大资源投入，将社会精神病学的理论和方法整合到精神卫生领域是有待解决的重要课题。

（黄悦勤）

jīngshén zhàng'ài yùfáng

精神障碍预防（prevention of mental disorder） 从群体和个体视角研究预防和减少精神障碍，讲究精神卫生，增强心理素质，改善和创造有利于精神健康的生产环境和生活条件的措施。预防的突出特点包括研究的对象是个体和群体，实践的重点是针对健康和无症状患者，目标是制订精神障碍预防对策与措施。精神障碍预防的方法上更注重微观和宏观相结合，研究重点是环境与人群精神健康之间的关系。精神障碍预防的第一级预防是针对病因和危险因素的病因预防，第二级预防是早发现、早诊断、早治疗的临床前期预防，第三级预防是临床预防，防止疾病进一步恶化，减少残疾，恢复个体的机体功能和社会功能，提高生活质量的康复预防。

（黄悦勤）

jīngshén zhàng'ài yījí yùfáng

精神障碍一级预防（primary prevention of mental disorder） 发病前期通过消除或减少病因或危险因素，以防止或减少精神障碍发生的积极主动的根本性预防措施。又称病因预防。内容包括开展大众心理健康促进，普及精神卫生知识，促进人们的自我心理保健；提供心理咨询服务和遗传咨询；对于易患精神障碍的高危人群采取主动的相关心理干预措施；定期进行人群精神障碍流行病学调查，掌握精神障碍流行强调时间、地区、人群分布及其影响因素，以利于制订预防策略和措施。从宏观角度的根本性预防，首先是从全球性预防战略和各国政府策略角度考虑，建立和健全社会、经济、文化等方面的措施；其次是针对环境和机体的措施，是低成本、高效而积极的社会预防措施。

（黄悦勤）

jīngshén zhàng'ài èrjí yùfáng

精神障碍二级预防（secondary prevention of mental disorder）

临床前期重点针对精神障碍早期发现、早期诊断、早期治疗，以改善预后、防止复发的预防措施。又称临床前期预防。主要内容包括向公众宣传精神障碍知识，提高早期识别精神障碍的意识，减少直至消除对精神障碍患者歧视和偏见，以及患者及其家属的病耻感。对于确诊或可疑的精神障碍患者，指导及时在精神专科医院就医诊治，采取足量足疗程的系统的药物治疗、心理治疗、物理治疗、专科护理等，争取使疾病达到完全缓解，减少和防止疾病复发。加强综合医院精神科和心理咨询的学科建设，开展联络会诊，提高非精神科医师早发现、早转介、早治疗患者的能力，为人群提供便利的可及性精神障碍就诊环境和条件。

（黄悦勤）

jīngshén zhàng'ài sānjí yùfáng

精神障碍三级预防（tertiary prevention of mental disorder）

针对诊断明确、症状缓解、病情稳定的精神障碍患者，为防止病情恶化或复发，促使生理、心理、社会和职业功能恢复，预防或减少残疾而采取的综合措施。又称临床预防。对于失能患者通过康复医疗措施，力争恢复或保留功能，回归社会，延长寿命。康复内容包括精神专科治疗，建立社区家庭病床、中途宿舍、庇护工厂，对精神障碍患者进行康复训练，加强心理咨询和服药管理。宏观调控相关部门构建精神障碍防治康复体系，重视心理、社会环境对疾病预后、复发的影响，妥善解决患者的康复、工作、就业、家庭问题，维持患者良好心理状态和社会功能，提高生活质量，预防残疾。

（黄悦勤）

jīngshén zhàng'ài kāngfù

精神障碍康复（rehabilitation of mental disorder） 从群体和个体视角，为预防和减少精神障碍导致的身体结构与功能、个体的活动和社会参与以及与环境因素相互作用损害而进行的有针对性的康复医疗实践。对精神障碍要实现治疗与康复的动态平衡，康复治疗与临床治疗同步实施。症状与社会功能是康复关注的重点，需要拓展个人和社会资源，从医学角度祛除症状，防止复发，减少残疾。康复的核心是心理康复，包括客观对待疾病，提高心理承受能力，纠正性格缺陷，提高社交技能。精神障碍康复策略包括生活技能训练、文娱治疗、社会技能训练、技能培训和就业咨询等职业康复。

（黄悦勤）

sīfǎ jīngshénbìngxué

司法精神病学（forensic psychiatry） 以精神病学为基础，研究和解决在诉讼过程中，诉讼当事人或诉讼参与者的精神状态和法定能力，为公安、检察院、法院等法律部门提供医学证据或意见，并研究精神障碍者危害行为的危险因素、治疗与管理的学科。精神病学亚专科。

简史 公元前11世纪，古代刑法典籍《周礼·秋官》中就记载了减轻罪责“三宥”的对象包括“不识”“过失”和“遗忘”；“三赦”的对象包括“幼弱”“老耄”“蠢愚”。古巴比伦王国的《汉谟拉比法典》（公元前1792～前1750年）中有一条规定：买来的奴隶，不满1个月就患癫痫或精神障碍者，可以无条件退还给卖主，并收回付款。古罗马共和国的《十二铜表法》（公元前449年）是最早针对精神障碍者行为能力和监护的立法，提出精神障碍或痴呆者丧失处理财产、买卖、婚姻和订立遗嘱的能力，应对其进行监护。19世纪中叶开始出现的为精神错乱辩护是国际司法精神病学的起源标志。司法精神病学的学科发展受精神病学、法律以及司法体系的多重影响，是一个从实践到系统理论的过程，与当时精神病学的发展水平和司法体系的相对完善和稳定是一致的，同时需根据新出现的问题发生适应性的变化。例如，1981年发生的美国总统被刺杀事件，因此将精神错乱而做无罪辩护的制度进行修正。欧美国家有较为完善的法律体系，如大陆法系国家专门的精神病鉴定人资格制度，美法系国家则一直是专家证人制度。

中国古代就已经对精神障碍患者的刑事责任问题有所注意。在中国古代的刑罚中，已有对精神障碍患者客观上触犯刑律的行为予以免除刑罚或者从宽处理的规定。唐、宋、元、明、清诸朝的大量古籍中均记载废疾、笃疾可以减免刑法，包括痴呆和癫狂患者。很早之时就有些人通过伪装精神障碍来逃避杀身之祸。例如，战国时期著名军事家孙膑曾佯装发狂而保全性命。也有古籍记载精神障碍患者被减免刑罚的例子，元朝有一个叫康留柱的人心风病发作，用棍棒打死人并打伤5人，结果获减轻刑罚，以赔偿死者家属丧葬费结束。中国古代也有“狂则不能免人间法令之祸”的另类做法，对精神障碍患者触犯刑律照罚不误不予从宽。

相比于欧美国家，中国近代司法精神病学的起步较晚。20世纪30年代，中国现代法医学先驱林几将德国司法精神病学引入中国。1949年后，中国开始出现以医学意义为主的精神障碍司法鉴定。1949～1966年，中国某些精神病医院开始零星鉴定，但法律体系尚未健全，此期的鉴定主要是医学诊断为主。1979年中国颁布了《中华人民共和国刑法》和《中华人民共和国刑事诉讼法》，1986年颁布了《中华人民共和国民法通则》，同年成立中华医学会精神病学分会司法精神病学学组，标志着中国司法精神病学方向的建立。1991年颁布了《中华人民共和国民事诉讼法》，鉴定结论需要提出刑事责任能力和民事行为能力等评定意见，由此中国真正进入了司法精神病学的发展时期。1989年7月11日，最高人民法院、最高人民检察院、公安部、司法部、卫生部共同制定了《精神疾病司法鉴定暂行规定》，对中国司法精神病学鉴定起到了重要的规范化作用。2005年2月颁布《全国人民代表大会常务委员会关于司法鉴定管理问题的决定》，2005年9月由司法部颁布《司法鉴定机构登记管理办法》和《司法鉴定人登记管理办法》，2007年7月由司法部颁布了《司法鉴定程序通则》，这是中国司法鉴定制度改革的里程碑式标志，也是中国司法精神病学发展的划时代标志。

研究内容 各种精神障碍患者在刑事犯罪、民事法律关系和诉讼中的地位、能力问题，判明精神障碍患者的责任能力和行为能力，包括刑事责任能力、民事行为能力、诉讼能力、作证能力以及服刑能力等，为司法部门进行审判提供医学证据。

研究方法 司法精神病学属于精神病学与法律的交叉学科，科学研究以临床研究为主，主要采用个案分析、案例的回顾与总结、随访观察及调查研究的方法；基础研究以应用基础研究为主，将基础研究中先进的技术手段，如神经影像技术、神经心理技术和分子生物学技术等应用于司法鉴定的实践中。

同邻近学科的关系 司法精神病学与临床精神病学、心理学、犯罪心理学、法庭科学、社会科学等有密切的联系。司法精神病学的临床诊断与评估是以临床精神病学为基础，由于主要涉及大脑的功能活动，故还与神经科学、脑神经影像学，神经外科学等医学学科紧密联系。在法律相关的能力评估的方面，还涉及心理学和犯罪心理学方面的评估。此外，由于鉴定意见要帮助解决相关的法律问题，也涉及社会学及相关法律等法庭诉讼方面学科。

（王小平）

xíngshì zérèn nénglì píngdìng

刑事责任能力评定（criminal responsibility assessment） 对刑事案件中的当事人，以医学诊断为基础，按照疾病的性质和严重程度来分析其辨认力和控制力，判定其有无责任能力的过程。刑事责任能力，简称责任能力，是指行为人能够正确认识自己行为的性质、意义、作用和后果，并能够根据这种认识而自觉地选择和控制自己的行为，从而达到对自己所实施的刑法所禁止的危害社会行为承担刑事责任的能力，即对刑法所禁止的危害社会行为具有的辨认和控制能力。

发展史 1265年英国首席法官布拉克顿（Bracton）提出因为精神错乱的人类行为似幼儿，故应免于处罚。1843年，英国伦敦发生丹尼尔·麦克·纳顿（Daniel M. Naghten）杀死首相秘书的案例，产生了著名的《麦克·纳顿条例》：被告以精神错乱为理由申请无罪辩护时，必须清楚地证明他在实施危害行为时，由于患有精神障碍，致使其处于精神错乱状态，不知道自己行为的性质；或者他虽然知道，但不知道自己行为的错误性或违法性。该条例成了英美及旧属英殖民地与现在的英联邦国家/地区精神错乱无罪辩护的通行标准。1887年，美国亚拉巴马州最高法院首次采用的《不可抗拒的冲动条例》，其主要内容是被告由于精神障碍损害了其行为的控制能力，不能在正确和错误间做出选择，或犯罪行为是精神障碍直接的结果，被告可免除法律责任。例如，精神分裂症患者在命令性幻听的支配下杀人，他也知道杀人的错误性和违法性，但患者由于摆脱不了命令性幻觉的控制而不得不实施杀人行为，尽管它不适用《麦克·纳顿条例》，却适用于《不可抗拒的冲动条例》。同样《不可抗拒的冲动条例》的明显不足是实施危害行为当时的控制能力不容易评估和确定，易导致无效辩护。因此《不可抗拒的冲动条例》可以与《麦克·纳顿条例》一起作为精神错乱的法律标准。在美国近代使用最广的精神错乱无罪辩护标准是1962年美国法律研究所制订的《模范刑法典》（*Model Penal Code*，ALI）。其中精神错乱辩护的条文包括：一个人如果在他行为时由于精神障碍或缺陷造成的结果，不能辨认其行为的犯罪性质或不能使其行为符合法律要求，则对其违法行为不负刑事责任。并规定“精神障碍或缺陷”不包括只表现为反复犯罪或反社会行为的异常。ALI条例同时考虑了认知和意志即辨认和控制力两种成分。

“中华民国”时期的刑事立法与刑法理论受到日本等西方国家的影响较大，规定对精神耗弱者减轻其刑和心神丧失者的行为不罚。中华人民共和国成立后，1950年《中华人民共和国刑法大纲草案》第十二条第一款规定“犯罪人为精神病人，或系一时的精神丧失，或因在其他病态中，于犯罪时不能认识或控制自己的行为者，不处罚；但应施以监护”。第二款规定“犯罪人精神耗弱者，从轻处罚”。1979年通过的《中华人民共和国刑法》（以下简称《刑法》）第十五条规定“精神病人在不能辨认或者不能控制自己行为的时候造成危害结果的，不负刑事责任”“间歇性的精神病人在精神正常的时候犯罪，应当负刑事责任”“醉酒的人犯罪，应当负刑事责任”。这些法律均采用二分法，即有或无责任能力。1997年修订的《刑法》第十八条规定“精神病人在不能辨认或者不能控制自己行为的时候造成危害结果，经法定程序鉴定确认的，不负刑事责任，但是应当责令他的家属或者监护人严加看管和医疗；在必要的时候，由政府强制医疗”“间歇性的精神病人在精神正常的时候犯罪，应当负刑事责任”“尚未完全丧失辨认或者控制自己行为能力的精神病人犯罪的，应当负刑事责任，但是可以从轻或者减轻处罚”“醉酒的人犯罪，应当负刑事责任”。此后，对责任能力采用有、无或部分责任能力三分法评定，并同时强调辨认能力和控制能力受损是评估的基础。2013年1月1日实施修订的《中华人民共和国刑事诉讼法》中，专门增加了无责任能力精神障碍患者强制医疗的相关规定。

评定标准 根据《刑法》（1997年）第十八条规定，司法部制定了《精神障碍者刑事责任能力评定指南》（SF/Z JD0104002—2016），强调责任能力评定要遵照医学要件与法学要件相结合的原则进行。医学要件指是否符合《国际疾病分类》（ICD）某一精神障碍的诊断标准，法学要件是“辨认或控制自己行为的能力”，二者缺一不可。中国多数学者认为，《刑法》第十八条所指“精神病人”应当做广义的理解，包括各种急、慢性精神障碍和轻、重性精神障碍患者。但司法精神病学界的共识是，应把反复出现危害社会行为的人格障碍（尤其是反社会人格障碍）排除在“精神障碍”之外。评定指南中等同精神障碍或精神疾病，定义为在各种因素的作用下造成的心理功能失调，而出现感知、思维、情感、行为、意志及智力等精神活动方面的异常。

评定分级 刑事责任能力经评定分为三类。①无责任能力：必须满足3个条件，第一，在发生危害行为时，能建立明确的精神障碍诊断；第二，被鉴定人对危害行为的辨认或控制能力丧失；第三，辨认或控制能力的丧失由精神障碍所致。②限定责任能力：又称部分责任能力，介于无责任能力和完全责任能力之间。评定指南中与无责任能力不同的是第二点，被鉴定人对危害行为的辨认或控制能力削弱，但尚未达到丧失的程度，因此限定责任能力与无责任能力评定的区别在于法学要件。③完全责任能力：被鉴定人实施某种危害行为时，精神状态正常；或虽然能建立明确的精神障碍诊断，但其对危害行为的辨认和控制能力完整。

（王小平）

xìngfángwèi nénglì píngdìng

性防卫能力评定（sexual self-defense capacity assessment）

对性侵害案件中的受害人，以医学诊断为基础，按照疾病的性质和严重程度来分析其辨认力和控制力，判定其有无性自我防卫能力的过程。性防卫能力，是指性侵害案件中的受害人对两性行为的社会意义、性质及其后果的实质性理解能力。若受害人是患有精神障碍的妇女，在其精神障碍的影响下，致使其辨别是非的能力受损，或意志行为能力受损或缺乏。

发展史 为保护精神障碍妇女的人身权利不受侵害，最高人民法院、最高人民检察院、公安部于1984年4月26日联合颁布了《关于当前办理强奸案件的具体应用法律的若干问题解答》（以下简称《解答》），指出“明知妇女是精神病患者或者痴呆者（程度严重）而与其发生性行为的，不管犯罪分子采取什么手段，都应以强奸罪论处。与间歇性精神病患者在未发病期间发生性行为，妇女本人同意的，不构成强奸罪。”该《解答》在2013年1月

18日被废止。1979年《中华人民共和国刑法》（以下简称《刑法》）及1997年修订后的《刑法》，均未提及精神障碍患者与他人发生性行为时如何认定。最高人民法院、最高人民检察院、公安部、司法部、卫生部于1989年共同签署《精神疾病司法鉴定暂行规定》第二十二条第一项对性防卫能力做了原则性的规定，"被鉴定人是女性，经鉴定患有精神病，在她的性不可侵犯权利遭到侵害时，对自身所受的侵害或严重后果缺乏实质性理解能力时，为无性自我防卫能力"。该规定是国家层面性防卫能力评定的唯一有效依据。2000年3月24日颁布的《公安部关于打击拐卖妇女儿童犯罪适用法律和政策有关问题的意见》明确指出"非常清楚收买的妇女患有严重的痴呆症或精神病而和其进行性行为的，都应判处强奸罪"。该规定将目标人群限制在被收买妇女的范围内。

评定标准 性防卫能力的评定包括医学要件和法学要件。医学要件是指被鉴定人受性侵害时的精神状态，是否符合某一精神障碍的诊断标准。法学要件是指受害人对被性侵害实质性的理解能力及性本能冲动的自我控制能力，包括：①被鉴定人的性知识水平，如男女的性生理差异，女性受孕的条件及受孕后的生理改变。②对异性间性行为的社会伦理规范的认识，如对婚内、婚外性行为的社会道德评价。③性侵害发生时及发生后的态度及行为表现。

评定分级 性防卫能力经评定分为三类。①有性防卫能力：不能建立明确的精神障碍诊断；虽然能建立明确的精神障碍诊断，但被鉴定人对所受到的性侵害和被性侵害后的严重后果有实质性的理解能力，并能控制自己的行为。②性防卫能力削弱（或部分性防卫能力）：能建立明确的精神障碍诊断，因受到所患精神障碍的影响，被鉴定人对所受到的性侵害和被性侵害后的严重后果实质性的理解能力受到损害，或控制自己行为的能力明显削弱。③无性防卫能力：能建立明确的精神障碍诊断，因受到所患精神障碍的影响，被鉴定人对所受到的性侵害和被性侵害后的严重后果实质性的理解能力缺乏，或控制自己行为的能力丧失。

（王小平）

mínshì xíngwéi nénglì píngdìng

民事行为能力评定（civil capacity assessment） 对民事案件中的当事人，以医学诊断为基础，按照疾病的性质和严重程度来分析其辨认力和控制力，判定其有无民事行为能力的过程。民事行为能力，是自然人能够以自己的行为，按照法律关系行使权利和承担义务，从而具有法律关系上的发生、变更、终止的能力或资格，具有辨认本人行为的性质和后果以及理智、审慎地处理本人事务的能力。

评定依据 ①《中华人民共和国民法总则》（2017）第二十一条规定"不能辨认自己行为的成年人为无民事行为能力人，由其法定代理人代理实施民事法律行为"，第二十二条规定"不能完全辨认自己行为的成年人为限制民事行为能力人，实施民事法律行为由其法定代理人代理或者经其法定代理人同意、追认，但是可以独立实施纯获利益的民事法律行为或者与其智力、精神健康状况相适应的民事法律行为。"②最高人民法院、最高人民检察院、公安部、司法部、卫生部1989年颁布的《精神疾病司法鉴定暂行规定》第二十条，对公民的不同的民事行为能力状况做了相应的界定与说明。③2019年1月1日实施的司法鉴定技术规范《精神障碍者民事行为能力评定指南》（SF/Z JD0104004—2018）。

评定标准 需要遵循医学要件和法学要件相结合的原则。医学要件，需要明确被鉴定人患有符合某一精神障碍的诊断标准，并需要确定所患精神障碍的性质、所处的疾病阶段、严重程度、疾病可能的转归，以及当行使某一具体民事行为时行为人所处的疾病状态。法学要件，指被鉴定人的意思表示及是否具有正确地判断是非和理智处理自己的民事行为的能力。意思表示能力是指公民的认识能力和判断能力；认识能力是指对事物的分析能力，即能辨认自己行为的能力；判断能力是指对其民事行为造成的后果和对利害关系的预期，即能独立处理自己事务的能力。

评定分类 可分为一般民事行为能力与特定民事行为能力。①一般民事行为能力：公民取得民事行为能力资格后，直至这种资格终止或消失的整个过程，该公民对自己参加的所有民事行为所具有及实施的辨认能力。②特定民事行为能力：公民参加某一项或某一些民事活动时所具有及实施的辨认能力。特定民事行为能力的评定，需要明确公民所患的精神障碍是否影响其在该民事行为中的辨认能力，分为合同能力、遗嘱能力、婚姻能力及抚养能力等。

评定分级 精神障碍患者的民事能力评定分别为无民事行为能力、限制民事行为能力和完全民事行为能力。①无民事行为能力：能建立明确的精神障碍诊断，受所患精神障碍的影响对所进行民事活动的辨认能力丧失。②限制民事行为能力：能建立明确的精神障碍诊断，对所进行民事活动的辨认能力削弱，但尚未达到丧失或不能的程度。③完全民事行为能力：精神状态正常，或虽然能建立明确的精神障碍诊断，但并不影响其对所进行的民事活动的辨认能力。被鉴定人在进行民事活动时，经鉴定属于下列情况之一的，为具有完全民事行为能力：具有精神障碍既往史，但在民事活动时并无精神异常；精神障碍的间歇期，精神症状已经消失；虽患有精神障碍，但其病理性精神活动具有明显局限性，并对他所进行的民事活动具有辨认能力和能保护自己合法权益的；智力低下，但对自己的合法权益仍具有辨认能力和保护能力的。

依据《中华人民共和国民法总则》，精神状况正常的公民，民事行为能力评定的主要依据为年龄，并分为三级。①18周岁以上的公民是成年人，为完全民事行为能力人，可以独立实施民事法律行为。16周岁以上的未成年人，以自己的劳动收入为主要生活来源的，视为完全民事行为能力人。②8周岁以上的未成年人为限制民事行为能力人。③不满8周岁的未成年人为无民事行为能力人。

（王小平）

huìzhěn liánluò jīngshénbìngxué

会诊联络精神病学（consultation-liaison psychiatry） 通过生物-心理-社会医学模式，使用精神科专业知识和技能在非精神科开展临床诊疗、健康管理、教学培训和科学研究的学科。此是精神病学亚专科之一。现代医学临床分科越来越细，而患者对医疗的需求则是整合的。在其他临床专业和科室就诊或住院的患者同时也有很大和多样的精神卫生服务需求。例如，谵妄、躯体疾病共病精神障碍、躯体疾病所致显著心理反应、精神障碍的躯体表现、医患关系困难问题等，这些均需及时有效的精神科会诊与联络。

简史 起源于20世纪20~30年代西方国家在综合医院内设立精神科。1939年首先出现联络精神病学一词。40~60年代发展出会诊工作模式和联络工作模式，工作范围从患者和疾病逐渐扩展到家庭、医务人员。70年代后联络-会诊精神病学在美国和欧洲迅速发展，其概念被广泛传播，精神科医师开始接受会诊联络的培训，精神科与其他医学学科的合作日益增加，会诊联络精神病学成为精神病学的重要分支。

中国在20世纪80年代初引进了会诊联络精神病学的概念。但直至2022年，大部分工作仍停留于对各临床科室患者诊断和治疗精神障碍的初级会诊水平。进入21世纪，《中国精神卫生工作规划（2002—2010年）》明确提出开展综合医院精神卫生服务的目标，这推动了会诊联络精神病学在国内快速发展。根据会诊联络的具体临床科室，会诊联络精神病学已发展出如肿瘤、心脏病会诊联络等不同的专业方向。

研究范围 会诊联络精神科医师在综合性医院开展精神科医疗、教学和科研工作。精神科与其他临床各科联合和协作，从心理、社会和生物因素多维角度为患者提供医疗和康复服务，重点研究综合医院中精神心理因素、社会因素和躯体疾病或症状之间的关系。会诊联络精神病学的工作包括两个主要方面，即会诊和联络。

会诊 为非精神科专业的其他临床学科提供精神科会诊服务。通过接受邀请为临床各科室患者的精神行为问题提供会诊的诊疗服务，提出相关精神行为问题的诊治建议。会诊内容通常包括识别和处理躯体疾病所致精神症状（如谵妄）、躯体疾病与精神障碍共病、在非精神科就诊的精神科问题（如躯体症状相关障碍）等。

联络 精神科专业医师作为各临床专业医疗团队固定成员之一，参与到患者的临床诊疗各环节，尤其在诊疗方案制订、查房讨论、评估和检查检验方面与临床各科室医务人员一起为患者提供生物、心理、行为、家庭、社会综合的医疗建议；开展对患者及其家庭的健康教育，对临床医务人员的心理支持、医患关系能力培训和精神卫生知识技能培训；进行相关科研工作。除精神科专业能力外，联络精神科医师还应具备相当的医学专科知识。

研究方法 作为精神病学和其他医学学科的桥梁，会诊联络精神病学的研究方法汇集了各种基础研究和临床研究的方法。临床研究包括流行病学研究、精神病理学研究、药物治疗学研究、心理治疗学研究等。基础研究包括基础心理学、遗传学、生物化学、生物物理学等。随着各种人体研究方法的进步，诸如电生理技术、功能影像学等已经广泛应用于会诊联络精神病学。

同邻近学科的关系 会诊联络精神病学是在临床精神病学、心理治疗学的基础上建立起来的临床学科，把生物精神病学、社会精神病学、文化精神病学、心理治疗学的理论和技能整合到会诊联络的工作当中，是整合医学的一个重要组成部分。同时，会诊联络精神病学的各个分支与其他临床学科相互交叉，如心脏病会诊联络精神病学是会诊联络精神病学和心脏病学的交叉学科。

（魏 镜）

wénhuà jīngshénbìngxué

文化精神病学（cultural psychiatry） 探索精神障碍的病因、症状、诊断、治疗和康复过程中的文化因素及其作用，以及在不同文化中精神障碍患者症状、诊断及其治疗和康复特殊性的学科。精神病学的分支学科。

文化是人类适应和改造自然的过程中出现的，与自然存在和自然现象相对的人文性存在和现象，是一群人共有的，区别于其他群体的独特的价值观、信仰、行为模式和生活方式。文化的核心是社会群体中的价值观，也就是人们据此判断人、事、物好坏美丑的参照系与标准。涉及文化的重要概念：文化涵化，两种或两种以上的文化持续地直接接触，形成一个文化接受其他文化的过程和结果。文化同化，个人或团体被融入非原本（非主流或少数民族文化）但具有社会支配地位的民族传统文化（主流文化）的过程。文化演化，在某些社会体系内，人类的价值观、态度和习俗不断发生变化的过程。文化认同，个体对于自身属于某个社会群体的自我认知。文化涵化、同化、演化和认同的过程均会对个体或群体的心理产生一定的影响。

文化精神病学由跨文化精神病学（cross-culture psychiatry，transcultural psychiatry）发展而来。跨文化精神病学是根据不同民族、不同文化群体之间的差异，比较研究精神障碍病理现象的形式、内容、分布和演变规律，了解不同文化群体的心理卫生观念和实践活动，探讨文化与生物学、心理学过程之间相互影响的学科。跨文化精神病学多是从发达的西方精神病学的视角去探讨非西方人群的精神卫生经历。

文化精神病学概念较跨文化精神病学涵盖更为广泛，关注精神障碍、疾病病理、治疗和复元的文化属性，以及探索不同文化或民族中精神障碍的特点；关注每个人、每个社会，包括每个社会中多数个体与少数个体，而不仅仅是少数民族、移民和外国人；强调除了精神科医师以外，对所有医务人员均需提供文化相关的教育和培训，提高医护人员的文化能力。文化问题不仅与严重的精神障碍有关，而且也与医学各学科，如心身医学领域相关。跨文化精神病学更集中在比较不同文化或不同民族精神障碍的特点。随着医学人文及精神病学学科的发展，倡导不应仅从西方中心主义的角度看待异族文化，不再提倡使用“跨文化精神病学”，提倡使用“文化精神病学”，强调文化精神病学不是一门仅仅从西方人的角度探讨异族文化中精神障碍病理问题的学科，而是各国临床工作者也应必备的通识与技能。

文化精神病学的发展受到人类学和社会科学的影响，在医学领域，受到生物-心理-社会医学模式的影响。与社会精神病学强调应用社会科学方法，从“客位”的客观角度研究宏观因素不同，文化精神病学则更多借用了文化人类学、心理学的方法，强调用“主位”的观察、体验方法，理解特定文化群体中人际关系的各种规则，以及个人的内心体验和行为。

文化精神病学强调：①文化无处不在。每一种文化对精神障碍均有影响，文化在心理病理过程、疾病治疗和复元过程中均有一定的作用。随着全球化的不断发展，会出现文化上的涵化、同化等现象，文化相关特殊综合征可能会随着世界文化同质性的增加而逐渐减少，甚至消失。②文化在精神障碍的发生、症状、治疗和复原中的作用越来越受到重视。临床服务应有文化适当性、注重人文关怀、综合的服务。在提供精神卫生服务（如诊断和治疗）的过程中，应关注每一个体特有的文化属性，加强对文化因素的评定（包含主流文化和少数民族文化的评定），关注临床实践中的文化因素。③医务人员应具备一定的文化能力，以患者文化视角，理解患者的问题。促进医务人员和不同文化患者之间的交流，建立良好的医患关系，提供具有文化特异性的治疗服务，促进患者的预后。例如，不同民族患者对药物治疗的反应和出现药物副作用的情况不同，因此，药物治疗的剂量需作相应的调整。

简史 文化精神病学的发展主要分为以下阶段。

第一阶段，19世纪末至20世纪40年代。跨文化精神病学逐渐发展，西方发达国家的医师有机会以西方精神病学的视角去观察殖民地人群的精神障碍情况。20世纪初期德国精神病学家克雷珀林（Kraepelin）的比较精神病学（comparative psychiatry），主要研究部落式社会中的精神障碍和文化结合综合征。许多非西方精神障碍的特殊现象被报道，如恐缩症、模仿症和杀人狂等。精神科医师开始与人类学和流行病学等专业人员交流和合作，不断推动该领域的发展。

第二阶段，20世纪50~70年代，北美精神病学家比较不同文化社会中，特别是西方社会与非西方文化社会中精神障碍的症状和患病率，并广泛使用跨文化精神病学的概念，类似的概念还有民族精神病学和民俗精神病学。

1955年，第一个社会及跨文化精神病学科由精神病学家埃里克·威特科尔（Eric Wittkower）和人类学家雅各布·弗里德（Jacob Fried）在加拿大麦吉尔大学建立。1964年美国精神病学协会建立了跨文化精神病学委员会，加拿大精神病学委员会于1967年也成立了跨文化精神病学委员会。加拿大麦吉尔大学的墨菲（H. B. M. Murphy）于1970年创立了世界精神病学协会（World Psychiatric Association，WPA）跨文化精神病学分会。至20世纪70年代中期，英国、法国、意大利和古巴都逐步建立了跨文化精神病学专业分会。1979年，中国也成立了中国心理学专业委员会民族心理和精神病学考察组。同时，相应的集中在跨文化研究的科学杂志也逐步发展起来。例如，建于1956年《跨文化精神病学》杂志（最早是通讯，1964年发展成为正式杂志，是WPA跨文化精神病学分会的官方杂志）、建于1965年的《非洲心理病理》杂志、建于1977年的《文化医学和精神病学》杂志，以及建于2006年的《世界文化精神病学研究评论》等。

此阶段，跨文化精神病学研究特别关注社会文化的变化（如发展中国家的快速变化发展）、移民和难民问题。在处理移民的问题上，跨文化知识发挥了重要作用。跨文化精神病学家开始对在研究中观察到的特殊现象进行描述和标准化，对许多非西方文化的患者采用西医诊疗的方法进行诊断和治疗，并将某些文化特定的症状归类为文化相关特殊综合征如恐缩症等。

第三阶段，20世纪70年代开始，美国哈佛大学精神病学及人类学家阿瑟·克兰曼（Arthur Kleinman）等学者提出，西方的精神病学概念不能完全适用于非西方社会的精神异常现象，反对将精神障碍视为一种文化普适性现象，强调精神症状、精神障碍在不同文化中的不同表现和特质。逐渐发展了文化精神病学的概念，并逐渐替代了跨文化精神病学的概念。文化精神病学是西方精神病学和非西方精神病学交汇的主要节点，研究领域随着时代的不同而有不同的侧重点。文化精神病学的发展推动了世界卫生组织（WHO）“全球精神健康”的发展，推动了非西方国家精神障碍患者的治疗和照管，也促进了某些发展中国家教育政策的发展。21世纪，文化精神病学还关注如何提升医务人员的文化能力。为促进对文化因素的评定，DSM-5中提出了文化阐述的提纲及文化阐述访谈的方法。

在文化精神病学领域的主要专业组织有WPA跨文化精神病学分会、精神病学和文化研究会、世界文化精神病学协会等。其他许多精神卫生组织也有相应的兴趣小组或分会集中在文化与精神卫生领域。中国于1979年成立了中国心理学专业委员会民族心理和精神病学考察组；1989年，成立了中华医学会神经精神科学会民族文化精神病学组开展文化精神病学相关研究和培训，1996年更名为中华医学会精神科学会文化精神病学组。全世界在许多学术研究中心有文化精神病学的研究和培训项目，比较著名的有麦吉尔大学、哈佛大学、多伦多大学和伦敦大学的社会和跨文化精神病学系。

研究范围　文化精神病学强调在人类生活的每一个方面均受到文化和环境的影响，应探索不同文化人群中精神障碍的异同，提高医疗卫生服务的均等性和对人差异性的尊重。其研究范围广泛，主要包括：①社会和文化因素对精神障碍病理的影响，这些因素如何导致或影响精神障碍的发生、症状表现、治疗和康复等。②文化对患者如本地人、移民、少数民族、难民）的影响，如何表现、表达、描述病痛；如何应对疾病或应激；如何寻求治疗帮助；不同文化人群（如本地人、移民和难民）的精神卫生需求及卫生服务的不均等。③精神障碍的分类系统，如世界卫生组织的ICD、美国精神病学协会的DSM或中国精神病学协会的CCMD疾病分类系统及诊断标准，是否适合于不同的文化或种族。④全球化对精神健康的影响，如人们（如移民、难民等）如何适应不同城市的文化和环境等。⑤文化精神病学的研究及评定工具，如何制订和使用信度和效度较高的文化评定工具。⑥文化对医学专业人员的影响，文化如何影响医学专业人员对患者的态度，精神医学相关专业人员的文化能力如何影响其恰当处理具有文化敏感性的诊断和治疗问题等。

研究方法　文化精神病学的

发展需基于持续深入的研究。常见的研究方法包括临床流行病学、实验科学和人类学研究方法。

临床流行病学研究方法 对不同的文化群体通过流行病学调查及访谈等方法，对不同的文化现象、精神障碍及其服务进行研究。研究中应注意不同的疾病表现、核心症状及诊断标准，以利于比较分析。

实验科学研究方法 实验科学研究方法在其他学科中较常用，文化精神病学的研究中也很重视。例如，文化对精神卫生的影响（如对精神障碍和精神卫生服务的影响）可考虑采用实验科学研究的方法。

人类学研究方法 通过观察、深入访谈和其他定性研究方法对研究对象或某种文化现象进行研究。例如，对某一特定人群的文化和特殊的精神障碍现象及相关卫生服务等进行深入的比较研究。研究中应注意文化相关的定义和预后的评定。主要有主位研究法与客位研究法。①主位研究法：用当地人或本文化内的个体的视角去观察、体验和理解特定文化群体中人际关系的各种规则，以及个体特殊的内心体验和行为的方法。例如，通过听取或了解当地人对病痛习语以及疾病分类等的认识，然后进行整理和分析。②客位研究法：用一个外来观察者的视角或外部标准去观察、体验和理解特定的文化和个体行为的方法。例如，以外来观察者的视角或标准对个体的行为原因和结果进行解释，用比较的方式和历史的观点看待特定的文化和个体行为。

同邻近学科的关系 文化精神病学与人类学、社会学、哲学和神经科学相互影响，交叉领域的研究可能揭示某些生物精神病学理论的文化假设，社会和文化神经科学、心身医学的研究有助于理解社会文化因素对精神障碍和健康的影响。理解文化、心理学和生物学的相互作用和影响是综合理解生物-心理-社会医学模式的重要内容。

（冉茂盛）

shēngwù xīnlǐ shèhuì yīxué móshì

生物-心理-社会医学模式（biopsychosocial medical model） 强调生物学因素、心理因素、社会因素和文化综合因素，分析和解决医学问题的基本认知理论架构。该模式由美国罗彻斯特大学精神病学家乔治·恩格尔（George Engel）于1977年提出，认为单纯的生物医学模式将人类复杂的生命现象和精神活动归因为简单的物理和化学变化，将人的精神和躯体活动割裂开来，忽视心理、社会和文化因素对人类精神健康的影响，忽视人及其健康问题的社会文化属性，不利于对人类健康和疾病的整体认识。同时，生物-心理-社会医学模式并不否定疾病（如精神障碍等）的生物学属性，反对任何形式的决定论；认为生物学因素、社会文化因素、心理冲突或行为学习对精神障碍的发生、发展和治疗康复过程均有一定的影响。文化因素是在生物、心理和社会3个层面之间强有力的纽带，也是连接心身医学理论和临床实践的桥梁。强调在理论上须从多元的、系统的、整体的角度认识疾病，临床工作中应重视人的社会属性，将躯体治疗、心理治疗、社会功能康复和复元等有机地结合在一起，促进患者最大限度适应和融入其所在的社会文化环境。

（冉茂盛）

wénhuà nénglì

文化能力（cultural competence） 医务人员对就医者或患者文化背景相关知识的了解和恰当应对处理的能力。医务人员特别是精神卫生专业人员，应当具备一定的文化能力。文化能力主要包含：①文化敏感性，能够认识到人们在价值观、态度和生活方式等方面存在多样性。②文化知识，具备一些基本的文化人类学和医学人类学的知识，大体了解不同文化背景下人们的习惯、风俗、信仰、价值体系及相关的患病及求医行为。③文化同理心，有能力从情感的层面去领悟就医者或患者的体验，设身处地理解患者、为患者着想，取得患者的信任，为建立良好的医患关系打下牢固的基础。④处理医患关系中文化相关的问题，医患双方的文化背景不同，医务人员有能力觉察、处理来自少数民族患者的移情与反移情。⑤文化指导，了解与患者问题有关的文化问题，从而制订更有效的干预方法，使患者能更好地处理他们的问题。文化能力是医务人员（如临床医师或精神卫生专业人员）必备或需要具备的技能，这有利于与就医者或患者建立良好的信任关系，提供更优质和有效的卫生服务。

（冉茂盛）

wénhuà yīnsù píngdìng

文化因素评定（cultural factor assessment，CFA） 了解个体或群体社会文化背景和相关因素的测量方法。精神障碍不仅受生物和心理因素的影响，社会文化因素也发挥了重要的影响作用。不同的社会文化不仅影响精神障碍的表现和表达，而且影响人们（如患者和精神科医师）对诊断和治疗的接受程度。因此，对文化因素的评定尤为重要。评定方法可以分为个案评定（质性）方法和定量评定方法。其中，精神障碍的跨文化流行病学比较研究的方法十分普遍。文化因素的评定，应该注意评定工具的信度和效度，发展适合不同区域的、有文化特异性的量表工具。例如，使用英语评估工具，应确保英语工具的不同语言文本在目标国家或文化中概念上的等价性，使该工具在目标国家或文化中同样是自然的、可接受的和可操作的。

（冉茂盛）

wénhuà chǎnshù fǎngtán

文化阐述访谈（cultural formulation interview，CFI） 针对个体实施的、了解个体社会文化背景和因素的评定方法。DSM-5 中提出了文化阐述的提纲及 CFI 的方法。文化阐述提纲为个体精神健康问题的文化特征及临床问题与社会文化背景的相关性提供了评定的框架。实施 CFI 旨在提高诊断评定的文化效度，提高专业医务人员对与患者有关的文化因素的认识，增进医患关系，改善治疗计划，促进患者参与诊治，提升治疗质量和改善患者预后。医务人员（如临床医师、精神卫生专业人员）应提高自身的文化能力，以促进为不同文化背景患者（如少数民族患者、移民）提供良好的卫生服务和推动相关研究。

评定内容 CFI 已在临床医师的诊断和患者的可接受度方面得到了有效的验证。其主要评定内容：①个体的文化认同，描述个体的种族、民族或相关文化群体。②病痛的文化概念，描述文化如何影响个体的经历、理解力、与其他人如何交流其症状或问题，以及文化相关综合征、病痛及其解释模式或原因。③心理社会应激因素、易感性和顺应性的文化特征，确定个体社会环境中主要的应激和支持因素，以及宗教、家庭和社会网络（如朋友、邻居、同事）在提供情感、信息及其他支持方面的情况。④医患关系的文化特征，个体和临床医师之间的文化、语言、社会地位的异同。若有不同，可导致医患交流上的困难，从而影响诊断和治疗。⑤总体文化评定，总结对诊断、其他相关临床问题、恰当治疗和照管的文化阐述内容、含义及可能产生的影响。

CFI 是评定个体文化因素的一个简要半定式访谈，包含 16 个问题，临床医师可在精神健康评估中，用于收集有关文化对个体的临床表现、治疗和照管方面影响的信息。主要包含 4 个维度的评定，即问题的文化定义，对病因、环境及支持的文化观念，影响自我应对和既往求医行为的文化因素和影响当前求医行为的文化因素。该访谈结果和其他临床资料结合起来的综合评估尤为重要。在 CFI 中，文化的含义主要包含：①个体由于来自不同社会群体而具有不同的价值观、态度、知识以及实践（如民族、信仰团体、职业小组、退伍军人小组）。②个体的背景、发展经历和当前的社会环境可影响个人的观念，如个体的出生地、移民、语言、宗教、性取向或种族、民族等状况。③家庭、朋友及其他社区成员（如个体的社会网络）对个体的疾病经历的影响。

评定原则 CFI 遵循以人为中心的原则来进行文化的评估，即以个体的观点和在个体社会网络中其他人的观点为依据来解析相关信息。由于 CFI 关注个体个人的观点，因此，对访谈中涉及问题的回答是没有正确与错误之分的。

适用范围 CFI 尤其适用于以下情况：①临床医师和求助者或患者存在文化、宗教或社会经济背景的明显不同而导致诊断困难。②难以确定求助者或患者文化特异性的症状是否符合诊断标准。③判断求助者或患者疾病的严重程度方面有困难。④治疗过程中患者和临床医师之间的意见不一致。⑤患者参与及遵循治疗的程度较差。该访谈主要在精神卫生服务领域应用，但一定程度上也适合临床的其他相关专业使用。

（冉茂盛）

zhèngzhuàng wénhuàxìng biǎodá

症状文化性表达（cultural expression of symptom） 个体对其异常行为或苦恼带有文化特色的描述或阐述。每一种文化可有其特殊的对精神障碍的描述或阐述，一方面反映了个体的心理或情绪因素，另一方面也反映了在其社会文化中人们的文化和价值观念。

文化对于精神症状的表述可有如下的影响。①社会文化对人们在相互交流异常行为或心理苦恼时所使用的语言或表述有影响。例如，抑郁情绪的表达方式，在很大程度上受求助者或患者社会文化因素的影响。中国的患者常把抑郁情绪躯体化表达，这是一种文化特异性的应付或表达方式。可能的原因是情绪挫折或心理沮丧不便过于表露，精神症状的主诉和精神障碍的诊断，可能招致社会歧视，而以本文化易于接受的躯体症状的形式表现出来，更容易得到同情和照顾。在环西太平洋和东印度洋的国家和地区，精神障碍患者常用躯体症状如头晕、头痛、身体其他部位不明原因的疼痛，以及心悸、全身无力等躯体症状来表达自己的抑郁情绪。②文化对判断某一现象是否为异常也有重要的影响。

求助者或患者症状的文化性表达及其解释模式的文化差异，可导致临床医师对问题的误判或做出错误的诊断，进而影响到相应的治疗和处理。

（冉茂盛）

wénhuà xiāngguān zhèngzhuàng

文化相关症状（culture-related symptom） 个体或群体出现的与社会文化有关的异常行为或苦恼的体验。包含具有文化特性的症状和文化相关特殊综合征。①具有文化特性的症状：受社会文化因素的影响，表现不同文化特性的患者的各种异常的体验（可表现在患者的感知、思维、情感和行为等方面），可有以下的表现。第一，症状受文化的修饰影响。文化可以修饰精神障碍的症状，精神障碍的症状内容会随文化背景的不同而发生变化。例如，随着文化的不同，精神分裂症患者的症状可有不同的表现。加勒比海和非洲的精神障碍患者中，40%表现出带宗教色彩的症状，而只有20%在英国本土出生的白人英国患者的症状带有宗教色彩。在世界许多发展中国家，患者的附体症状多为邪恶的鬼神附体，但在西方发达国家中，患者的附体症状多为火星人或外星人附体。第二，症状受社会文化发展的影响。同一社会文化中，患者的精神症状会随着社会经济的发展而变化。研究发现，精神障碍患者的妄想内容随着时间和社会意识的发展而变化，在某些社会强调“政治思想”的特定时期，被害妄想、罪恶妄想和夸大妄想的内容可表现为多与政治有关；随着时代的进步和科技的发展，与政治有关的妄想内容已越来越少见，取而代之的是与科技和经济有关的妄想内容。②文化相关特殊综合征：在一些文化中，个体或群体可出现与文化相关特殊综合征。

（冉茂盛）

wénhuà xiāngguān tèshū zōnghézhēng

文化相关特殊综合征（culture-related specific syndrome） 个体或群体出现奇异的、少见的、与特定文化密切相关的临床特征、症状或征象。又称文化结合综合征。

临床范围主要包含1893年报道的在新加坡精神病院的“杀人狂”，1897年在马来人中的“模仿症”，1934年在中国南方广东的“恐缩症”，1940年在印度男性中的“泄精症”，以及1964年在美国西班牙后裔中报道的“失魂症”等。

临床特点：①随着全球化、城市化发展等原因，其分布的特点已开始发生改变。由传统的认为多局限于一定的文化区域延伸到跨越民族或社会文化的界限，在不同的地域发生；由传统的认为常见于一些不发达国家或地区扩展到也可见于西方发达国家；同时某些文化相关特殊综合征已逐渐罕见或已不存在。例如，“杀人狂”不仅见于马来人，也可见于新几内亚、老挝、泰国及菲律宾人；“恐缩症”不仅见于中国人，也可见于泰国和印度人；一些症状如歇斯底里及紧张症，在西方国家常见，但现已少见，而在发展中国家仍常见。②临床表现特殊。例如，“杀人狂”主要特征为一种紊乱的、随意的、多数为突发性的杀人或强烈的暴力行为；“模仿症”主要特征为受惊吓、经历创伤性事件后出现模仿言语、模仿行为、分离或出神样行为，多见于中年女性；“恐缩症”主要特征为以恐惧生殖器官缩入人体内致死的恐惧焦虑发作；“泄精症”主要特征为害怕丧失精液，出现焦虑和躯体不适，如疲乏、肌肉痛、乳糜尿和性功能障碍；“失魂症”主要特征为在经历惊吓后，感到自己的灵魂离开了身体，魂不守舍，不开心和食欲缺乏等。这些临床特征不常见于其他精神障碍中。

临床分类：该综合征在诊断分类系统中有时难以归类。在ICD-10中，列出了12种文化相关特殊综合征，并有建议的诊断编码。DSM-5也首次列出了9种文化相关特殊综合征作为诊断的补充，并将主要见于中国文化的“气功所致精神障碍”“神经衰弱”以及“肾亏”列入其中。在CCMD-3中，纳入了与文化相关的癔症性附体障碍、气功所致精神障碍、巫术所致精神障碍和恐缩症，并有相应的编码。

（冉茂盛）

wénhuà tèyìxìng zhìliáo

文化特异性治疗（culturally specific treatment） 针对求助者或患者不同社会文化背景（如不同的语言、信仰、习俗等）而实施的干预措施。文化因素在求助者或患者的治疗过程中起着重要的作用。随着全球化的发展，新移民的增加，不同文化的求助者或患者增加，医学卫生服务人员（如医师和护士）在为精神障碍患者及其家属提供治疗和服务的过程中，应充分考虑其特殊的文化因素，有针对性地提供文化特异性的治疗干预，以确保卫生服务的可及性、可负担性、可接受性及有效性。例如，如果求助者或患者的语言与治疗者（如医师或护士）不同，应该考虑由与其同一文化背景的医务人员（如有相同语言、信仰和习俗等）提供治疗干预。不同种族个体之间存在显著的药物反应的差异，药物治疗应考虑不同种族的问题。如果求助者或患者的文化强调家属一定程度上参与治疗过程，可以适当考虑让其家属一定程度上参与治疗的过程。根据不同文化，强调恢复求助者或患者的社会功能和联系，促进其重新融入社会。某些宗教相关的理念已广泛应用于心理治疗中，如与佛教相关的内观（内省）疗法。某些精神障碍，民间治疗者可参与治疗过程，如中国台湾的“先生”、纳达布人的“奇布基”、拉丁美洲的“库伦多罗”、萨满、喇嘛或祖鲁人中的巫师等。许多民间治疗者的治疗对许多神经症和躯体化疾病有一定疗效，但对其他精神障碍的效果有待进一步研究证实。

（冉茂盛）

Zhōnghuá Rénmín Gònghéguó Jīngshén Wèishēngfǎ

《中华人民共和国精神卫生法》（*Mental health law of the people's Republic of China*） 为发展精神卫生事业，规范精神卫生服务，维护精神障碍患者的合法权益制定。2012 年 10 月 26 日由第十一届全国人民代表大会常务委员会第二十九次会议通过，自 2013 年 5 月 1 日起施行。

立法沿革 2011 年 10 月 24 日，在第十一届全国人民代表大会常务委员会第二十三次会议上对《中华人民共和国精神卫生法（草案）》进行了初次审议，会后全国人民代表大会常务委员会法制工作委员会将草案印发各省（区、市）和中央有关部门、单位征求意见。中国人大网站全文公布草案，向社会征求意见。全国人民代表大会法律委员会于 2012 年 8 月 3 日召开会议，根据常委会组成人员的审议意见和各方面的意见，对草案进行了逐条审议，并于 2012 年 8 月 27 日在第十一届全国人民代表大会常务委员会第二十八次会议上汇报了相关修改情况。2012 年 10 月 25 日，在第十一届全国人民代表大会常务委员会第二十九次会议上对草案三次审议稿进行了分组审议，并于 2012 年 10 月 26 日通过，自 2013 年 5 月 1 日起施行。2018 年 4 月 27 日第十三届全国人民代表大会常务委员会第二次会议通过修改《中华人民共和国精神卫生法》的决定，修正版于 2018 年 5 月 1 日起实施。

立法的必要性 精神卫生既是重大公共卫生问题，也是公众关注的社会问题。精神卫生问题的严重性在中国十分突出。为应对精神卫生问题，保障精神障碍患者的合法权利，绝大多数国家制定了精神卫生法。精神卫生法的立法宗旨是发展精神卫生事业，规范精神卫生服务，维护精神障碍患者的合法权益。针对中国精神卫生工作的问题和现状，该法的立法重点放在做好精神障碍的预防、治疗和康复工作上，解决精神卫生疾病预防不力、医疗机构不足、专业人员缺乏，以及患者得不到及时诊断、治疗、康复等突出问题上，促进中国精神卫生事业的快速发展，规范和保障精神卫生工作，依法保障、促进精神卫生事业的发展。

总体思路 《中华人民共和国精神卫生法》主要把握以下原则：一是坚持预防为主，预防与治疗、康复相结合，减少精神障碍的发生，提高治疗、康复水平。二是切实保障精神障碍患者的合法权益，保证其人格尊严和人身安全不受侵犯，同时严格设置非自愿住院治疗的条件和程序，保证公民的合法权益不因滥用非自愿住院治疗措施而受到侵害。三是服务与管理相结合，通过为患者提供有效的救治救助服务和建立有序管理的制度，努力实现保护个人权利与维护他人安全之间的平衡。四是明确责任、综合施治，建立政府、家庭和社会共同承担、分工合作的精神卫生工作机制。

关注重点 ①中国的精神卫生法在理念上更加倾向于保障和促进国民心理健康，强调疾病预防和精神康复，尤其强调部门和团体在心理健康教育、健康促进等方面的作用，以及积极扶持社区精神康复机构，妥善解决贫困精神障碍患者的治疗、康复和回归社会问题，促进社区精神卫生工作的持续发展，从而以立法的形式保证精神障碍患者能够在社区康复机构参加有利于恢复精神健康的各项活动，增强其生活自理和社会适应能力。②精神卫生法强调建立政府领导、多部门协作和社会团体参与的精神卫生工作协调机制，同时为政府及相关部门的职责做了较为明确的规定，旨在通过精神卫生立法，确实将会在全国范围内推动各级政府的重视和投入，从而实质性地发展精神卫生事业。③为进一步明确精神障碍患者的法定监护问题，中国精神卫生法第八十三条定义的“监护人”，是“依照民法通则的有关规定可以担任监护人的人”，可以理解为具有担任监护人资格的人，而不是按《中华人民共和国民法通则》相关程序确定的监护人，因此实际上具有“医疗保护人”的色彩，其职责是协助严重患者就医和治疗，即只能代理医疗相关的民事行为。④精神障碍者获得恰当医疗的权利和个人自主权的平衡问题，一直是精神卫生立法的核心问题。国际社会普遍采纳精神障碍患者“自愿就医原则”，中国精神卫生法和地方条例也都强调“自愿原则”，将非自愿医疗作为特殊例外的情形，规定了较为严格的条件和程序。精神卫生法规定了“留院”（相当于“紧急住院观察”），针对“已经发生伤害自身的行为，或者有伤害自身的危险的”“已经发生危害他人安全的行为，或者有危害他人安全的危险的”需住院治疗等非自愿医疗形式，并且均有详尽的操作程序以及救济措施，在保障精神障碍患者权利的前提下使其可以得到有效的诊疗。

（孙艳坤　陆　林）

附　录

中华人民共和国精神卫生法

（2012年10月26日第十一届全国人民代表大会常务委员会第二十九次会议通过

根据2018年4月27日第十三届全国人民代表大会常务委员会第二次会议《关于修改〈中华人民共和国国境卫生检疫法〉等六部法律的决定》修正）

目　录

第一章　总　则

第一条　为了发展精神卫生事业，规范精神卫生服务，维护精神障碍患者的合法权益，制定本法。

第二条　在中华人民共和国境内开展维护和增进公民心理健康、预防和治疗精神障碍、促进精神障碍患者康复的活动，适用本法。

第三条　精神卫生工作实行预防为主的方针，坚持预防、治疗和康复相结合的原则。

第四条　精神障碍患者的人格尊严、人身和财产安全不受侵犯。

精神障碍患者的教育、劳动、医疗以及从国家和社会获得物质帮助等方面的合法权益受法律保护。

有关单位和个人应当对精神障碍患者的姓名、肖像、住址、工作单位、病历资料以及其他可能推断出其身份的信息予以保密；但是，依法履行职责需要公开的除外。

第五条　全社会应当尊重、理解、关爱精神障碍患者。

任何组织或者个人不得歧视、侮辱、虐待精神障碍患者，不得非法限制精神障碍患者的人身自由。

新闻报道和文学艺术作品等不得含有歧视、侮辱精神障碍患者的内容。

第六条　精神卫生工作实行政府组织领导、部门各负其责、家庭和单位尽力尽责、全社会共同参与的综合管理机制。

第七条　县级以上人民政府领导精神卫生工作，将其纳入国民经济和社会发展规划，建设和完善精神障碍的预防、治疗和康复服务体系，建立健全精神卫生工作协调机制和工作责任制，对有关部门承担的精神卫生工作进行考核、监督。

乡镇人民政府和街道办事处根据本地区的实际情况，组织开展预防精神障碍发生、促进精神障碍患者康复等工作。

第八条　国务院卫生行政部门主管全国的精神卫生工作。县级以上地方人民政府卫生行政部门主管本行政区域的精神卫生工作。

县级以上人民政府司法行政、民政、公安、教育、医疗保障等部门在各自职责范围内负责有关的精神卫生工作。

第九条 精神障碍患者的监护人应当履行监护职责，维护精神障碍患者的合法权益。

禁止对精神障碍患者实施家庭暴力，禁止遗弃精神障碍患者。

第十条 中国残疾人联合会及其地方组织依照法律、法规或者接受政府委托，动员社会力量，开展精神卫生工作。

村民委员会、居民委员会依照本法的规定开展精神卫生工作，并对所在地人民政府开展的精神卫生工作予以协助。

国家鼓励和支持工会、共产主义青年团、妇女联合会、红十字会、科学技术协会等团体依法开展精神卫生工作。

第十一条 国家鼓励和支持开展精神卫生专门人才的培养，维护精神卫生工作人员的合法权益，加强精神卫生专业队伍建设。

国家鼓励和支持开展精神卫生科学技术研究，发展现代医学、我国传统医学、心理学，提高精神障碍预防、诊断、治疗、康复的科学技术水平。

国家鼓励和支持开展精神卫生领域的国际交流与合作。

第十二条 各级人民政府和县级以上人民政府有关部门应当采取措施，鼓励和支持组织、个人提供精神卫生志愿服务，捐助精神卫生事业，兴建精神卫生公益设施。

对在精神卫生工作中作出突出贡献的组织、个人，按照国家有关规定给予表彰、奖励。

第二章 心理健康促进和精神障碍预防

第十三条 各级人民政府和县级以上人民政府有关部门应当采取措施，加强心理健康促进和精神障碍预防工作，提高公众心理健康水平。

第十四条 各级人民政府和县级以上人民政府有关部门制定的突发事件应急预案，应当包括心理援助的内容。发生突发事件，履行统一领导职责或者组织处置突发事件的人民政府应当根据突发事件的具体情况，按照应急预案的规定，组织开展心理援助工作。

第十五条 用人单位应当创造有益于职工身心健康的工作环境，关注职工的心理健康；对处于职业发展特定时期或者在特殊岗位工作的职工，应当有针对性地开展心理健康教育。

第十六条 各级各类学校应当对学生进行精神卫生知识教育；配备或者聘请心理健康教育教师、辅导人员，并可以设立心理健康辅导室，对学生进行心理健康教育。学前教育机构应当对幼儿开展符合其特点的心理健康教育。

发生自然灾害、意外伤害、公共安全事件等可能影响学生心理健康的事件，学校应当及时组织专业人员对学生进行心理援助。

教师应当学习和了解相关的精神卫生知识，关注学生心理健康状况，正确引导、激励学生。地方各级人民政府教育行政部门和学校应当重视教师心理健康。

学校和教师应当与学生父母或者其他监护人、近亲属沟通学生心理健康情况。

第十七条 医务人员开展疾病诊疗服务，应当按照诊断标准和治疗规范的要求，对就诊者进行心理健康指导；发现就诊者可能患有精神障碍的，应当建议其到符合本法规定的医疗机构就诊。

第十八条 监狱、看守所、拘留所、强制隔离戒毒所等场所，应当对服刑人员，被依法拘留、逮捕、强制隔离戒毒的人员等，开展精神卫生知识宣传，关注其心理健康状况，必要时提供心理咨询和心理辅导。

第十九条 县级以上地方人民政府人力资源社会保障、教育、卫生、司法行政、公安等部门应当在各自职责范围内分别对本法第十五条至第十八条规定的单位履行精神障碍预防义务的情况进行督促和指导。

第二十条 村民委员会、居民委员会应当协助所在地人民政府及其有关部门开展社区心理健康指导、精神卫生知识宣传教育活动，创建有益于居民身心健康的社区环境。

乡镇卫生院或者社区卫生服务机构应当为村民委员会、居民委员会开展社区心理健康指导、精神卫生知识宣传教育活动提供技术指导。

第二十一条 家庭成员之间应当相互关爱，创造良好、和睦的家庭环境，提高精神障碍预防意识；发现家庭成员可能患有精神障碍的，应当帮助其及时就诊，照顾其生活，做好看护管理。

第二十二条 国家鼓励和支持新闻媒体、社会组织开展精神卫生的公益性宣传，普及精神卫生知识，引导公众关注心理健康，预防精神障碍的发生。

第二十三条 心理咨询人员应当提高业务素质，遵守执业规范，为社会公众提供专业化的心理咨询服务。

心理咨询人员不得从事心理治疗或者精神障碍的诊断、治疗。

心理咨询人员发现接受咨询的人员可能患有精神障碍的，应当建议其到符合本法规定的医疗机构就诊。

心理咨询人员应当尊重接受咨询人员的隐私，并为其保守秘密。

第二十四条 国务院卫生行政部门建立精神卫生监测网络，实行严重精神障碍发病报告制度，组织开展精神障碍发生状况、发展趋势等的监测和专题调查工作。精神卫生监测和严重精神障碍发病报告管理办法，由国务院卫生行政部门制定。

国务院卫生行政部门应当会同有关部门、组织，建立精神卫生工作信息共享机制，实现信息互联互通、交流共享。

第三章　精神障碍的诊断和治疗

第二十五条 开展精神障碍诊断、治疗活动，应当具备下列条件，并依照医疗机构的管理规定办理有关手续：

（一）有与从事的精神障碍诊断、治疗相适应的精神科执业医师、护士；

（二）有满足开展精神障碍诊断、治疗需要的设施和设备；

（三）有完善的精神障碍诊断、治疗管理制度和质量监控制度。

从事精神障碍诊断、治疗的专科医疗机构还应当配备从事心理治疗的人员。

第二十六条 精神障碍的诊断、治疗，应当遵循维护患者合法权益、尊重患者人格尊严的原则，保障患者在现有条件下获得良好的精神卫生服务。

精神障碍分类、诊断标准和治疗规范，由国务院卫生行政部门组织制定。

第二十七条 精神障碍的诊断应当以精神健康状况为依据。

除法律另有规定外，不得违背本人意志进行确定其是否患有精神障碍的医学检查。

第二十八条 除个人自行到医疗机构进行精神障碍诊断外，疑似精神障碍患者的近亲属可以将其送往医疗机构进行精神障碍诊断。对查找不到近亲属的流浪乞讨疑似精神障碍患者，由当地民政等有关部门按照职责分工，帮助送往医疗机构进行精神障碍诊断。

疑似精神障碍患者发生伤害自身、危害他人安全的行为，或者有伤害自身、危害他人安全的危险的，其近亲属、所在单位、当地公安机关应当立即采取措施予以制止，并将其送往医疗机构进行精神障碍诊断。

医疗机构接到送诊的疑似精神障碍患者，不得拒绝为其作出诊断。

第二十九条 精神障碍的诊断应当由精神科执业医师作出。

医疗机构接到依照本法第二十八条第二款规定送诊的疑似精神障碍患者，应当将其留院，立即指派精神科执业医师进行诊断，并及时出具诊断结论。

第三十条 精神障碍的住院治疗实行自愿原则。

诊断结论、病情评估表明，就诊者为严重精神障碍患者并有下列情形之一的，应当对其实施住院治疗：

（一）已经发生伤害自身的行为，或者有伤害自身的危险的；

（二）已经发生危害他人安全的行为，或者有危害他人安全的危险的。

第三十一条 精神障碍患者有本法第三十条第二款第一项情形的，经其监护人同意，医疗机构应当对患者实施住院治疗；监护人不同意的，医疗机构不得对患者实施住院治疗。监护人应当对在家居住的患者做好看护管理。

第三十二条 精神障碍患者有本法第三十条第二款第二项情形，患者或者其监护人对需要住院治疗的诊断结论有异议，不同意对患者实施住院治疗的，可以要求再次诊断和鉴定。

依照前款规定要求再次诊断的，应当自收到诊断结论之日起三日内向原医疗机构或者其他具有合法资质的医疗机构提出。承担再次诊断的医疗机构应当在接到再次诊断要求后指派二名初次诊断医师以外的精神科执业医师进行再次诊断，并及时出具再次诊断结论。承担再次诊断的执业医师应当到收治患者的医疗机构面见、询问患者，该医疗机构应当予以配合。

对再次诊断结论有异议的，可以自主委托依法取得执业资质的鉴定机构进行精神障碍医学鉴定；医疗机构应当公示经公告的鉴定机构名单和联系方式。接受委托的鉴定机构应当指定本机构具有该鉴定事项执业资格的二名以上鉴定人共同进行鉴定，并及时出具鉴定报告。

第三十三条 鉴定人应当到收治精神障碍患者的医疗机构面见、询问患者，该医疗机构应当予以配合。

鉴定人本人或者其近亲属与鉴定事项有利害关系，可能影响其独立、客观、公正进行鉴定的，应当回避。

第三十四条 鉴定机构、鉴定人应当遵守有关法律、法规、规章的规定，尊重科学，恪守职业道德，按照精神障碍鉴定的实施程序、技术方法和操作规范，依法独立进行鉴定，出具客观、公正的鉴定报告。

鉴定人应当对鉴定过程进行实时记录并签名。记录的内容应当真实、客观、准确、完整，记录的文本或者声像载体应当妥善保存。

第三十五条 再次诊断结论或者鉴定报告表明，不能确定就诊者为严重精神障碍患者，或者患者不需要住院治疗的，医疗机构不得对其实施住院治疗。

再次诊断结论或者鉴定报告表明，精神障碍患者有本法第三十条第二款第二项情形的，其监护人应当同意对患者实施住院治疗。监护人阻碍实施住院治疗或者患者擅自脱离住院治疗的，可以由公安机关协助医疗机构采取措施对患者实施住院治疗。

在相关机构出具再次诊断结论、鉴定报告前，收治精神障碍患者的医疗机构应当按照诊疗规范的要求对患者实施住院治疗。

第三十六条 诊断结论表明需要住院治疗的精神障碍患者，本人没有能力办理住院手续的，由其监护人办理住院手续；患者属于查找不到监护人的流浪乞讨人员的，由送诊的有关部门办理住院手续。

精神障碍患者有本法第三十条第二款第二项情形，其监护人不办理住院手续的，由患者所在单位、村民委员会或者居民委员会办理住院手续，并由医疗机构在患者病历中予以记录。

第三十七条 医疗机构及其医务人员应当将精神障碍患者在诊断、治疗过程中享有的权利，告知患者或者其监护人。

第三十八条 医疗机构应当配备适宜的设施、设备，保护就诊和住院治疗的精神障碍患者的人身安全，防止其受到伤害，并为住院患者创造尽可能接近正常生活的环境和条件。

第三十九条 医疗机构及其医务人员应当遵循精神障碍诊断标准和治疗规范，制定治疗方案，并向精神障碍患者或者其监护人告知治疗方案和治疗方法、目的以及可能产生的后果。

第四十条 精神障碍患者在医疗机构内发生或者将要发生伤害自身、危害他人安全、扰乱医疗秩序的行为，医疗机构及其医务人员在没有其他可替代措施的情况下，可以实施约束、隔离等保护性医疗措施。实施保护性医疗措施应当遵循诊断标准和治疗规范，并在实施后告知患者的监护人。

禁止利用约束、隔离等保护性医疗措施惩罚精神障碍患者。

第四十一条 对精神障碍患者使用药物，应当以诊断和治疗为目的，使用安全、有效的药物，不得为诊断或者治疗以外的目的使用药物。

医疗机构不得强迫精神障碍患者从事生产劳动。

第四十二条 禁止对依照本法第三十条第二款规定实施住院治疗的精神障碍患者实施以治疗精神障碍为目的的外科手术。

第四十三条 医疗机构对精神障碍患者实施下列治疗措施，应当向患者或者其监护人告知医疗风险、替代医疗方案等情况，并取得患者的书面同意；无法取得患者意见的，应当取得其监护人的书面同意，并经本医疗机构伦理委员会批准：

（一）导致人体器官丧失功能的外科手术；

（二）与精神障碍治疗有关的实验性临床医疗。

实施前款第一项治疗措施，因情况紧急查找不到监护人的，应当取得本医疗机构负责人和伦理委员会批准。

禁止对精神障碍患者实施与治疗其精神障碍无关的实验性临床医疗。

第四十四条 自愿住院治疗的精神障碍患者可以随时要求出院，医疗机构应当同意。

对有本法第三十条第二款第一项情形的精神障碍患者实施住院治疗的，监护人可以随时要求患者出院，医疗机构应当同意。

医疗机构认为前两款规定的精神障碍患者不宜出院的，应当告知不宜出院的理由；患者或者其监护人仍要求出院的，执业医师应当在病历资料中详细记录告知的过程，同时提出出院后的医学建议，患者或者其监护人应当签字确认。

对有本法第三十条第二款第二项情形的精神障碍患者实施住院治疗，医疗机构认为患者可以出院的，应当立即告知患者及其监护人。

医疗机构应当根据精神障碍患者病情，及时组织精神科执业医师对依照本法第三十条第二款规定实施住院治疗的患者进行检查评估。评估结果表明患者不需要继续住院治疗的，医疗机构应当立即通知患者及其监护人。

第四十五条 精神障碍患者出院，本人没有能力办理出院手续的，监护人应当为其办理出院手续。

第四十六条 医疗机构及其医务人员应当尊重住院精神障碍患者的通讯和会见探访者等权利。除在急性发病期或者为了避免妨碍治疗可以暂时性限制外，不得限制患者的通讯和会见探访者等权利。

第四十七条 医疗机构及其医务人员应当在病历资料中如实记录精神障碍患者的病情、治疗措施、用药情况、实施约束、隔离措施等内容，并如实告知患者或者其监护人。患者及其监护人可以查阅、复制病历资料；但是，患者查阅、复制病历资料可能对其治疗产生不利影响的除外。病历资料保存期限不得少于三十年。

第四十八条 医疗机构不得因就诊者是精神障碍患者，推诿或者拒绝为其治疗属于本医疗机构诊疗范围的其他疾病。

第四十九条 精神障碍患者的监护人应当妥善看护未住院治疗的患者，按照医嘱督促其按时服药、接受随访或者治疗。村民委员会、居民委员会、患者所在单位等应当依患者或者其监护人的请求，对监护人看护患者提供必要的帮助。

第五十条 县级以上地方人民政府卫生行政部门应当定期就下列事项对本行政区域内从事精神障碍诊断、治疗的医疗机构进行检查：

（一）相关人员、设施、设备是否符合本法要求；

（二）诊疗行为是否符合本法以及诊断标准、治疗规范的规定；

（三）对精神障碍患者实施住院治疗的程序是否符合本法规定；

（四）是否依法维护精神障碍患者的合法权益。

县级以上地方人民政府卫生行政部门进行前款规定的检查，应当听取精神障碍患者及其监护人的意见；发现存在违反本法行为的，应当立即制止或者责令改正，并依法作出处理。

第五十一条 心理治疗活动应当在医疗机构内开展。专门从事心理治疗的人员不得从事精神障碍的诊断，不得为精神障碍患者开具处方或者提供外科治疗。心理治疗的技术规范由国务院卫生行政部门制定。

第五十二条 监狱、强制隔离戒毒所等场所应当采取措施，保证患有精神障碍的服刑人员、强制隔离戒毒人员等获得治疗。

第五十三条 精神障碍患者违反治安管理处罚法或者触犯刑法的，依照有关法律的规定处理。

第四章 精神障碍的康复

第五十四条 社区康复机构应当为需要康复的精神障碍患者提供场所和条件，对患者进行生活自理能力和社会适应能力等方面的康复训练。

第五十五条 医疗机构应当为在家居住的严重精神障碍患者提供精神科基本药物维持治疗，并为社区康复机构提供有关精神障碍康复的技术指导和支持。

社区卫生服务机构、乡镇卫生院、村卫生室应当建立严重精神障碍患者的健康档案，对在家居住的严重精神障碍患者进行定期随访，指导患者服药和开展康复训练，并对患者的监护人进行精神卫生知识和看护知识的培训。县级人民政府卫生行政部门应当为社区卫生服务机构、乡镇卫生院、村卫生室开展上述工作给予指导和培训。

第五十六条 村民委员会、居民委员会应当为生活困难的精神障碍患者家庭提供帮助，并向所在地乡镇人民政府或者街道办事处以及县级人民政府有关部门反映患者及其家庭的情况和要求，帮助其解决实际困难，为患者融入社会创造条件。

第五十七条 残疾人组织或者残疾人康复机构应当根据精神障碍患者康复的需要，组织患者参加康复活动。

第五十八条 用人单位应当根据精神障碍患者的实际情况，安排患者从事力所能及的工作，保障患者享有同等待遇，安排患者参加必要的职业技能培训，提高患者的就业能力，为患者创造适宜的工作环境，对患者在工作中取得的成绩予以鼓励。

第五十九条 精神障碍患者的监护人应当协助患者进行生活自理能力和社会适应能力等方面的康复训练。

精神障碍患者的监护人在看护患者过程中需要技术指导的，社区卫生服务机构或者乡镇卫生院、村卫生室、社区康复机构应当提供。

第五章 保障措施

第六十条 县级以上人民政府卫生行政部门会同有关部门依据国民经济和社会发展规划的要求，制定精神卫生工作规划并组织实施。

精神卫生监测和专题调查结果应当作为制定精神卫生工作规划的依据。

第六十一条 省、自治区、直辖市人民政府根据本行政区域的实际情况，统筹规划，整合资源，建设和完善精神卫生服务体系，加强精神障碍预防、治疗和康复服务能力建设。

县级人民政府根据本行政区域的实际情况，统筹规划，建立精神障碍患者社区康复机构。

县级以上地方人民政府应当采取措施，鼓励和支持社会力量举办从事精神障碍诊断、治疗的医疗机构和精神障碍患者康复机构。

第六十二条 各级人民政府应当根据精神卫生工作需要，加大财政投入力度，保障精神卫生工作所需经费，将精神卫生工作经费列入本级财政预算。

第六十三条 国家加强基层精神卫生服务体系建设，扶持贫困地区、边远地区的精神卫生工作，保障城市社区、农村基层精神卫生工作所需经费。

第六十四条 医学院校应当加强精神医学的教学和研究，按照精神卫生工作的实际需要培养精神医学专门人才，为精神卫生工作提供人才保障。

第六十五条 综合性医疗机构应当按照国务院卫生行政部门的规定开设精神科门诊或者心理治疗门诊，提高精神障碍预防、诊断、治疗能力。

第六十六条 医疗机构应当组织医务人员学习精神卫生知识和相关法律、法规、政策。

从事精神障碍诊断、治疗、康复的机构应当定期组织医务人员、工作人员进行在岗培训，更新精神卫生知识。

县级以上人民政府卫生行政部门应当组织医务人员进行精神卫生知识培训，提高其识别精神障碍的能力。

第六十七条 师范院校应当为学生开设精神卫生课程；医学院校应当为非精神医学专业的学生开设精神卫生课程。

县级以上人民政府教育行政部门对教师进行上岗前和在岗培训，应当有精神卫生的内容，并定期组织心理健康教育教师、辅导人员进行专业培训。

第六十八条 县级以上人民政府卫生行政部门应当组织医疗机构为严重精神障碍患者免费提供基本公共卫生服务。

精神障碍患者的医疗费用按照国家有关社会保险的规定由基本医疗保险基金支付。医疗保险经办机构应当按照国家有关规定将精神障碍患者纳入城镇职工基本医疗保险、城镇居民基本医疗保险或者新型农村合作医疗的保障范围。县级人民政府应当按照国家有关规定对家庭经济困难的严重精神障碍患者参加基本医疗保险给予资助。医疗保障、财政等部门应当加强协调，简化程序，实现属于基本医疗保险基金支付的医疗费用由医疗机构与医疗保险经办机构直接结算。

精神障碍患者通过基本医疗保险支付医疗费用后仍有困难，或者不能通过基本医疗保险支付医疗费用的，医疗保障部门应当优先给予医疗救助。

第六十九条 对符合城乡最低生活保障条件的严重精神障碍患者，民政部门应当会同有关部门及时将其纳入最低生活保障。

对属于农村五保供养对象的严重精神障碍患者，以及城市中无劳动能力、无生活来源且无法定赡养、抚养、扶养义务人，或者其法定赡养、抚养、扶养义务人无赡养、抚养、扶养能力的严重精神障碍患者，民政部门应当按照国家有关规定予以供养、救助。

前两款规定以外的严重精神障碍患者确有困难的，民政部门可以采取临时救助等措施，帮助其解决生活困难。

第七十条 县级以上地方人民政府及其有关部门应当采取有效措施，保证患有精神障碍的适龄儿童、少年接受义务教育，扶持有劳动能力的精神障碍患者从事力所能及的劳动，并为已经康复的人员提供就业服务。

国家对安排精神障碍患者就业的用人单位依法给予税收优惠，并在生产、经营、技术、资金、物资、场地等方面给予扶持。

第七十一条 精神卫生工作人员的人格尊严、人身安全不受侵犯，精神卫生工作人员依法履行职责受法律保护。全社会应当尊重精神卫生工作人员。

县级以上人民政府及其有关部门、医疗机构、康复机构应当采取措施，加强对精神卫生工作人员的职业保护，提高精神卫生工作人员的待遇水平，并按照规定给予适当的津贴。精神卫生工作人员因工致伤、致残、死亡的，其工伤待遇以及抚恤按照国家有关规定执行。

第六章　法 律 责 任

第七十二条 县级以上人民政府卫生行政部门和其他有关部门未依照本法规定履行精神卫生工作职责，或者滥用职权、玩忽职守、徇私舞弊的，由本级人民政府或者上一级人民政府有关部门责令改正，通报批评，对直接负责的主管人员和其他直接责任人员依法给予警告、记过或者记大过的处分；造成严重后果的，给予降级、撤职或者开除的处分。

第七十三条 不符合本法规定条件的医疗机构擅自从事精神障碍诊断、治疗的，由县级以上人民政府卫生行政部门责令停止相关诊疗活动，给予警告，并处五千元以上一万元以下罚款，有违法所得的，没收违法所得；对直接负责的主管人员和其他直接责任人员依法给予或者责令给予降低岗位等级或者撤职、开除的处分；对有关医务人员，吊销其执业证书。

第七十四条 医疗机构及其工作人员有下列行为之一的，由县级以上人民政府卫生行政部门责令改正，给予警告；情节严重的，对直接负责的主管人员和其他直接责任人员依法给予或者责令给予降低岗位等级或者撤职、开除的处分，并可以责令有关医务人员暂停一个月以上六个月以下执业活动：

（一）拒绝对送诊的疑似精神障碍患者作出诊断的；

（二）对依照本法第三十条第二款规定实施住院治疗的患者未及时进行检查评估或者未根据评估结果作出处理的。

第七十五条 医疗机构及其工作人员有下列行为之一的，由县级以上人民政府卫生行政部门责令改正，对直接负责的主管人员和其他直接责任人员依法给予或者责令给予降低岗位等级或者撤职的处分；对有关医务人员，暂停六个月以上一年以下执业活动；情节严重的，给予或者责令给予开除的处分，并吊销有关医务人员的执业证书：

（一）违反本法规定实施约束、隔离等保护性医疗措施的；

（二）违反本法规定，强迫精神障碍患者劳动的；

（三）违反本法规定对精神障碍患者实施外科手术或者实验性临床医疗的；

（四）违反本法规定，侵害精神障碍患者的通讯和会见探访者等权利的；

（五）违反精神障碍诊断标准，将非精神障碍患者诊断为精神障碍患者的。

第七十六条 有下列情形之一的，由县级以上人民政府卫生行政部门、工商行政管理部门依据各自职责责令改正，给予警告，并处五千元以上一万元以下罚款，有违法所得的，没收违法所得；造成严重后果的，责令暂停六个月以上一年以下执业活动，直至吊销执业证书或者营业执照：

（一）心理咨询人员从事心理治疗或者精神障碍的诊断、治疗的；

（二）从事心理治疗的人员在医疗机构以外开展心理治疗活动的；

（三）专门从事心理治疗的人员从事精神障碍的诊断的；

（四）专门从事心理治疗的人员为精神障碍患者开具处方或者提供外科治疗的。

心理咨询人员、专门从事心理治疗的人员在心理咨询、心理治疗活动中造成他人人身、财产或者其他损害的，依法承担民事责任。

第七十七条 有关单位和个人违反本法第四条第三款规定，给精神障碍患者造成损害的，依法承担赔偿责任；对单位直接负责的主管人员和其他直接责任人员，还应当依法给予处分。

第七十八条 违反本法规定，有下列情形之一，给精神障碍患者或者其他公民造成人身、财产或者其他损害的，依法承担赔偿责任：

（一）将非精神障碍患者故意作为精神障碍患者送入医疗机构治疗的；

（二）精神障碍患者的监护人遗弃患者，或者有不履行监护职责的其他情形的；

（三）歧视、侮辱、虐待精神障碍患者，侵害患者的人格尊严、人身安全的；

（四）非法限制精神障碍患者人身自由的；

（五）其他侵害精神障碍患者合法权益的情形。

第七十九条 医疗机构出具的诊断结论表明精神障碍患者应当住院治疗而其监护人拒绝，致使患者造成他人人身、财产损害的，或者患者有其他造成他人人身、财产损害情形的，其监护人依法承担民事责任。

第八十条 在精神障碍的诊断、治疗、鉴定过程中，寻衅滋事，阻挠有关工作人员依照本法的规定履行职责，扰乱医疗机构、鉴定机构工作秩序的，依法给予治安管理处罚。

违反本法规定，有其他构成违反治安管理行为的，依法给予治安管理处罚。

第八十一条 违反本法规定，构成犯罪的，依法追究刑事责任。

第八十二条 精神障碍患者或者其监护人、近亲属认为行政机关、医疗机构或者其他有关单位和个人违反本法规定侵害患者合法权益的，可以依法提起诉讼。

第七章 附 则

第八十三条 本法所称精神障碍，是指由各种原因引起的感知、情感和思维等精神活动的紊乱或者异常，导致患者明显的心理痛苦或者社会适应等功能损害。

本法所称严重精神障碍，是指疾病症状严重，导致患者社会适应等功能严重损害、对自身健康状况或者客观现实不能完整认识，或者不能处理自身事务的精神障碍。

本法所称精神障碍患者的监护人，是指依照民法通则的有关规定可以担任监护人的人。

第八十四条 军队的精神卫生工作，由国务院和中央军事委员会依据本法制定管理办法。

第八十五条 本法自 2013 年 5 月 1 日起施行。

索　引

条目标题汉字笔画索引

说　明

一、本索引供读者按条目标题的汉字笔画查检条目。

二、条目标题按第一字的笔画由少到多的顺序排列，按画数和起笔笔形横（一）、竖（丨）、撇（丿）、点（丶）、折（乛，包括⺄乚く等）的顺序排列。笔画数和起笔笔形相同的字，按字形结构排列，先左右形字，再上下形字，后整体字。第一字相同的，依次按后面各字的笔画数和起笔笔形顺序排列。

三、以拉丁字母、希腊字母和阿拉伯数字、罗马数字开头的条目标题，依次排在汉字条目标题的后面。

二　画

三　画

四　画

五　画

六　画

七　画

八 画

九 画

十 画

十一 画

十二　画

十三　画

十四　画

十五　画

十六　画

十九　画

条目外文标题索引

H

I

J

K

L

M

N

O

P

R

S

T

U

V

内 容 索 引

说 明

一、本索引是本卷条目和条目内容的主题分析索引。索引款目按汉语拼音字母顺序并辅以汉字笔画、起笔笔形顺序排列。同音时，按汉字笔画由少到多的顺序排列，笔画数相同的按起笔笔形横（一）、竖（丨）、撇（丿）、点（、）、折（乛，包括𠃍乚𡿨等）的顺序排列。第一字相同时，按第二字，余类推。索引标目中夹有拉丁字母、希腊字母、阿拉伯数字和罗马数字的，依次排在相应的汉字索引款目之后。标点符号不作为排序单元。

二、设有条目的款目用黑体字，未设条目的款目用宋体字。

三、不同概念（含人物）具有同一标目名称时，分别设置索引款目；未设条目的同名索引标目后括注简单说明或所属类别，以利检索。

四、索引标目之后的阿拉伯数字是标目内容所在的页码，数字之后的小写拉丁字母表示索引内容所在的版面区域。本书正文的版面区域划分如右图。

a	c	e
b	d	f

C

D

J

M

N

R

S

T

W

X

Y

Z

拉丁字母

阿拉伯数字

本卷主要编辑、出版人员

责任编辑　王　霞

索引编辑　王小红

名词术语编辑　王晓霞

汉语拼音编辑　潘博闻

外文编辑　顾　颖

参见编辑　周艳华

责任校对　张　麓

责任印制　卢运霞